普通高等教育案例版系列教材

供临床、预防、基础、口腔、麻醉、影像、药学、检验、护理、法医等专业使用

生 理 学

案例版

第 3 版

主 编　管又飞　陆利民

U0303044

科学出版社

北 京

郑 重 声 明

为顺应教学改革潮流和改进现有的教学模式，适应目前高等医学院校的教育现状，提高医学教育质量，培养具有创新精神和创新能力的医学人才，科学出版社在充分调研的基础上，首创案例与教学内容相结合的编写形式，组织编写了案例版系列教材。案例教学在医学教育中，是培养高素质、创新型和实用型医学人才的有效途径。

案例版教材版权所有，其内容和引用案例的编写模式受法律保护，一切抄袭、模仿和盗版等侵权行为及不正当竞争行为，将被追究法律责任。

图书在版编目（CIP）数据

生理学 / 管又飞，陆利民主编 . —3 版 . —北京：科学出版社，2021.6
ISBN 978-7-03-068717-3

Ⅰ.①生… Ⅱ.①管… ②陆… Ⅲ.①人体生理学－高等学校－教材
Ⅳ.① R33

中国版本图书馆 CIP 数据核字（2021）第 080777 号

责任编辑：王 颖 / 责任校对：贾娜娜
责任印制：李 彤 / 封面设计：陈 敬

科学出版社 出版
北京东黄城根北街 16 号
邮政编码：100717
http://www.sciencep.com
北京九州迅驰传媒文化有限公司印刷
科学出版社发行 各地新华书店经销

＊

2007 年 1 月第 一 版 开本：850×1168 1/16
2021 年 6 月第 三 版 印张：21
2024 年 8 月第十三次印刷 字数：650 000

定价：85.00 元
（如有印装质量问题，我社负责调换）

编 委 名 单

数字内容编委名单

主　编　管又飞　大连医科大学　　　　陆利民　复旦大学

副主编　朱　亮　大连医科大学　　　　林默君　福建医科大学
　　　　　桑爱民　南通大学　　　　　　薛明明　内蒙古医科大学
　　　　　王爱梅　锦州医科大学　　　　马春蕾　滨州医学院
　　　　　宋德懋　北京大学

编　委　（按制作视频数量顺序）
　　　　　姚齐颖　大连医科大学　　　　黄海霞　首都医科大学
　　　　　舒安利　湖南医药学院　　　　盘强文　西南医科大学
　　　　　丁　娟　宁夏医科大学　　　　魏媛媛　成都大学
　　　　　吴枝娟　福建医科大学　　　　马颂华　南通大学
　　　　　张继红　山西大同大学　　　　田　晶　吉林医药学院
　　　　　张　量　沈阳医学院　　　　　于　航　哈尔滨医科大学（大庆）
　　　　　王铭洁　复旦大学　　　　　　向秋玲　中山大学
　　　　　邸　阳　锦州医科大学　　　　胡婉湘　广西医科大学
　　　　　闫　彦　哈尔滨医科大学　　　郝丹丹　赤峰学院
　　　　　李　丽　牡丹江医学院　　　　张　玲　天津医科大学
　　　　　胡旺平　湖北科技学院　　　　周光纪　广东医科大学
　　　　　高　峰　空军军医大学　　　　董　玲　空军军医大学

前　言

生理学旨在阐明生物体的生命活动现象和规律，生理学的基本理论和研究方法也是形成医学科学思维和培养医学科研能力的重要基础，因此，生理学是医学生培养过程中最为重要的基础课程之一。科学出版社组织出版的《生理学》（案例版）在坚持传统教学中注重"三基"（基础理论、基本知识和基本技能）的前提下，顺应现代医学教育和改革发展的趋势，不断融入现代生理学研究的新成果和和理念，使教材的知识体系更加完整，更加符合现代医学教育的需要，同时，在教材编写中，引入与经典教学内容相结合的案例，以启发学生思维，激发学生的学习兴趣。

《生理学》（案例版）自 2007 年出版至今，已在全国各高等医学院校使用 14 年；2011 年第 2 版出版至今也已使用 10 年，其注重培养学生创新精神和临床思维能力的特点在实际运用中得到充分发挥和体现，也得到了很多高等医药院校教师和学生的好评。

本次再版，在保留原教材优点的基础上，结合学科的新进展，我们对部分教材内容做了修补和更新，同时，针对第 2 版教材使用过程中的反馈意见，有目的地进行了修正，包括对原有案例进行梳理，更新和增加了部分案例，以确保案例情境和教学内容紧密结合；吸纳临床学科专家的意见，对案例书写进行了规范。其次，增加衰老章节，衰老作为生命活动的基本过程，这是首次在生理学教材中介绍衰老的概念及相关的基本知识；增加了肠道微生物的内容、肝脏的消化功能和其他生理作用的相关内容等。再次，为适应新时期教学方法和手段更新的需要，增加了数字资源，包括与教材内容匹配的微视频和 PPT 课件等。

此次教材的编委组织了来自全国二十余所高等医学院校，具有丰富教学经验的一线教师或学科带头人。在编写过程中，大家认真负责、集思广益，对本教材的修订倾注了艰辛的劳动。在互审、复审中，各位编委、主编一丝不苟、字斟句酌，保证了教材修订工作的高质量完成，整个编写过程充分体现了我国生理学教学工作者严谨治学的精神。

尽管在教材的修订中各位编委已然尽力，由于我们的认知和水平限制，修订后的版本必然还存在一些问题，恳请各位读者不吝批评指正。

管又飞　陆利民
2021 年 1 月

目　　录

第一章 绪 论

第一节 概 述

一、生理学的研究对象和任务

生理学（physiology）是生物学的一个分支，是研究生命活动发生过程、规律及调节机制的一门学科。广义的生理学包括人体生理学、动物生理学、植物生理学等。生理学研究的任务是阐明机体各种功能活动规律及发生机制。由于研究机体功能的方法、角度不同，生理学不断产生新的分支，有些分支已成为新的学科，如生物化学（biochemistry）、营养学（nutriology）、神经生物学（neurobiology）等。此外，生理学还与其他学科的研究结合，产生了一些新兴学科，如血流动力学（hemodynamics）等。

二、生理学和医学的关系

生理学与医学联系紧密，是一门重要的基础医学（basic medical science）学科。医学生只有在了解正常人体及各个组成部分功能的基础上，才能更好地学习理解后续课程，如病理学（pathology）和病理生理学（pathophysiology），也才能懂得各种药物治疗疾病的原理，即药理学（pharmacology）的知识，才能准确应用临床医学（medicine）知识诊断和治疗疾病。

第二节 生命活动的基本特征

与非生物体相比，生物体具有显著的特征。生命活动的基本特征主要有新陈代谢、信息传递、兴奋性、适应性、节律性、生殖、衰老和死亡等。

一、新陈代谢

新陈代谢（metabolism）是生命的基本特征之一，是生物体不断进行自我更新的过程，包括物质代谢和能量代谢2个方面。物质代谢分为合成代谢和分解代谢，物质代谢过程中伴随着能量的转换。合成代谢（anabolism）是指机体利用从外界摄取的营养物质来构筑和更新自身并储备能量的过程，在这个过程中，消化道吸收的结构简单的物质被合成为结构复杂的自身物质，又称为同化作用（assimilation）。合成代谢是机体能量积累的过程。分解代谢（catabolism）是指机体分解自身的部分物质，同时释放能量的过程，在这个过程中，结构复杂的物质被分解成结构简单的物质，分解代谢又称为异化作用（dissimilation）。在分解代谢中，蕴藏在大分子中的化学能被释放出来，满足机体各种生命活动的需要，因此，分解代谢是一机体能量释放的过程。体内的同化作用和异化作用同时进行，并且互相依赖，前者是后者的物质基础，没有同化作用的积累就没有异化作用，但同化作用所需能量又是由异化作用提供的。机体正是通过同化作用和异化作用的统一，不断地进行自我更新。

二、信息传递

人体是一个复杂的多细胞生物体，不同器官、组织和细胞之间需要通过不断地相互传递信息，才能相互协调，完成各种生命活动。体内信息传递的范围广泛，神经冲动的传导、激素的分泌、细胞的跨膜信号转导、蛋白质之间的相互作用、酶促反应等，在某种意义上都参与了体内的信息传递过程，属于信息传递的范畴。信息传递存在于整个生命过程，信息量巨大，过程复杂，至今尚未完全阐明。机体结构和功能的基本单位是细胞，细胞在受到不同信息物质的作用后，在功能活动变化的同时又会产生对自身或其他细胞活动具有调节作用的物质。由此可见，体内的信息物质主要是细胞在活动过程中产生的，如神经元合成和释放的神经递质和神经肽、内分泌腺和内分泌细胞合成和释放的激素、细胞产生的各种细胞因子等，甚至一些气体分子、代谢产物也能在体内发挥信息传递的作用。一种信息物质在引起细胞功能发生变化时，细胞会产生和释放新的信息分子，影响自身或其他细胞。体内的每种信息物质都有自身的变化规律，进而控制和影响相应的功能活动。机体的生命活动是一个动态变化的过程，所以，信息传递在不断产生和变化中。

三、兴　奋　性

　　兴奋性（excitability）是指生物体在受到刺激后，能够对刺激做出相应反应的能力或特性。在生理学研究中，兴奋状态的改变可以在整体、组织器官或细胞等不同层面进行观察。不同细胞在受到刺激后，兴奋的外在表现并不相同，如神经纤维产生和传导电冲动、肌细胞产生收缩、腺体细胞出现激素分泌等，在细胞电生理研究中，兴奋性是指可兴奋细胞受到刺激后能够产生动作电位的能力或特性。可兴奋细胞是指在受到刺激后能够产生动作电位的细胞，主要包括神经细胞、肌细胞和腺体细胞。机体生活在一个不断变化的环境之中，有的环境改变能被机体感知，这是机体同与环境保持联系的前提。凡是能引起机体、组织或细胞发生反应的环境变化，均称为刺激（stimulus）。刺激可分为理化性刺激（光、声、电、压力、温度、酸和碱等）和生物性刺激（病原体）等。这里要强调的是，社会因素，如个体所处社会环境和生活秩序的变化、个体自身的经济和文化状况变化等，也可成为刺激。刺激通过对个体精神和心理活动的影响，进而影响机体功能，甚至导致疾病的发生等。

　　要引起机体发生反应，刺激的强度、持续时间、强度/时间变化率3个参数必须达到一定值。使用适度的、不会对组织或细胞造成损伤的刺激，是开展生理学研究的前提。能够引起机体、组织或细胞发生反应的最小刺激，称为阈刺激（threshold stimulus）。在生理学的研究中，通常使用电刺激，电刺激便于控制。在使用电刺激时，如果固定刺激的强度/时间变化率，那么能够调节的是刺激的持续时间（波宽）和强度（电压）。如果进一步固定刺激的持续时间，那么可变的只有刺激强度了。引起组织或细胞发生反应的最小刺激强度称为阈强度（threshold intensity），简称阈值（threshold）。强度小于阈值的刺激为阈下刺激；强度大于阈值的刺激为阈上刺激。对于兴奋性较高的组织或细胞，引起兴奋所需的刺激强度较小；反之，兴奋性较低的组织或细胞，引起兴奋所需的刺激强度则较大，所以，兴奋性与阈值之间呈反变关系。机体受刺激后，体内的生化代谢和生理功能发生变化称为反应（reaction）。机体对刺激反应表现为兴奋和抑制两种形式：机体受刺激后，由相对静止变为活动，或活动由弱变强，称为兴奋（excitation）；机体受刺激后，由活动转为相对静止，或活动由强变弱，称为抑制（inhibition）。抑制是兴奋的减弱或不易发生兴奋，因此，抑制反应以兴奋为基础。需要强调的是，在机体功能活动中，任何反应都需要多个部分功能活动的相互协调和配合，如在手部受到伤害性刺激时，会引起屈肌收缩（兴奋），同时还会出现伸肌舒张（抑制）。

四、适　应　性

　　在人类遗传和进化的过程中，机体各部分的结构与功能一方面不断地分化与特化，另一方面又不断加强整体性。人类生存的环境是复杂多变的，机体不同的细胞和组织、器官和系统在执行其特定功能的同时，又彼此密切配合，相互协调，以整体功能活动的形式去适应不断变化的环境。机体所具有能够完善而精确适应环境因素变化的能力称为适应性（adaptability），通过这些反应，避免了环境中不利因素对机体的伤害，进而保持其功能活动的正常进行。例如，在强光下，瞳孔缩小以减少入眼光线，使视网膜得到保护的同时在视网膜上形成清晰的物像。又如，外环境的温度变化时，机体通过体温调节机制，调节产热和散热过程以维持体温的稳定；此外，还可通过增减衣着和运动，甚至创造人工气候环境（如安装空调设备）等，使体温保持相对的稳定。可见，人体不仅能依靠调节生理反应来被动适应环境的变化，还能通过自己的劳动和创造，主动适应其生存和生活的环境。另外，机体长期生活在一特定的环境中，本身可逐渐形成一种特殊的、适合自身生存的方式，如长期居住在高原的人血液中的红细胞数明显高于生活在平原地区的人，这样就增加了血液输送 O_2 的能力，避免了高原缺氧给机体带来的损害；几代、十几代都生活在高原环境的个体，在自然选择的压力下，通过遗传和变异已产生了适应于高原和低氧的遗传基因，这些基因控制机体的功能活动，使之与环境间各种因素产生高度的适应。

五、节　律　性

　　体内的功能活动常按一定的时间顺序、周而复始地发生和变化，由于这种变化具有节律性，故称为生物节律（biorhythm）。体内的活动按频率的高低可分为高、中和低频三类节律。高频节律的周期小于1天，如心脏搏动和呼吸运动的周期性变化。节律周期大于7天的属于低频节律，如妇女的月经周期。节律周期介于上述两者之间的为中频节律。中频节律常为日周期，如睡眠和觉醒的周期性发生、体温和血压的日周期变化，以及某些激素在血中浓度的周期性变化等，如清晨体内糖皮质激素的分泌量增多，使得个体有旺盛精力投入新一天的生命活动；在夜间，该激素的分泌量减少，使整体功能活动减弱而有利于体力和脑力疲劳的消除。目前认为，生物节律的控制与下丘脑的视交叉上核及同其相联系的松果体和垂体等部位有关，它们共同组成松果体 - 下丘脑 - 垂体节律系统，负责控制和协调体内功能活动的时序性和节律性。生物节律的存在，使机体适应环境因素变化的能力更为完善。

六、生 殖

生长发育成熟生物体具有产生与自己相似子代个体的能力称为生殖（reproduction）。人的生命是指从受精卵到死亡之间整个过程。个体出生后，许多器官的结构和功能还远未发育完善，需经历相当长时期的继续生长和发育才能成熟。机体的生长发育是在遗传因素作用的基础上，与环境互动的过程。人体在出生后的前 3 个月生长发育很快，2 岁后逐渐减慢，至青春期生长速度又加快，直至发育成熟，具有生殖的能力，维持一段时间后逐渐衰老，最后死亡。因此，生命是一个单向发展和运动的过程。虽然个体的生命是有限的，但个体具有繁衍能力，使得种属得以不断延续。

七、衰老和死亡

衰老是一切生物体不可回避的自然规律。衰老（senescence）是指机体生长发育成熟以后，随年龄增长，组织结构、生理功能和心理逐渐退化的过程，是生命活动过程的最后阶段，属于生理性的。随着时代的发展，对衰老机制的研究产生了一系列新学说，包括自由基学说、自身免疫学说、端粒酶学说等。例如，端粒酶学说由 Olovnikov 提出，认为端粒是存在于真核生物染色体末端，由许多简单重复序列和相关蛋白质组成的复合结构，细胞每进行一次有丝分裂，就有一段端粒序列丢失，当端粒长度缩短到一定程度时，细胞停止分裂，导致衰老与死亡，但是许多问题用端粒酶学说还不能解释，如 Kippling 发现鼠的端粒比人类长 5 ～ 10 倍，寿命却比人类短得多。

衰老主要表现为机体各器官、系统功能的下降，如大脑的反应力下降；各种感觉功能减退；肌力减弱，骨和关节退行性变，动作迟缓，运动协调性降低；心血管和呼吸储备能力下降；消化道运动功能减弱，消化腺分泌减少，消化能力减退，肝脏合成和解毒功能减弱；肾小球滤过和对尿的浓缩能力下降；内分泌功能低下，整体代谢水平下降，对抗外伤及感染能力下降；由于神经和体液调节能力减弱，机体维持功能活动相对稳定的能力降低，机体对环境因素变化的适应能力下降，最终导致死亡。

综上所述，新陈代谢是一切生命活动的基础，信息传递存在于生命活动的整个过程，机体对环境因素的变化具有做出反应和适应的能力，机体发育成熟后具有生殖能力，生命是一个单向运动的过程，当一个生命衰老走向死亡后，由其繁衍的新个体使这一种属不断延续。

第三节 机体功能活动与环境的关系

环境（environment）一般是指外环境（external environment），是指生物体赖以生存和生活的自然环境和社会环境，生物体生存所需要的氧和营养物质需要从外环境中获得，同时，新陈代谢过程中产生的代谢产物也需要排出体外，到环境中。人体作为高度进化的多细胞生物体，体内绝大多数细胞并不与外界环境直接接触，而是浸浴在细胞外液中，所以，细胞外液是体内细胞直接生存的环境，故称为机体的内环境（internal environment）。内环境是体内细胞生存和进行功能活动的直接环境，以区别于整个机体所处的外环境，但机体内的某些细胞外液体，如肾小管内、汗腺管道和胃肠道内的液体不属于内环境。

一、机体与外环境的关系

（一）人类与自然环境的关系

自然界是人类赖以生存和发展的物质基础，从自然界中获得的物质经转化后构成人类自身的组分。机体从自然环境的植物和其他动物中获取各种营养物质，并从大气中摄入代谢所需的 O_2，同时将细胞代谢的产物排出体外，所以，没有自然环境的支持，机体就不能维持自身生存。环境限制生物，生物适应环境，两者之间形成对立统一的关系。人体依据外环境的变化调整自身生理功能和心理活动的过程称为适应（adaptation）。适应可表现在生物的形态、生理、行为和生态等方面。例如，人从明亮的环境突然进入暗处，起初一无所见，随着眼对光的敏感性提高，逐渐恢复了暗视觉，这就是眼的暗适应过程。

（二）个体与社会环境的关系

个体不仅从自然环境中获得生存所需的各种物质，周围环境中同种生物和异种生物对个体的生长、发育、生殖、行为和分布也有明显的影响。例如，当一个人变换生活环境后，起初在人际关系、饮食起居等方面都会产生不适应，出现胃纳不佳、睡眠不深、生疏孤独等现象，但经过一段时间的自我调整、适应、不同个体间的互相关照、沟通理解，逐渐适应新的生活和学习环境。人类对环境的适应并不是完全的、绝对的，而是有限的、相对的。

二、机体生命活动与内环境及其稳态的关系

内环境的概念最初是在 1857 年由法国生理学家 Claude Bernard 提出的，他通过对生命活动的整合思考，创造性地提出，人体和其他多细胞生物体的细胞外液是体内细胞赖以生存和发挥功能的直接环境，是机体的内环境。美国生理学家 Walter Cannon 首先使用了稳态（homeostasis）来表述正常生理状态下内环境所处的状态。内环境稳态是指机体内环境理化性质始终保持相对稳定的状态。例如，血浆 pH 维持在 7.4 左右，体温在 37℃上下，葡萄糖浓度、各种离子（如 Na^+、K^+、Cl^-、Ca^{2+}、H^+ 等）、动脉血压、血浆中的氧分压和二氧化碳分压、细胞外液的容积和渗透压等都维持在相对恒定的水平。

案例 1-1

患者，男，30 岁，以"发热、咳嗽、咳铁锈色样痰 4 天"为主诉入院。患者 4 天前淋雨后出现发热、寒战，体温最高达 39.5℃，咳嗽、咳铁锈色样痰，胸前区持续隐痛，咳嗽或深呼吸时加重。伴全身肌肉酸痛、气短、乏力。未予特殊处置，现为诊疗入院。病来无腹痛、腹泻，无尿频、尿急，无头晕、头痛，饮食及二便正常，睡眠略差。体格检查：体温 39.0℃，脉搏 110 次/分，呼吸 20 次/分，血压 125/80mmHg。神志清楚，精神萎靡，颜面潮红。右肺下野叩诊实音，呼吸音粗。心律齐。腹软，无压痛。血常规：白细胞 $13×10^9/L$，中性分叶核粒细胞 0.82。心电图正常。胸 X 线片：右肺下叶大片密度增高影。诊断：右下叶肺炎。

1. 问题与思考

（1）如何理解内环境稳态是一种动态平衡？

（2）肺炎主要临床症状与机体内环境理化性质改变的关系是怎样的？

2. 提示 维持体温在 37℃左右是机体内环境稳态的重要指标之一。由于细菌感染，细菌体内的致热原会作用于体温调节中枢，使体温调定点向高温侧偏移（上移到 39℃），导致机体通过产热增加，散热减少使体温升高，出现发热症状，由此可见，发热是体温调节异常的结果。

在发热初期时，由于体温调定点上移，体温低于调定点的水平，机体首先出现皮肤血管收缩，减少散热，于是出现四肢发凉，随即出现畏寒和寒战等，使机体产热增加，直至体温升高到 39℃。此时，散热和产热在新的调定点水平维持相对平衡。

发热及感染可增加机体耗氧量，于是出现心率和呼吸频率的增快。

由于发热，体内组织，包括大脑代谢受到影响，肺部感染导致机体出现乏氧等，于是患者会表现出精神萎靡症状。

机体内环境稳态是一种动态平衡。持续的细胞代谢活动，在细胞内、外液之间不断发生物质交换，扰乱内环境的稳态。机体内环境所指的细胞外液包括血浆和组织液，血浆作为循环血液的一部分，是内环境中最为活跃的部分，是联系机体各部分、机体与外环境的媒介。稳态为机体各种组织细胞的生化代谢和生理功能正常进行提供了必需条件，又是体内各系统、组织器官正常工作的结果，两者互为因果关系。生理学知识大都是围绕各个系统、器官、细胞如何在维持内环境稳态中发挥作用来阐述的，如血液循环和呼吸系统如何在供给内环境 O_2 和营养物质的同时，将代谢产生的 CO_2 和其

他代谢产物运送至相应的器官并排出体外；机体如何利用各种物质的代谢不断产生能量和热量，以供细胞活动和维持体温需要；排泄系统如何清除体内的代谢产物及多余的物质；免疫系统如何抵御外来损伤因素和清除内部有害因素；神经系统和内分泌系统如何调节体内各系统功能，使它们相互协调和配合以维持内环境稳态。内环境各种理化性质的变动如果超过一定范围，就可能引起疾病。临床上给患者做许多检查，目的在于判断有关生理指标是否在正常范围之内变动，或是判断有多大程度的偏离。

第四节　机体功能活动的调节和自动控制

机体功能活动的调节（regulation）是指通过机体的内在控制机制，在内外环境变化时，机体各种功能活动能保持相对稳定地进行。机体调节各种功能活动的方式主要有三种，即神经调节（nervous regulation）、体液调节（humoral regulation）和自身调节（autoregulation）。值得注意的是，机体的许多功能活动都同时接受多种调控，各种调控机制之间相互配合、相互补充。

一、机体功能活动的调节

（一）神经调节

神经调节是在中枢神经系统参与下，反射活动对机体功能的调节。神经调节的基本形式是反射（reflex）。反射的结构基础是反射弧（reflex arc）。反射弧由 5 个部分组成：①感受器（sensory receptor），相当于换能器，将外界刺激转变为一定形式的神经电信号，并进行编码作用。②传入神经（afferent nerve fiber），把刺激的信息以神经电活动方式传入到中枢。③反射中枢（reflex center），负责对传入的信息进行整合并产生传出信息。④传出神经（efferent nerve fiber），把反射中枢发出的信息传到效应器。⑤效应器（effector），通过效应器功能改变，实现机体对外界变化的应答。例如，膝反射，叩击膝关节下的股四头肌肌腱会引起股四头肌发生收缩（图1-1）。一般来说，神经调节的特点是反应发生较快，持续时间相对较短，影响范围相对局限。

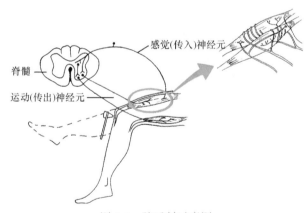

图 1-1　膝反射示意图

反射分为非条件反射（unconditioned reflex）和条件反射（conditioned reflex）两类。

1. 非条件反射　是人类和其他动物在种族进化过程中形成的能遗传于后代、有固定反射弧的反射活动。非条件反射的数量有限，是维持个体生存和种族繁衍所必需的反射，如防御和探究反射、各种自主性反射（吸吮反射、压力和化学感受性反射等）和性反射等。

2. 条件反射　是在非条件反射的基础上，通过个体后天学习和训练逐渐建立起来的反射活动，条件反射无固定的反射弧。

条件反射的建立使机体对环境适应能力大大增强。人类因为有发达的大脑，能通过语言和文字等信息刺激建立条件反射，故条件反射可随个体生活、工作环境的改变而改变，内容不断更新。条件反射数目可以是无限的，这也就极大地提高了人类认识世界和适应环境的能力，增强了各项活动的精确性和对某些事物发展的预见性。

在生命活动中，两种反射紧密配合以发挥作用，如在进食过程中，条件反射和非条件反射都能引起消化道运动和消化液分泌，两者均有利于消化和吸收功能的发挥。

（二）体液调节

体液调节是指体内细胞或内分泌腺体产生和分泌的某些特殊化学物质，经体液运输或扩散到达相应的靶细胞，从而影响其生理功能的一种调节方式。根据调节范围的大小，体液调节可分为全身性调节和局部性调节两类。与神经调节相比，体液调节作用范围相对广泛，反应的发生相对迟缓，作用持续时间较长。

1. 全身性体液调节　全身性体液调节是指内分泌腺体或内分泌细胞分泌的激素，通过血液循环或其他体液途径被运送到全身各个部位，作用于相应的靶器官或靶细胞，对其功能活动进行的调节。在体内，有时神经调节和体液调节之间的关系可非常密切，如肾上腺髓质受交感神经节前纤维末梢支配，当交感神经兴奋时，肾上腺髓质分泌肾上腺素和去甲肾上腺素增加，使体内许多效应器细胞功能改变，这类体液调节可视为神经调节的传出环节，常称为神经 - 体液调节（neurohumoral regulation）。此外，某些神经元也可分泌激素，通过神经元分泌激素影响机体功能的调节方式称为神经分泌（neurocrine）。

2. 局部性体液调节　是指某些散在的内分泌细胞（如胃肠道内的）或其他具有分泌功能的细胞，在所处环境因素变化时，分泌的激素或其他生物活性物质，经组织液扩散到相邻细胞，对自身（自分泌，autocrine）或相邻细胞（旁分泌，paracrine）功能活动的调节。除激素外，某些代谢产物，如乳酸、CO_2、组胺、细胞因子、气体分子（如 NO、CO、H_2S）等对局部血管活动也有调节作用，因此也视为局部性体液调节。

（三）自身调节

许多组织和细胞还具有对自身活动进行调节的能力。自身调节是指某些组织或细胞在不依赖神经或体液调节的情况下，自身能够对刺激产生适应性反应。例如，机体的平均动脉血压在 60 ～ 140mmHg 范围内变动时，脑血管通过自身调节，使脑的血流量保持相对恒定。另外，肾脏也能通过自身调节使肾血流量保持相对稳定，有利于尿生成。甲状腺对碘的摄取、合成和释放甲状腺素也能进行自我调节。自身调节的调节能力较弱，完善的调节机制有赖于自身调节和神经调节、体液调节之间的相互配合。

此外，机体的免疫系统能够防御外界病原体的入侵，清除已进入体内的病原体；对体内有害生物分子通过产生免疫反应将其清除；清除体内已衰老的和变异的细胞。免疫系统是由免疫器官（骨髓和淋巴结等）、免疫细胞（淋巴细胞和单核巨噬细胞等）和免疫活性分子（免疫球蛋白和细胞因子等）组成。正常情况下，免疫系统也和神经系统和内分泌系统一起，构成复杂的机体调节网络，参与维持机体内稳态，这一过程也被称为免疫调节（immunological regulation）。

二、机体功能活动的自动控制

机体功能活动的调节过程与工程学中的控制过程具有相似的规律，生理学借助工程学中调控系统（control system）的概念和理论阐述机体功能调控机制。人体内存在数以千计的各种控制系统，实现对机体各种活动的调节。控制系统主要由控制部分和受控部分组成，可分为非自动控制系统和自动控制系统两大类。在机体功能调节中，没有严格意义上的非自动控制调节，故以下只介绍自动控制系统对机体功能活动的调节。自动控制系统（autocontrol system）是一闭合环路（closed-loop system），控制部分和受控部分之间，存在着往返的信息联系。受控部分的活动在受到控制部分的调控时，不断地把活动信息反馈到控制部分，以纠正控制部分活动，从而实现自动精确的调节，因此，自动控制系统也称为反馈控制系统（feedback control system）。图 1-2 是自动控制系统示意图。

（一）反馈控制系统

依据受控部分的反馈信息对控制部分的影响，将反馈分为负反馈（negative feedback）和正反馈（positive feedback）。正常体内的功能活动大部分受负反馈控制系统的调节，受正反馈控制系统调节的情况较为少见。

1. 负反馈调节及作用　负反馈调节是控制部分发出的指令使受控部分活动向预先设定的目标靠近。在负反馈控制中的比较装置（comparator），其功能是将受控部分的活动和体内设定的某个参照值（调定点，set point）进行比较，明确受控部分的活动水平与参照值之间的偏差，控制部分根据这个偏差信息向受控部分发出指令，使受控部分的活动向参照值更加接近。体内许多重要的生理活动都有相应的调定点。例如，体温的调定点为 37℃，体液 pH 的调定点为 7.4。负反馈控制的作用是维持体内功能活动处于相对稳定的状态，机体内环境稳态的维持就是通过各种负反馈控制系统发挥作用实现的。例如，在心血管中枢的控制下，通过心脏和血管的活动，机体血压保持在正常水平。当机体由于某种原因出现血压升高时，体内压力感受器通过传入神经将该信息反馈到心血管中枢，通过中枢的调节作用，使血压回降到正常水平。

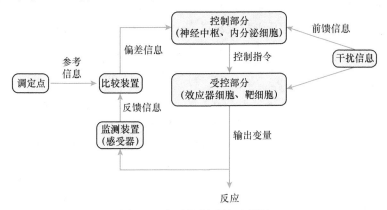

图 1-2　自动控制系统示意图

2. 正反馈调节及作用　正反馈调节是指受控部分的反馈信息回到控制部分后，控制部分发出的信息能够使受控部分的活动进一步加强。正反馈控制能使一些生理活动过程快速完成。在正反馈调节中，控制部分的活动处于再生状态（regeneration）。例如，血液凝固是正反馈调节，当血管破裂时，各种凝血因子相继被激活，使血液迅速凝固形成血凝块，将血管破口封住。又如在分娩活动中，胎儿发育成熟和母体内激素浓度变化诱发子宫肌收缩，子宫收缩使胎儿进入宫颈，宫颈受到牵张后反射性引起催产素分泌增加，催产素进一步加强宫缩，于是宫颈被进一步牵张，如此反复，直至胎儿娩出为止。

在病理情况下，体内常会有正反馈调节的发生。例如，在大量失血时，心脏射出的血量减少，血压降低，于是冠状动脉的血流量减少，对心肌的血供减少，心脏的收缩力减弱，射出的血量就更少，血压进一步下降。这些正反馈调节形成的恶性循环（vicious circle）可导致严重的后果，甚至危及生命。病理情况下，机体的负反馈调节机制也在进行，如果负反馈调节能够有效纠正正反馈调节导致的恶性循环，那么恶性循环即被终止，机体功能逐渐恢复。

（二）前馈控制系统

体内除反馈控制系统外，还有前馈控制系统（feed-forward control system）。内外环境变化在作用于受控部分的同时也可作用于控制部分，从而使机体及时产生反应。环境变化通过对控制部分的直接作用及时引起机体功能改变的调控称为前馈或前馈控制。例如，在伸手取物的过程中，中枢发出神经冲动使相关肌肉群收缩，使手伸向物体，同时又通过前馈机制，使这些肌肉的收缩适时得到终止，因而手臂的运动既不会达不到目标物，也不会伸得过远，整个动作完成得准确协调。条件反射也是前馈控制，学习和训练的过程实际上就是脑将肌肉的实际活动情况与预先设计的动作进行比对分析，通过前馈控制使动作能完成得更快、更准确。

由于前馈控制是内外变化对控制部分的直接作用，机体生理效应尚未出现变化之前，控制部分就对效应器功能进行调节，因此，与负反馈控制相比，前馈控制更快速，可避免变化因滞后而出现生理波动。例如，当冬泳者进入冬泳场时，体温还没有降低，但皮肤冷感受器、视听器官已将信息传入大脑，体温调节中枢随即通过产热增加，散热减少，保持体温的稳定。

综上所述，调节使整体功能活动得以协调、稳定。调节意味着变化，变化又会产生新的调节信息，于是各调节体系的活动范围和强度又发生相应变化，如此不断，使整体功能活动始终维持在一动态的稳定之中。

第五节　生理学研究的方法和水平

生理学是一门实验性科学。生理学知识是通过对人体生命活动及规律的观察，对人体和动物进行实验研究获得的。随着研究技术发展，生理学研究由整体水平、系统和器官水平，逐渐进入到细胞和分子水平。

一、生理学研究的方法

（一）人体研究

人体研究主要是通过对人体或体内的某些功能活动进行观察、测定，了解人体功能及活动规律的研究方法。人体的多种指标，如心率、动脉血压、呼吸频率、体温和尿量等的变化及其规律等就是通过人体观察获得的。人体观察的前提是对机体无损伤或影响轻微，由于实验条件限制严苛，能够获得的知识相对有限。随着科学技术的发展，现已开始将遥控、遥测、磁共振、正电子发射、断层扫描等技术应用于人体内某些功能活动的研究，为人体研究带来新的契机。

（二）动物研究

在进行实验研究的过程中，有的处理会给人体带来损伤，甚至危及生命，所以，生理学实验研究的对象经常用动物。通过设计特定的动物实验，可对体内不能直接观察的功能活动进行研究。人体结构和功能是在漫长的生物进化过程中，从低级到高级、从简单到复杂逐渐进化而来的。和动物相比，人最显著的特征是具有高度发达的大脑，有思维、语言和心理等高级神经活动，但许多生理功能，包括神经系统活动的基本规律，与动物是相似的，因此，完全可以利用动物实验揭示人体功能及发生规律。实验中，选用进化程度越高，越接近人类的动物，实验结果就越能反映人体的功能活动及其规律。本书中所描述的生理学知识，主要是通过大量的动物实验获得的。在生理学研究中，常采用的实验方法有急性实验和慢性实验两种，急性实验和慢性实验主要以实验周期长短划分。实验能在短期内完成，称为急性实验（acute experiment）；而对同一动物进行长时间研究，称为慢性实验（chronic experiment）。急性实验结束动物常被随即处死，而在慢性实验中，常需要对动物进行无菌外科手术，等动物从手术中恢复过来，再进行长时间反复观察。

1. 急性实验方法及其特征　急性实验可分为离体实验和在体实验两种。

（1）离体实验：即从活着或刚被处死的动物身上取出所需的细胞、组织或器官，放置在人工创造的环境中，在一定时间内，尽量保持其新陈代谢、功能活动相对正常，观察各种因素对功能活动的影响。例如，在生理实验中，将蛙的坐骨神经分离后置于屏蔽盒中，记录神经干的动作电位，测定兴奋性的变化；把分离的蛙心脏置于任氏液中，观察不同温度、药物对心脏活动的影响等。

（2）在体实验：以完整的动物作为研究对象，在实验动物麻醉或非麻醉状态下，观察体内某一功能及活动的变化。例如，将家兔麻醉后，暴露迷走神经，用电刺激迷走神经，观察心脏和血压的变化；在大鼠被给予某种药物后，观察其疼痛、行走功能的变化。急性实验方法简单，条件易于控制，可对所研究的对象进行直接观察和分析。离体实验可排除体内神经、体液及其他因素的影响，但值得注意的是，离体实验研究所得结果不能完全代表它在正常机体内的情况，因为，从机体取出的一小部分组织或器官进行实验，它与体内其他组织和器官间的联系不复存在，所得的结果与正常情况下的功能活动情况可能会有差别。

2. 慢性实验方法及其特征　慢性实验周期较长，常需要先将动物麻醉，接受无菌手术，安放探测装置，或切除、破坏某些器官，在动物从手术中恢复后，再对其进行长时间的观察和研究。例如，在观察胃消化液分泌调节时，可在麻醉状态下在狗的胃壁上切口，安置导管以收集胃液；待动物清醒后，给予动物不同刺激，观察对胃消化液分泌的影响；又如在研究小脑各部分对运动的影响时，可在将动物麻醉后分别切除小脑的不同部位，待其清醒后观察动物肌张力、随意运动及平衡功能的改变。慢性实验避免了急性手术创伤和麻醉对实验结果的影响，但方法较为复杂，而且并不是所有生理学问题都能在完整的机体内开展研究。

基于以上所述，要秉持一个正确的态度去认识不同研究方法和所得的结果。每种方法都有它的特殊目的，任何一种方法都有其优点和局限性。另外，动物实验所得的结果还必须考虑人和动物之间的差别，不可简单、机械地套用于人。只有综合分析各种实验得出的结果，才能得出正确的认识和结论。

二、生理学研究的水平

人体是一个十分复杂的有机体，构成人体基本结构和功能的单位是细胞。细胞有许多亚细胞结构，如各种细胞器（organelle），各种细胞器又由许多不同的分子构成。不同的细胞构成组织（tissue）、器官（organ），生理功能密切相关的不同器官构成一个系统（system），所有的系统有机整合成完整的机体。要完整、正确的认识人体功能，需要从不同的角度，用不同的方法，从不同的水平进行研究。

（一）整体水平

整体水平的研究以整体为对象，便于揭示体内各器官、系统之间的相互联系和作用，以及外界环境因素对各种功能的影响。例如，在潜水（高压）、航天（失重）、严寒、高温、低氧环境中，体内各器官、系统功能的改变，这些研究也被称为环境生理学（environmental physiology）。又如，机体运动时，体内代谢、循环、呼吸和其他功能系统的活动变化及机制；心理因素及社会因素对机体功能活动的影响等。整体水平的研究必须坚持对人体无伤害的原则，加之在研究过程中体内复杂因素对研究的影响难以控制，所以，一直以来以整体水平的研究进展较为缓慢，遥感、无创性研究技术的发展和应用，必将促进整体水平研究的发展。

（二）器官和系统水平

生理学上的基本知识多先是在组织器官水平上研究获得的，因此，器官生理学（organ physiology）研究的内容构成生理学知识主体，也成为许多生理学教材阐述生理知识的主线，如肾脏生理学、消化生理学、呼吸生理学、循环生理学等。

（三）细胞和分子水平

各个器官的功能都是由构成该器官的细胞特性决定的。各种细胞的生理特性取决于它们所表达的基因及大分子功能，因此，对机体功能的认识必须深入到细胞和分子水平。该水平的研究主要是对细胞和组成细胞的生物大分子，如核酸（nucleic acid）和蛋白质（protein）的特性和功能进行研究，以阐明由不同细胞构成的组织、器官的功能及活动规律，这部分内容在传统上属于普通生理学（general physiology），现在则称为细胞和分子生理学（cellular and molecular physiology）。例如，对肌细胞的研究表明，肌细胞的收缩和舒张是一些特殊的蛋白质分子在细胞内 Ca^{2+} 的触发下发生相互作用的结果。

可见，3 个水平的研究是相互联系和补充的。要全面揭示某一生理功能及其产生机制，通常需要从细胞和分子、器官和系统及整体 3 个水平进行研究。由于整体的复杂性，在具体研究体内某器官和系统的功能及发生机制时，常从局部着手，或从细胞和分子水平去探索其运动变化及规律，然后，再把从器官和系统、细胞和分子水平研究的结果还原到整体去思考。

第六节　生理学的发展史和研究展望

生理学是一门历史悠久的学科，生理学发展到今天，已经历了漫长的发展历程，但机体功能活动的发生机制偶有许多尚未阐明的问题。

一、生理学的发展史

（一）古代对生理学的认识

1. 我国对生理学的认识　可以追溯到 2000 多年前，我国医学经典《黄帝内经》中已经有许多关于人体功能活动的描述，如书中描述道"心主血脉""肺主气，司呼吸""肾主水""肾主骨"等；书中还描述了血液循环的概念，表明神经系统在整体调节中的主导地位，描述了人的情感和意志等对体内多种功能活动的影响；书中提出经络遍布全身，统率脏腑，联络肢体，通表达里，沟通上下，若经络失常、气血不和，则导致机体功能紊乱，表明了人体是一个统一的整体，人体与环境间有着密切的联系。《黄帝内经》中的基本理论后来进一步发展，逐渐形成了独特而完整的祖国传统医学理论体系。

2. 国外对生理学的认识　古代希腊医学家希波克拉底（Hippocrates）就提出人体中存在着水、火、土和气四种元素，与之对应的是黑胆汁、血液、黏液和黄胆汁四种液体，这些液体比例正常，人体处于健康状态，否则将导致疾病发生。二三百年后，盖伦（Galen）继承了希波克拉底的主要理论并加以发展，提出三元气学说，认为生命的基本要素是元气。他把人体的生长、运动和思维三大功能归于自然灵气、活力灵气和理性灵气这三种非物质灵气的作用，疾病则是由灵气的改变所致。

（二）近代生理学的发展

1. 实验生理学的发展　以实验为特征的近代生理学始于 17 世纪。1628 年，英国医生威廉·哈维

（William Harvey）发表了有关血液循环的名著《心与血的运动》，这是人类历史上第一次通过对多种动物进行活体解剖和生理实验，结合在人体内的观察和分析，以实验的方法证实了人和其他高级动物的血液是从左心室射出，通过体循环的动脉血管流向全身组织，然后汇集于静脉血管回到右心房，再经过肺循环进入左心房的，心脏是血液循环的中心。哈维的功绩不仅在于证明了血液循环的基本规律，更重要的是开创了活体解剖的研究方法，从而开辟了通过实验研究获得生理学知识的道路，因为，只有通过实验研究，才可能深入阐明人体生命活动的发生过程和影响因素，才可能对各种生理功能的发生机制进行深刻分析。恩格斯曾高度评价哈维的工作说：血液循环的发现把生理学确立为实验性科学。但当时关于动脉与静脉之间的连接只能依靠臆测，哈维认为动脉血是穿过组织的孔隙到达静脉的，直至 1661 年，即在哈维逝世后第四年，意大利解剖学家马尔皮基（Malpighi）把伽利略发明的望远镜改制成显微镜才发现毛细血管，才将血液循环的全部路径搞清楚。因此，研究工具的进步和新技术的应用使生理学研究日益深入。

2. 分析和整合生理学的发展　法国生理学家贝纳尔（Bernard）在晚年分析和归纳人体内复杂的生化反应后提出了内环境的概念，他指出机体各部分功能活动是相互联系和彼此制约的，他认为机体生存在两个环境中，一个是不断变化着的外环境，另一个是比较稳定的内环境。机体在外环境剧烈变化的情况下仍能很好地生存。例如，在空气干燥时，人在 120℃室温中停留 15min 并无不良反应，体温仍可保持相对稳定，但在此温度下，只需 13min 即可将一盘牛肉烤熟，可见人维持体温稳定的能力很强。若在湿度饱和的空气中，气温虽然只有 48 ～ 50℃，人也只能耐受很短时间，这是因为人体不能通过汗液蒸发维持体温。贝纳尔总结为一句话：内环境的相对稳定是机体能生存的前体条件。后来，美国生理学家坎农（Cannon）在贝纳尔工作基础上提出了内环境稳态的概念。数学家维纳（Wiener）于 1947 年创立了控制论，随即反馈自动控制理论被用于阐述机体功能活动的调节及内环境稳态的维持机制。俄国生理学家巴甫洛夫（Pavlov）创立了保持机体完整性的慢性实验方法，为动态、综合地研究机体功能活动开辟了新的途径，他对消化、循环和脑的高级神经活动进行了研究，提出了条件反射和大脑皮层的 2 个信号系统学说，明确大脑皮层是神经调节的最高级中枢。1902 年，贝利斯（Bayliss）和斯塔林（Starling）发现促胰液素，建立了激素参与机体功能调节的新概念。德国生理学家路德维希（Ludwig）在 1847 年设计制造了记纹鼓。记纹鼓的出现使一些生理活动及变化（如肌收缩、血压和呼吸运动等）得以记录和保存，记纹鼓在生理学研究中发挥了一个多世纪的作用。1948 年，凌宁（Ling）研制出尖端直径小于 1μm 的玻璃微电极，霍奇金（Hodgkin）等随即将玻璃微电极用于细胞内记录，发现并记录到神经纤维的动作电位，并提出膜电位的钠离子学说。1976 年，内尔（Neher）等建立了记录单通道离子流的膜片钳技术，使研究各种离子通道的开放关闭特征和作用成为可能。20 世纪以来，科学技术的飞速发展和各自然学科知识的相互交叉渗透，为生理学的研究提供了新的理论和技术。分子生物学和计算机等技术在生理学研究中的应用，阐明了生物体是以核酸、蛋白质等生物大分子物质为主构成的复合体系。2000 年，历时 10 年的人类基因组测序工作完成，生命科学进入了后基因组时代（post-genome era），人们开始从 DNA 链及其变化中探索生命活动发生规律和疾病的产生机制。在 20 世纪末，国内外的一些资深生理学家提出，在对生命活动进行微观分析研究的同时，必须重视整体功能活动规律，由此又提出了现代生理学应走整合生理学（integrative physiology）研究的道路。

3. 我国生理学的发展　我国近代生理学的研究自 20 世纪 20 年代开始发展。中国生理学会成立于 1926 年，是由当时的北京协和医学院生理学系主任林可胜教授发起并创建的。翌年创刊《中国生理学杂志》，后改称《生理学报》。从 1926 年至今，我国科学家在神经、细胞、血液、循环、呼吸、消化、内分泌和生殖等领域的生理学研究中，均获得许多创新性的成果。林可胜教授系统地研究了胃黏膜组织结构和功能的关系，首先发现组胺具有刺激胃酸分泌的作用，以及肠抑胃素的作用。蔡翘教授在研究视神经和视觉中枢结构时，发现在间脑和中脑之间有一未被描述过的以小细胞为主的神经核团参与视觉和其他功能活动的调节，被国际文献称为"蔡氏区"。张锡钧教授等在 20 世纪 30 年代首创用蛙腹直肌进行乙酰胆碱生物测定的方法，为证明乙酰胆碱是神经递质起到重大作用，张锡钧教授等还创立了迷走神经 - 神经垂体反射理论，开辟了神经调节垂体内分泌作用研究的新领域。冯德培教授发现静息骨骼肌在拉长时代谢增加的现象，被国际生理学术界称为冯氏效应；他还证明 Ca^{2+} 对神经肌接头兴奋传递具有重要作用。张香桐教授首先研究神经元树突的功能，提出中枢神经系统有细胞体和树突上两种传递兴奋的突触的理论；他还发现光线照射视网膜可提高大脑兴奋性的现象，被国际学术界称为张氏效应。杨雄理教授对视觉信息在视网膜神经回路中传递、调节及机制等方面进行了系统地研究，首先报道了视杆细胞 - 视锥细胞间的电耦合因背景光而增强，视觉信息在暗处受压抑等现象。

二、生理学研究的展望

生理学的研究已进入整体、系统和器官、细胞和分子各个水平研究的时代。人体是一个复杂的统一体，即使作为人体生命活动基本单元的细胞也是一个复杂系统，在不同水平都存在着复杂的相互作用和有机联系。医学界和生理学领域越来越重视不同水平研究之间的交叉、转化和结合，如何把细胞、分子水平的研究成果更快地用于解决临床医学问题和改善人类健康，同时也把在医学实践和人类健康方面发现的问题从器官、细胞、分子水平加以阐明是当今临床和基础医学科研工作者关心的问题，目前，这类医学研究被称为转化研究（translational research）或转化医学（translational medicine），将生理学等基础研究的成果转化成为患者服务的治疗手段，更好地解决人类健康的问题。

第七节 学习生理学提倡的思想观和方法

一、学习生理学提倡的思想观

生理学作为一门重要的基础医学院课程，有悠久的发展历史，积累了大量的知识和成果，但生理学的知识远没有穷尽，还有许多基础知识有待阐明，许多未知的领域有待探索。在学习时，学生应坚持求实的科学思想观，对书本中和老师讲述的知识认真思考，要敢于怀疑、批判，也正是因此，在科学发展中，许多过去曾被认为正确的理论才会得到修正、补充和完善；有些理论被推翻，被新的理论所代替。例如，法国科学家德尔·拉奥尔特（Didier Raoult）等在变形虫体内发现一种被称为 Marseille virus 的新型巨型病毒，这种病毒的基因组跟其他病毒的 DNA 有很大差异，含有来自其他物种的遗传物质，这就是说，这种病毒与寄生在变形虫体内的其他病毒、细菌等微生物进行过遗传物质互换，而达尔文提出的生命起源理论并未预见到这个机制，因此，对病毒来说，共同祖先的说法需要完善。在生理学研究中，如果观察到一种现象，可以对这一现象背后的机制提出一个假设（hypothesis），进行深入的探索；如果一个假设能被研究证实，就丰富了生理学知识，因此，生理学发展是一个不断质疑、不断提出新问题，不断验证假说的过程。

二、学习生理学提倡的方法

科学的学习方法是进入生理学领域的金钥匙。生理学的知识大致可以分为两大类：一类是关于各种具体生命现象的描述及相应机制的解释，这部分知识随着时间推移会不断得到补充、深化和更新；第二类知识是对机体生理功能一些基本规律的认识，如在本章前面提到的内环境、稳态的概念，以及反馈调节等就是生理学中最基本的概念，这些内容是生理学的精华和核心，是生理学学习中要重点掌握的部分。

1. 复习　生理学研究主要任务是掌握机体功能及发生机制，而有关结构、代谢等方面知识是认识和理解生理学的基础，所以在学习生理学时，要复习相关课程的知识，把体内的结构、物质代谢和功能活动有机结合起来，以形成具有整体意义的知识结构。

2. 预习　在课前，要结合教学大纲和进度对即将学习的知识进行预习，发现问题，这样，在听课时就可做到有的放矢。

3. 听课　思维同老师讲授的内容同步，与老师积极地互动，可以加深印象，提高学习效率。

4. 实验　有的生理学知识和技能需在实验课上完成。所以，实验课是生理学学习的重要组成部分。实验学习不仅可以加深对已有理论知识的理解，还可以获得新的知识，培养自己敏锐的观察力、尊重他人和与他人合作的能力、动手能力、积极思考和提出问题能力，并承受实验失败，从中总结经验教训，提高科研能力；学会善待实验动物，提高个人职业素养。

5. 笔记　记录和整理笔记能充分发挥自学和独立思考问题的能力。例如，"细胞的基本功能"一章的知识主线是：在神经 - 骨骼肌标本上，给予神经干一次阈刺激后，神经元和肌细胞的活动变化规律及机制；在骨骼肌收缩前和收缩时给予不同的负荷，骨骼肌收缩张力、缩短速度和幅度的变化规律及机制。在抓住主线的基础上，不断扩展，使整个章节的内容行成完整知识体系。在学习多个章节的内容后，要注重对前后的知识进行联系和整合。在认真学习教科书的基础上，还应看几本参考书，以丰富内容和发现问题。

6. 讨论 在求知的过程中，没有幼稚的问题，只有幼稚地不敢提出自己的问题。同学之间相互讨论，会收到事半功倍的学习效果。以班或兴趣小组为单位，对生理学的问题或案例进行讨论，尤其是对案例进行讨论，不但有助于学习和理解生理学的知识，还可通过讨论，让相关知识从纵向和横向相互联系，形成具有整合性质的知识结构，并培养自己对复杂问题的思考和分析能力。

好的方法因人而异，以上仅供参考。

（管又飞　陆利民）

小　结

机体内环境是指细胞外液。正常生理情况下机体内环境的理化性质保持相对恒定，称为内环境的稳态。机体生理功能的调节包括神经调节、体液调节和自身调节。神经调节是指中枢神经系统通过神经冲动影响其他器官活动的过程，神经调节的基本过程是反射，特点是快速、短暂、局限；体液调节是指体内的一些细胞或内分泌腺通过生成和分泌某些特殊的化学物质，经体液运输到达组织或细胞，通过作用于细胞上相应受体，调节细胞活动的过程，体液调节的特点是相对缓慢、持久、弥散；自身调节是指内外环境变化时，器官、组织或细胞不依赖神经或体液因素的影响，自身产生的适应性反应的过程。

体内的控制系统包括反馈控制系统和前馈控制系统。反馈信息是指受控部分的活动在受到控制部分调控时，受控部分活动变化情况又会不断反馈到控制部分，影响控制部分发出的控制信息。反馈分为负反馈和正反馈。体内正常的功能活动大部分受负反馈控制系统的调节，负反馈控制是维持内环境稳态的重要调节方式。正反馈控制能使某些生理活动过程快速完成。前馈控制是机体通过学习、训练，使调节过程变得更加完善、更具适应性。

第二章 细胞的基本功能

细胞是构成人体的基本结构和功能单位。体内所有的生理功能都是在细胞基础上进行的。人体的细胞有 200 多种，不同细胞的结构和功能有很大差异，但其功能活动有许多共同的特征，如细胞膜的物质转运功能、信号转导、生物电现象和骨骼肌细胞的收缩功能。

第一节　细胞膜的结构和物质转运功能

细胞膜（cell membrane）是细胞的屏障，它把细胞内外分隔开，使细胞成为一个相对独立的结构和功能单位。细胞膜是具有特殊结构和功能的半透膜，它允许某些物质有选择地通过，但又能严格地限制另一些物质的进出，保持了细胞内物质成分的相对稳定。此外，细胞内的各种细胞器，如线粒体、内质网、溶酶体等也存在着类似细胞膜的膜性结构，有利于细胞器保持其特有的功能。

一、细胞膜的结构

1972 年辛格（Singer）和尼克森（Nicholson）提出膜的目前已被公认的液态镶嵌模型（fluid mosaic model）假说，假说基本内容是：膜的基本构架是液态脂质双分子层，其间镶嵌着具有不同分子结构和功能的蛋白质（图 2-1）。

（一）脂质双分子层

膜的脂质以磷脂类为主，占脂质总量的 70% 以上；其次是胆固醇，占比一般低于 30%；还有少量糖脂。磷脂的基本结构是：一分子甘油的两个羟基同两分子脂肪酸相结合，另一个羟基则同一分子磷酸结合，后者再同一个碱基结合。磷脂中含量最多的是磷脂酰胆碱（卵磷脂），其次是磷脂酰乙醇胺（脑磷脂）和磷脂酰丝氨酸，最少的是磷脂酰肌醇。

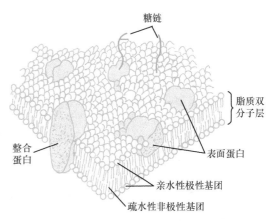

图 2-1　细胞膜液态镶嵌模型示意图

所有脂质都是双嗜性分子（amphiphilic molecule），即分子两端具有不同极性特征。一端是由磷脂分子中磷酸和碱基及胆固醇分子中羟基形成的亲水性极性基团，另一端是由脂肪酸长烃链构成的疏水性非极性基团。当脂质分子位于水表面时，由于水分子也是极性分子，脂质的亲水性极性基团将和表面水分子相吸引，疏水性非极性基团则受到排斥，于是脂质会在水表面形成一层亲水性极性基团朝向水面而疏水性非极性基团朝向空气的整齐排列的单分子层。由于细胞内液和细胞外液都是水溶液，膜中亲水性极性基团朝向细胞外液或细胞内液，而疏水性非极性基团则两两相对，形成两层分子的整齐排列，从热力学角度分析，这样组成的系统所含自由能最低，因而最稳定，可以自动形成和维持。由此可见，脂质分子在细胞膜中以双分子层的形式存在，是由脂质分子本身理化特性决定的。

脂质熔点较低，在体温条件下呈液态，故膜具有流动性。应该指出，由于脂质双分子层在热力学上的稳定性，膜的流动性一般只允许脂质分子在同一分子层内做横向运动，跨层运动的机会极少。膜的流动性使膜可以承受较大张力和外形改变而不致破裂，即使膜结构有时发生一些较小的断裂，也可自动融合而修复。膜的流动性使细胞具有变形能力。膜的流动性大小和胆固醇含量有一定关系，胆固醇含量越多，流动性越小。由于免疫细胞对抗原识别依赖于膜上相应的受体蛋白在膜中的流动，膜流动性的降低可能会损害免疫细胞对抗原的结合和反应能力。

（二）膜蛋白

膜结构中的蛋白质具有不同的分子结构和功能。生物膜所具有的各种功能在很大程度上取决于膜所含的蛋白质。细胞和周围环境的物质、能量和信息交换，大都与细胞膜上的蛋白质有关。根据与膜脂质的结合形式，膜蛋白分为表面蛋白（peripheral protein）和整合蛋白（integral protein）两类。

表面蛋白占膜蛋白总量的 20% ～ 30%，分布在膜表面，主要在膜的内表面，通过离子键和氢键与脂质分子的极性基团相互吸引，细胞膜内表面的骨架蛋白就属于表面蛋白；整合蛋白占膜蛋白总量的70% ～ 80%，它们的肽链一次或多次贯穿脂质双分子层。穿越膜的肽链片段通常是由 18 ～ 21 个疏水性氨基酸形成的 α- 螺旋，其疏水性正好同膜内疏水性烃基相吸引，这样，根据肽链中疏水性片段的数目就可推测出可能存在的 α- 螺旋数目。与跨膜物质转运功能有关的膜蛋白，如载体、通道、离子泵等都属于整合蛋白。

（三）细胞膜糖类

细胞膜所含糖类甚少，主要是一些寡糖和多糖链，它们都以共价键的形式和膜脂质或膜蛋白结合，形成糖脂和糖蛋白；这些糖链均分布于膜的外表面，作为细胞特异性标志，与免疫识别等功能密切相关。例如，ABO 血型系统的抗原就是红细胞膜上结合于糖蛋白和糖脂上的寡糖链。

二、细胞膜的物质转运功能

细胞代谢需要不断同内环境进行物质交换，这是通过细胞膜的跨膜转运完成的。转运的物质很多，溶解性质不同、带电不同、大小不同，跨膜转运的形式也不同。

（一）单纯扩散

单纯扩散（simple diffusion）是指脂溶性物质和小分子物质通过脂质双分子层从高浓度侧向低浓度侧的扩散，这是一种简单穿越质膜的物理扩散，不消耗能量，属于被动转运。单纯扩散的方向和速度取决于被转运物质在膜两侧的浓度差和膜对该物质的通透性，后者则取决于物质的脂溶性和分子大小。体内脂溶性物质种类不多，故通过单纯扩散方式进出细胞膜的物质较少，主要有 CO_2、O_2、N_2 等气体，以及水、乙醇、尿素和甘油等分子量很小或高脂溶性的分子。

（二）易化扩散

体内绝大多数物质是水溶性的，大部分水溶性物质和离子的跨膜转运都是由膜蛋白介导的。由细胞膜上的蛋白质帮助所实现的物质被动跨膜扩散称为易化扩散（facilitated diffusion）。易化扩散和单纯扩散一样，也是由高浓度侧向低浓度侧转运，不消耗能量，属于被动转运。易化扩散包括两种方式，分别是通道介导的易化扩散（channel-mediated facilitated diffusion）和载体介导的易化扩散（carrier-mediated facilitated diffusion）。

1. 通道介导的易化扩散　离子通道（ion channel）是细胞膜上中央带有亲水性孔道的整合蛋白。当孔道开放时，某种离子能快速通过该孔道进行跨膜扩散。离子通道的跨膜转运速率可达每秒 $1 \times 10^6 \sim 1 \times 10^8$ 个离子，远大于载体的跨膜转运速率。

> **知识链接**
>
> Neher 和 Sakman 在 1976 年建立了膜片钳（patch clamp）技术，通过该技术可以观察细胞膜上单一离子通道的开放和关闭情况，为深入理解离子通道功能异常与某些疾病发生的关系提供了强有力的研究工具，由此获得了 1991 年诺贝尔生理学或医学奖。

体内已发现有多种离子通道，如 Na^+、K^+、Ca^{2+} 和 Cl^- 等离子通道。①通道对离子具有选择性，其选择性决定于通道开放时的孔径大小和孔道内壁电场，因而对离子的选择性没有载体蛋白那样严格，如 K^+ 通道对 K^+ 和 Na^+ 通透性之比为 100 : 1。②具有门控特性。通道蛋白质内部有一些可移动的结构或化学基团，它们的构象变化起 "闸门"（gate）作用。许多刺激因素可使通道蛋白质的构象发生改变，导致通道的开放或关闭，这一过程称为门控（gating）。根据引起通道开放的条件不同，可将离子通道分为电压门控离子通道（voltage-gated ion channel）、化学门控离子通道（chemical-gated ion channel）和机械门控离子通道（mechanically-gated ion channel）三类（图 2-2）。电压门控离子通道是指离子通道的开放或关闭受细胞膜内外电位变化控制。对每一种电压门控离子通道来说，都有一个特定的激活电位，膜电位变化至此电位时，将使该通道的构象改变而形成允许离子通过的水性孔道，即通道开放，这是因为这类通道的分子结构中存在一些对跨膜电位变化敏感的亚单位，可诱发整个通道功能状态的改变，进而引起相应的离子跨膜运动。化学门控离子通道的开放或关闭受某些激素或药物等化学物质（配体）控制，故又称配体门控离子通道（ligand-gated ion channel），这些通道的跨膜蛋白分为两部分，一是受体部分，即能识别并结合特定化学物质的部分；二是通道部分，当受体部分与特定化学物质结合后，蛋白质构象改变，形成水相孔道，因此，这类通道又可称为受体型离子通道。在神经 - 肌肉接头处兴奋传递过程中起重要作用的 N_2- 型乙酰胆碱受体阳离子通道就是一个典型的化学门控离子通道。机械门控离子通道是指细胞受到机械刺激引起开放或关闭的离子通道，这类通道主要分布在皮肤触压觉感受器和内耳的毛细胞等部位，在感受器的机械 - 电换能中发挥作用。此外，也有少数通道始终是持续开放的，这类通道称为非门控离子通道，如神经细胞膜上的钾漏通道、细胞间的缝隙连接等。离子通道的开放和关闭除调控离子跨膜转运外，还与跨膜信号转导和细胞的生物电活动有关。

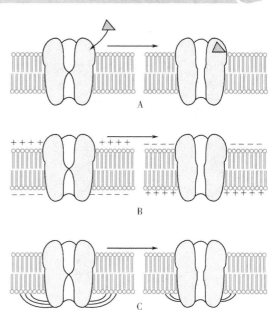

图 2-2　离子通道模式图

A. 化学门控离子通道，当通道与配体结合后被激活开放；B. 电压门控离子通道，膜电位变化时离子通道被激活开放；C. 机械门控离子通道，细胞受到机械刺激时通道被激活开放

2. 载体介导的易化扩散　是指水溶性小分子物质经载体介导进行的跨膜扩散。载体（carrier）也称转运体（transporter），是一种跨膜蛋白，其转运机制仍不十分清楚。许多重要的小分子营养物质，如葡萄糖和氨基酸可通过载体介导的易化扩散进行跨膜转运（图 2-3）。一般认为，载体有 1 个或数个能与某种被转运物相结合的位点。某种底物（被转运物）选择性地与载体位点结合并引起载体蛋白的构象发生变化，使被结合的底物移向膜另一侧，如果该侧底物的浓度较低，底物和载体分离，则完成转运过程，而载体也恢复原有的构型，之后可进行新一轮的转运。载体转运的速度远低于离子通道。

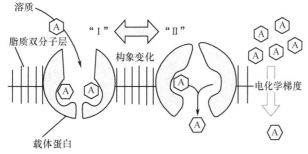

图 2-3　载体介导的易化扩散示意图

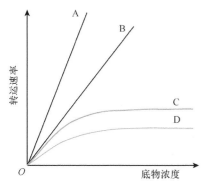

图 2-4　载体介导的易化扩散的饱和现象
A、B. 单纯扩散；C、D. 载体介导的易化扩散

载体介导的易化扩散具有一些共同特征：①结构特异性，一种载体通常只能选择性地转运一种或数种具有特定结构的物质。以葡萄糖载体为例，在同样浓度差的情况下，右旋葡萄糖的跨膜通量大大超过左旋葡萄糖，木糖则几乎不能被载体转运。②饱和现象（saturation），载体蛋白数量和每一载体分子上能与底物结合的位点数量都是有限的，这构成了载体对该物质转运能力的上限（图 2-4）。③竞争性抑制（competitive inhibition），若一种载体可同时运载 A 和 B 两种物质，而且这两种物质通过细胞膜的总量是一定的，则 A 物质扩散量增多时，B 物质扩散量就会减少。竞争性抑制在临床用药中具有实用意义，如内磺舒和青霉素，在肾小管的分泌表现为竞争性抑制，用青霉素进行抗感染治疗的同时使用丙磺舒，可延长青霉素的作用时间。

单纯扩散和易化扩散的共同特征是被转运物质都是由细胞膜高浓度一侧向低浓度一侧的跨膜转运，转运所需能量来自储存在膜两侧被转运物质的浓度梯度或电位梯度的势能，不需要额外提供能量，因而属于被动转运。被动转运的结果是物质在膜两侧的浓度梯度或电位梯度减小甚至消失。

（三）主动转运

主动转运（active transport）是指细胞消耗能量将物质逆着电化学梯度进行跨膜转运的方式。按照热力学定律，分子由低浓度区域向高浓度区域移动，或电荷逆电场方向移动，必须由外部供给能量。在细胞膜的主动转运中，能量只能由细胞膜或膜所属的细胞来供给，这就是主动的含义。根据是否直接消耗能量，主动转运又分为原发性主动转运和继发性主动转运两种方式。

1. 原发性主动转运（primary active transport） 是指直接利用分解腺苷三磷酸（adenosine triphosphate，ATP）产生的能量将被转运离子逆着电化学梯度进行跨膜转运的过程，介导这一过程的膜蛋白称为离子泵。

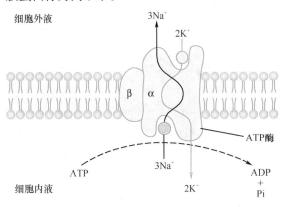

图 2-5 Na⁺ 泵转运 Na⁺ 和 K⁺ 的示意图

在哺乳动物细胞普遍存在的离子泵是 Na^+-K^+ 泵，简称 Na^+ 泵（sodium pump）。Na^+ 泵是镶嵌在细胞膜脂质双分子层中的一种具有 ATP 酶活性的蛋白质，也称 Na^+-K^+-ATP 酶。Na^+ 泵由 α 和 β 2 个亚基构成（图 2-5）。水解 ATP 的部位和阳离子结合部位都在 α 亚单位，β 亚单位的功能尚不完全清楚。α 亚单位的内侧有 3 个与 Na^+ 结合的位点，外侧有 2 个与 K^+ 结合的位点，靠近 Na^+ 结合位点处有 ATP 酶的活性。在 Mg^{2+} 存在的情况下，膜内 Na^+ 浓度升高和膜外 K^+ 浓度升高过程中引起的信息变化使 Na^+ 泵激活；每消耗 1 分子 ATP，可将 3 个 Na^+ 移出膜外，同时把 2 个 K^+ 移入膜内，从而维持膜内外的 K^+、Na^+ 浓度梯度。Na^+ 泵每次转运产生 1 个正电荷的净外移，故 Na^+ 泵具有生电效应。在缺血缺氧或使用代谢抑制剂后，细胞内 ATP 生成减少，可引起细胞内外 Na^+、K^+ 的浓度差减小。哇巴因（毒毛花苷）是 Na^+ 泵特异性抑制剂，临床上常用小剂量此类药物抑制心肌细胞膜 Na^+ 泵的活性，通过降低膜两侧的 Na^+ 浓度差来减小 Na^+-Ca^{2+} 交换的动力，增加细胞内 Ca^{2+} 浓度而产生强心效应。

多数细胞含有大量 Na^+ 泵。例如，每个红细胞约有 200 个 Na^+ 泵，每个白细胞则有 35 000 个 Na^+ 泵，而肾小管上皮细胞上的 Na^+ 泵达到数百万之多。哺乳动物 Na^+ 泵活动大约消耗细胞代谢能量的 20%～30%。Na^+ 泵活动具有以下几方面的重要生理意义：①Na^+ 泵活动使膜内外的 Na^+ 和 K^+ 分布不均，造成的膜内外 Na^+ 和 K^+ 的浓度差势能储备是可兴奋细胞产生电活动的前提条件。②Na^+ 泵活动使细胞内、外液的晶体渗透压保持正常。细胞外液的晶体渗透压主要由 Na^+ 维持，细胞内液的晶体渗透压主要由 K^+ 维持。Na^+ 的溶解度高，Na^+ 被泵出细胞，防止了细胞水肿的发生，使细胞形态和功能保持正常。③细胞内高 K^+ 为细胞内许多代谢反应，如蛋白质和糖原的合成等提供了必需条件。④Na^+ 泵活动形成的 Na^+ 的浓度差势能储备是许多其他物质继发性主动转运的动力。⑤Na^+ 泵生电作用直接影响膜电位，使膜内负电位增大。

体内除 Na^+ 泵外，还有 Ca^{2+} 泵和 H^+ 泵等，这些离子泵都以分解 ATP 为能量来源，对有关离子进行主动转运。分布在肌质网膜上的 Ca^{2+} 泵在细胞中 Ca^{2+} 增高时被激活，能逆浓度差把细胞质中的 Ca^{2+} 泵入肌质网中，使肌质中 Ca^{2+} 浓度在短时间内降低 100 倍以上，进而使同肌钙蛋白结合的 Ca^{2+} 解离，肌细胞由收缩转为舒张。人类体内有两种重要的 H^+ 泵，一种主要分布在胃腺壁细胞膜和远端肾小管闰细胞管腔膜上，分别参与胃酸形成和肾脏的排酸功能；另一种分布在各种细胞器膜上，可将 H^+ 泵入细胞器中，使细胞器处于最适 pH 环境，同时建立跨细胞器膜的 H^+ 梯度，为某些物质的跨细胞器转运提供动力。

2. 继发性主动转运（secondary active transport） 是指物质跨膜转运所需的能量不是直接来自 ATP 的分解，而是来自原发性主动转运所形成的电化学梯度所进行的物质跨膜转运方式。实际上，继发性主动转运是原发性主动转运和载体介导的易化扩散相偶联的主动转运系统，有同向转运（symport）和反向转运（antiport）两种方式。某些物质在跨膜转运的过程中依赖于 Na^+ 的浓度差，如果被转运物质和 Na^+ 同时进入细胞，为同向转运；若 Na^+ 进入细胞的同时排出某种物质则为反向转运。

体内广泛存在着继发性主动转运。例如，葡萄糖在小肠黏膜上皮细胞的吸收过程就是典型的继发性主动转运。小肠黏膜上皮细胞管周膜上 Na^+ 泵活动形成膜两侧 Na^+ 的浓度差，管腔膜上有 Na^+-葡萄糖同向转运体，在 Na^+ 浓度差驱动下构象改变将肠腔中的 Na^+ 和葡萄糖分子转运入细胞内

（图2-6），在这一过程中，葡萄糖从肠腔通过细胞膜进入细胞内是逆浓度差的主动转运，而从细胞内通过管周膜进入组织液则是通过载体介导的易化扩散。此外，小肠黏膜上皮细胞对氨基酸的吸收、肾小管对葡萄糖和氨基酸的重吸收、甲状腺上皮细胞的聚碘及神经末梢对神经递质的重摄取等都属于同向转运。

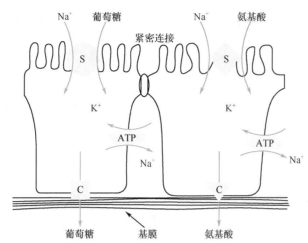

图 2-6 葡萄糖和某些氨基酸在小肠黏膜的继发性主动转运示意图

S：同向转运体；C：载体介导的易化扩散

在肾脏近端小管管腔膜上的 H^+-Na^+ 交换是反向转运的典型例子。在近端小管，H^+-Na^+ 交换体在 Na^+ 浓度差的驱动下构象改变，在重吸收 Na^+ 的同时排出 H^+，有利于维持体内的酸碱平衡。心肌细胞膜上的 Na^+-Ca^{2+} 交换体工作时，将 3 个 Na^+ 顺浓度转运进入细胞、1 个 Ca^{2+} 逆浓度差排出细胞，将心肌细胞收缩时进入细胞的 Ca^{2+} 排出，以利于心肌的舒张，进入细胞内的 Na^+ 则由 Na^+ 泵排出至细胞外。由此可见，上述同向转运和反向转运均是耗能的过程，Na^+ 主动转运所建立膜内外 Na^+ 浓度差是其他物质主动转运的能量来源。

（四）入胞和出胞

上述各种跨膜物质转运方式转运的都是小分子物质，大分子物质或物质团块进出细胞的过程要更为复杂，除涉及膜机制之外，还有胞内机制参与，这些物质进出细胞的过程分别称为入胞（endocytosis）和出胞（exocytosis）作用。

1. 入胞 是指大分子物质或物质团块（如细菌、细胞碎片等）进入细胞的过程。如果进入的物质是颗粒物质或物质团块，称为吞噬（phagocytosis），如果是液体则称为吞饮（pinocytosis）。吞噬仅发生于单核细胞、巨噬细胞和中性粒细胞这样的一些特殊细胞，而吞饮则可发生于体内几乎所有细胞。首先，细胞对环境中的物质进行识别，随之发生接触，与物质接触处的细胞膜内陷或细胞伸出伪足将物质包被后再内陷，然后细胞膜结构断裂，入胞的物质和包被的细胞膜一起进入细胞，形成吞噬泡。如果入胞的是异物和病原体，即被溶酶体酶消化、降解；如果是大分子营养物，则被细胞代谢利用。吞饮又分为液相入胞和受体介导式入胞两种方式。液相入胞是指细胞外液及其所含的溶质以吞饮泡的形式持续进入细胞的过程，进入细胞溶质量和细胞外液中该溶质的浓度成正比。受体介导式入胞是通过被转运物质与膜表面的特殊受体蛋白结合，选择性地促进被转运物质进入细胞的现象。首先，被转运物质与膜表面受体特异性结合，形成的复合物在膜结构中横向移动并集中。结合部位的膜内陷、离断，在胞质内形成吞饮泡。受体与其结合的物质分离，只含有受体的小泡再移回到细胞膜并与之融合，再成为细胞膜的组成部分，故受体和膜结构可以重复使用。许多大分子物质，如血浆中低密度脂蛋白、维生素 B_{12} 转运蛋白、多种生长因子和部分多肽类激素等都是以受体介导式入胞方式进入细胞的。

2. 出胞 是胞内大分子物质以分泌囊泡的形式排出细胞的过程，主要见于细胞分泌活动，如内分泌腺细胞分泌激素、外分泌腺细胞分泌酶原颗粒和黏液及神经递质的释放等，这些大分子物质通常是在粗面内质网的核糖体上合成，经高尔基复合体修饰，包裹形成分泌囊泡，这些囊泡移动至细胞膜内表面，与细胞膜融合、断裂，将大分子物质排出细胞。出胞有两种方式，一是大分子物质持续不断地排出细胞，如小肠黏膜杯状细胞持续分泌黏液的过程；另一种是细胞合成的大分子物质先储存在分泌囊泡内，只有当特定刺激信号到达时才排出细胞，这是一种受调节的出胞过程，如神经递质释放就是由 Ca^{2+} 触发的出胞过程。值得指出的是，入胞和出胞不仅是一种物质转运形式，还是细胞的膜性结构生成、更新和移位等过程借以进行的一种必不可少的中间环节。入胞可将细胞膜的一部分带入到细胞内的细胞器中，出胞又可将囊泡膜融合到细胞膜中，从而使膜结构不断更新的同时其总面积保持相对稳定。必须指出，出胞和入胞均需耗能，故均属细胞膜的主动物质转运范畴。

（田　晶）

第二节　细胞的生物电活动

案例 2-1

　　患者，女，48 岁，患有 1 型糖尿病多年，以"渐进性四肢乏力 15 天"入院。患者自述患胰岛素依赖性糖尿病，并且伴有高血压多年。皮下注射胰岛素控制血糖，口服普萘洛尔（β- 受体阻滞剂）降压治疗。近半月来感觉乏力，并逐渐加重。体格检查：体温 37.0℃，脉搏 80 次 / 分，呼吸 16 次 / 分，血压 130/80mmHg。神志清醒，呼吸无特殊气味，各项神经反射均正常。血液生化检查：血钾为 6.5mmol/L（正常值为 3.5 ～ 5.5mmol/L），肝、肾功能正常。尿常规检查：尿糖（＋），尿酮体（－）。处理：给予提高胰岛素的用量，同时减少了普萘洛尔的剂量。治疗方案调整 5 天后患者肌力恢复正常。再查血钾为 4.7mmol/L，尿糖（－）。诊断：糖尿病合并高血钾性肌无力。

　　1. 问题与思考

　　（1）血钾的变化对细胞的兴奋性有何影响？

　　（2）试分析患者肌无力的原因。

　　（3）调整胰岛素用量为何利于改善肌无力症状？

　　2. 提示　患者血钾浓度高于正常的原因：①胰岛素用量不足，因为胰岛素能促进组织细胞摄取 K^+。②普萘洛尔有升高血钾的作用。血钾升高是肌肉无力的主要原因。骨骼肌细胞静息电位大小决定于细胞膜内外 K^+ 浓度差。血钾升高使细胞内外 K^+ 浓度差降低，静息电位减小。钠通道是电压门控离子通道，静息电位过小，可使钠通道直接进入失活状态，导致肌细胞不能产生动作电位，也就不会引起收缩，故致肌无力。

　　生物电活动是细胞的重要生命现象。在神经、肌肉等可兴奋组织中，生物电信号在同一细胞膜表面和细胞间高速传播，其传播速度是体内任何其他化学信号所不能比拟的，这种快速传播的生物电信号与这些组织的功能活动密切相关。生物电信号是微弱的电信号，近代生理学研究采用示波器和微电极记录的方法实现了对单细胞跨膜电位的测量。20 世纪 50 年代人们在微电极记录的基础上发展了电压钳（voltage clamp）记录技术，电压钳可以直接检测到影响膜电位的离子通道的电活动，推动了电生理学研究的发展。随后发展起来的膜片钳技术使生物电现象的观察进入分子水平，使得人们可以在单个通道的水平认识生物电现象。

　　临床上常用的心电图、脑电图、肌电图、视网膜电图、胃肠电图等，是采用无创细胞外记录的方法进行的器官水平生物电信号检测，已经成为发现、诊断和预测疾病进程和治疗效果的重要手段。记录单个细胞跨膜电位时，要将一个微电极插入细胞内。在实验中常用玻璃微电极，管内充以高浓度 KCl 溶液，其尖端极细，通常直径小于 0.5μm，可以将微电极直接插入离体或在体细胞内，记录细胞跨膜电位。图 2-7A 是记录单一神经纤维跨膜电位的实验装置示意图，图中置于细胞外的电极接地，为参考电极，因此微电极记录到的是以膜外为零电位的细胞内电位。

一、细胞的跨膜电位

　　细胞水平的生物电活动主要表现为两种形式：安静时的跨膜静息电位和受刺激后产生的动作电位。

（一）细胞的跨膜静息电位

　　静息时（未受刺激），存在于细胞膜两侧内负外正的电位差称为跨膜静息电位，简称静息电位（resting potential，RP）。绝大多数动物细胞的静息电位大约在 -10 ～ -100mV。哺乳动物骨骼肌细

胞静息电位约为 −90mV，神经细胞静息电位约为 −70mV，平滑肌细胞静息电位约为 −55mV，人红细胞静息电位只有 −10mV 左右。大多数细胞静息电位是一种稳定的直流电位（一些有自律性的细胞，如心肌窦房结细胞和胃肠 Cajal 细胞等除外），只要细胞未受到外来刺激而且保持正常的新陈代谢，静息电位就稳定在相对恒定水平。静息电位的大小用绝对值来表示：膜内电位负值的减小称静息电位减小；反之，则称为静息电位增大。生理学常把静息电位存在时，细胞膜两侧电荷分布的内负外正状态称为膜的极化（polarization）；若膜电位向负值减少的方向变化，称为去极化或除极化（depolarization）；细胞去极化后再向静息电位方向恢复称为复极化（repolarization）；静息电位增大称为超极化（hyperpolarization）。

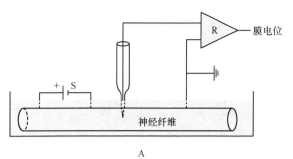

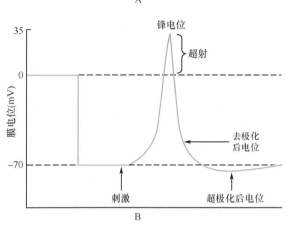

图 2-7 测量单一神经纤维静息电位和动作电位的示意图
A. 实验记录装置，S 表示刺激器，R 表示信号记录系统；B. 记录到的膜电位曲线，包括 3 个部分：当 2 个电极都在膜外时，电位为零；当微电极插入膜内时，可记录到稳定的电位差（静息电位）；当神经受到适当刺激时则产生动作电位

（二）细胞的动作电位

可兴奋细胞在静息电位的基础上，受到一次阈刺激或阈上刺激，膜电位会发生一次迅速、可逆，并可以向远处传播的电位波动，称为动作电位（action potential，AP）。从图 2-7B 可以看到给予神经纤维合适的电刺激可记录到动作电位。发生动作电位时，膜电位首先从 −70mV 迅速去极化到达 0mV，然后膜内电位出现极性倒转，升至 +30mV，形成动作电位的上升支（去极相）。上升支中高于零电位的部分称为超射（overshoot），其峰值为超射值。膜电位的极性倒转现象只是暂时的，很快就复极化恢复至静息电位的水平，形成动作电位的下降支（复极相）。动作电位的去极化和复极化速度非常快，两者共同形成尖峰状电位变化，称为锋电位（spike potential），是动作电位的主要组成部分。神经细胞的锋电位持续 1～2ms，然后膜电位出现低幅而缓慢的波动称为后电位（after-potential），它包括负后电位（negative after-potential）和正后电位（positive after-potential），前者指膜电位恢复到静息电位之前较长时间的去极化状态，后者是紧跟其后的超极化状态，然后膜电位才恢复到静息电位水平。最初对后电位的命名是在细胞外记录的实验中做出的，因为发生动作电位时细胞外的电位变负，所以把处于去极化状态的后电位称为负后电位。确切地说，负后电位应称为去极化后电位，而正后电位应称为超极化后电位。

动作电位的产生是可兴奋细胞兴奋的特征性标志。神经递质的释放、肌细胞的收缩和腺细胞的分泌活动都是由动作电位触发的。

动作电位有一个十分重要的特征：用阈下刺激不能使可兴奋细胞膜产生动作电位，只有刺激达到一定强度（阈强度）时细胞膜才能产生动作电位，且动作电位一经产生，其波形和幅度将保持不变，即使加大刺激强度，动作电位的幅度也不会再增加。此外，动作电位可以进行不衰减传导，即动作电位产生后不停留在受刺激的部位，而是迅速沿着细胞膜向周围扩布，直到整个细胞都经历相同幅度的电位变化。在同一细胞，动作电位的幅度不随刺激强度和传导距离而发生改变的现象称作"全或无"（all or none）特性。

二、膜电位的产生机制

（一）电化学驱动力

正常情况下，细胞的代谢和 Na^+-K^+ 泵的活动，使膜内外的带电离子，尤其是 Na^+、K^+、Cl^- 分布不均。如表 2-1 所示，哺乳动物神经细胞膜外的 Na^+ 浓度大约为细胞内的 10 倍，而细胞内的 K^+ 浓度大约是细胞外的 35 倍。

表 2-1　哺乳动物神经细胞内外液中 Na^+、Cl^- 与 K^+ 浓度及其平衡电位

离子	细胞外液（mmol/L）	细胞内液（mmol/L）	比值	平衡电位（mV）
Na^+	142	14	10	+60
K^+	4	140	1/35	-94
Cl^-	103	4	26	-85

如果细胞膜对某种或某些离子有通透性（即通道处于激活状态），这些离子就会通过通道进行跨膜扩散。离子跨膜扩散的驱动力有两种：跨膜的离子浓度差和电位差。两种驱动力的代数和称为电化学驱动力（electro-chemical driving force）。电化学驱动力决定离子跨膜流动的方向和速度。随着离子的扩散，电化学驱动力在不断变化。当细胞膜只有一种离子通道开放时，以钠通道为例，Na^+将顺浓度差（外高内低）向细胞内扩散，同时静息时细胞内负外正的电场驱动力也使 Na^+ 内流。随着 Na^+ 的内流，膜内外的 Na^+ 浓度差逐渐变小，膜内负电随着 Na^+ 的内流也减小并变为正电，对 Na^+ 的内向电化学驱动力减小。当 Na^+ 内流的电化学驱动力为零时，Na^+ 的净内流为零，此时的跨膜电位称为 Na^+ 的平衡电位。用 E_x 表示某一离子的平衡电位，根据 Nernst（1889）公式可精确计算该离子的平衡电位，即公式

$$E_x = \frac{RT}{ZF} \ln \frac{[X^+]_o}{[X^+]_i} \tag{2-1}$$

式中，R 是通用气体常数，Z 是离子价，F 是 Farady 常数，T 是绝对温度。式中只有 $[X^+]_o$ 和 $[X^+]_i$ 是变量，分别代表膜外和膜内该离子的浓度。如果把有关数值代入，室温以 29.2℃计算，再把自然对数化为常用对数，则上面的公式可简化为公式

$$E_x = \frac{8.31 \times (29.2+273) \times 10^3}{1 \times 96500} \times 2.3026 \lg \frac{[X^+]_o}{[X^+]_i} (mV)$$

将表 2-1 中的离子浓度代入式中可分别计算出 K^+ 平衡电位（K^+ equilibrium potential，E_K）或 Na^+ 平衡电位（Na^+ equilibrium potential，E_{Na}）。在哺乳动物中，大多数细胞的 E_K 为 -100 ~ -90mV，E_{Na} 为 +50 ~ +70mV。膜电位偏离平衡电位，就会对该离子的跨膜移动产生影响，实际上，某离子所受的电化学驱动力应为此时的膜电位（E_m）与该离子 E_x 之差（E_m-E_x）：差值越大，电化学驱动力越大。例如，膜电位去极化到 +30mV 的锋电位水平，对 Na^+ 和 K^+ 的电化学驱动力分别为：

$$E_m-E_{Na}=+30mV-(+60mV)$$
$$=-30mV$$
$$E_m-E_K=+30mV-(-90mV)$$
$$=+120mV$$

式中，负值代表内向驱动力，正值代表外向驱动力，可见，在锋电位时，K^+ 受到很强的外向驱动力；而静息电位时，Na^+ 受到很强的内向驱动力。电生理学规定正离子由膜外进入膜内或负离子反向移动所形成的电流称为内向电流（inward current）；正离子由膜内向膜外扩散或负离子反向移动形成的是外向电流（outward current）。由此可见，内向驱动力引起的内向电流使膜去极化，外向驱动力形成的外向电流使膜复极化或超极化。

（二）细胞膜离子通透性的变化与测定

如前所述，细胞膜电位生成的主要驱动力是跨膜离子浓度差，但从静息电位到动作电位的不同瞬间，细胞膜对不同离子的通透性是不同的，故某种离子对膜电位的影响不仅取决于该离子的跨膜浓度差，还取决于膜对这种离子的通透性，即该离子通道开放的程度。从静电学角度，膜对某种离子的通透性相当于该离子的膜电导（G_x）。由于离子跨膜移动时会产生膜电流，可在电化学驱动力（E_m-E_x）保持不变的条件下，直接测得某种离子的膜电流强度（I_x），之后利用欧姆定律来计算该离子的膜电导，得知该离子通道开放的程度，即公式

$$G_x = \frac{I_x}{E_m - E_x} \tag{2-2}$$

然而，不同离子的电化学驱动力总是随着离子跨膜移动引起的膜电位改变而变化（少量离子跨

膜移动即对膜电位产生显著影响，但是对膜内外离子浓度的影响非常小，可以忽略不计），因此，利用膜电流来计算膜电导时，记录期间的膜电位必须保持不变。电压钳和膜片钳技术可以将膜电位固定在任一水平，实现对膜电流的测定。测得不同膜电位下的膜电导，配合通道阻断剂的应用，即可确定此刻开放的通道种类进而分析膜电位变化的机制。

（三）静息电位的产生机制

首先，安静时细胞膜上非门控钾通道（在神经细胞称为钾漏通道）处于开放状态，对 K^+ 的通透性大，对 Na^+ 和其他离子的通透性极低。如前所述，由于 Na^+ 泵的活动，细胞内 K^+ 浓度大约是细胞外的 35 倍。K^+ 浓度差驱动 K^+ 通过钾通道由膜内向膜外扩散，而细胞内带负电的大分子蛋白质却不能相伴透出，使膜两侧出现电位差：膜内电位变负、膜外电位变正。随着 K^+ 的外流，膜两侧逐渐增大的电位差阻碍 K^+ 的继续外流。当膜两侧 K^+ 浓度差驱动力和电位差驱动力达到平衡，即两者大小相等方向相反时，虽然膜内外仍然存在 K^+ 浓度差，但总的电化学驱动力为零，不再有 K^+ 的跨膜净移动，此时的跨膜电位就是 E_K。如果膜内外 K^+ 浓度差增大（如低钾血症时细胞外钾浓度降低），K^+ 外流量增加，可使静息电位的负值增大，膜电位呈超极化变化；如果膜内外 K^+ 浓度差减小（如高钾血症时细胞外钾浓度升高），K^+ 外流减少，静息电位的负值减小，膜电位呈去极化变化。钾通道可被四乙胺（tetraethylammonium）阻断，在钾通道被阻断后，静息电位显著减小。

骨骼肌细胞实际测得的静息电位约为 $-90mV$，而根据 Nernst 方程计算所得的 E_K 值为 $-95mV$，略大于静息电位值。一般认为静息电位实测值比 K^+ 平衡电位的计算值偏小，这是由于细胞膜在静息时对 Na^+ 也有一定的通透性（大约只有 K^+ 通透性的 $1/100 \sim 1/10$）的缘故；由于膜外 Na^+ 浓度大于膜内，即使小量的 Na^+ 逸入膜内也会抵消一部分 K^+ 外移造成的膜内负电位。此时细胞膜对 Cl^- 也有一定的通透性，但是 Cl^- 在细胞膜两侧的分布是被动的，它不影响细胞膜电位。

细胞膜 Na^+ 泵活动除可建立和维持跨膜离子浓度差外（Na^+ 泵分解 1 个 ATP 可向膜外泵出 3 个 Na^+ 而向膜内摄入 2 个 K^+，结果是 1 个阳离子的净外向转移），其生电作用也直接影响静息电位，只是作用不是很大，在不同种类细胞也有所差异。例如，消化道平滑肌的慢波电位就与 Na^+ 泵活动的周期性改变有关。此外，细胞缺血、缺氧或 H^+ 增多（酸中毒）时，可导致细胞代谢障碍，影响细胞向 Na^+ 泵提供能量。若 Na^+ 泵功能受到抑制，甚至停止活动，K^+ 不能泵回细胞内，细胞外液的 K^+ 浓度增加，K^+ 电化学驱动力减小，K^+ 外流减少，亦会导致静息电位的减小。

综上所述，在静息电位形成的过程中，以下 3 个因素至关重要：① K^+ 在细胞内外的不平衡分布；②安静时细胞膜主要对 K^+ 有通透性；③ Na^+ 泵的作用。

（四）动作电位的形成机制

Hodgkin 根据细胞动作电位的超射值与 Na^+ 平衡电位在数值上非常接近，提出了钠学说用以解释动作电位去极化的形成机制，他设想膜在受到刺激时 Na^+ 通透性突然增大，以致 Na^+ 大量内流形成动作电位的去极化过程，这一设想首先在枪乌贼的巨大神经轴突被证实（图 2-8）。细胞膜外 Na^+ 浓度大于细胞膜内而且静息时细胞膜内存在负电位，Na^+ 电化学驱动力趋于使 Na^+ 内流，只是细胞膜在安静时相对地对 Na^+ 不通透，Na^+ 内流才不能实现。一旦受到去极化刺激，细胞膜对 Na^+ 的通透性由于钠通道的开放而增加，大量 Na^+ 迅速流入膜内，细胞膜内负电位将因正电荷的进入而迅速被抵消，进而使细胞膜内出现正电位，直到细胞膜内正电位增大到足以对抗由浓度差所致的 Na^+ 内流，于是由浓度差引起的 Na^+ 内流驱动力与细胞膜内正电位产生的对 Na^+ 内流的阻力达到一个新平衡点，显然，此时跨膜电位相当于 Na^+ 的平衡电位。图 2-8A 显示

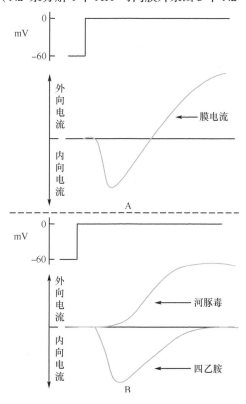

图 2-8 膜电流的记录和分析

A. 利用电压钳技术将膜电位迅速从 $-60mV$ 去极化至 $0mV$ 并固定一段时间，在枪乌贼神经轴突记录到的膜电流，包括向下的内向电流和延迟向上的外向电流；B. 将膜电位迅速从 $-60mV$ 去极化至 $0mV$，分别应用河豚毒和四乙胺后记录到膜电流，可见河豚毒和四乙胺分别阻断早期向下的内向电流和延迟向上的外向电流

利用电压钳技术将膜电位迅速从 –60mV 钳制到 0mV 并固定一段时间时，在枪乌贼神经轴突记录到先后出现的两种膜电流，包括早期向下的内向电流和延迟向上的外向电流。图 2-8B 显示应用河豚毒阻断钠通道后只能记录到单一的外向电流，而应用四乙胺阻断钾通道后只记录到单一的内向电流。实验表明动作电位期间 Na^+ 电导首先增强，旋即发生衰减，与此同时 K^+ 电导增大。由于电化学驱动力决定离子跨膜流动的方向和速度，不难得出结论：动作电位的产生是先因为 Na^+ 电导迅速增加，Na^+ 在很强的电化学驱动力作用下内流，使细胞膜快速去极化，构成锋电位的升支；随后 Na^+ 电导减小，K^+ 电导增大，K^+ 外流增强，加速细胞膜的复极化，形成锋电位的降支。

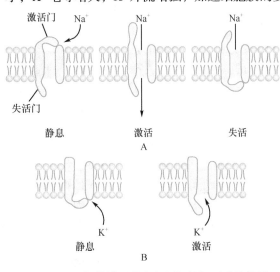

图 2-9　电压门控钠通道和电压门控钾通道的特性
A. 电压门控钠通道；B. 电压门控钾通道

在神经细胞和骨骼肌细胞中，动作电位去极相的时间极短，只持续 1～2ms，随后很快出现动作电位的复极相，其原因可以用膜片钳研究来说明。膜片钳研究表明，在神经细胞和骨骼肌细胞膜上存在着电压门控钠通道和电压门控钾通道，它们的激活与失活是形成动作电位的必要条件。电压门控钠通道存在着激活、失活和静息（关闭）三种不同状态（图 2-9）。有人提出电压门控钠通道有两道闸门，一道位于通道的外侧，称为激活门（activation gate），另一道位于通道的内侧，称为失活门（inactivation gate），它们的开闭都受膜电位的控制，具有各自的电压依赖性；开闭的速度也有差异，有各自的时间依赖性。静息时，激活门是关闭的，失活门是开放的，Na^+ 不能通过通道内流。当膜电位去极化时，激活门的构象突然发生改变，闸门打开，Na^+ 的通透性增大 500～

5000 倍，Na^+ 迅速内流。Na^+ 通道激活门打开的同时失活门关闭，但失活门构象变化比激活门稍慢，失活门关闭要延迟 1～2ms，也就是说，钠通道的开放时间只有 1～2ms，只有在这段时间内，激活门和失活门全开放，Na^+ 才能内流引起动作电位的去极相。失活门关闭之后钠通道处于失活状态，任何刺激均不能使之开放。关闭的失活门直到膜电位恢复或接近静息电位水平时才能再开放；随着失活门的开放，激活门关闭，钠通道重新恢复到静息状态，这一过程称为复活。

细胞膜上的电压门控钾通道只有激活门，细胞处于静息状态时通道关闭；当细胞膜去极化时，钾通道构象改变，激活门打开，但钾通道的开放有一延迟，在钠通道的失活门关闭时，钾通道大量开放。于是膜内 K^+ 由于电化学驱动力的推动向膜外扩散，使动作电位较迅速地复极化，直至恢复静息电位水平。每发生一次动作电位，膜电位虽然恢复到原先的静息电位水平，但细胞膜内 Na^+ 浓度增加而 K^+ 浓度降低。虽然变化的值很小（据估计，神经纤维每兴奋一次，进入细胞内的 Na^+ 大约使膜内 Na^+ 浓度增加 1/80 000），但 Na^+ 泵对细胞膜内 Na^+ 浓度增加和细胞膜外 K^+ 浓度增加非常敏感。在每次兴奋后，Na^+ 泵在 ATP 供能的条件下，将进入的 Na^+ 泵出，同时将外流的 K^+ 泵入细胞，使细胞膜内外的离子浓度恢复到安静时的水平。用哇巴因抑制 Na^+ 泵的活动，静息电位将逐渐减小。总结以上有关动作电位的形成机制，可将动作电位的形成机制简要地归纳为以下几点：①当可兴奋细胞受到适当的去极化刺激后，细胞膜上钠通道开放，Na^+ 大量内流，形成动作电位的去极相；去极化的幅度取决于细胞膜内外的 Na^+ 浓度差和兴奋前静息电位的大小；②随着细胞膜钠通道的关闭和 Na^+ 内流停止，细胞膜对 K^+ 的通透性增大，K^+ 在电化学驱动力作用下外流，使细胞膜内电位迅速回复到静息电位水平，形成动作电位的复极相；③Na^+ 泵将兴奋过程中进入的 Na^+ 泵出，同时将外流的 K^+ 泵入，使细胞膜两侧的离子浓度恢复正常。

（五）引起动作电位的条件

在神经细胞和骨骼肌细胞中，静息电位时细胞膜上的钠通道处于静息状态，而钠通道是电压门控离子通道，激活钠通道是引起动作电位的必要条件。膜片钳研究表明膜的去极化过程使钠通道的激活门打开。刺激强度等于或大于某一阈值（阈强度），会使膜电位去极化达到某一临界值，使细胞膜上的电压门控钠通道大量开放，Na^+ 大量内流而产生动作电位，这一能使钠通道大量开放并进一步引发动作电位的临界膜电位称为阈电位（threshold potential）。阈电位一般比静息电位的绝对值小

10～20mV。例如，巨大神经轴突的静息电位为-70mV，它的阈电位约为-55mV。任何形式的刺激，只要能使兴奋前的膜电位迅速去极化到达阈电位，就能引发动作电位。例如，当用直流电对细胞进行刺激时，阴极下方发生动作电位，阳极下方不发生动作电位，那是因为当电流通过时，由于细胞膜具有一定的电阻，阴极下的刺激电流产生一个内正外负的电压降，这个电位降与原来的内负外正的电位差相反，从而使静息电位向阈电位变化；相反，阳极下的刺激电流使膜电位向超极化的方向变化，不出现动作电位。当外来刺激引起的去极化达到阈电位水平时，较多钠通道的开放造成细胞膜内电位较大的去极化能进一步加大细胞膜中钠通道开放的概率，结果又使更多 Na$^+$ 内流而造成膜内进一步去极化，如此反复形成正反馈的再生性循环过程，其结果是膜内去极化迅速发展，形成动作电位陡峭的上升支，直至细胞膜内电位上升到近于钠平衡电位的水平，由此可见，阈电位不是单一通道的属性，而是在一段细胞膜上能使 Na$^+$ 通道开放的数量足以引起上面描述的再生性循环出现的细胞膜去极化的临界膜电位水平。有人非常形象化地将阈电位称为引起动作电位的"燃点"。动作电位上升支的幅度是由细胞膜的 Na$^+$ 电导和兴奋前 Na$^+$ 的电化学驱动力所决定的，外加刺激激活通道并形成再生性循环的作用，这正是动作电位表现为"全或无"特性的真正原因。阈电位是用细胞膜本身去极化的临界值来描述动作电位的产生条件。所谓阈强度，是作用于标本时能使细胞膜由静息电位去极化到阈电位所需外加刺激的最小强度，这就是阈强度和阈电位在概念上的区别。

三、局部电位及其特性

阈下刺激虽不能引发可以向远处传播的动作电位，但可以在受刺激的细胞膜局部引发一次较小的膜电位变化，称为局部电位（local potential），见图 2-10，这是因为阈下去极化刺激能引起该片细胞膜中的钠通道少量开放，少量 Na$^+$ 的内流引起细胞膜去极化，产生局部电流和电位变化（图 2-10B）。若使用超极化刺激则引起细胞膜超极化（图 2-10A）。去极化局部电位的强度较弱，很快被外流的 K$^+$ 抵消，因而不能引起钠通道再生性循环而发展成动作电位。局部电位有以下几个基本电学特性：①不是全或无的，在阈下刺激的范围内，刺激强度越强，引起局部电位的幅度越大，延续的时间也越长；②由于细胞膜本身的阻抗和容抗特性且细胞膜内外都是电解质溶液，发生在细胞膜某一点的局部电位，可以使邻近的细胞膜也产生类似电位变化，但不能在细胞膜上进行远距离的不衰减传播，随距离加大而迅速减小以至消失，这种传播方式称为电紧张性扩布（electrotonic propagation）；在神经细胞膜上局部电位所波及的范围不超过几毫米；基于这一特性，局部电位又称为等级电位（graded potential）；③具有总和（summation）效应，相距较近处的局部电位，只要在彼此的电紧张性扩布范围内，就可以叠加，这称为空间总和（spacial summation）；在细胞膜连续接受频率较高的阈下刺激时，后一次刺激引起的局部电位会与前一次刺激引起的局部电位发生叠加（图 2-10C、D），这种方式的叠加称为时间总和（temporal summation）。体内某些感受器细胞、部分腺细胞、平滑肌细胞，以及神经细胞的突触后膜和骨骼肌细胞的终板膜，它们在受到刺激时不产生全或无形式的动作电位，而只出现原有静息电位的微弱而缓慢的变化，分别称为感受器电位、慢突触后电位和终板电位，这些电位也具有局部电位的特性，实际上，这些形式的电变化是使另一细胞或同一细胞其他部分膜产生全或无动作电位的过度性电信号，在细胞间的信息传递中起重要作用。

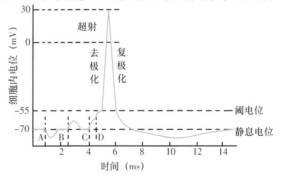

图 2-10 离体条件下不同强度的阈下刺激引起的神经细胞膜超极化、局部电位及动作电位

A. 内向刺激电流引起细胞膜超极化；B、C. 外向刺激电流引起细胞膜局部电位；D. 在 C 的基础上，通过时间总和细胞膜去极化达阈电位，产生动作电位

四、兴奋在同一细胞上的传导机制

可兴奋细胞的特征之一是任何一处细胞膜产生的动作电位都可沿着细胞膜不衰减地传导至整个细胞。例如，无髓神经纤维某一部位受到足够强的刺激而产生动作电位时（图 2-11B），该处膜电位出现了极性倒转，由静息时的内负外正变为内正外负，但与之相邻的安静部位仍处于极化状态，兴奋部位和相邻的安静部位之间形成了电位差，由于细胞内液和细胞外液都是电解质，电位差驱使带

电离子流动形成局部电流（local current）。在细胞膜外正电荷由安静部位流向兴奋部位，细胞膜内正电荷由兴奋部流向安静部位。显然，局部电流使邻接的安静部位细胞膜也发生了去极化反应，去极化达到阈电位时就会发生动作电位。所谓动作电位的传导，实际是细胞膜的已兴奋部位通过局部电流"刺激"了安静部位，使之出现动作电位；如此，动作电位便通过局部电流传遍整个细胞膜。锋电位产生期间膜电位变化的幅度很大、速度极快，单一细胞局部电流的强度超过了引起邻近细胞膜兴奋所必需的阈强度数倍以上，因而以局部电流为基础的传导过程是相当"安全"的，不易使细胞膜的兴奋传导出现"阻滞"，这一点与化学性突触传递有明显的差别。

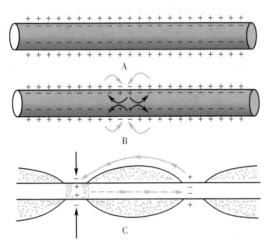

图 2-11　神经纤维上兴奋传导机制示意图
A. 无髓神经纤维处于静息状态时，细胞膜内外的极化状态；
B. 动作电位在无髓神经纤维的传导；C. 动作电位在有髓神经纤维的传导；箭头示最先产生动作电位的部位

上述兴奋传导机制是在无髓神经纤维和肌纤维等可兴奋细胞膜上发生的，在有髓神经纤维上则有所不同。有髓纤维的髓鞘由神经胶质细胞膜反复包绕轴突形成，其主要成分的脂质是不导电或不允许带电离子通过的。每段髓鞘长 1～2mm，两段髓鞘之间有 1～2μm 的轴突膜裸露区，即郎飞结，该处膜上的 Na^+ 通道密集，容易发生动作电位。在髓鞘区，由于有几层至 100 多层磷脂髓鞘膜包绕，轴质与细胞外液间电位差平均分散在每层膜的两侧，每层电位波动都达不到阈电位，因此，当有髓纤维受到外加刺激时，动作电位只能在邻近刺激点的郎飞结处产生，而局部电流也只能发生在相邻的郎飞结之间，这称为兴奋的跳跃式传导（saltatory conduction）（图 2-11C）。跳跃式传导的兴奋传导速度，显然比无髓纤维的兴奋传导速度快得多。有髓神经纤维和跳跃式传导是生物进化的产物。无脊椎动物缺乏有髓神经纤维，增加传导速度的一个可能途径是增大无髓纤维轴突的直径，因为这样可以减少细胞膜内液体的电阻而增加局部电流的强度，使动作电位的传导速度加快。人体一些较粗有髓神经纤维的传导速度，最快可达 100m/s 以上，而一些细无髓纤维的传导速度还不到 1m/s。髓鞘的出现不仅提高了神经纤维的传导速度，还能减少生物能量的消耗。跳跃式传导时，动作电位只出现在郎飞结，因而减少了传导过程中跨膜流入和流出的离子数目，也减少了离子由主动转运返回时所消耗的能量。

五、细胞兴奋后兴奋性的变化

一旦刺激在可兴奋细胞膜上引起一次兴奋，该细胞膜的兴奋性将发生一次规律性的变化。兴奋性变化的机制主要与钠通道的激活、失活和复活有关。锋电位期间，兴奋性降低到零，任何强大的刺激都不能使细胞再次兴奋，这段时间称为绝对不应期（absolute refractory period），这是因为在锋电位的上升支大部分钠通道都处在激活状态，不存在再次激活的可能性；下降支大部分钠通道处于失活状态，不能被再激活。锋电位接近结束时，通道开始复活，不过最初恢复静息状态的通道数目较少，需较强的阈上刺激才能引起动作电位，这段时间为相对不应期（relative refractory period）。接着进入超常期（supranormal period），超常期的兴奋性稍微超过正常水平，稍低于阈值的刺激可使细胞再次兴奋。随后进入低常期（subnormal period），低常期的兴奋性低于正常水平。然后，兴奋性才恢复到正常。相对不应期和超常期相当于去极化后电位时期，低常期相当于超极化后电位时期。绝对不应期持续时间的长短，决定了神经细胞传导兴奋的效率（单位时间内能够产生动作电位的最多次数），如绝对不应期为 2ms，则每秒最多能产生 500 次动作电位。绝对不应期大约相当于锋电位发生的时间，所以锋电位不会发生叠加。

附：电压钳和膜片钳技术

Hodgkin 和 Huxley 利用电压钳技术，直接测定了动作电位期间的膜电流，推算出钠电导和钾电导的变化，并用一组数学模型方程式，定量地描述了这个变化过程，很好地模拟了包括动作电位在内的可兴奋细胞的各种兴奋与传导的特性。他们提出的描述电压门控离子通道的门控动力学的基本概念至今仍被沿用。他们也因此荣获 1963 年度诺贝尔生理学或医学奖。图 2-12 显示电压钳实验，其核心是一个含有差分放大器的负反馈电路，它有 2 个输入端，1 个输出端。1 个输入端连接的是插入细胞内的微电极，经此电极可将记录的膜电位（E_m）经高阻抗前级放大器输入反馈放大器，以监测膜电位；另一输入端则接受一个人为设定的指令电位（C）。放大器的输出端与另一个插入胞内的电极相连以便注入电流，此电极称作电流电极。若监测到的膜电位与指令电位相等，则输出端电流为零，当两者出现任何差异时，其差值都将反馈到放大器，放大器的输出端会输出一个大小相等、极性相反的电流注入细胞，以维持膜电位的稳定，电压钳记录到的正是这个注入的电流，该电流与跨膜离子流的方向相反，是离子电流的镜向电流。

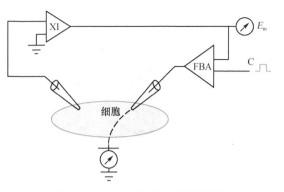

图 2-12 电压钳实验装置模式图

FBA：反馈放大器；E_m：膜电位；XI：高阻抗放大器；C：指令电位

利用电压钳技术可观测动作电位期间膜电导的变化，然而所得到的结果是整个细胞上所有通道活动的综合结果，利用这项技术不能了解单个通道的功能活动特征。Neher 和 Sakman 创造的膜片钳技术解决了这一问题。膜片钳与电压钳的工作原理基本相同，只是采用膜片钳技术（图 2-13）时电极并不刺入细胞，而是在玻璃微电极尖端用负压吸紧一小片质膜，使其与周围的膜形成电学隔离，这一小片膜中可能只含有 1 个或数个离子通道，在此基础上固定膜电位，可记录单个离子通道的电流，并计算出单通道开放概率和单通道电导。在完整细胞上记录的膜电流是许多单通道电流的总和。单通道的开放概率或单通道电导增加，或离子通道的数目增加，都会使膜电导加大；反之，会使膜电导减小。

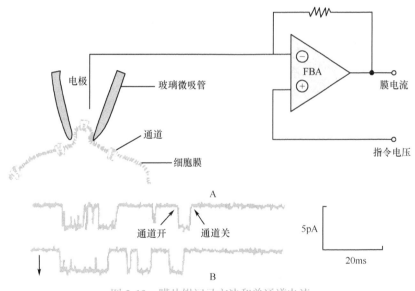

图 2-13 膜片钳记录方法和单通道电流

A. 膜片钳记录方法示意图；B. 从骨骼肌细胞膜片上记录的由乙酰胆碱激活的单通道电流，通道开放时产生向下的内向电流

（王 伟 黄海霞）

第三节 肌细胞的收缩功能

肌肉按结构和功能特点可分为骨骼肌、心肌和平滑肌。骨骼肌收缩完成躯体的各种运动并实现肺的通气功能；心脏的节律性收缩活动推动着血液循环流动；平滑肌的收缩和舒张则引起血管壁张力的变化和消化管、膀胱和子宫等内脏器官的运动。骨骼肌和心肌都是横纹肌，其收缩和舒张的细胞和分子机制相同，但骨骼肌属于随意肌，心肌属于非随意肌。本节讨论骨骼肌收缩。

一、神经 - 肌接头的兴奋传递

骨骼肌是随意肌，每个肌细胞都受运动神经元轴突分支支配，骨骼肌收缩是在中枢神经系统控制下

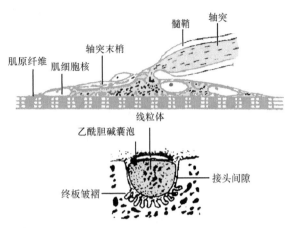

图 2-14　神经 - 肌接头模式图

完成的。当支配肌肉的运动神经兴奋时，兴奋经神经 - 肌接头传递给肌细胞引起肌细胞兴奋和收缩。

（一）神经 - 肌接头的结构

运动神经纤维在末梢处失去髓鞘，以裸露的轴突末梢嵌入肌细胞膜上称为终板的膜凹陷中，形成神经 - 肌接头（图 2-14）。在轴突末梢的轴质中，有许多线粒体和囊泡，囊泡内有大量乙酰胆碱（acetyl choline，ACh）。轴突末梢膜称为接头前膜，与其相对的肌膜称为终板膜或接头后膜，两者相隔 50nm，称为接头间隙，其中充满细胞外液。

终板膜是特化了的肌细胞膜，其特征是：①此处膜形成许多皱褶，意义在于增加终板膜的接触面积；②有 ACh 受体，即 N_2 型 ACh 受体阳离子通道，属化学门控离子通道。终板膜表面还分布有胆碱酯酶（cholinesterase），它可将 ACh 分解为胆碱和乙酸。

（二）神经 - 肌接头兴奋的传递过程

骨骼肌的收缩和舒张活动是由大脑皮层运动中枢组织和发起的。运动中枢兴奋的信息下传至脊髓前角，再由运动神经元传出冲动至骨骼肌（图 2-15）。当神经冲动传至运动神经末梢时，轴突末梢膜去极化并激活了该处肌细胞膜上特有的电压门控钙通道，细胞间隙液中的 Ca^{2+} 进入轴突末梢，触发含有 ACh 囊泡的出胞作用，使囊泡中的 ACh 全部释放入接头间隙。当 ACh 通过接头间隙扩散至终板膜表面时，立即同 N_2 型 ACh 受体阳离子通道结合并使之激活，于是通道开放，从而引起 Na^+ 和 K^+ 的跨膜移动。由于在静息时，Na^+ 的电化学驱动力远大于 K^+ 的电化学驱动力，其结果形成了以 Na^+ 内流为主的离子电流，导致终板膜去极化，产生终板电位（end plate potential）。终板电位属于局部电位，终板膜本身没有电压门控钠通道，因而不能产生动作电位。终板电位可通过电紧张性扩布方式激活周围肌细胞膜的电压门控钠通道，使之开放，爆发 Na^+ 内流，产生动作电位并传播至整个细胞膜。

在轴突末梢膜释放 ACh 的过程中，Ca^{2+} 内流发挥着至关重要的作用，Ca^{2+} 内流量决定着囊泡释放的数目。轴突末梢膜释放 ACh 是以量子式释放（quantal release）的形式进行的，即以 1 个囊泡（每个囊泡中约含 10 000 个 ACh）为最小单位，倾囊释放。1 个囊泡所含的 ACh 为 1 个量子。在运动神经无冲动到达末梢时，也能在终板膜上记录到微小的电变化，称为微终板电位，是由个别囊泡的自发释放引起的。当神经冲动传来时，会引起大量囊泡同时释放而形成终板电位。此外，ACh 在引发终板电位的同时可被胆碱酯酶迅速分解，所以终板电位持续时间是很短暂的，这保证了神经 - 肌接头一对一的兴奋传递。

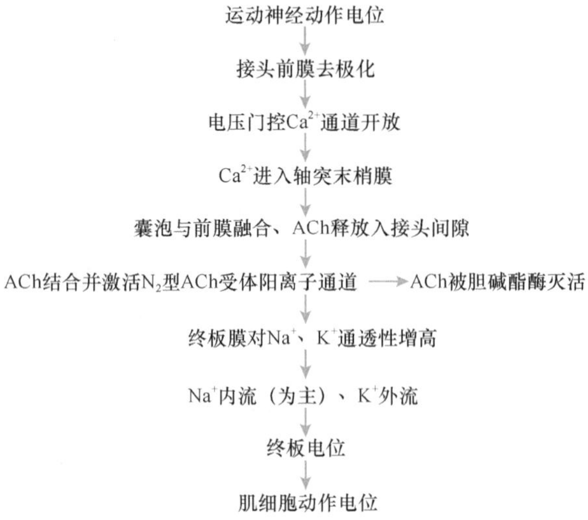

运动神经动作电位
↓
接头前膜去极化
↓
电压门控Ca^{2+}通道开放
↓
Ca^{2+}进入轴突末梢膜
↓
囊泡与前膜融合、ACh释放入接头间隙
↓
ACh结合并激活N_2型ACh受体阳离子通道 —→ ACh被胆碱酯酶灭活
↓
终板膜对Na^+、K^+通透性增高
↓
Na^+内流（为主）、K^+外流
↓
终板电位
↓
肌细胞动作电位

图 2-15　神经 - 肌接头兴奋传递的主要步骤

知识链接　　影响神经 - 肌接头兴奋传递的药物和毒物

美洲箭毒和 α- 银环蛇毒可以同 ACh 竞争终板膜上的 ACh 受体，故可阻断神经 - 肌接头兴奋传递，使肌肉失去收缩能力。有类似作用的药物称肌肉松弛剂。机体产生自身抗体破坏 N_2 型 ACh 受体可导致重症肌无力，而新斯的明和吡斯的明能选择性抑制胆碱酯酶而增加 ACh 在接头间隙的浓度，能改善肌无力患者的症状。有机磷农药使人体内的胆碱酯酶磷酸化而失去酶活性，可造成 ACh 在接头间隙和其他部位蓄积，引起中毒症状。肉毒杆菌毒素 A 可选择性地作用于外周胆碱能神经，通过抑制轴突末梢膜释放 ACh 缓解肌肉痉挛。

案例 2-2

患者，女，20岁，因"左眼睑下垂1年，加重伴四肢无力2个月"入院。患者1年前无明显诱因出现左眼睑下垂，症状波动，未诊治。2个月前感冒后症状加重，出现双眼睑下垂，有时有复视，伴四肢无力，上楼梯费力，疲劳后加重，休息后可缓解，早上症状轻，下午及傍晚加重。查体：神志清楚，言语流利，双眼睑下垂，左侧为著，双瞳孔等大等圆，光反射灵敏，眼球活动无异常，双上肢近端肌力4级，远端肌力5级，双下肢肌力4级，疲劳试验（+），四肢腱反射（++），双侧病理征未引出，感觉无异常。辅助检查：血清抗胆碱能受体（N_2型ACh受体阳离子通道）抗体（+），重复神经电刺激低频刺激时递减10%以上。使用新斯的明治疗后症状消失。诊断：重症肌无力。

1. 问题与思考

（1）试述神经-肌接头兴奋传递的过程及影响因素。

（2）根据临床检查分析患者肌无力的原因。

（3）为什么新斯的明能恢复肌力？

2. 提示　重症肌无力是一种自身免疫性疾病，患者体内产生了抗ACh受体的抗体，使骨骼肌终板的ACh门控离子通道数量不足或功能障碍。虽然运动神经末梢释放ACh数量未减少，但ACh不能与受损的ACh门控离子通道结合，因而影响神经-肌接头信息传递，导致严重的肌肉无力。新斯的明是一种抗胆碱酯酶药，可延长ACh作用时间。

二、骨骼肌细胞的微细结构

骨骼肌细胞的主要结构特点是含有大量肌原纤维和高度发达的肌管系统，它们规则有序地排列是完成收缩活动的基础（图2-16A）。

（一）肌原纤维和肌小节

1. 肌原纤维　由规则排列的粗肌丝和细肌丝组成（图2-16B）。粗肌丝平行束构成暗带，长度为1.5~1.6μm，其中央相对透明区域只含粗肌丝，称H区；H区中央有细胞骨架将粗肌丝固定，形成的暗线称为M线。只有细肌丝的平行束构成明带，中央也有一条横向的暗线称为Z线。细肌丝的一端锚定在Z线上，另一端分别向两侧伸出，每侧长度都是1.0μm，其游离端伸入暗带，与粗肌丝交错重叠。细肌丝的数量是粗肌丝的两倍。

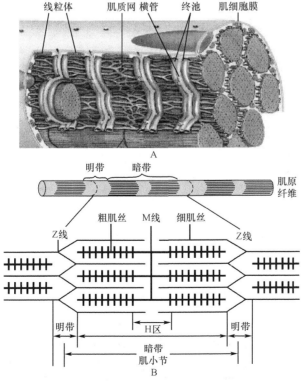

图 2-16　骨骼肌细胞的肌管系统、肌原纤维和肌小节示意图

A. 肌管系统和肌原纤维示意图；B. 肌小节示意图

肌小节（sarcomere）是位于相邻两 Z 线之间的一段肌原纤维，包括中间的暗带和两侧各 1/2 的明带，是肌肉收缩和舒张的基本单位。不同情况下，骨骼肌肌小节长度变动于 1.5～3.5μm。安静时在体骨骼肌肌小节长度为 2.0～2.2μm，极度收缩时肌小节长度可为 1.5μm，被动拉长时肌小节长度可为 3.5μm。在体心肌肌小节在 1.7～2.1μm 活动。无论是收缩或舒张，肌小节中暗带的长度不变，只是明带和 H 区的宽度减小或延长，且减小或延长程度相同。

2. 肌丝的分子组成　粗肌丝主要由肌球蛋白（也称肌凝蛋白，myosin）组成（图 2-17）。肌球蛋白呈长杆状，在一端有 2 个球状膨大的头部。每个肌球蛋白由 6 条肽链构成，包括一对重链和两对轻链（图 2-17A）。两条重链尾部相互缠绕形成粗肌丝的杆状部，头部由两条重链末端分别结合一对轻链形成并向外突出，形成横桥（cross-bridge）（图 2-17B）。每条粗肌丝有 300～400 个横桥。横桥具有 ATP 酶活性，能结合并分解 ATP 释放能量以供肌细胞收缩。在一定条件下，横桥可与肌动蛋白上的位点可逆性结合，向肌小节中央（M 线）扭动，引起肌肉的收缩。

细肌丝则由肌动蛋白（也称肌纤蛋白，actin）、原肌球蛋白（也称原肌凝蛋白，tropomyosin）和肌钙蛋白（troponin）三种蛋白组成（图 2-17C），它们在细肌丝中比例为 7：1：1。肌动蛋白呈球状，聚合成双螺旋链，是细肌丝的主干。肌动蛋白上有能与横桥结合的位点。原肌球蛋白由两条肽链缠绕形成长杆状双螺旋结构，长度为 7 个肌动蛋白单体的总长度，它们首尾相接沿肌动蛋白链的浅沟旁走行。安静时，原肌球蛋白正好在肌动蛋白和横桥之间，阻碍了两者的相互结合。肌钙蛋白以一定间隔出现在原肌球蛋白的双螺旋结构之上。肌钙蛋白呈球形，含有 T、I 和 C 3 个亚单位。安静时，亚单位 T 和亚单位 I 分别与原肌球蛋白和肌动蛋白相结合，使原肌球蛋白遮盖了肌动蛋白上与横桥结合的位点；亚单位 C 有一些带双负电荷的结合位点，对肌质中 Ca^{2+} 有很强的亲和力，每个亚单位 C 可结合 4 个 Ca^{2+}；亚单位 C 与 Ca^{2+} 结合可使肌钙蛋白发生构象变化，导致亚单位 I 与肌动蛋白的结合减弱和原肌球蛋白向肌动蛋白双螺旋沟的深部移动，从而暴露出肌动蛋白上的结合位点，引起横桥与肌动蛋白结合。

在构成肌丝的四种主要蛋白质中，肌球蛋白和肌动蛋白相互作用可引起肌细胞的收缩和舒张，故称这两种蛋白为收缩蛋白；原肌球蛋白和肌钙蛋白则调节收缩蛋白之间的相互作用，称为调节蛋白。

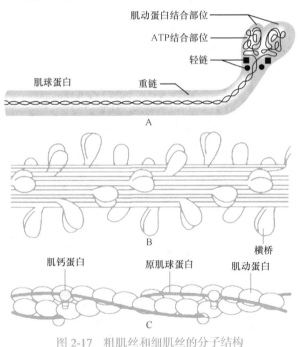

图 2-17　粗肌丝和细肌丝的分子结构
A. 肌球蛋白结构；B. 肌球蛋白排列成粗肌丝；C. 细肌丝

（二）肌管系统

肌管系统是包绕在每一条肌原纤维周围的膜性囊管状结构，由横管（transverse tubule）和纵管（longitudinal tubule）两个独立系统组成（图 2-16A）。横管系统由肌细胞膜垂直向内凹陷而成，管腔通过膜凹陷处的小孔与细胞外液相通，其作用是将肌细胞膜兴奋时产生的动作电位传入到肌细胞深部。横管膜或肌细胞膜上有 L 型钙通道（L-type Ca^{2+} channel），在细胞膜去极化至 -40mV 时被激活开放。心肌细胞的横管较骨骼肌细胞横管粗，为 Ca^{2+} 通过肌细胞膜出入心肌细胞提供了更大面积。纵管系统是与肌原纤维长轴平行并相互吻合成网状的膜管结构，又称为肌质网（sarcoplasmic reticulum）。骨骼肌的肌质网主要包绕在每个肌小节的中间部，紧靠横管处形成的膨大称为终池，膜上有钙通道（Ca^{2+} channel）。终池使纵管以较大面积和横管相靠近。肌质网膜上有大量 Ca^{2+} 泵，能将肌质中的 Ca^{2+} 泵入肌质网储存。肌质网和终池的作用是通过对 Ca^{2+} 的储存、释放和再积聚，触发肌肉收缩和舒张。骨骼肌中 80% 的横管与其两侧终池相接触而形成三联体（triad）结构，心肌的横管与单侧的终池相接触而形成二联体结构。这些结构是发生兴奋 - 收缩耦联的关键部位。

三、骨骼肌的兴奋 - 收缩耦联

将肌细胞的电兴奋和机械收缩过程耦联起来的中介机制称为兴奋 - 收缩耦联（excitation-contraction coupling）。骨骼肌兴奋 - 收缩耦联至少包括 3 个主要步骤：①肌细胞膜上的动作电位通过横管系统传向肌细胞深处，并激活横管膜上的 L 型钙通道；②激活的 L 型钙通道通过电压敏感的肽段位移，导致"拔塞"样的变构作用，肌质网上的钙通道开放，Ca^{2+} 释放入胞质与肌钙蛋白结合并触发肌肉收缩（图 2-18A）；③肌质网膜上的 Ca^{2+} 泵将胞质中 Ca^{2+} 回收至肌质网，肌肉舒张。在肌细胞膜电兴奋诱导肌细胞收缩的过程中，Ca^{2+} 起关键作用。骨骼肌细胞收缩过程所需的 Ca^{2+} 几乎全部由肌质网释放，肌膜上一次电兴奋就可使终池释放足够的 Ca^{2+}，并触发一次肌肉收缩。在心肌细胞中，由肌质网释放的 Ca^{2+} 占 80% ～ 90%，经 L 型钙通道内流的 Ca^{2+} 占 10% ～ 20%。心肌兴奋时肌膜上 L 型钙通道开放，经通道内流的 Ca^{2+} 作用于肌质网膜上的钙通道（ryanodine 受体），引起 Ca^{2+} 释放，这一过程称为 Ca^{2+} 触发 Ca^{2+} 释放（calcium-induced Ca^{2+} release）（图 2-18B）。

在骨骼肌舒张过程中，肌质中升高的 Ca^{2+} 几乎全部被肌质网上的 Ca^{2+} 泵回收；而在心肌，大部分 Ca^{2+} 被肌质网上的 Ca^{2+} 泵回收，另有 10% ～ 20% 经 Na^+-Ca^{2+} 交换体和肌细胞膜上的 Ca^{2+} 泵排出胞外。

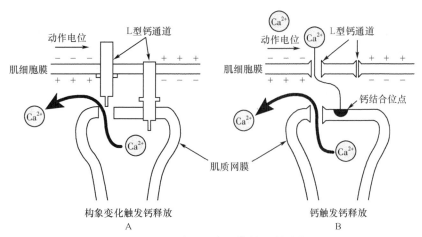

图 2-18 肌质网释放 Ca^{2+} 的机制示意

A. 骨骼肌细胞 L 型钙通道的构象变化激活肌质网上的钙通道示意图；B. 心肌细胞 Ca^{2+} 触发 Ca^{2+} 释放的机制示意图

四、肌细胞的收缩过程

肌肉收缩基本过程是肌动蛋白和肌球蛋白相互作用，将分解 ATP 释放的化学能转变为机械能的过程。肌细胞收缩过程如图 2-19：①横桥具有 ATP 酶的作用，肌肉舒张时，横桥结合的 ATP 被水解，形成横桥 - 腺苷二磷酸 - 无机磷酸（Pi）复合物，此时横桥与细肌丝垂直并处于高势能状态，对肌动蛋白有高度亲和力，但不能与肌动蛋白结合，这是因为原肌球蛋白遮盖了肌动蛋白的活化位点，阻碍了横桥与肌动蛋白结合；②当胞质内 Ca^{2+} 浓度升高时，Ca^{2+} 与肌钙蛋白结合，使其构象发生改变，这种变构导致原肌球蛋白与肌动蛋白的结合减弱，使原肌球蛋白向肌动蛋白双螺旋沟深部移动，从而暴露肌动蛋白的活化位点，横桥与肌动蛋白结合；③横桥与肌动蛋白结合使横桥头部构象改变，横桥向 M 线方向摆动 45°，并拉动细丝向 M 线方向滑行，从而将横桥储存的能量转变为克服负荷张力和（或）肌丝滑行引起的肌小节缩短。横桥摆动的同时，腺苷二磷酸（adenosine diphosphate，

ADP）和 Pi 与之分离，横桥变为低能状态；④在 ADP 解离位点，横桥头部又结合另一 ATP 分子，同肌动蛋白的亲和力降低并与之解离。解离后的横桥头部将结合的 ATP 分解为 ADP 和无机磷酸而进入高势能状态。只要胞质内 Ca^{2+} 浓度较高，横桥又可与肌动蛋白上的另一位点结合，重复上述收缩过程。横桥同肌动蛋白上的位点结合、摆动、复位和再结合的过程称横桥周期（cross-bridge cycling）。若肌质中的 Ca^{2+} 浓度迅速下降，Ca^{2+} 与肌钙蛋白解离，肌钙蛋白和原肌球蛋白恢复原构象，横桥不能再与肌动蛋白上的位点结合，肌肉进入舒张状态，故横桥周期长短决定肌肉短缩速度，而肌肉收缩张力的大小取决于参与收缩的横桥数目。

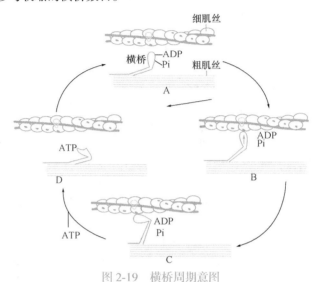

图 2-19　横桥周期意图

A. 肌肉舒张时，横桥结合的 ATP 被水解，形成了横桥 -ADP-Pi 复合物并处于高势能状态；B. 当胞质内 Ca^{2+} 浓度升高时，横桥与肌动蛋白结合；C. 横桥拉动肌丝向 M 线方向滑行，ADP 和 Pi 分离，横桥变为低势能状态；D. 横桥结合 ATP 并与肌动蛋白解离

从上可见，肌原纤维、肌管系统、Ca^{2+} 和 ATP 是肌细胞收缩和舒张的物质基础。肌管系统在肌肉进行快速收缩和舒张过程中均起重要作用。Ca^{2+} 是兴奋与收缩间的耦联剂。两种调节蛋白对横桥和肌动蛋白结合的阻遏作用导致肌肉舒张，Ca^{2+} 通过解除这种阻遏作用实现对收缩的激活。因为肌肉的收缩和舒张都需要 ATP 提供能量才能进行，故均是主动过程。ATP 是肌细胞中唯一可被收缩蛋白直接利用的能量物质。只有当 1 个 ATP 分子与横桥 - 肌动蛋白复合物结合时，肌球蛋白和肌动蛋白才能解离。当机体死亡一定时间后，由于 ATP 被耗竭，肌球蛋白和肌动蛋白复合物不能解离，从而形成肌僵（死僵）。

五、肌肉收缩的力学分析和影响因素

肌肉收缩时先产生张力以克服负荷，继之出现肌纤维的缩短。肌肉收缩效果表现为收缩时产生张力的大小、缩短程度及产生张力或缩短的速度。若肌肉收缩时只有张力增加而无肌纤维的缩短，这种收缩形式称为等长收缩（isometric contraction）；收缩时只发生肌纤维缩短而张力保持不变的收缩形式称为等张收缩（isotonic contraction）。肌肉在收缩时究竟以产生张力还是以缩短为主，是由肌肉收缩时所遇到的负荷条件和肌肉收缩能力等因素决定的。

（一）前负荷对肌肉收缩的影响

前负荷（preload）是指肌肉在收缩前就承受的负荷。前负荷的存在，使肌肉在收缩前就有其特定的长度，称为初长度（initial length）。肌肉的前负荷可用初长度来表示。用特殊的实验装置可测定不同的初长度对肌肉收缩过程中产生张力大小的影响。如图 2-20A 所示，肌肉上方的固定装置可将肌肉固定在不同初长度（前负荷），下方连接的张力换能器用来记录肌肉收缩时产生的张力大小，得到肌肉收缩张力与初长度的关系曲线（图 2-20B）。

被动张力曲线所反映的是只改变肌肉初长度但不刺激肌肉时，肌肉所受的相应拉力，说明肌肉具有弹性，在受到牵拉时产生弹性回缩力，但过度牵拉超过肌肉的弹性限度后，被动张力急速增大，有可能造成组织损伤。总张力曲线是肌肉在具有不同前负荷即已具有被动张力的条件下收缩时记录到的张力变化，曲线的每一点都代表在该初长度时肌肉已有的被动张力和收缩产生的主动张力

之和。总张力减去同一初长度时的被动张力，就能得到主动张力曲线，它反映了不同前负荷或初长度对肌肉收缩所能产生的张力影响：当增加前负荷时，每次收缩所产生的主动张力也相应增大；但在超过某一限度后，再增加前负荷反而使主动张力越来越小，甚至为零。能产生最大主动张力所对应的初长度称为最适初长度，这时的前负荷为最适前负荷。在体骨骼肌所处的自然长度相当于最适初长度。为何肌肉在最适初长度条件下进行收缩能产生最大张力？可以根据肌肉在不同前负荷时，肌小节中粗肌丝和细肌丝相互关系的改变来解释。肌肉产生张力和缩短，靠的是粗肌丝表面的横桥和细肌丝之间的相互作用；肌肉初长度的大小，决定每个肌小节的长度，即细肌丝和粗肌丝重叠的程度，而后者又决定了肌肉收缩时有多少横桥可以与附近细肌丝相互作用。粗肌丝的长度是 1.5μm 时，在 M 线两侧各为 0.1μm 的范围内没有横桥，每侧有横桥的粗肌丝长度各为 0.65μm。这样，当每侧细肌丝伸入粗肌丝 0.65μm 时，粗肌丝上的每个横桥都可能与细肌丝相互作用，故收缩时能出现最佳的效果，此时肌小节总长度为 2.0～2.2μm，如图 2-20C 所示。肌小节长度小于 2.0μm 时，细肌丝可穿过 M 线进入对侧，造成两侧细肌丝相互重叠，在收缩时横桥和细肌丝发挥作用的位点数目减少，收缩效率也减弱。肌小节长度大于 2.2μm 时，有一段细肌丝由粗肌

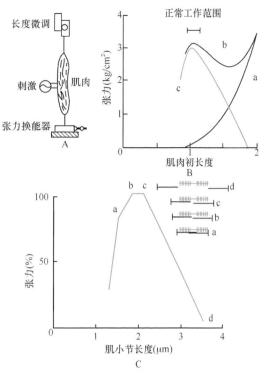

图 2-20 肌肉等长收缩时的长度 - 张力关系

A. 实验装置；B. 肌肉的长度 - 张力关系曲线（a 为被动张力，b 为总张力，c 为主动张力）；C. 肌小节长度对肌肉收缩产生的主动张力的影响（a、b、c 和 d 分别表示不同肌小节长度时粗肌丝和细肌丝重叠情况和相对主动张力的大小）

丝间拉出，靠近暗带中央处的一些横桥没有细肌丝与之相互作用，此时肌肉的被动张力急剧增大，但收缩的效率（主动张力）减弱。理论上肌小节静止长度大于 3.5μm 时，细肌丝将全部脱离暗带，受到刺激时不可能产生任何张力和缩短。

（二）后负荷对肌肉收缩的影响

后负荷（afterload）是指肌肉在收缩过程中所承受的负荷。在实验条件下，使肌肉的前负荷固定不变，给予不同后负荷并刺激肌肉使之收缩。由于遇到后负荷的阻力，肌肉不能立即缩短，表现为张力增加以克服负荷。当张力增加到与负荷相等的瞬间，负荷不能再阻止肌肉的缩短，于是肌肉开始以一定的速度缩短。后负荷增大，肌肉产生的张力也渐增大，开始出现缩短的时间滞后，缩短的速度减小。当后负荷增大到使肌收缩产生的张力达最大时，缩短速度则为零而成为等长收缩（图 2-21）。

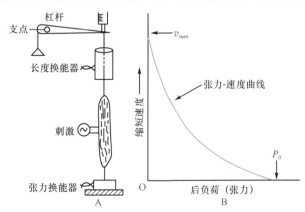

图 2-21 肌肉等张收缩时的张力 - 速度关系

A. 实验装置；B. 肌肉的张力 - 速度关系曲线

肌肉收缩所做的机械功等于负荷（肌肉收缩产生的张力）和负荷被移动的距离（肌肉缩短的长度）之乘积。只有等张收缩才能不同程度地做功，在中等负荷（此时肌肉收缩产生的张力约为最

大张力的 30%）所做的功最多，在等长收缩和最大缩短速度（v_{max}）时均不做功。实验中可以把肌肉的前负荷固定在它的最适前负荷，然后在逐次改变后负荷的情况下观察肌肉收缩时的情况。不论在任何前负荷下，如果所加后负荷超过了肌肉收缩时所能产生的最大张力（P_0），那么肌肉收缩时将只产生张力而不出现肌肉长度的改变，因此，在改变后负荷的实验中所加的后负荷都应小于这个最大张力，那么肌肉在收缩时产生的主动张力超过这个后负荷的值时，它将会出现一定程度的长度缩短，使负荷移动相同的距离，并且由后者也可以算出缩短速度（可以是初速度或平均速度）。后负荷愈小，肌肉产生的张力将较早地达到这个负荷，并且出现较大的缩短速度，但相当于负荷值的肌肉张力在缩短的过程中保持不变。这样就得到了改变后负荷时，肌肉产生张力和缩短速度变化的关系曲线（为了计算输出功率，一般只分析缩短速度和张力的关系），称为张力 - 速度曲线（图 2-21B）。该曲线类似一条双指数曲线，双指数曲线的性质说明这两者呈反变关系，即后负荷减小时，使肌肉产生的张力减小，但可得到一个较大的缩短速度；在曲线同纵轴相交的点表明当后负荷理论上为零时，可以得到该肌肉在当时的功能状态下的 v_{max}；但这时因无负荷，肌肉并未做功，亦无功率输出。在曲线同横轴相交的点，负荷的值相当于肌肉所能产生的最大张力，这时不能移动负荷，也没有做功。在这两个极端之间，在不同的后负荷时都能看到肌肉在产生与负荷相同的张力的情况下使负荷移动一定距离，这种类型的收缩为等张收缩，都可做功和有功率输出。

（三）肌肉收缩能力对肌肉收缩的影响

肌肉收缩能力（contractility）是指不依赖于负荷而决定肌肉收缩效能的肌肉内在特性。肌肉收缩能力增强时，可以使同一前负荷下肌肉收缩产生的张力增加，表现为长度 - 张力曲线上移，也可以使同样后负荷时肌肉短缩速度加快，表现为张力 - 速度曲线右上移。肌肉收缩能力降低时则发生相反的变化。肌肉收缩能力主要取决于兴奋 - 收缩耦联过程中肌质内的 Ca^{2+} 浓度和横桥 ATP 酶的活性等。在前负荷的讨论中已经提到在最适前负荷下，粗肌丝上的每个横桥都有与细肌丝相互作用的机会，因而收缩时可能出现最佳的效果；但是否能出现最佳收缩效果则取决于肌质内是否有足够的 Ca^{2+} 与肌钙蛋白结合，以完全解除原肌球蛋白对粗细肌丝结合的阻碍作用。许多神经、体液因素和药物都是通过上述途径来调节影响肌肉（特别是心肌）收缩能力的。例如，细胞外液中 Ca^{2+} 增多、肾上腺素和去甲肾上腺素通过增加肌质中 Ca^{2+} 浓度等机制，都可使心肌收缩能力增强和缩短速度加快。缺血缺氧所致的代谢障碍和酸中毒等因素，则使细胞内能量生成不足，导致心室收缩力减弱和每搏输出量减少。影响骨骼肌收缩效能的因素主要是外源性的，通过神经调节参与收缩的运动单位的数量和肌肉收缩的频率。

（四）收缩的总和

骨骼肌受到一次短促的刺激时，先是产生一次动作电位，随后出现一次收缩和舒张，这种形式的收缩称为单收缩（twitch）。收缩全过程可分为潜伏期、收缩期和舒张期。收缩期持续的时间较舒张期短。根据收缩时肌肉所处的负荷条件不同，单收缩可以是等长的，也可以是等张的。在一次单收缩中动作电位时程不过 2ms，而收缩过程可达几十甚至几百毫秒，因此骨骼肌有可能在机械收缩过程中接受新的刺激并发生新的兴奋和收缩。新的收缩过程可以和上次尚未结束的收缩过程发生总和（summation）。当骨骼肌受到较高频率的连续刺激时，可出现以这种总和过程为基础的强直收缩（tetanus）（图 2-22）。如果刺激的频率较低，每一个新刺激在前一次收缩的舒张期结束前到达肌肉，肌肉在自身尚处于一定程度的缩短或张力存在的基础上进行新的收缩，会出现不完全强直收缩（incomplete tetanus），在描记曲线上形成锯齿形；如果刺激频率继续增加，那么肌肉就有可能在前一次收缩的收缩期结束以前开始新的收缩，于是每次收缩的张力或长度变化可以融合而叠加起来，使收缩曲线成为光滑的曲线，这就是完全强直收缩（complete tetanus）。

正常机体内由运动神经传到骨骼肌的兴奋冲动都是快速连续的，体内骨骼肌收缩几乎都属于完全强直收缩，只不过强直收缩的持续时间可长可短。强直收缩显然可以产生更大的收缩效果，一般来说强直收缩所能产生的最大张力可达单收缩的 4 倍左右，这是因为肌肉在只接受一次刺激时，释放到肌质中的 Ca^{2+} 很快被肌质网上的 Ca^{2+} 泵回收入肌质网，而连续的刺激可使肌质中的 Ca^{2+} 维持在高浓度水平。不同肌肉单收缩的持续时间不同，因而能引起肌肉出现完全强直收缩的最低临界频率在不同肌肉也不同。例如，单收缩快速的眼球内直肌需要每秒约 350 次的高频刺激才能产生完全强直收缩，而收缩缓慢的比目鱼肌只需每秒约 30 次的频率就够了，但不论在不完全强直收缩或完全强直收缩，伴随每次刺激出现的肌细胞动作电位只出现频率加快，却始终各自分离而不会发生融合或总和，这是由于肌肉的动作电位只持续 1 ～ 2ms，当刺激频率加速到下一次刺激落于前一次刺激引起的动作电位持续期间时，此时动作电位正好处于兴奋的绝对不应期，这时新的刺激将无效，既不能引起新的动作电位产生，也不引起新的收缩。

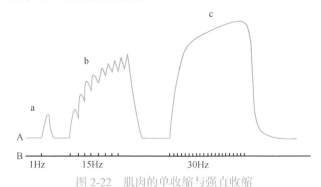

图 2-22　肌肉的单收缩与强直收缩

A. 肌肉收缩曲线（a. 单收缩；b. 不完全强直收缩；c. 完全强直收缩）；B. 刺激标记

六、平滑肌的结构和生理特性

平滑肌广泛分布于消化道、呼吸道、血管、泌尿、生殖等内脏器官，它收缩时产生张力和缩短，为这些器官的运动提供动力或改变这些器官的形态。平滑肌还可以产生紧张性收缩，以对抗外加的负荷，保持器官的形状和位置。平滑肌的细胞结构和收缩机制与骨骼肌和心肌有许多不同之处。

（一）平滑肌的分类

根据功能特性可将平滑肌分为单个单位平滑肌（single-unit smooth muscle）和多单位平滑肌（multi-unit smooth muscle）两大类。单个单位平滑肌也称内脏平滑肌，是构成中空内脏器官管壁的细胞，以胃肠平滑肌、子宫平滑肌和输尿管平滑肌为代表，其结构特征是在细胞间具有大量缝隙连接，这样不同细胞可进行同步性活动，这类平滑肌大都具有自律性，在没有外来神经支配时也可进行节律性收缩活动。多单位平滑肌是指分布于竖毛肌、虹膜肌、睫状肌及大血管的平滑肌，没有自律性，各平滑肌细胞在活动时彼此独立，其收缩活动主要受自主神经支配，收缩强度取决于被激活的肌纤维数量和神经冲动的频率。

（二）平滑肌的微细结构和收缩机制

与骨骼肌相比，平滑肌在结构（图 2-23）和收缩机制方面有许多不同之处：①平滑肌细胞呈梭形，直径（2 ～ 10μm）及长度远小于骨骼肌细胞，通常只有 1 个核。②平滑肌虽然仍保持骨骼肌那样平行而有序的粗肌丝和细肌丝排列，但其长轴与肌细胞的长轴稍有倾斜，所以没有横纹。③平滑肌细胞没有 Z线，与之相似的结构是致密体和附着于细胞膜的致密斑，它们是细肌丝的附着点及传递张力的结构。④平滑肌细胞缺乏肌钙蛋白，由另一种钙结合蛋白即钙调蛋白（calmodulin）与 Ca^{2+} 结合触发平滑肌收缩。⑤平滑肌细胞缺乏横管系统，由膜形成了一些纵向走行的袋状凹陷，一方面增加了膜的表面积；另一方面由肌细胞膜上的钙通道形成的 Ca^{2+} 内流，构成了兴奋 - 收缩耦联过程中 Ca^{2+} 浓度升高的重要来源。⑥细胞间有两种连接结构，一是相邻细胞膜致密斑形成的机械连接结构，称为致密带；二是电耦联结构，即缝隙连接。

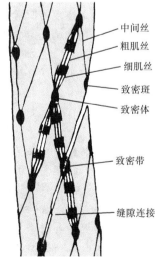

中间丝
粗肌丝
细肌丝
致密斑
致密体

致密带

缝隙连接

当细胞内 Ca^{2+} 浓度升高时，Ca^{2+} 首先与钙调蛋白结合，Ca^{2+} 与钙调蛋白复合体与一种叫作肌球蛋白轻链激酶（myosin light chain kinase）的酶结合并激活之，后者使肌球蛋白轻链磷酸化并与肌动蛋白结合，引发肌丝的滑行和收缩。当细胞内 Ca^{2+} 浓度下降时，在肌球蛋白轻链磷酸酶（myosin light chain phosphatase）的作用下，肌球蛋白轻链去磷酸化而失活，导致肌肉舒张。

图 2-23　平滑肌内部结构和相互关系模式图

（三）平滑肌活动的控制和调节

大多数平滑肌接受神经支配，包括来自自主神经系统的外来神经支配，其中除小动脉一般只接受交感神经支配外，其他器官的平滑肌通常接受交感神经和副交感神经双重支配。平滑肌的神经-肌接头类似骨骼肌，但不具有后者那样特殊的结构形式。支配平滑肌的外来神经纤维在进入靶组织时多次分支，分支上每隔一定距离出现一个膨大，呈念珠状，称为曲张体，其中含有分泌囊泡，它们在神经冲动到达时可以释放其中的递质或其他神经活性物质；每个曲张体和靶细胞的距离亦不固定，平均为 80～100nm，这说明由神经末梢释放出来的递质分子要扩散较远的距离才能达到靶细胞，而靶细胞和神经末梢的关系也不可能是固定的；凡是递质分子可以到达而又具有该递质受体的平滑肌细胞，都可受到该神经的影响。

（田　晶）

小　结

　　细胞是构成人体的基本结构和功能单位。细胞膜以液态的脂质双分子层为基架，其中镶嵌着具有不同结构和功能的蛋白质和糖链。细胞膜脂质的熔点较低，在正常体温下是液态的，具有一定程度的流动性。细胞膜蛋白质主要以表面蛋白和整合蛋白两种方式存在于脂质双分子层中或细胞膜的内表面。生物膜所具有的各种功能，很大程度上取决于膜的蛋白质。

　　根据物质进出细胞是否要消耗能量将细胞膜的物质转运分为被动转运和主动转运两种方式。脂溶性物质由细胞膜的高浓度一侧向低浓度一侧的跨膜转运称为单纯扩散，其方向和速度取决于物质在细胞膜两侧的浓度差和细胞膜对这种物质的通透性。易化扩散是指小分子非脂溶性物质在膜蛋白的"帮助"下，由细胞膜的高浓度一侧向细胞膜的低浓度一侧跨膜转运的过程，包括通道介导的易化扩散和载体介导的易化扩散。通道介导的易化扩散有离子选择性和门控特性。根据通道门控的条件不同，可将其分为电压门控离子通道、化学门控离子通道和机械门控离子通道三类。由载体参与的跨膜转运过程有结构特异性、饱和现象和竞争性抑制3个主要特征。主动转运是指细胞通过消耗能量将物质逆着电化学梯度进行的跨膜转运过程，可分为原发性主动转运和继发性主动转运两种类型。细胞把大分子物质排出的过程为出胞，而大分子物质或物质团块进入细胞的过程为入胞。

　　静息时存在于细胞膜内外两侧的电位差称为静息电位，静息电位的产生主要是 K^+ 通过钾通道向细胞外扩散形成的。可兴奋细胞在静息电位的基础上受到刺激时，膜电位会发生一次迅速而短暂并可传播的电位波动称为动作电位。动作电位的去极相是由电压门控钠通道突然开放，Na^+ 迅速内流形成的；复极相则是由钠通道失活而钾通道开放，K^+ 外流形成的；与此同时，Na^+ 泵将进入膜内的 Na^+ 逐出细胞外，将外流的 K^+ 摄入细胞内，恢复兴奋前的状态。在同一细胞，动作电位大小不随刺激强度和传导距离而改变，这种特征称为"全或无"现象。阈上刺激能使膜内去极化达到阈电位，使钠通道突然大量开放，进而产生动作电位，这是一个正反馈的再生性循环过程。阈下刺激只能使受刺激的局部出现较小数量的钠通道开放而产生较小的局部电位变化，即局部电位，其特点是：①不是"全或无"的；②可以电紧张性扩布；③可以总和。动作电位在细胞膜上传导是不衰减的，在有髓纤维跳跃式传导，所以传导速度比无髓纤维的传导速度快得多。

　　骨骼肌细胞的收缩是由神经-肌接头处的兴奋传递启动和兴奋-收缩耦联过程中介的。当肌质中 Ca^{2+} 浓度升高时，肌钙蛋白与 Ca^{2+} 结合并发生构象改变，导致原肌球蛋白移位，从而暴露肌动蛋白活化位点，使肌动蛋白与横桥结合，横桥向 M 线方向扭动，把细肌丝拉向 M 线方向，继而出现横桥同细肌丝上新位点的再结合及再扭动，如此反复进行，肌细胞缩短。与横桥摆动相伴随的是 ATP 的分解和化学能向机械功的转换。参与收缩的横桥数目及横桥循环的次数是决定肌肉的缩短程度、缩短速度及所产生张力大小的关键因素。影响肌肉收缩的因素有前负荷、后负荷和肌肉收缩能力。前负荷通过影响粗肌丝和细肌丝的重叠程度决定参与收缩的横桥数目而影响肌肉在收缩过程中产生的张力。在最适初长度下肌肉收缩产生的张力最大。后负荷增加时，肌肉收缩产生的张力增大但缩短速度减慢。肌肉收缩能力是指不依赖于负荷而决定肌肉收缩效能的肌肉内在特性，主要取决于兴奋-收缩耦联过程中肌质内的 Ca^{2+} 浓度和横桥 ATP 酶的活性等。

笔记栏

第三章 感 觉 器 官

感觉（sensation）是客观物质世界在人脑的主观反映。人和动物生活的外界环境及机体的内环境经常处于变化之中，这些内、外环境的变化，构成对机体的刺激，刺激首先作用于不同的感受器或感觉器官，然后转化为传入神经上的神经冲动并上传至大脑皮层的特定区域，通过各感觉中枢的分析、处理和整合后产生相应的感觉或意识。须指出的是，感觉传入冲动并不全能引起主观感觉，有些感觉传入只是向中枢提供内、外环境中某些因素的变化而引起某些调节反应。

第一节 感受器的特性

一、感受器的结构和种类

感受器（sensory receptor）是生物体内一些专门感受机体内、外环境变化的结构或装置，它们的功能是将不同形式的刺激能量（如机械能、热能、光能或化学能）转变为电能，并以神经冲动的形式通过感觉神经纤维传向中枢神经系统，产生适当的反射或主观感觉。感受器实质上属于一种生物换能器。

机体的感受器结构多样，功能各异。最简单的感受器就是外周感觉神经末梢，如体表或组织内部与痛觉感受有关的游离神经末梢。有些感受器是在神经末梢周围包绕一些由特殊结缔组织构成的被膜样结构，如皮肤中的触觉小体和皮下组织、关节囊等处的环层小体。另外还有一些感受器是结构和功能高度分化的感受细胞，如视网膜上的视杆细胞和视锥细胞，这些感受细胞连同它们非神经性的附属结构（如眼的屈光系统），就构成了传递某一特定感觉的器官，即感觉器官（sense organ）。在生理学中，通常根据感受器所接受刺激的性质，把体表和体内的感受器分为机械感受器、温度感受器、伤害性感受器、电磁感受器和化学感受器等。

二、感受器的生理特性

（一）感受器的适宜刺激

一种感受器通常只对某种特定形式的刺激最敏感，这种形式的刺激就称为该感受器的适宜刺激（adequate stimulus）。例如，一定波长的电磁波是视网膜光感受细胞的适宜刺激；一定频率的机械振动是耳蜗毛细胞的适宜刺激等。

每种感受器对刺激都有一定的感觉阈（sensory threshold）。在刺激时间一定时，引起感受器兴奋所需的最小刺激强度，称为强度阈值；在刺激强度不变时，引起感受器兴奋所需的最短时间，称为时间阈值。某些感受器（如皮肤的触压觉感受器）在刺激强度和时间一定时，刺激的作用还需一定的面积，此为面积阈值。对于同一性质的两个刺激，其强度的差异必须达到一定的程度，才能使人在感觉上能够加以分辨，这种刚能分辨的最小差异，称为感觉辨别阈（discrimination threshold）。每种感受器都有相应的感觉阈，使得它们能对机体内、外环境中某些有意义的变化进行灵敏感受和初步分析。

感受器并不是只对适宜刺激有反应，对一种非适宜刺激也可引起一定的反应，但所需的强度阈值通常要比适宜刺激的阈值大得多。例如，大多数感受器对突发的压力和化学环境的变化有反应，压迫眼球可刺激视网膜感光细胞产生光感等。机体内、外环境中所发生的各种形式的变化，总是先被适宜该刺激形式的感受器所接受，这一现象的存在，是人和动物在长期的进化过程中逐步形成的结果，因而可对内、外环境中某些有意义的变化进行灵敏感受和精确分析。

（二）感受器的换能作用

感受器将不同的刺激能量转换为传入神经上的动作电位的过程，称为感受器的换能作用（transducer function）。在换能过程中，感受器并不是直接就将刺激能量转换为动作电位，而是先在感受细胞或感觉神经末梢产生一种过渡性的电位变化，称为感受器电位（receptor potential）或发生器电位（generator potential）。如果某种感受器仅由神经末梢构成，则发生器电位就是感受器电位，其换能的部位和产生神经冲动的部位相同。

发生器电位或感受器电位是传入纤维的膜或感受器细胞的膜进行跨膜信息传递的结果。介导这一过程的信号转导分子主要有 G 蛋白耦联受体、瞬时受体电位（transient receptor potential，TRP）通道和机械门控通道等。例如，视杆细胞和视锥细胞外段结构中视盘膜上存在有受体蛋白，它们在吸收光子后，通过 G 蛋白和磷酸二酯酶的作用，引起光感受器细胞外段胞质中环磷酸鸟苷（cyclic guanosine monophosphate，cGMP）的分解，进而使外段膜出现感受器电位。

发生器电位和感受器电位同终板电位和突触后电位一样，都是一种局部电位，故其产生的幅度与外界刺激强度成正比、不具有"全或无"特性、可在局部实现时间总和与空间总和。感受器电位的产生并不意味着感受器功能作用的完成，只有当这些过度性电变化最终触发分布在该感受器的传入神经纤维上产生"全或无"式的动作电位序列时，才标志着这一感受器或感觉器官作用的完成。

（三）感受器的编码作用

感受器在把外界刺激转换成神经冲动时，不仅是发生了能量形式的转换，还把刺激的部位、性质、强度、速度和时间等信息也同时转移到传入神经的动作电位序列中，这一过程称为感受器的编码（encoding）作用，传入神经将此信息传到中枢后，中枢神经系统根据这些电信息的序列而获得对外部世界的认识。

关于编码作用的机制尚未完全阐明。目前已知，不论来自何种感受器的传入神经纤维上的冲动，都是一些在波形和产生机制上基本相同的动作电位。例如，在视神经、听神经或皮肤感觉神经的单一纤维上记录到的动作电位，并无本质上的差别。动作电位是"全或无"的，刺激的强度不可能通过动作电位的幅度大小或波形变化来编码，因此，研究认为刺激强度可能是通过单一神经纤维上的冲动频率高低和参加这一信息传递的神经纤维的数目多少进行编码的。图 3-1 表示对人手皮肤的触压觉感受器所进行的实验，说明在感受器的触压重量和相应的传入神经纤维的动作电位发放频率之间，存在着某种对应关系。

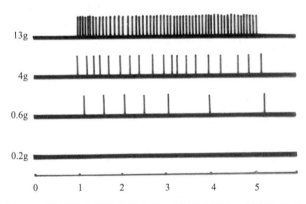

图 3-1　触压觉感受器重量与传入神经纤维冲动频率的关系

在临床实践中观察到，不同种类感觉的产生，取决于刺激的性质和被刺激的感受器及传入冲动所到达大脑皮层的特定部位。例如，用电刺激患者的视神经，或直接刺激枕叶皮质，都会引起光亮的感觉；肿瘤或炎症等病变，一旦刺激到患者的听神经时，会使病人产生耳鸣的症状；患者某些痛觉传导通路或相应中枢的刺激性病变，均可引起身体一定部位的疼痛。目前所获得证据表明，感觉的性质主要取决于传入冲动所到达高级中枢的部位。人体之所以能产生不同性质的感觉，是由传导某些神经冲动所使用的专用路线和到达特定的皮层部位而定的。感受器细胞在进化过程中的高度分化，使得某一感受细胞变得对特定性质的刺激或其属性十分敏感，产生的传入信息只能循特殊的途径到达相应的皮层部位，引起特定性质的感觉。

（四）感受器的适应现象

当恒定强度的刺激持续作用于某一感受器时，其传入神经上的动作电位频率会逐渐下降，这一现象称为感受器的适应（adaptation）。

感受器根据适应现象出现时间的不同，分为快适应感受器和慢适应感受器两类，前者如皮肤触压觉感受器和嗅觉的感受器，这些感受器在受到刺激之初有传入冲动，以后尽管刺激仍在继续，但传入冲动频率很快降低到零，快适应感受器由于适应快，有利于机体探索和再接受新的刺激，以适应环境因素的不断变化,后者如颈动脉窦和主动脉弓压力感受器,在刺激持续作用时,一般只是在刺激开始后不久出现一次神经冲动频率的下降,以后可较长时间维持在较高水平,直至刺激撤除为止。慢适应感受器通过不断地向中枢报告某种刺激的存在,有利于神经系统对体内某些功能活动进行经常性调节。例如,颈动脉窦和主动脉弓压力感受器不断向中枢报告血压变化的信息,心血管中枢对血压出现的波动随时进行调整,使机体的血压在不同状态下始终保持相对稳定。

这种现象也常体现于生活中,"入芝兰之室,久而不闻其香"即反映嗅觉的适应现象。适应只是感受器的一种功能特征,并不是感受器发生了疲劳,因为,当感受器对某种刺激产生适应后,再增加刺激的强度,又可引起其传入冲动增加。感受器适应产生的机制很复杂,它可发生在感觉信息传递的不同阶段。感受器的换能过程、离子通道的功能状态及感受器细胞与感觉神经纤维之间的突触传递等,均可影响感受器的适应。

第二节 视 觉

视觉(vision)是指眼接受可见光刺激后,经过视觉系统的换能、编码、加工和分析等而获得的主观感觉。通过视觉,人和动物感知外界物体的大小、明暗、颜色、动静,获得对机体生存具有重要意义的各种信息。目前认为,至少有 70% 以上的外界信息经视觉获得。

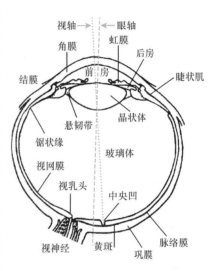

图 3-2 右眼球的水平切面示意图

眼是引起视觉的感觉器官,图 3-2 为人右侧眼球的水平切面示意图。人眼的适宜刺激是波长为 380 ～ 760nm 的电磁波,即可见光。眼的结构很复杂,除了控制眼球运动的眼外肌和起支持、营养作用的巩膜、脉络膜等结构外,还有与视觉功能直接相关的折光系统和感光系统。折光系统位于眼球正中线上,主要由角膜、房水、晶状体和玻璃体共同组成,它们都是一些透明而无血管分布的组织,能使来自眼外的光线发生折射,最后成像在视网膜上。感光系统位于眼球后部的视网膜上。视网膜含有对光刺激高度敏感的视杆细胞和视锥细胞,能将外界光刺激所包含的视觉信息转变成为电信号,并在视网膜内进行初步处理,再通过视神经将神经冲动传入视觉中枢作进一步分析,最后产生视觉。讨论眼的视觉功能,首先要研究眼内折光系统的不同特性,搞清楚它们如何把不同远近的物体成像在视网膜上及形成清晰物像的限度;其次要阐明视网膜是怎样对视网膜上的物像进行换能和编码的。生理学上通常把眼区分为折光系统和感光系统两部分来分析。

一、眼的折光系统及其调节

(一)眼的折光系统

1. 眼折光系统的光学特性 眼球并非一个薄透镜或单球面折光体,而是一个复杂的光学系统,包括四种折光率不同的光学介质,即角膜、房水、晶状体和玻璃体。眼内的折光系统包含空气与角膜前表面的界面和角膜、房水、晶状体、玻璃体及其之间的界面。角膜的折射率明显高于空气的折射率,而眼内四种折光体之间的折射率及各折射界面之间的曲率均相差不大,因此入眼的光线最主要的折射发生在角膜前表面。光线自外界入眼后,眼内的物像形成过程基本与物理学中凸透镜成像原理相似,折射面的曲率半径越小,其折光能力越大;反之,曲率半径越大,则折光能力越小,但实际上人眼的折光系统比单纯的透镜复杂得多。计算结果表明,正常成人眼处于安静状态而不进行调节时,它的折光系统后主焦点的位置,恰好是视网膜所在的位置,这对于理解正常眼的折光成像能力十分重要。

2. 简化眼 由于眼内多个折光体的曲率半径和折光系数不一致,应用几何光学的一般原理画出光线在眼内的行进途径和成像情况是十分复杂的,为此,有人根据眼的实际光学特性,设计了和正常眼在折光效果上相同,但更为简单的等效光学系统或模型,称为简化眼(reduced eye)。简化眼是一种假想的人工模型,其光学参数与正常人眼折光系统总的光学参数相等,故可用来分析成像的情况和进行其他方面的计算。简化眼假定眼球的前后径为 20mm,内容物为均匀的折光体,折光率为

1.333，外界光线进入眼时，只在角膜表面折射一次。折射界面的曲率半径为5mm，即节点 n 到前表面的距离为5mm，后主焦点在节点后方15mm处，恰好位于该折光体的后极，相当于人眼视网膜的位置。这个模型和处于安静状态、不作任何调节情况下的人眼一样，正好能使平行光线聚焦在视网膜上，形成清晰的物像。利用简化眼模型可以方便地计算出远近不同物体在视网膜上成像的大小。如图3-3所示，AnB 和 anb 是具有对顶角的2个相似三角形，由此可得：

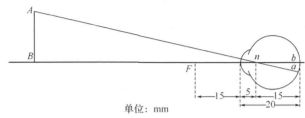

单位：mm

图3-3　简化眼及其成像原理

n 为节点，AnB 和 anb 为2个相似三角形

$$\frac{AB(物体大小)}{Bn(物体至节点距离)} = \frac{ab(物像大小)}{nb(节点至视网膜距离)}$$

通常把角 AnB，也就是来自物体 A、B 两点并通过节点的两条光线夹角，称为眼球对物体 AB 的视角。利用简化眼作图原理可测定人眼辨别细致形象的能力，称为视力测定。通常，正常人眼在光照良好的情况下，如果物体在视网膜上的成像小于4.5μm，一般不能产生清晰的视觉，这表明正常人的视力有一个限度，这个限度用人所能看清楚的最小视网膜像的大小来表示，这个大小相当于视网膜中央凹处一个视锥细胞的平均直径。通常把能辨别眼前5m处，间隔1.5mm的两点者，视力定为1.0。相距1.5mm的两点在5m远处的视角约为1分。通常视力用视角的倒数来表示，所以1分视角的视力即为1.0。视角的大小直接关系视网膜像的大小。受试者能分辨的视角越小，其视力越好。

案例3-1

患者，女，69岁，左眼无痛性渐进性视力下降1年。1年前患者自觉左眼视物模糊，无其他不适，未予重视，此后视力逐渐下降，几乎视物不见，右眼也出现视物模糊。否认糖尿病、外伤及其他全身疾病史。眼科检查：右眼视力0.4，左眼视力指数10cm，均无法矫正。双泪道冲洗通畅，无脓性分泌物反流。双眼角膜、虹膜、前房无明显异常，双侧瞳孔对光反射灵敏，直径3.2mm。散瞳后检查：右晶状体周边皮质白色楔形混浊，眼底模糊见视网膜平伏；左晶状体皮质白色完全混浊，眼底不能窥入。入院后行双眼B超、视觉电生理等检查，未见玻璃体病变、未发现视网膜脱离、无视神经视网膜病变等。诊断：双眼年龄相关性白内障、左眼成熟期、右眼未熟期（皮质型）。

1. 问题与思考

（1）眼球的基本结构是怎样的？

（2）光线入眼需经过哪些折光介质？

（3）引起渐进性视力下降的可能原因有哪些？

（4）该患者视物模糊的病变部位对于视觉形成有何作用？

2. 提示　眼球由眼球壁和眼内容物组成。眼球壁包括三层，外层为纤维膜，中层为葡萄膜，内层为视网膜。眼内容物包括房水、晶状体、玻璃体。

光线入眼需经过角膜、房水、晶状体、玻璃体等屈光介质。

引起渐进性视力下降的原因有多种，如屈光不正、慢性角膜疾病、老年性白内障、青光眼、视网膜病变、慢性视神经病变，主要涉及眼的折光系统和感光系统功能的改变，因此，必须进行详细的眼科检查才可确诊。该病例为老年患者，疾病发展缓慢，呈无痛性渐进性视力下降，晶状体白色混浊，排除外伤、视网膜病变、视神经病变及其他全身疾病，因此诊断为老年性白内障。

晶状体作为光线入眼的必需屈光介质，正常呈透明，若透明度下降（即白内障），则会影响视觉功能。

3. 折光系统的功能　是将外界物体发出或反射入眼的光线经过折射后，在视网膜上形成清晰的物像，这是人眼能够看清物体的前提条件。折光系统能正常工作的前提是保持透光状态。外伤和代谢等原因导致角膜、晶状体和玻璃体的透光能力下降或消失，可导致视觉功能下降或完全丧失。个体高龄、遗传、代谢异常或外伤等原因使晶状体蛋白发生变性，晶状体混浊造成视力下降，称为白内障（cataract）。

（二）折光系统的调节

一般来说，正常人眼前方6m以外的物体，发出或反射到眼的光线，都近似于平行光线，因此人眼不需要作任何调节，就能在视网膜上形成清晰的像。通常把人眼不作任何调节时所能看清物体的最远距离，称为远点（far point of vision）。

那么，来自6m以内的物体的光线将呈不同程度的辐射状，它们在折射后的成像位置将在主焦点（视网膜的位置）之后，由于光线到达视网膜时尚未聚焦，由此只能形成一个模糊的视觉影像，但正常眼在看近物时也十分清楚，这是由于眼在看近物时已进行了调节，称为视调节。视调节（visual accommodation）是指人眼看近物（6m以内的物体）时进行的调节，它包括晶状体变凸、瞳孔缩小和双眼会聚。其中，晶状体变凸的作用最为重要。

1. 晶状体变凸 晶状体（lens）是一个透明、双凸透镜形、富有弹性的组织。它的凸度是可变的，其边缘借睫状小带附着于睫状体。睫状体中含有睫状肌。当眼看远物时，睫状肌处于松弛状态，睫状小带被拉紧，使晶状体受到牵拉而呈扁平；当眼视近物时，由于从物体上发出的入眼光线呈不同程度的辐射状，光线经折光系统折射成像在视网膜之后，故只能在视皮层形成模糊的视觉，此信息经视觉中枢整合后，反射性地引起动眼神经中的副交感纤维兴奋，使睫状肌收缩，睫状体向前向内移动，于是睫状小带松弛，晶状体由于自身的弹性回缩使凸面变大，尤其是向前凸起更为明显（图3-4），使折光能力增强，物像前移，正好落在视网膜上。晶状体变凸的意义在于使折光系统折光能力加强，使原来形成在视网膜后的物像刚好前移到视网膜平面以清晰成像。

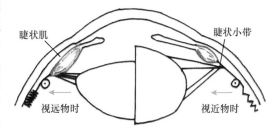

图 3-4 视近物时晶状体变凸

由于晶状体自身弹性是有一定限度的（这是由晶状体弹性决定的），人眼看清近物的能力也是有一定限度的。晶状体的调节能力主要取决于其弹性，弹性越好，其凸起的能力就越强，所能看清物体的距离就越近。晶状体的调节能力可用近点来表示。近点（near point）是指晶状体作最大调节时能看清物体的最近距离。近点越近，表明眼的调节能力越强。晶状体的弹性随年龄的增长而减弱，因而眼的调节能力也会随之逐渐下降。例如，10岁左右儿童的近点平均约为9cm，20岁左右的成年人约为11cm，而60岁时可增大到83cm左右。老年人晶状体弹性减弱，眼的调节能力降低，这种现象称为老视（presbyopia），即通常所说的老花眼。老视眼视远物与正视眼无明显差别，但视近物时调节能力下降，可用凸透镜加以矫正。

2. 瞳孔缩小 正常人眼瞳孔的直径可变动于1.5～8.0mm，瞳孔大小取决于瞳孔括约肌和瞳孔散大肌的收缩程度，它们分别受动眼神经中副交感神经纤维和交感神经纤维的支配。视近物可反射性地引起双眼瞳孔缩小，此现象称为瞳孔近反射（near reflex of the pupil），其意义在于：一方面由于近物折射出的光线较强，缩小瞳孔可减少入眼的光线；另一方面瞳孔缩小还可减少折光系统造成的球面像差和色像差，使视网膜成像更为清晰。

瞳孔的大小还可随光照强弱而改变，瞳孔在强光下缩小，而在弱光下散大，这种反射称瞳孔对光反射（pupillary light reflex），该反射的效应是双侧性的，即光照一侧瞳孔，两侧瞳孔均缩小，因此又称为互感性对光反射（consensual light reflex）。

瞳孔对光反射的意义在于：随所视物体的明亮程度改变瞳孔大小，调节进入眼内的光线，使视网膜上的物像保持适宜亮度，这种中枢对视觉活动的传出性控制作用，既可在光线弱时能看清物体，又可在光线强时保护眼睛不致受到损伤。瞳孔对光反射的中枢在中脑，反应灵敏，它是临床上判断某些脑部病变部位、中毒的程度、麻醉深浅及患者病情危重程度的指征，如呼吸衰竭、窒息、缺氧、中脑麻痹和深度麻醉时，会出现瞳孔对光反射消失和瞳孔散大，而吗啡、有机磷中毒时出现瞳孔缩小。

3. 双眼会聚 当双眼注视某一近物时，会出现两眼视轴同时向鼻侧会聚，这种现象称为双眼会聚。双眼会聚由两眼球的内直肌收缩引起，又称为辐辏反射（convergence reflex）。双眼会聚的意义在于使看近物时物像落在两眼视网膜的对称点上以避免复视，从而产生单一的清晰视觉。

（三）眼的折光能力或调节能力异常

正常人眼的折光系统，对来自远处物体的平行光线正好聚焦在视网膜上，不需调节就能使物体清晰成像；对于来自近物的发散光线，必须经过眼的调节，只要物距不小于近点的距离，也可以使物体清晰成像在视网膜上。有些人因折光系统异常或眼球的形态异常，在安静状态下平行光线不能聚焦在视网膜上，这种现象称为折光异常，或称屈光不正（图3-5），包括近视、远视和散光。

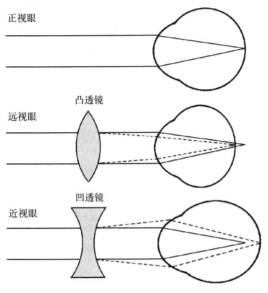

图 3-5　眼的屈光不正及其矫正示意图

1. 近视（myopia）　是由于眼球前后径过长（轴性近视）或眼的折光能力过强（屈光性近视），致使来自远方物体的平行光线聚焦在视网膜前，以致物像模糊。近视眼不能看清远物，即远点移近，但近视眼看近物时，由于近物发出的是辐散光线，这时聚焦的位置较平行光线时为后，故眼不需调节或只作较小程度的调节，就能使光线聚焦在视网膜上，因此近视眼的远点和近点都比正视眼近。矫正近视可用凹透镜，使入眼的光线适当分散后再聚焦于视网膜上。临床上准分子激光治疗近视眼主要是利用准分子激光能够精确切削组织的特性，用光束重塑角膜曲率而达到矫正近视的目的。

2. 远视（hyperopia）　是由眼球前后径过短（轴性远视）或折光系统的折光能力太弱（屈光性远视）所致。新生儿的眼轴常过短，多呈远视，在发育过程中眼轴逐渐变长，一般至6岁时成为正视眼，上述原因均使来自远处物体的平行光线聚焦在视网膜后方，形成模糊的视觉，因此远视眼在看远物时，必须经过眼的调节，才能使平行光线聚焦在视网膜上；而在看近物时，则需更大程度的调节，才能看清，因此远视眼的近点比正视眼远。远视眼不论视近物还是视远物都需要调节，故容易发生调节疲劳，尤其是进行近距离作业或长时间阅读时可因调节疲劳而引起头痛。矫正远视可用凸透镜。

3. 散光　正常人眼的角膜是正球面，球面各经线的曲率半径相等，而散光眼（astigmatism）是由于折光面的不同方位上曲率半径不相等（常发生在角膜），通过角膜折射入眼内的光线就不能同时聚焦在视网膜上，导致视物不清。对散光眼可用适当的柱面镜或角膜接触镜纠正，使角膜的曲率异常得到纠正，但不规则散光很难纠正。

二、视网膜的结构和感光换能

（一）视网膜的结构

视网膜（retina）是位于眼球壁最内层的组织，其厚度仅有 0.1～0.5mm，但结构十分复杂。经典组织学将视网膜分为十层，但按主要的细胞层次简化为四层，由外向内分为色素上皮层、感光细胞层、双极细胞层、神经节细胞层（图3-6）。

1. 色素上皮层　位于视网膜的最外层，靠近脉络膜，细胞内含有黑色素颗粒和维生素 A。在强光照射视网膜时，色素上皮细胞伸出伪足样突起，包被视杆细胞外段，使其相互隔离。在暗光时，伪足样突起移位，使视杆细胞外段暴露。色素上皮细胞对感光细胞有营养和保护作用，许多视网膜疾病与色素上皮功能失调有关。

2. 感光细胞层　人和哺乳动物的感光细胞层由视杆细胞（rod cell）和视锥细胞（cone cell）组成，它们都含有特殊的感光色素。两种感光细胞在形态上都可分为外段、内段和终足（图3-7）。外段是感光色素集中的部位，在感光换能中起重要作用；内段有丰富的线粒体，生成的 ATP 为感光细胞的活动提供能量；感光细胞通过

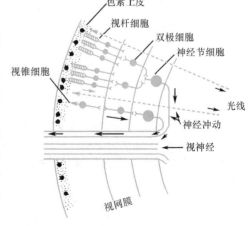

图 3-6　视网膜的主要细胞层次及其联系示意图

终足与双极细胞发生化学性突触联系。

3. 双极细胞层和神经节细胞层 双极细胞层中的双极细胞除了与感光细胞发生突触联系外，还与神经节细胞层中的神经节细胞联系，将感光细胞的信息传给神经节细胞。神经节细胞将双极细胞传来的信息进行处理，由神经节细胞发出的轴突，形成视神经，视神经再把相关的信息传入中枢，视网膜中这种细胞的纵向联系是视觉信息传递的重要结构基础。

神经节细胞发出的轴突在视网膜表面会聚成束，并在中央凹的鼻侧约 3mm 处穿过视网膜和眼球后壁构成视神经。神经节细胞轴突穿过视网膜的部位，称为视盘，此处无感光细胞，因此没有视觉感受，在视野中形成生理盲点（blind spot），但正常情况下由于用双眼看物，一侧盲点可以被对侧视野补偿，因此人们并不感觉到自己的视野中存在盲点。

除感光细胞和双极细胞及神经节细胞的纵向联系外，视网膜中还存在横向的联系，如在感光细胞层和双极细胞层之间有水平细胞，双极细胞层和神经节细胞层之间有无长突细胞，这些细胞的突起在两层细胞之间横向伸展，可以在水平方向传递信息，同相联系的细胞构成复杂的神经功能网络，既可使视觉信息在此进行初步加工和整合，又可在水平方向传递信息，进而使视网膜不同区域间的活动相互协调。

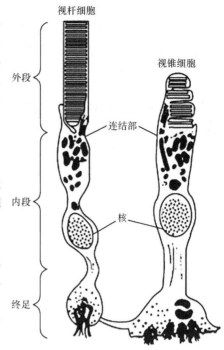

图 3-7　视杆细胞和视锥细胞结构示意图

> **知识链接**　　　　　　　　**盲点的发现**
>
> 相传很久以前，有个国王非常喜欢狩猎。有一天，国王与侍卫进山打猎。当国王发现猎物，瞄准正要射箭时，突然发现站在离他不远处一名侍卫的脑袋不见了，这使他大为吃惊，马上睁开闭上的眼睛，结果发现侍卫的脑袋又出现了，他感到非常奇怪。当时的科学技术很落后，无法解释这种现象。在 1668 年，法国物理学家马略特让两个受试者相距 2m 对面站着，并只用一只眼睛看旁边的某一物点，结果这时候他们两人都发现对方的脑袋不见了，因此证明了盲点的存在，并最先提出了盲点的概念。

（二）视网膜的感光换能

根据对视网膜结构和功能的研究，目前认为，人和大多数脊椎动物的视网膜中存在两种感光换能系统，即视杆系统和视锥系统。

1. 视杆系统 由视杆细胞和与它们相联系的双极细胞及神经节细胞等组成。视杆系统的功能特点是对光的敏感度较高，能在昏暗环境的弱光刺激下视物，但对被视物体细微结构的分辨能力较低，且不能分辨颜色，只能辨别明暗，因此，该系统也称为暗视觉系统（scotopic vision system）或晚光觉系统。由于视杆细胞主要分布在视网膜的周边部，多个视杆细胞与同一个双极细胞发生联系，然后多个双极细胞与同一个神经节细胞发生联系，这种聚合式联系有利于感受弱光刺激。以夜间活动为主的动物，如鼠和猫头鹰等，视网膜中以视杆细胞为主。

2. 视锥系统 由视锥细胞和与它们相联系的双极细胞及神经节细胞等组成。视锥系统的功能特点是对光的敏感性较差，在类似白昼的较强光线刺激下视物，能分辨颜色，且对被视物体的细节具有较高分辨能力，因此，该系统又称为明视觉系统（photopic vision system）或昼光觉系统。视锥细胞主要分布于视网膜的中心部。在黄斑中心的中央凹处，只有视锥细胞而无视杆细胞。双极细胞的树突只与一个视锥细胞形成突触，其轴突也只与一个神经节细胞联系以构成视觉信息的专线传递，这是形成精细视觉的结构基础。以白昼活动为主的动物，如鸡、鸽、松鼠等，视网膜中几乎全是视锥细胞。

（三）视杆细胞和视锥细胞的感光换能机制

研究表明，光线刺激感光细胞后，视杆细胞和视锥细胞外段中的感光色素发生了一系列光化学反应。能产生光化学反应的物质称为感光色素。视杆细胞的感光色素是视紫红质（rhodopsin），在暗处呈紫红色。视锥细胞内有三种感光色素，统称为视锥色素（cone pigment）。

1. 视杆细胞的光化学反应　视杆细胞的视紫红质由视蛋白（opsin）和视黄醛（retinene）组成。视紫红质对波长为 500nm 的光线最敏感。光照时，视紫红质吸收光量子后发生变构，其中的视黄醛由 11- 顺型变为全反型而与视蛋白分离。在暗处，11- 顺型视黄醛再与视蛋白结合而形成视紫红质。视紫红质在光照后分离出的视黄醛为全反型，不能与视蛋白结合，但可经过转换变成 11- 顺型视黄醛（图 3-8）。人在暗处视物时，实际上是既有视紫红质的分解，又有它的合成，这是人在暗光处能不断视物的基础。光线愈暗，合成过程愈超过分解过程，视网膜中处于合成状态的视紫红质数量也越多，这也使视网膜对弱光越敏感；相反，光线较亮时，视紫红质的分解快于合成，这就使视网膜中有较多的视紫红质处于分解状态，使视杆细胞几乎失去感受光刺激的能力，事实上，这时的视觉是靠视锥系统来完成的。

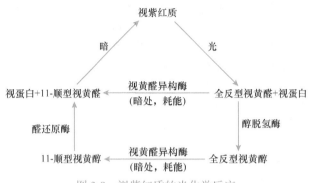

图 3-8　视紫红质的光化学反应

在视紫红质的分解和再合成过程中，有一部分视黄醛被消耗。视黄醛由维生素 A 氧化生成，因此需不断从食物中摄取维生素 A 进行补充。若维生素 A 长期摄入不足，视紫红质合成不足，就会使人的暗视力下降，引起夜盲症（nyctalopia）。

2. 视杆细胞的感受器电位　视杆细胞外段是进行光 - 电转换的关键部位。外段膜内的细胞质甚少，绝大部分为整齐重叠成层的圆盘状结构所占据，这些圆盘称为视盘（optic disk）。视杆细胞所含的视紫红质几乎全部集中在视盘膜中。

视杆细胞外段膜上有大量的 cGMP 门控钠通道，此通道也允许 Ca^{2+} 进入。视杆细胞的静息电位为 $-40 \sim -30mV$。当视杆细胞未受光照射时，细胞内 cGMP 浓度较高，促使 cGMP 依赖的钠通道开放，Na^+ 内流，同时内段膜上的 Na^+ 泵活动将 Na^+ 移出膜外，以维持膜内外的 Na^+ 浓度和电位的平衡，形成视杆细胞的静息电位。当视网膜受到光照时，感受器细胞外段膜盘上的视紫红质受到光量子的作用，发生一系列光化学反应，最终视紫红质分解为视黄醛和视蛋白，同时激活了膜盘中的一种称为转导蛋白（transducin, Gt）的 G 蛋白，进而激活附近的磷酸二酯酶，后者使外段胞质中的 cGMP 大量分解，cGMP 浓度降低，导致 cGMP 依赖的钠通道开放减少，Na^+ 内流减少，而内段膜上的 Na^+ 泵仍继续活动，于是膜电位向 K^+ 平衡电位的数值靠近，因而出现了超极化型感受器电位。

3. 视锥细胞的感光换能和色觉　目前认为，视锥细胞外段的换能机制同视杆细胞类似。所不同的是视锥细胞的感光色素有三种，分别存在于不同的视锥细胞中。三种视锥色素都含有同样的 11- 顺型视黄醛，只是视蛋白的分子结构稍有不同，这种差别使三种视锥色素分别对波长 560nm、530nm 和 430nm 的光线最为敏感，这三种波长分别相当于红、绿和蓝三种颜色光的波长。

视锥细胞功能的一个重要特点是它具有辨别不同颜色的能力。颜色视觉（color vision）是由不同波长的光线作用于视网膜后在人脑引起的主观感觉，是一种复杂的物理和心理现象。正常人眼可区分波长在 $400 \sim 750nm$ 之间的约 150 种颜色，但主要是光谱上红、橙、黄、绿、青、蓝、紫七种主要颜色。根据物理学原理，一种颜色不仅可以由某一固定波长的光线引起，而且可以由两种或更多种不同波长光线的混合作用引起。例如，把光谱上的七色光在所谓的牛顿色盘上旋转，可以在人眼引起白色的感觉；用红、绿、蓝三种色光作适当混合，可以引起光谱上任何颜色的感觉。

人类产生色觉的机制尚不清楚。视觉的三原色学说（trichromatic theory）理论认为：在视网膜上分布着三种不同的视锥细胞，含有三种不同的视锥色素，分别对红、绿、蓝三种光线最敏感，某一定波长的光线作用于视网膜时，以一定的比例使三种视锥细胞分别产生不同程度的兴奋，这样的信息传至中枢，经过中枢的编码，就产生某一种颜色的感觉。例如，红、绿、蓝三种视锥细胞兴奋程度的比例为 6 : 1 : 0 时，就产生红色的感觉；三者的比例为 2 : 8 : 1 时，产生绿色的感觉；当三种视锥细胞受到同等程度的三色光刺激时，则产生白色感觉。视觉三原色学说用较简单的生物感受结构的假设说明了复杂的色觉现象，一般为多数人所接受。

> **知识链接**　　　　　　　　　　　三原色学说的创立
>
> 　　在研究视觉问题时，人们首先要回答的问题是：什么是光？对此，英国的托马斯·杨挑战了牛顿的经典粒子说，他用"杨氏双缝干涉实验"提出光的波动学说。他不迷信权威，曾在论文中勇敢地说，尽管我仰慕牛顿的大名，但我并不认为他是万无一失的。随着新证据的出现，光的波动学说得到了物理学界的接受。1793 年他就提出了人眼的晶状体调节以适应眼睛所见的物体的远近，他对三原色学说的贡献尤为重要。物理意义上的光波只有频率，而人脑中的可见光是有颜色的，那么不同频率的光波是如何在脑海中转化成不同的色彩的？他认为，这是由于人的眼睛有三种不同的神经，分别感觉红色、绿色和蓝色，一切色彩都可以由这三种原色按不同比例混合而成。这就是三原色学说的发端。后来，德国科学家赫尔霍姆兹进一步完善了托马斯·杨的三原色理论，他认为自然界红、绿、蓝三种颜色的光，通过混合形成各种多种多样的色彩，人眼中有三种对应的感光细胞，因此形成了不同的颜色视觉。
>
> 　　20 世纪 70 年代，由于实验技术的进步，关于视网膜中存在三种对不同波长光线特别敏感的视锥细胞的假说，已经被许多实验证实。例如，有人用不超过单个视锥细胞直径的细小单色光束，逐个检查并绘制在体视锥细胞的光谱吸收曲线，发现视网膜上确实存在三类吸收光谱，其吸收峰值分别在 420nm、534nm 和 564nm，相当于蓝、绿、红三色光的波长，和上述视觉三原色学说的假设相符。用微电极记录单个视锥细胞感受器电位的方法，也得到了类似的结果，即不同单色光引起的超极化型感受器电位的大小，在不同视锥细胞是不一样的，峰值出现的情况符合三原色学说。

　　三原色学说可较好地解释色盲和色弱的发生机制。色盲（color blindness）是一种色觉障碍，表现为对全部颜色或部分颜色缺乏分辨能力。全色盲的人表现为不能分辨任何颜色，只能分辨光线的明暗，呈单色视觉。全色盲的人很少见，常见的是部分色盲。部分色盲又分为红色盲、绿色盲和蓝色盲，可能是由于缺乏相应的视锥细胞所造成的。临床工作中，最多见的是红色盲和绿色盲，通常称为红绿色盲，表现为不能分辨红色和绿色。色盲绝大多数是由遗传因素引起的，只有极少数由视网膜的病变引起。近年来，编码人的视色素基因已被分离和克隆，发现红敏色素和绿敏色素的基因均位于 X 染色体上。目前认为，大多数红色盲者，其红敏色素基因被相应的杂合基因所取代，而大多数绿色盲者是由于绿敏色素基因的丢失或是该基因被一杂合基因所取代。某种视锥细胞的反应能力较弱，使个体对某种颜色的识别能力较正常人稍差，称为色弱，色弱常由后天因素引起。色盲和色弱患者不适合选择与颜色有关的职业，如驾车、绘画、摄影等。

　　三原色学说虽然比较圆满地解释了许多色觉现象和色盲产生的原因，但对颜色的对比现象就不能用三原色学说来解释。例如，将蓝色小纸片放在黄色背景上，我们就会觉得这个小纸片特别蓝，同时也觉得黄色背景比未放蓝纸片时更黄，这就是颜色的对比现象。黄和蓝则称为对比色（color contrast）或互补色（complementary color）。颜色对比只出现在对比色之间，而不是任意颜色之间。互为对比色的还有红与绿、白与黑。几乎是在三原色学说提出的同时，Hering 提出了对比色学说（color contrast theory），该学说认为，在视网膜中存在着三种物质，分别对一组对比色的刺激起性质相反的反应。例如，一种物质在蓝光作用时合成，黄光作用时分解；另一种物质在绿光作用时合成，红光作用时分解等。对金鱼水平细胞电活动进行的研究表明，此类细胞和视杆细胞、视锥细胞不同，既能出现超极化的跨膜电位变化，又能出现去极化的电位改变，在用多种不同色光刺激时发现，有些水平细胞在黄光刺激时出现最大的去极化反应，在蓝光刺激时出现最大的超极化反应。这些现象是同对比色学说一致的。在视锥细胞一级，不同色光可能是以引起三种不同视锥细胞产生不同的超极化电位来进行编码的；而在水平细胞一级或其他级细胞（包括某些中枢神经细胞），信息又进行重新编码。以上事实说明，颜色视觉的产生是一个十分复杂的过程，它需要有从视网膜视锥细胞到皮层神经元的多级神经成分的参与才能完成，目前人类研究还不能说明视觉中的所有现象。

（四）视网膜的信息处理

　　由视杆细胞和视锥细胞产生的电信号，在视网膜内要经过复杂的细胞网络的传递，最后才能由神经节细胞发出的神经纤维以动作电位的形式传向中枢。视网膜内各种细胞之间的排列和联系非常复杂，与细胞间信息传递有关的化学物质种类繁多（除一般神经系统中常见的递质外，连同视网膜中已发现的各种神经肽类物质，总数已达30余种），因而视觉信息在视网膜的传递过程中要经历复杂的变化，这些变化反映的是视网膜对视觉信息的初步处理。信息的处理过程是在视网膜特定的细胞构筑与化学构筑的网络中按照某些规律进行的，目前，对这些规律还缺乏系统的认识。

所以目前认为，视网膜上的信息处理基本过程是当光线照射到感光细胞时，通过光 - 化学 - 电变化作用使两种感光细胞产生超极化感受器电位，然后以电紧张性扩布到达突触前膜，引起末梢释放递质（如视杆细胞与视锥细胞及双极细胞间的信息传递是由谷氨酸介导的）并引起下一级细胞产生电位变化；电位变化传到神经节细胞时，通过总和，使神经节细胞去极化达阈电位并产生动作电位，动作电位及其编码组合作为视网膜的最后输出信息由视神经向视觉中枢传递。

（五）与视觉有关的若干生理现象

1. 暗适应和明适应

（1）暗适应：当人长时间在明亮环境中突然进入暗处时，最初看不清任何东西，经过一定时间后，视觉敏感度逐渐增高，能逐渐看清在暗处的物体，这种现象称为暗适应（dark adaptation）。暗适应是人眼在暗处对光的敏感度逐渐增高的过程，其产生机制主要与视色素在暗处合成增强有关。据分析，暗适应的第一阶段主要与视锥色素的合成增加相关；第二阶段，即暗适应的主要构成部分，则与视杆细胞中视紫红质的合成增强有关。

（2）明适应：人长时间在暗处突然进入光亮处时，最初感到一片耀眼的光亮，不能看清物体，只有稍待片刻才能恢复视觉，这种现象称为明适应（light adaptation）。明适应出现较快，通常在几秒钟内即可完成，其机制是视杆细胞在暗处蓄积了大量的视紫红质，到亮处一遇强光视紫红质即迅速大量分解，以致产生耀眼的光感。当大量的视紫红质被分解后，对光较不敏感的视锥色素才能在光亮处感光而恢复视觉。

2. 视野

单眼固定不动正视前方一点时，该眼所能看到的空间范围称为视野（visual field）。由于面部结构遮挡视线，正常人的视野范围，鼻侧和上侧视野较小，颞侧和下侧视野较大。在同一光照条件下，用不同颜色的目标物测得的视野也不一致，白色视野最大，其次为黄蓝色视野，再次为红色视野，绿色视野最小。世界卫生组织规定，视野小于10°者即使中心视力正常也属于盲。临床上检查视野有助于眼和视觉通路受损的诊断。

3. 双眼视觉和立体视觉

（1）双眼视觉：两眼同时看一物体时产生的视觉称为双眼视觉（binocular vision）。双眼视物时，虽然物体成像于两眼视网膜上，但人在主观只上感觉产生一个物体，这是由于物像落在两侧视网膜的相称点上的缘故。以中央凹为准点，整个视网膜的上、下、左、右，凡同侧同距离之点都是相称点；同样，左眼的颞侧视网膜与右眼的鼻侧视网膜，右眼的颞侧视网膜与左眼的鼻侧视网膜也是互为相称的。如果两眼注视某一物体不动，用手指轻推一侧眼球使其移位，就会把一个物体看成两个，称为复视（diplopia），这是因为物像没有落在视网膜相称点上的缘故。临床上眼外肌瘫痪或眼球内肿瘤压迫等都可引起患者的复视。双眼视觉可以弥补单眼视野时存在的盲点缺损，扩大平面视野，增强深度感，形成立体视觉及增强对物体大小和距离判断的准确性。

（2）立体视觉：双眼视物时，同一物体在两眼视网膜上所成的像，并不完全相同。左眼看到物体的左侧面较多，右眼看到物体的右侧面较多，来自两眼的这些不同信息，经过视觉高级中枢处理后，得到一个完整的立体形象，称为立体视觉（stereoscopic vision）。当然，立体视觉的产生并不全靠双眼视觉，物体表面的光线反射情况、阴影的有无，以及过去的经验等因素，也有助于立体视觉的产生。

（桑爱民　马颂华）

第三节　听　觉

听觉（audition）是人的听觉系统对声音的感知。声音是空气振动产生的疏密波，又称声波。声波作用于物体表面产生压强，简称声压或声强。听觉系统由听觉感受器官、听神经和听觉中枢组成。通过该系统对声音信息的感受、传导、分析和整合，人类能够认识自然和适应环境，并同他人进行信息和思想交流。听觉对人们认识自然界和参与社会活动具有重要的意义。

听觉的感受器官是耳，耳由外耳、中耳和内耳构成。内耳中的感受细胞是柯蒂氏器中的毛细胞，其适宜刺激是声波。声波具有频率特性，并且携带能量，其大小用声压级（sound pressure level，SPL）来表示。人耳能感受的声波频率为 16～20 000Hz，人耳对不同声波频率声音感受的难易不同。在某一频率，能够引起听觉的最小声音强度称为听阈（hearing threshold）。声强在听阈之上继续增大达到一定数值时，就会引起疼痛，这一声强值称为最大可听阈（maximal hearing threshold）。在听力图上，用曲线将各频率的听阈和最大可听阈分别连接起来，两条曲线之间的范围称为听域（hearing area）。听域即人耳能感受声音的频率和强度的范围（图 3-9）。人耳听觉最敏感的频率为

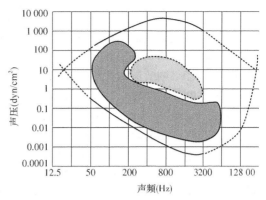

图 3-9　人的正常听域图
蓝色区域表示通常的语言区，灰色区域表示次要语言区
1dyn=1×10⁻⁵N

1000～3000Hz，而人类的语音频率为 500～2000Hz，恰好落在这个频率范围之内，可见，人耳对声音的感觉功能恰好适应其语言交流。

案例 3-2

患者，男，45 岁，以"左耳突然听力下降 6 天"入院。患者 6 天前无明显诱因突然出现左耳听力下降，伴耳鸣，耳鸣持续性吹风样，伴有耳内闷胀感、头晕，头晕为非旋转性，持续数分钟，无恶心、呕吐症状，无头痛症状。未予以特殊处置，现为诊疗入院。发病来一般情况好，饮食及二便正常。体格检查：体温 36.4℃，脉搏 76 次 / 分，呼吸 20 次 / 分，血压 116/76mmHg。神志清楚，精神好。全身体格检查无异常体征，专科查体：双侧外耳道通畅，无分泌物，双侧鼓膜完整，标志清晰，双侧乳突区无扣压痛。辅助检查：心电图正常；胸 X 线片正常；纯音听阈测试：右耳，各频率听阈阈值正常范围（10dB）；左耳，125Hz（40dB）、250Hz（45dB）、500Hz（75dB）、1kHz（75dB）、2kHz（70dB）、4kHz（65dB）、8kHz（90dB）。诊断：突发性耳聋（左）。

1. 问题与思考

（1）突发性耳聋的临床特点是什么？

（2）需要与哪些疾病进行鉴别，进一步需要完善哪些相关检查？

2. 提示

（1）突发性耳聋是耳科常见急症，其临床特点是：①突然发生的感音神经性耳聋，多在 3 天内听力急剧下降，听力下降非波动性，常为中重度耳聋；②确切病因不清楚；③可伴有耳鸣症状；④可伴眩晕症状；⑤除了第Ⅷ对脑神经外，无其他脑神经受损症状；⑥多为单耳发病，亦可双耳同时或先后受累，双耳发病时常以一侧为重。

（2）突发性耳聋需要与听神经瘤和梅尼埃病进行鉴别。部分听神经瘤患者以突发性耳聋为首发症状，需要完善脑干听觉诱发电位或影像学等相关检查（内听道 CT 或磁共振检查）排除听神经瘤。伴有眩晕症状的突发性耳聋需要与梅尼埃病进行鉴别，梅尼埃病听力下降呈波动性，可通过既往反复发作病史和完善耳蜗电图检查以助鉴别。突发性耳聋的治疗需要应用激素冲击治疗，需要完善血压、血糖监测以排除应用激素的禁忌证。

一、听觉产生的基本过程

由声源振动空气产生的疏密波，经外耳和中耳组成的传音系统传到内耳，通过内耳耳蜗中毛细胞的换能作用将声波的机械能转换为听神经上的动作电位，上传至大脑皮层听觉中枢产生听觉。

二、听觉产生的外周机制

外耳和中耳的功能是收集、传导和放大声音，内耳的耳蜗具有感受声音、将声波的机械能转换成能够在听神经上扩布的动作电位，以及对声音频率和强度等特性进行初步分析的功能。

（一）外耳的功能

外耳（external ear）包括耳廓和外耳道两部分。耳廓呈喇叭口状，具有集音功能。外耳道具有传

音功能。外耳道是一端终止于鼓膜的盲性管道，其长度约为 2.5cm，根据物理学原理，这种一端封闭的管道对于波长为其长度 4 倍的声波能产生最大共振作用，可放大声音。某些动物能够通过耳廓肌肉收缩调整外耳道与声源的位置而将声源进行定位。人类的耳廓肌肉已经退化，但人类能够通过颈部肌肉的运动来调节头的位置而实现对声源的定位。

（二）中耳的功能

中耳（middle ear）又称鼓室，是一含气空腔，是声音传导和放大的主要结构，包括鼓膜、听骨链、鼓室肌肉和咽鼓管等。中耳的功能是传音和增压。

1. 中耳的传音功能　鼓膜的振动与声波振动始终，能把声波振动如实地传递给听骨链。听骨链由锤骨、砧骨和镫骨三块听小骨构成。锤骨柄部紧贴鼓膜中央的内侧面，向上伸出的头部与砧骨紧密连接。砧骨的另一端与镫骨形成关节。镫骨的底板封盖在鼓室内壁的前庭窗（卵圆窗）膜上。鼓膜向内运动时，通过听骨链传导，镫骨板将前庭窗膜向内推入；鼓膜向外运动时镫骨板回缩，前庭窗膜恢复至原位。三块听小骨形成一个两臂间呈固定角度的杠杆系统，其中锤骨柄为长臂，砧骨长突为短臂，支点的位置刚好在整个听骨链的重心上，因此，在能量传递过程中惰性最小，效率最高。

2. 中耳的增压功能　声波在由鼓膜经听骨链向前庭窗膜的传递过程中可使振动的幅度减小而压强增大，这样，既可提高传音效率，又可避免对前庭窗膜造成损伤。使压强增大的原因主要有 2 个方面：①鼓膜实际发生振动的面积为 $55mm^2$，前庭窗膜的面积只有 $3.2mm^2$，两者相差约 17.2 倍。②听骨链的杠杆系统中，长臂与短臂之比约为 1.3：1，经此作用后，短臂一侧的压力将增大到原来的 1.3 倍。两方面的共同作用（17.2×1.3），中耳在传音过程中使声压增压 22.36 倍。

听小骨上附有两条横纹肌，附在锤骨柄内侧的一条叫鼓膜张肌，受三叉神经支配，高强度的音刺激使之反射性收缩，向内牵引锤骨柄，增加鼓膜的紧张度，使其振幅减小，另一条肌肉附在镫骨头部称为镫骨肌，受面神经支配，收缩时，能向外牵引镫骨底板的前上缘，减轻对前庭窗膜的压力，此两条肌肉具有保护内耳结构免受爆震声损伤的作用。

3. 咽鼓管　是连通中耳鼓室和鼻咽部的管道，也称耳咽管，它一端开口于中耳鼓室前壁下方，另一端开口于鼻咽腔下鼻甲的后上方，中耳借此与外界大气相通。通常情况下鼻咽部的开口处于闭合状态，在吞咽或打哈欠时可以短暂性开放。咽鼓管的主要功能是调节鼓室内空气的压力，使之与外界大气压保持平衡，这对于维持鼓膜的正常位置、形状和振动性能具有重要意义。人体患上呼吸道感染时，鼻咽部黏膜因肿胀而使咽鼓管不能正常开放，鼓室内的空气被组织吸收之后形成负压，使鼓膜内陷，此时患者可出现耳闷、耳鸣和听力下降等症状。正常人在坐飞机升空时，高空气压降低，以致鼓室内压相对增高，鼓膜可向外突出，故可感到耳痛和耳闷。此时，做吞咽动作，咽鼓管开放使鼓膜内外的压力平衡，即可缓解此种症状。

（三）声波传入内耳的途径

声音是通过气传导和骨传导两种途径传入内耳的。

1. 气传导　声波经外耳道引起鼓膜的振动，再经听骨链和前庭窗膜传入耳蜗，这一声音传递途径称为气传导（air conduction），它是引起正常听觉的主要途径（图 3-10）。在前庭窗的下方有一蜗窗（圆窗），其正常生理作用是缓冲内耳淋巴液的压力变化，有利于耳蜗对声波的感受。当正常气传导途径的结构损坏（如鼓膜穿孔和 / 或听骨链病变）时，声波也可通过外耳道和鼓室内的空气振动传至蜗窗，经蜗窗传至耳蜗，可使听觉功能得到部分代偿。

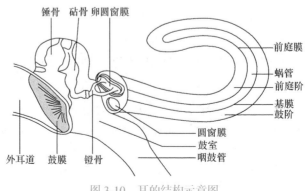

图 3-10　耳的结构示意图

2. 骨传导 声波还可以直接引起颅骨的振动，再引起位于颞骨中的耳蜗内淋巴振动，这一声音传递途径称为骨传导（bone conduction）。骨传导的效率很低，在正常听觉时作用不大，但在个体听自己说话和唱歌时具有重要作用。正常情况下人体几乎不能感到骨传导的存在，但如果把一个振动的音叉柄直接和颞骨乳突接触，人会感到一个稍有异样的声音，据此表明骨传导的存在。当将振动的音叉柄置于颞骨乳突部听不到声音时，再把音叉迅速移到外耳道口处，这时又能听到声音，说明正常情况下气传导较骨传导灵敏。

临床上常通过检查患者气传导和骨传导受损的情况，帮助诊断听觉障碍的病变部位和性质。例如，急慢性化脓性中耳炎、鼓膜外伤、听骨链中断等气传导途径受损引起的听力障碍，称为传导性耳聋（conductive hearing loss），此时气传导的作用减弱而骨传导的作用相对增强；由耳毒性药物（庆大霉素等）损害内耳毛细胞、颅骨骨折损伤听神经或听觉中枢病变引起的听力障碍称为感音神经性耳聋（sensorineural hearing loss），此时气传导和骨传导的作用均减弱。

（四）内耳的功能

内耳又称迷路，由耳蜗和前庭器官组成。耳蜗是内耳的感音部分，其主要作用是将经外耳和中耳传导来的声波振动所引起的听毛细胞的机械能变化，转换为听神经上的动作电位及其序列。前庭器官的功能将在前庭感觉中阐述。

1. 耳蜗的功能结构 耳蜗（cochlea）由一条骨性管道盘绕中间轴（蜗轴）旋转形成。人类耳蜗长 35mm，旋转 2.5～2.75 圈。耳蜗管道的横切面显示由斜行的前庭膜和横行的基底膜将管道分隔成三个腔：前庭阶、鼓阶、蜗管（中阶）。蜗管在顶端封闭形成盲管，蜗管内充满内淋巴。前庭阶和鼓阶内充满外淋巴，它们在蜗顶部经蜗孔相沟通。前庭阶的底端外侧壁有膜性的前庭窗，由镫骨板覆盖；鼓阶的底端有膜性的圆窗（图 3-10）。

基底膜上的声音感受器（柯蒂氏器，organ of Corti）由内、外毛细胞（hair cell）及支持细胞组成（图 3-11）。蜗管近蜗轴侧有一排纵向排列的内毛细胞，靠外侧有 3～5 排纵向排列的外毛细胞。每一个毛细胞顶部表面都有上百条整齐排列的听毛（又称纤毛）。外毛细胞中较长的一些纤毛的顶端埋植于盖膜的胶冻状物质中。盖膜在内侧连耳蜗轴，外侧游离在内淋巴中。毛细胞顶部与内淋巴接触，底部与外淋巴接触。在毛细胞底部有丰富的听神经末梢。外毛细胞具有主动感受声波振动的能力，这种能力在听皮层传出神经（橄榄耳蜗束）活动的调节下，表现出对不同频率和强度声波的选择性感受。

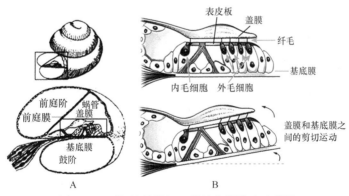

图 3-11 耳蜗管的横切面及基底膜振动示意图

A. 耳蜗管横切面示意图；B. 纤毛受到盖膜和基底膜剪切力时发生偏曲的示意图

2. 声波在耳蜗中的传播——基底膜振动的行波理论 骨性耳蜗管道的四壁都是骨质的，唯有圆窗是膜性组织。由于液体的不可压缩性质，当声波通过听骨链传至内耳时，镫骨底板向内移动可推动前庭阶和鼓阶的外淋巴向圆窗方向流动，使圆窗膜外移，以缓解其内的压力；当镫骨底板向外移动时圆窗膜向内移动。当镫骨底板向内移动时，前庭阶内外淋巴压力的升高可以通过前庭膜传递到内淋巴，继而使基底膜下移；当镫骨底板向外移动时基底膜向相反方向移动。在声波的作用下基底膜发生上下振动是产生听觉的重要基础。

研究表明声波的频率越低，产生的液体波动在基底膜上传播的距离越远，而声波的频率越高则传播的距离越近，就像人们拿着一条绸带上下抖动一样，抖动频率越低，最大波动出现的部位距离手部越远；抖动频率提高时，最大波动出现的部位距离手部越近，这一现象称为行波理论（traveling wave theory)（图 3-12）。

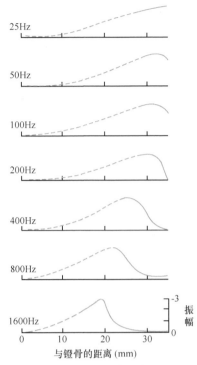

图 3-12　不同频率的纯音引起基底膜最大振幅出现的部位示意图

　　3. 耳蜗的感音机制　　声波传入耳蜗内，引起基底膜振动刺激毛细胞而引起兴奋。毛细胞将基底膜振动的机械能转换成膜电位变化，即产生感受器电位。感受器电位传至毛细胞底部，引起神经递质释放，最终引发在听神经纤维上传导的动作电位，后者再经听觉传导通路传至初级听觉中枢引起听觉。

　　（1）毛细胞感受器电位的形成：在安静状态时，毛细胞的静息电位为 $-80 \sim -70mV$。当基底膜向上振动时，纤毛向较长一侧偏曲（图 3-11），纤毛顶端膜上的机械门控阳离子通道被打开，内淋巴中 K^+ 在电化学驱动力的作用下涌入细胞内，使毛细胞去极化。当基底膜向下振动时，纤毛向较短一侧偏曲，阳离子通道关闭，K^+ 停止内流，细胞膜超极化。因此，基底膜的上下振动（机械能），通过纤毛的偏曲运动被转换成细胞膜电位的去极化和超极化，形成毛细胞的感受器电位。由多个毛细胞产生的感受器电位的复合型电位变化称为耳蜗微音器电位（cochlear microphonic potential）。耳蜗微音器电位是耳蜗受到声波刺激时，在耳蜗及其附近结构记录到的一种波形和频率与声波完全相同的电变化（图 3-13）。如果实验者对着动物的耳廓讲话，同时记录微音器电位，并将记录到的电位变化通过放大器连接到扬声器上，便可从扬声器中听到其讲话的声音，这说明耳蜗起着微音器的作用，可以把声波振动转换成相应的电信号。耳蜗微音器电位的主要特点是潜伏期极短、没有不应期、可以总和、对缺氧和麻醉不敏感并可诱发蜗神经纤维产生动作电位。

　　（2）毛细胞神经递质的释放和听神经动作电位的形成：毛细胞底部和耳蜗神经节细胞的周围突构成突触。毛细胞感受器电位传至细胞侧底部时，细胞膜的去极将激活侧膜上的电压门控钙通道，继而细胞外的 Ca^{2+} 内流，使毛细胞内 Ca^{2+} 浓度升高而引发毛细胞底部囊泡中的谷氨酸神经递质释放，递质与听神经末梢的谷氨酸受体结合后打开阳离子通道，突触间隙外淋巴中的 Na^+、Ca^{2+} 进入突触后神经末梢并使之去极化而产生兴奋性突触后电位。后者属局部电位，通过总和达到阈电位水平时，便在听神经上引发可向听觉中枢传导的动作电位。

4. 听神经动作电位 是耳蜗对声音刺激所产生的一系列反应中最后出现的电变化，是耳蜗对声音刺激进行换能和编码的结果，中枢的听觉感受只能根据这些传入信息来引起（图 3-13）。用不同频率的纯音刺激耳蜗，同时检查不同的单一听神经纤维的冲动发放情况，就可检验行波理论是否正确，也可阐明耳蜗动作电位编码作用的某些特点。通过分析不同的单一听神经纤维的放电特性和声音频率之间的关系发现：如果声波振动的强度足够大，同一神经纤维可以对一组相近频率的纯音刺激发生反应；如果逐渐减小声波振动的强度，其他的刺激频率因为强度太弱而无法产生反应时，仍然可以找到该纤维的一种最佳反应频率；每一条单一纤维的最佳频率的高低，决定于该纤维末梢在基底膜上的分布位置，这一部位正好是该频率声波引起的最大振幅行波的所在位置，据此得出的结论

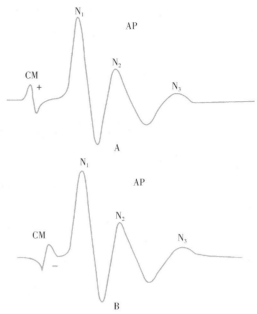

图 3-13　耳蜗微音器电位及听神经动作电位
CM：微音器电位；AP：听神经动作电位，包括 N_1、N_2 和 N_3 3 个负电位。A 和 B 对比表明，声音位相变化时，微音器电位位相倒转，但听神经动作电位位相不变

是某一频率较弱的声波，只通过少数对该频率最敏感的神经纤维将神经冲动向中枢传递，而该频率的声波振动强度增大，引起更多的相近最佳反应频率的神经纤维兴奋，以传入纤维上的动作电位编码共同将此声音的频率和强度信息传递到听觉中枢。在日常生活中，作用于人耳的声音振动频率和强度变化和由此引起的基底膜的振动形式及听神经纤维的兴奋和组合均十分复杂。因此，不同的音调和声音响度需以不同的动作电位组合形式上传至皮层听觉中枢，才能产生相应的听觉。

5. 耳蜗对声音的分析

（1）对声音频率的分析：人耳对声音频率的主观感觉是音调，高频声高尖，低频声低沉。耳蜗对声音频率的分析是通过"位置原则"完成的。声波的频率不同，使基底膜出现最大振动的部位不同（见上述"行波"理论），位于最大振动区的毛细胞受到的刺激最强，同这部分毛细胞相联系的听神经传入的冲动也最多，自基底膜不同部位的听神经冲动传到皮层听觉中枢的不同区域，就可产生不同的音调感觉。基底膜上出现最大振动的部位取决于传入声波的频率，这一学说称为毛细胞兴奋的部分学说。就耳蜗而言，近蜗底的基底膜上的毛细胞感受高频声音，耳蜗顶回的毛细胞感受低频声音，耳蜗中间回的毛细胞感受中等频率的声音。

（2）对声音强度的分析：声音的强弱和声波所含的能量有关。同一频率的声音，在一定范围内，声波的振幅大者，感觉的声音强，反之则弱。随着声音的强度增加，基底膜上与某一频率对应部位的振动幅度增大，此频率兴奋的毛细胞数量增多，产生的感受器电位增大，传入至中枢的冲动增多，中枢感觉的响度增加，这一学说称为毛细胞兴奋的数量学说。因此，耳蜗能对传入声音的频率和强度进行初步的分析。

三、听觉产生的中枢机制

（一）听觉冲动的传入通路

听神经传入纤维首先在同侧脑干的耳蜗神经核换元，换元后的纤维大部分交叉到对侧上橄榄核，在此处换元后形成外侧丘系，信息经过这些核团向上传递的同时，亦对声音的频率、强度及对声源的定位等进行初步分析和处理，故又可把这些核团称为听觉的皮层下中枢。外侧丘系的纤维可直接到达同侧下丘脑的内侧膝状体或与丘系核中的神经细胞形成突触联系，然后再到达内侧膝状体。所有传导听觉信息的神经纤维都在内侧膝状体换元后形成听放射，投射到大脑皮层的初级听觉中枢，产生听觉。

（二）皮层听觉中枢的功能

人的皮层初级听区位于颞横回和颞上回，相当于 Brodmann 在大脑皮层上划分的 41 和 42 区。皮

质听区是听觉中枢的高级部位，由其他中枢处理后的听信息，均要进入皮层部进行进一步的加工和处理，最终产生复杂的和高精度的听觉功能。

听觉传导通路中的一个重要特点就是在延髓耳蜗神经核以上各级中枢都接受双侧耳传来的信息，因此，一侧皮层听区损伤不会引起严重耳聋。

四、听觉的整体效应

同视觉引起的整体效应一致的内容，在此不再赘述。以下仅介绍不同性质的声音刺激引起的具有特征性的整体功能变化。

（一）声反射

听觉信息传入中枢后，引起听觉，同时还能引起一些躯体运动神经性反应及自主神经性反应，称为耳蜗反射或声反射（acoustic reflex）。上橄榄核团、外侧丘系核及下丘等有侧支与中脑运动核（面神经、三叉神经及展神经运动核）或脑干自主神经核发生联系，也有纤维经下行通路与脊髓前角细胞联系。强声刺激引起瞬目、眼球外展、中耳肌收缩、手指血管收缩及皮肤电位变化等反应，都属于声反射。临床上常将上述反射作为测验听觉功能的客观指标。

（二）乐音和噪声引起的整体反应

乐音（musical tone）是连续发出的听起来令人感到愉快的声音。发出乐音的各种乐器所产生的声波，其周期呈现倍数关系。乐音会使个体产生愉快的感觉。噪声（noise）是波形杂乱、没有周期性规律的声音。噪声会使人们产生不愉快的感觉。随着工业和交通业的发展，工厂噪声和城市噪声已成为不可忽视的公害。噪声刺激人耳超过一定强度和时间时，不仅可以损伤人的听觉器官，引起耳鸣、重听和听力下降等症状，还会引起明显的精神障碍，如妨碍睡眠，使个体精神紧张，神经功能失调，引起血压升高和胃肠功能紊乱及焦虑和抑郁等。因此，积极防止工厂噪声和城市噪声，不但可保护机体的听力，而且可预防许多神经、精神和内脏疾病的发生。

（三）声源的空间定位

声源的空间定位需要双耳听觉，它是中枢在整合两侧大脑皮层感受的声音后所得的结果。切断狗的胼胝体以后，狗对声源空间定位的能力丧失，说明声源的空间定位需要两侧大脑半球的协同工作。人耳对声源空间定位能力决定于声音到达两耳的强度差和时间差。例如，从左边来的声音，到达左耳的时间比右耳早，由于头的阻挡，左耳的声强比右耳强。频率较低的声音（波长较长）可绕过头部，到达两耳的声音强度差别不大，因此，低频声音的空间定位，主要取决于声音到达两耳的时间差；对于高频声音空间定位则主要依据两耳的强度差来判定声源方向。

对声音来源远近的判断比较复杂。通常和个体以往对所听声音的经验有关。当改变头部位置时，从声源到达两耳的强度和时间就会有相应的变化，这样可能为判断声源距离提供依据。声源空间定位对日常生活中的诸多事件，如搜索目标、空间定向和逃避灾害等都具有重要的意义。

（马春蕾　孙　晖）

第四节　前庭器官

前庭感觉是由前庭器官引起的对人体头部所在空间位置及躯体运动状态的感觉。前庭器官包括内耳迷路中的三个半规管、椭圆囊和球囊，从结构上看，它们是内耳的一部分，但在功能上不属于听觉器官。当机体进行旋转或直线变速运动时，速度的变化（包括正、负加速度）会刺激三个半规管或椭圆囊中的感受细胞；头的位置和地球引力的作用方向出现相对关系的变化，就会刺激球囊中的感觉毛细胞，然后通过毛细胞的换能作用，将刺激转变为传入神经上的动作电位，沿第Ⅷ对脑神经的前庭支传向中枢，引起相应的感觉和其他反应。

一、前庭感觉的产生及适宜刺激

（一）前庭感觉的感受细胞及换能机制

椭圆囊、球囊和半规管内的感觉细胞均为毛细胞。每个毛细胞的顶部通常有 $60 \sim 100$ 条按一定形式排列的纤毛，其中最长的一根称为动毛，位于一侧边缘部，其余的称为静毛。用电生理学方法证明，当动毛和静毛都处于自然状态时，毛细胞的静息电位是 -80mV，毛细胞底部的神经纤维上有中等频率的持续放电；当外力使顶部纤毛倒向动毛侧时，毛细胞出现去极化，同时神经纤维上冲动发放频率增加；与此相反，当外力使顶部纤毛倒向静毛侧时，毛细胞出现超级化，同时神经纤维上冲动发放频率减少（图3-14）。

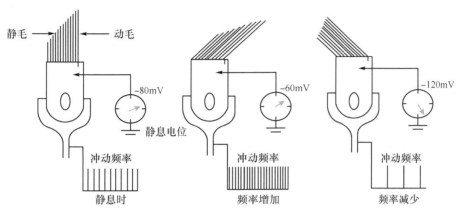

图3-14 前庭器官中毛细胞顶部纤毛受力情况与电位变化的关系示意图

前庭器官中各种毛细胞所在位置和附属结构的不同，使不同形式的位置变化和变速运动都能以特定方式改变毛细胞纤毛的倒向。前庭器官中毛细胞通过与耳蜗毛细胞相似的换能机制，使相应神经纤维的冲动频率发生变化，把机体运动状态和头部空间位置的变化信息传到中枢，引起特殊的位置觉和运动觉，并出现各种躯体功能和内脏功能的反射性变化。

（二）前庭器官的适宜刺激和生理功能

1. 半规管 三个半规管各自所处在的平面互相垂直。每个半规管一端膨大的部分称为壶腹。壶腹内有一块隆起的结构称为壶腹嵴。壶腹嵴的适宜刺激是正、负角加速度运动。壶腹嵴中含有一排面对管腔的毛细胞。毛细胞顶部的纤毛埋植在一种胶状的圆顶形终帽中。毛细胞上动毛和静毛的相对位置固定。例如，当水平半规管管腔内的淋巴由管腔流向壶腹时，壶腹嵴受冲击的方向正好使毛细胞顶部的纤毛由静毛向动毛一侧弯曲，于是引起该壶腹嵴向中枢发放的神经冲动频率增加；当壶腹内的内淋巴流向管腔侧时则相反，该壶腹嵴向中枢发放的神经冲动频率减少。

半规管的功能是感受旋转变速运动。当身体围绕不同方向的轴做旋转运动时，相应半规管壶腹中的毛细胞因管腔中内淋巴的惯性而受到冲击，顶部纤毛向某一方向弯曲；当旋转停止时，管腔中内淋巴的惯性作用，使顶部纤毛向相反方向弯曲，这些信息上传到大脑皮层引起旋转的感觉，传入有关运动中枢引起眼震颤和躯体、四肢骨骼肌紧张等反应，以调整姿势和保持身体平衡。

2. 椭圆囊和球囊 椭圆囊和球囊内部充满内淋巴液，囊内各有一个特殊的结构，分别称为椭圆囊斑和球囊斑，两种囊斑的结构相似。毛细胞存在于囊斑中，其纤毛埋植在一种称为耳石膜的结构内。耳石膜内含有许多微细的耳石，主要成分是碳酸钙，其比重大于内淋巴。椭圆囊中的囊斑和球囊中的囊斑所处空间位置有所不同。椭圆囊斑和球囊囊斑的适宜刺激是直线加速度运动。当人体直立时，椭圆囊的囊斑处于水平位，即毛细胞的纵轴与地面垂直，纤毛向上，耳石膜顶在纤毛的上方；球囊的囊斑则处于垂直位，毛细胞的纵轴与地面平行，纤毛朝外，耳石膜悬在纤毛的外侧。椭圆囊和球囊的功能是感受直线变速运动和头部的空间位置。两种囊斑中各个毛细胞顶部的静毛和动毛相对位置都不相同，能够感受各个方向的变化。当头部的空间位置发生变化时，由于重力的作用，耳石膜与毛细胞的相对位置发生变化；或躯体作直线变速运动时，由于惯性作用，耳石膜与毛细胞的相对位置也会发生变化，以上两种情况均可使纤毛发生弯曲，倒向某一方向，使相应传入神经纤维的冲动频率发生变化，这种信息传入中枢后，可产生头部空间位置变化的感觉和直线变速运动的感觉，同时也引起姿势反射以维持身体平衡。

二、前庭反应

前庭器官具有位置感觉、反射性维持机体平衡和引起其他前庭反应的功能。

（一）前庭姿势调节反射

躯体进行直线变速运动，可刺激椭圆囊和球囊反射性地改变颈部和四肢肌紧张的强度。例如，猫由高处往下跳时，常头部后仰而四肢伸直，它一着地，则头前倾，四肢屈曲。又如，当动物被突然上抬时，常表现为头前倾，四肢屈曲；上抬停止时，则头后仰，四肢伸直。人们在乘电梯升降的过程中，也可以发生相似的反射活动。这些都是直线变速运动通过刺激前庭器官引起的姿势调节反射。同样，躯体进行旋转变速运动，也可刺激半规管，反射性地改变颈部和四肢肌紧张的强度，以维持姿势的平衡。例如，当人体向左侧旋转时，可反射性地引起左侧上、下伸肌和右侧屈肌的肌紧张加强，使躯干向右侧偏移，以防歪倒；旋转停止时，则可使肌紧张发生反方向的变化，使躯干向左侧偏移。

从上述例子可以看到，当发生直线变速运动或旋转变速运动时，产生姿势调节反射的结果，常同发动这些反射的刺激相对抗，其意义在于使机体尽可能地保持在原有空间位置上，以维持一定的姿势和平衡。

（二）眼震颤

躯体做旋转运动时，眼球可出现一种特殊的往返运动，这种现象称为眼震颤（nystagmus）。眼震颤主要是由半规管受刺激引起的，它可反射性地引起眼外肌的规律性活动，从而造成眼球的规律性往返运动（图 3-15）。在生理情况下，两侧水平半规管受刺激时，引起水平方向的眼震颤；上、后半规管受刺激时，引起垂直方向的眼震颤。人在水平面上的活动较多，如转身、回头等，所以，水平方向的眼震颤最为常见。水平方向眼震颤包括两个运动时相：开始时两眼球缓慢向一侧移动，当到达眼裂的顶端时，眼球突然快速地返回到眼裂的中心位置，前者称为慢动相，后者称为快动相。例如，当头部保持前倾 30° 的姿势，人体以垂直方向为轴向左旋转，开始时，因惯性作用，左侧水平半规管的内淋巴由管腔流向壶腹嵴，使左侧壶腹嵴的毛细胞受到刺激而兴奋，右侧半规管则相反。于是，两侧眼球先缓慢向右侧移动，然后突然返回到眼裂正中，接着又出现新的慢动相和快动相，如此往返。当继续匀速旋转时，由于内淋巴的惯性滞后作用消除，眼球不再震颤。当旋转减速或停止时，内淋巴因惯性而不能立刻停止流动使壶腹嵴产生与开始时相反的变化，又引起一阵与开始方向相反的慢动相和快动相眼震颤。眼震颤慢动相的方向与旋转方向相反，是由对前庭器官的刺激引起的，快动相的运动方向与旋转方向一致，是由于中枢矫正的结果。临床上，常用检查眼震颤的方法，来判断前庭器官的功能是否正常。

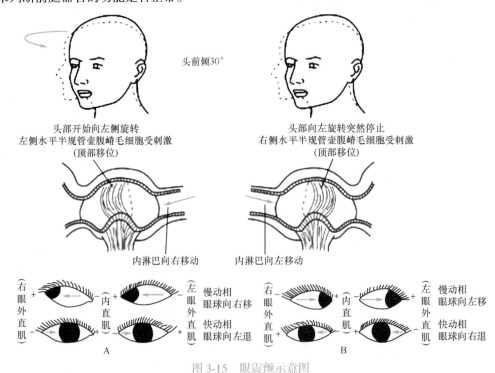

图 3-15 眼震颤示意图

A. 头前倾 30°，旋转开始时的眼震颤方向；B. 旋转突然停止后的眼震颤方向

（三）前庭自主神经反应

前庭器官受到刺激时，常可引起自主神经系统反应，主要表现为恶心、呕吐、眩晕、皮肤苍白、心率加快、血压下降等自主神经反应。前庭器官敏感性高的人，易于出现晕车或晕船，并且反应亦

更为严重，通过必要的锻炼，随着前庭感觉的适应，上述反应的症状会逐渐减轻。

第五节 其他特殊感觉

一、嗅 觉

嗅觉（smell）是空气中的物质分子或溶于水及脂质的刺激物作用于鼻黏膜中的嗅细胞（气味受体细胞），经嗅细胞换能后传入冲动至大脑眶额皮层嗅觉中枢引起的一种特殊感觉。对人类和大多数动物，在发现和获取食物及体验生命的其他活动中，嗅觉都是极为重要的。嗅觉是目前用分子生物学技术研究比较清楚的一种感觉功能系统，这要归功于两位美国科学家阿克塞尔（Axel）和巴克（Buck），他们致力于气味感受、信息传递和嗅中枢等方面的研究近 20 年，取得了创新性的成果，并因此获 2004 年诺贝尔生理学或医学奖。

嗅细胞是嗅觉感受器，它是唯一起源于中枢神经系统且能直接感受环境中化学物质的神经细胞。嗅细胞是双极细胞，位于上鼻甲及其相对的鼻中隔黏膜部的嗅上皮中，两侧面积约为 $5cm^2$，由于其部位较深，平静呼吸时的气流不易达到该处，故对一些不太浓的气味，要用力吸气，使气流深入到嗅上皮才能进行分辨。嗅细胞的顶部有 5～6 条短纤毛，底部有无髓纤维组成的嗅丝，穿过筛板进入嗅球。

嗅觉感受器的适宜刺激是空气中有气味的化学物质。自然界能引起嗅觉的气味物质可达 2 万余种，人能辨别的气味有 2000～4000 种。在众多的有气味物质中，至少有 7 种基本气味：樟脑味、麝香味、花卉味、薄荷味、乙醚味、辛辣味和腐腥味，人类嗅觉的多种感受由此组合而成。

嗅觉的阈值很低，人可嗅出空气中含有 0.04μg/L 的麝香。嗅觉的适应较快，当某种气味突然出现时，可引起明显的嗅觉，若这种气味物质持续存在，对该气味的嗅觉很快减弱甚至消失。对某一气味适应后，对其他气味仍敏感。

Axel 和 Buck 发现大约有 1000 个基因（约占基因总数的 3%）用来编码嗅细胞上不同气味受体。每个单独的嗅觉感受细胞只能表达一种并且只有一种气味的受体基因，嗅觉感受细胞的类型与气味受体完全相同，显示了嗅觉系统具有高度专一化和个性化的特征。

空气中的气味分子通过呼吸被鼻腔中的黏液吸收，扩散至嗅纤毛并与其表面膜的受体结合，激活 G 蛋白，使细胞膜 cAMP 生成，引起膜上钠通道开放，Na^+ 内流，产生去极化的感受器电位，总和达阈电位时在轴突膜产生动作电位，电信息传向嗅小球，继之传向大脑眶额皮质。眶额皮质的活动一般右侧大于左侧，所以，两侧嗅皮层是不对称的。眶额皮质嗅觉中枢兴奋，引起嗅觉并产生记忆。来自不同类型气味受体的信息组合成与特定气味相对应的模式，最终在大脑皮层整合，引起特有的主观嗅觉感受。

在机体受到不同气味的刺激时，嗅觉纤维上除了产生相应的嗅觉外，还可投射到边缘系统，引起体内其他功能活动发生变化，如嗅到喜爱的食物气味时可刺激食欲的产生，嗅到玫瑰花香会产生愉快的情绪并产生记忆活动等。

虽然嗅觉研究已获得某些成就，但还有许多问题需要阐明。一个嗅觉神经元如何选择其所表达的那个受体基因，嗅信息在中枢如何传递和相互影响等。正如 Buck 所说：嗅觉系统是一个神奇的、永无休止的谜。我不去想别的任何事情，只愿为此继续工作。

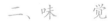

二、味 觉

味觉（taste）是味觉感受器受到刺激时，传入信息经孤束核和丘脑传递，在皮质味中枢产生的特定感觉。分布于舌背和舌缘、口腔和咽部黏膜表面的味蕾是味觉的感受器。儿童味蕾较多，老年时味蕾萎缩而减少。味蕾由味觉细胞和支持细胞组成，细胞顶端有纤毛，是感受味觉的关键部位。味觉细胞平均每 10 天更新一次。人类的味觉系统能感受和区分多种味道。众多的味道都是由酸、甜、苦、咸和鲜五种基本味觉组合而成的。NaCl 引起咸味，H^+ 是引起酸味的关键因素，葡萄糖引起甜的感觉，奎宁和一些生物碱则引起苦味，谷氨酸钠引起鲜味。人的舌尖、舌两侧部、舌两侧前部和舌根及软腭，分别对甜、酸、咸和苦比较敏感。食物温度在 20～30℃时，味觉敏感度最高。此外，味觉还受血液中化学成分的影响，如血液中的 NaCl 浓度低，则喜食较咸的食物；反之，则喜爱清淡的食物。

味觉也有适应现象。一种味觉刺激适应后，对其他味觉无影响。不同味细胞受到刺激后，产生

味觉 - 电换能的机制不全相同。咸和酸的刺激可通过化学门控钠通道开放，Na^+ 内流引起味觉细胞产生感受器电位。糖同味觉细胞膜上的受体结合后，激活 G 蛋白，进而使腺苷酸环化酶激活，使细胞内环腺苷酸（cyclic adenylic acid，cAMP）增多，细胞膜对 K^+ 的通透性降低而产生感受器电位。目前，许多味觉刺激的换能机制尚不清楚。

味觉细胞产生的感受器电位通过突触传递引起感觉神经末梢产生动作电位，经面神经、迷走神经和舌咽神经中的纤维传入，在延髓孤束核换元后，经丘脑特异感觉接替核换元，再投射到中央后回底部（43 区）味皮质，中枢通过来自五种基本味觉的神经传入信息的不同组合来辨别各种味觉。

当味觉感受器受到持续的和强烈的刺激（如进食辛辣的食物或刺激性强的药物）时，第Ⅶ、Ⅸ和Ⅹ对脑神经中的味觉纤维出入冲动在延髓孤束核换元后，其中部分纤维经丘脑感觉接替核换元后投射到皮质顶叶（体感Ⅰ区）和岛叶，部分纤维则投射到下丘脑，在产生特定感觉和内脏反应的同时，中枢整合后的信息经三叉神经的泪腺神经传出，使泪腺分泌大量的泪液，该过程称为味觉 - 泪反射（gusto-lacrimal reflex），与此同时，口腔中的痛觉感受器亦可受到刺激，冲动传入大脑皮层引起痛觉。经皮质整合后的信息，一方面可协调味觉 - 泪反射活动，另一方面还可反射性地引起头颈部汗腺大量分泌汗液，即引起味觉性发汗（gustatory sweating）。味觉 - 泪反射使个体对摄入的食物性质有情绪的识别，通常情况下，该反射对摄入刺激性食物有一定的抑制性作用。

机体的味觉不仅可辨别不同的味道，而且个体喜爱的味道常引起愉快的心理和精神反应，在进食过程中，可增加食欲，摄入的营养物质相应增多，故味觉同时也与摄取营养成分和调节内稳态有关。

（郝丹丹）

小　结

视觉器官（眼）由折光系统和感光系统两部分构成。折光系统主要由角膜、房水、晶状体和玻璃体组成，其功能是将外界物体的光线折射后在视网膜上形成清晰的物像；感光系统包括视杆系统和视锥系统，前者对光线的敏感性高，主要是在弱光时发挥感光作用，为夜视觉或暗视觉系统；后者对光线的敏感性差，主要是在强光时发挥感光作用，为明视觉或昼光觉系统。感光系统的功能是感受物像的刺激，并将其转换成视神经上的神经冲动。视神经冲动传入到视觉中枢后形成视觉。当外界物体的距离、大小或光线的强弱等发生改变时，折光系统的功能就会发生相应的调节，包括晶状体的调节、瞳孔的调节和双眼的会聚。当折光系统的结构或功能异常时，平行光线不能聚焦于视网膜，导致视物模糊或变形，称为折光异常或屈光不正，包括近视、远视和散光。感光细胞感受光线刺激首先引发复杂的光化学反应，然后诱发感受器电位产生，感受器电位再扩布到视神经，引起视神经上的神经冲动，从而完成感光换能作用，并在视网膜内进行初步处理，最后以视神经纤维上的动作电位形式传向大脑皮层的初级视觉中枢。视觉产生过程及机制是在视网膜、外侧膝状体和视皮层及广泛的脑区中复杂神经功能网络内进行的。在机体产生视觉的同时，还伴有复杂的整体功能活动的变化。人眼能看到的前方空间范围称为视野，由于面部结构可遮挡视线，故颞侧和下侧的视野较鼻侧和上侧的视野大。视野的大小还与视网膜中各类感光细胞的分布和感受不同颜色刺激的能力等因素有关，在同一光照下，白色视野最大，其次分别为黄色视野、红色视野和绿色视野。

听觉器官由外耳、中耳和内耳耳蜗三部分构成。外耳、中耳的功能是将物体振动发出的声波收集和放大后传入内耳，声波传入内耳的途径有气传导和骨传导。耳蜗的功能是感受声波的振动，并将声波的机械振动能量转换成听神经上的神经冲动。当声波传入到耳蜗时首先引起内耳淋巴和基底膜的振动，然后刺激基底膜上的毛细胞，使其顶部的纤毛弯曲，进而打开位于纤毛顶部的机械门控阳离子通道，Na^+、Ca^{2+} 沿着开放的离子通道由内淋巴流入毛细胞内引发并产生感受器电位，最终引发听神经上的动作电位，从而完成耳蜗的感音换能作用。听神经上的动作电位经特定传导通路传向大脑初级听觉皮层。声音的频率不同，在基底膜上振动的部位不同，自基底膜不同部位的听神经冲动传到皮层听觉中枢的不同区域，就可产生不同的音调感觉。随着声音的强度增加，基底膜上振动的幅度增大，兴奋的毛细胞数量增多，产生的感受器电位增大，传入至中枢的冲动增多，中枢感觉的响度增加。

前庭器官由内耳中的三个半规管、椭圆囊和球囊组成，是人体对自身的姿势和运动状态及头部空间位置的感受装置，在维持身体的平衡中起主要的作用。半规管感受旋转变速运动，椭圆囊和球囊则感受直线变速运动和头部在空间位置的变化。

第四章 神经系统的功能

神经系统（nervous system）是对人体功能起主导调节作用的系统。人类神经系统分为中枢神经系统和周围神经系统两部分：中枢神经系统包括脑和脊髓，是结构和功能最为复杂的系统，主要整合体内、外环境因素变化及体内各种活动相互作用的信息，同时产生思维和情感及发出相应的信息以调节机体的活动；周围神经系统包括神经节和神经纤维，传入神经为中枢提供体内、外环境因素变化的信息，传出神经则将中枢整合后的信息传至效应器以调节其功能活动。通过神经系统的调节作用，体内各种功能活动相互联系并协调为统一的整体，以适应内、外界环境因素的变化。

本章在介绍神经系统活动规律的基础上，阐述神经系统对机体感觉和运动的调节及脑的高级功能。

第一节 神经系统活动的规律

一、神经元和神经胶质细胞的功能

神经系统主要由神经元（neuron）和神经胶质细胞（neuroglio cyte）组成，前者约有 1×10^{11} 个，后者为前者的 10～50 倍。由相同功能的神经元和与之共生的神经胶质细胞及内稳态组成的神经功能网络（nerve functional network），是神经系统对机体各种功能活动调节的基础。

（一）神经元的结构和功能

1. 神经元的基本结构和功能 神经元是神经系统的基本结构和功能单位，由胞体和突起两部分组成。胞体主要存在于中枢和神经节中，是整个神经元代谢活动的中心和接受、处理信息的部位。突起分为树突和轴突：①树突多而短，主要功能是接受其他神经元传来的冲动并将其传给胞体。②轴突由胞体的轴丘发出，长的轴突同外包绕的髓鞘或神经膜一起，称为神经纤维（nerve fiber）。轴突起始部称为始段，其阈值较神经元其他部分的低，胞体整合的信息首先在此产生兴奋，随即由神经纤维将冲动传向末梢，进而影响下一神经元或该神经元所支配效应器的活动。在神经纤维的末端有许多分支，每个分支末梢膨大并失去髓鞘的包绕，称为突触小体，突触小体与其他神经元或支配的器官发生结构和功能联系。

2. 神经元间联系的方式 神经元间结构和功能发生联系的部位称为突触（synapse）。突触是指一个神经元的轴突末梢与另一神经元的胞体或突起相接触并进行信息传递的部位。根据神经元相互接触的部位，经典的突触分为轴突-胞体式突触、轴突-树突式突触、轴突-轴突式突触三类（图4-1）。在某些特定的神经元树突间也可形成突触，称为树突-树突式突触。广义的突触还包括运动神经与骨骼肌细胞间的神经-肌接头。

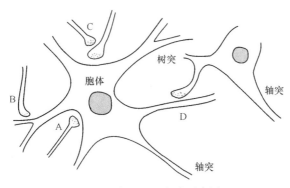

图 4-1　突触联系方式示意图

A.轴突-胞体式突触；B.轴突-树突式突触；C.轴突-轴突式突触；D.树突-树突式突触

3. 神经纤维的分类和功能特征

（1）神经纤维分类：生理学上常用分类方法有两种，①根据电生理学特性（主要依据兴奋传导速度）分类，将神经纤维分为 A、B、C 三类，其中 A 类纤维又进一步分为 A_α、A_β、A_γ 和 A_δ 4 个亚类。②根据神经纤维来源与直径分类，将神经纤维分为 Ⅰ、Ⅱ、Ⅲ、Ⅳ共四类，其中 Ⅰ 类纤维包括 I_a 和 I_b 2 个亚类。目前，第一种分类法多用于传出纤维，第二种分类法用于传入纤维。两种分类法及对应关系见表 4-1。

表 4-1 神经纤维的分类

纤维分类	功能	纤维直径（μm）	传导速度（m/s）	相当于传入纤维的类型
A（有髓鞘）				
α	支配本体感觉、躯体运动	13～22	70～120	I_a、I_b
β	支配触压觉	8～13	30～70	Ⅱ
δ	支配梭内肌	4～8	15～30	Ⅲ
γ	支配痛觉、温度觉、触压觉	1～4	12～30	
B（有髓鞘）	支配自主神经节前纤维	1～3	3～15	
C（无髓鞘）				
后根	痛觉、温度觉、触压觉	0.4～1.2	0.6～2.0	Ⅳ
交感	支配交感节后纤维	0.3～1.3	0.7～2.3	

注：I_a 类纤维直径稍粗，为 13～22μm；I_b 类纤维直径略细，约为 12μm

（2）神经纤维的功能和特征：神经纤维的主要功能是传导兴奋，在其上传导的兴奋称为神经冲动（nerve impulse）。神经纤维根据有无髓鞘包绕而分为有髓神经纤维和无髓神经纤维。有髓神经纤维的直径较粗，因局部电流只能在已兴奋和未兴奋的郎飞结间产生，故兴奋呈跳跃式传导，这种方式的传导速度不但比无髓神经纤维的连续传导快，而且兴奋在相同距离的传导过程中跨膜运动的离子数也少得多，故是一种耗能较少的传导方式。有髓神经纤维传导躯体的感觉和运动性信息，使机体能对感受到的内、外环境因素变化迅速做出适应性反应。无髓神经纤维主要支配内脏器官，其传导信息的速度缓慢且持续时间长，与保持内脏器官的功能状态有关。

神经纤维传导兴奋具有以下特征：①完整性，结构和功能的完整性是神经纤维传导兴奋的基础，若神经纤维受损或被切断，或局部使用麻醉药物，兴奋将不能传导。②相对绝缘性，在神经干内，包含有传入纤维和传出纤维。神经纤维传导的绝缘性，使一条神经纤维传导的兴奋不会影响邻近纤维活动，进而保证了神经调节的精确性。③双向性，在离体实验条件下，把刺激电极置于神经干中间，给予阈刺激后，可在该神经干两端记录到动作电位，表明神经纤维具有双向传导兴奋的能力，但在体情况下，神经纤维只能单向性传导兴奋，即感觉神经纤维将兴奋传入中枢，运动神经纤维把中枢的兴奋传向外周，这与突触极性有关。④相对不疲劳性，在神经系统活动中，突触部位由于受神经递质耗竭和环境中理化性质变化等因素的影响，较神经纤维易于出现疲劳，神经纤维具有相对不疲劳性。在离体实验条件下观测到，连续刺激神经纤维 10 余小时，其仍保持传导兴奋的能力。

4. 神经纤维的轴质运输及功能 神经元轴突内的胞质称为轴质。轴质在胞体与轴突末梢之间处于流动的状态称为轴质流动。通过轴质的流动而实现胞体与轴突末梢之间的物质运输称为轴质运输（axoplasmic transport），这种运输对维持神经元的正常结构和功能具有重要意义。实验证明，结扎神经纤维后，结扎的两端都有物质堆积，胞体端的堆积大于轴突末梢端。如果切断轴突，不仅轴突远端部分发生变性，而且近端部分甚至胞体也将发生变性。

轴质运输具有双向性。自胞体向轴突末梢的轴质运输称为顺向轴质运输；自轴突末梢向胞体的轴质运输称为逆向轴质运输。顺向轴质运输又可分为快速轴质运输和慢速轴质运输，前者速度约为 400mm/d，主要运输具有膜结构的细胞器、含有递质的小泡和分泌颗粒等；后者速度为 1～10mm/d，是指由胞体合成的蛋白质形成的微管和微丝等结构向神经末梢方向的延伸。逆向轴质运输速度约为 200mm/d，组织产生的神经生长因子（nerve growth factor）、某些病毒和毒素，均可通过入胞作用被摄入神经末梢，然后以这种方式运输到胞体。在神经科学研究中，利用轴质运输的功能特性，常将示踪剂等注射在神经终末附近，通过逆向轴质运输显示胞体的位置。

5. 神经的营养性作用　神经对所支配组织的调节作用，如引起肌肉收缩、腺体分泌等，称神经的功能作用（functional action）。此外，神经末梢经常性地释放一些营养性因子，通过持续性调节靶组织的代谢活动以影响其结构、生化和生理功能，称为神经的营养性作用（trophic action）。实验中观察到，切断动物的运动神经后，所支配骨骼肌的糖原合成减慢，蛋白质分解加速，肌肉逐渐萎缩；将神经缝合后，随着神经再生和功能恢复，所支配肌肉的糖原合成加速，蛋白质分解减慢而合成加快，肌肉体积和功能逐渐恢复。临床上周围神经损伤的患者也会出现肌肉萎缩现象。

神经元生成营养性因子以维持所支配组织的正常代谢和功能，反过来，组织也持续产生某些营养性和生长因子作用于神经元。组织产生的各种生长因子被神经末梢摄取后，逆向运输至胞体发挥其营养作用。已知神经生长因子、成纤维细胞生长因子、上皮生长因子、血小板源性生长因子和白细胞介素等，均不同程度地参与了神经系统的生长、分化、发育和再生的过程，对维持神经系统的正常功能具有重要的作用。

从上可见，神经元与靶组织间的营养性关系是双向的，两者相互作用和影响，为彼此结构和功能的正常提供了内在的保证。

（二）神经胶质细胞的功能

神经胶质细胞广泛分布于中枢神经系统和周围神经系统中。在人类中枢神经系统中，胶质细胞主要有星形胶质细胞、少突胶质细胞和小胶质细胞。在周围神经系统中，胶质细胞主要有形成髓鞘的施万细胞和位于神经节内的卫星细胞等。

神经胶质细胞对神经元起支持、保护、营养和绝缘等作用，神经胶质细胞和细胞外液共同构成神经元实现功能的微环境。近年有关神经胶质细胞具有促进神经元突触联系的报道，使人们对神经胶质细胞的作用进行重新认识。目前认为，神经胶质细胞还具有以下多种功能。

1. 参与神经元的功能活动　神经胶质细胞参与神经元间突触的形成和稳定及神经元可塑性的过程。神经元和神经胶质细胞均可通过释放神经递质而相互作用或对话（cross talk）。神经胶质细胞上有不同神经递质的转运体，可逆浓度梯度把细胞外的神经递质摄入神经胶质细胞内，并在相应酶的作用下转化。近年发现，星形胶质细胞也具有兴奋性，其细胞膜上有电压门控离子通道和神经递质的受体，来自神经元的信息可在胶质细胞网（glial network）中传递和扩布，ACh、5-羟色胺、谷氨酸、NO、Ca^{2+}、ATP 和三磷酸肌醇等神经递质和（或）信息分子，参与了胶质传递（glial transmission）的过程。

2. 参与神经组织的生长发育过程　神经胶质细胞作为脑内的神经干细胞或通过分泌神经生长因子、碱性成纤维生长因子和白细胞介素等，以激活神经元的功能或协同神经元的功能活动，维持和参与神经组织的生存、生长发育和损伤后的再生与修复过程。

3. 调节细胞外 K^+ 浓度　神经兴奋时可引起细胞外 K^+ 浓度升高，K^+ 进入神经胶质细胞内，有助于维持细胞外 K^+ 浓度稳定而保证神经元功能活动正常进行。

从上可见，神经元活动不是孤立进行的，而是在神经胶质细胞和内稳态配合下得以进行的。

二、神经元间信息传递的功能

神经元间主要通过突触联系传递信息（图 4-2）。据估计，1 个神经元的轴突分支可与其他神经元形成约 1000 个突触联系；1 个神经元的胞体和树突上约有 1 万个传入神经的末梢与之形成突触；小脑的浦肯野细胞，约同 10 万个传入神经的末梢形成突触。神经元间的突触联系构成的复杂网络，是完成各种信息的传递和整合的结构基础。神经系统中，广泛存在的是化学性突触。除此之外，在大脑皮层感觉区的星状细胞、小脑篮状细胞与星状细胞、视网膜的水平细胞和双极细胞等处的神经元之间，还存在电突触（electrical synapses）、混合性突触（mixed synapses）和交互性突触（reciprocal synapses）等（图 4-3）。

（一）化学性突触传递

1. 化学性突触结构特点　化学性突触由突触前膜、突触间隙和突触后膜组成。在电子显微镜下观察到，突触前膜和突触后膜较一般神经元膜厚，约为 7.5nm，突触间隙宽 20～40nm。突触前膜及内部具有合成、储存和释放神经递质等功能。在同一突触前膜内，含有大量直径为 20～80nm 的小泡，称为突触小泡（synaptic vesicle），其内储存种类各异的神经递质。含 ACh 和儿茶酚胺（catecholamine）类递质的突触小泡分布在轴质内靠近突触前膜的部位，与膜接触、融合、膜破裂以释放递质至突触间隙的速度很快。递质释放仅局限在形态学上与其他部位有明显区别的特定膜结构区域，该区域称为激活区。同激活区对应的突触后膜上存在着相应特异性受体或化学门控通道。突触间隙内有一中等密度的物质，称突触缝隙物，该物质具有防止神经递质在突触间隙运动中向间隙以外区域扩散的作用。突触后膜的电子密度高于其他组织成为辨认突触的标志。当不同神经递质经突触间隙扩散并与突触后膜上各自特异性受体结合后，突触后膜会发生相应的电位变化。突触前膜释放的神经递质仅作用于突触后膜上受体而发挥作用的过程，称为化学性突触传递（synaptic chemical transmission）。

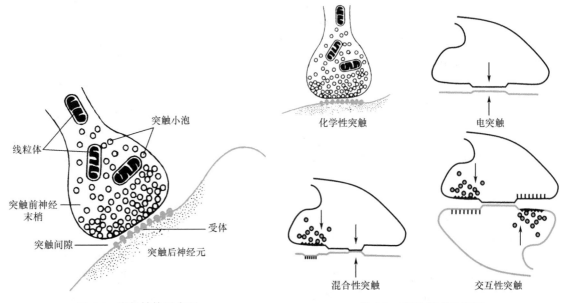

图 4-2　突触结构示意图　　　　　图 4-3　突触类型示意图

2. 化学性突触传递的过程　突触前神经元兴奋，冲动经轴突传至末梢，突触前膜去极化，膜上电压门控钙通道开放，Ca^{2+} 内流使胞内 Ca^{2+} 浓度升高，通过多种机制促进递质释放：①Ca^{2+} 中和突触小泡膜上的负电荷，使其易与带负电荷的突触前膜融合。②降低轴质黏滞性，有利于突触小泡前移并与突触前膜接触。③安静状态下，突触蛋白 I 以脱磷酸化的形式结合在突触小泡外表面，这种结合使突触小泡很难在胞质中移动。Ca^{2+} 与钙调蛋白结合后，通过激活钙调蛋白依赖的蛋白激酶 II，可使突触蛋白 I 磷酸化，磷酸化的突触蛋白与突触小泡亲和力降低，从而使突触小泡的移动性增加。④Ca^{2+} 还可使突触前膜内的肌动蛋白样物质与突触小泡膜上的肌球蛋白样物质发生收缩反应，从而促进突触小泡内神经递质释放。几方面共同作用，促使突触小泡移动并与突触前膜接触、融合，随即在融合处破裂，导致神经递质释放。神经递质经突触间隙扩散至突触后膜，同膜上的促离子型受体或 G 蛋白耦联受体结合后（部分神经递质被水解失活），经过一系列的生化反应，突触后膜对离子的通透性发生变化，不同的离子跨膜运动，使突触后膜产生去极化或超极化电位。神经递质释放的量同进入突触前膜的 Ca^{2+} 量呈正相关。细胞外液中 Ca^{2+} 浓度降低或 Mg^{2+} 浓度增高，都会引起神经末梢去极化内流的 Ca^{2+} 量减少，使神经递质的释放减少；反之，Ca^{2+} 内流增多，神经递质的释放亦增多。神经末梢内 Ca^{2+} 浓度升高促进神经递质释放的同时，又激活了膜上的 Na^+-Ca^{2+} 逆向转运体，该转运体把轴质内的 Ca^{2+} 转运到细胞外，使细胞内 Ca^{2+} 浓度很快恢复到静息时的水平。突触小泡破裂释放神经递质后，其外壳留在突触前膜内，复原后，可再用以储存神经递质，也可与突触前膜融合成为其组成部分。

现已表明，有的突触后膜受体一旦同神经递质结合，即可使膜上离子通道的通透性发生变化，这种受体本身就是一种化学门控离子通道，称为促离子型受体（ionotropic receptor）。有的突触后膜受体同膜内的 G 蛋白耦联，称为 G 蛋白耦联受体，这种受体同神经递质结合后，需通过 G 蛋白将信息传入细胞内，引起 cAMP、cGMP、肌醇三磷酸（inositol triphosphate，IP_3）和二酰甘油（diacylglycerol，DG）等第二信使的浓度变化，进而使膜通道蛋白发生磷酸化或去磷酸化，导致膜对离子的通透性及膜内代谢功能等发生变化，故又称为促代谢型受体（metabotropic receptor）。

神经递质在突触后膜发挥作用后，迅速被突触间隙的酶系统分解失活，或被突触前膜重摄取以再利用。

3. 突触后电位的形成机制及作用　突触前神经元释放不同的神经递质，经扩散抵达突触后膜，作用于突触后膜上的特异性受体，引起突触后膜对某些离子的通透性发生改变，导致某些离子可以进出突触后膜，即突触后膜发生一定程度的去极化或超极化，从而形成突触后电位（postsynaptic potential）。根据突触后电位去极化和超极化的方向，可将突触后电位分为兴奋性突触后电位和抑制性突触后电位。

（1）兴奋性突触后电位形成机制及作用：突触前膜释放兴奋性神经递质，神经递质经突触间隙扩散，同突触后膜上的特异性受体结合，突触后膜对 Na^+、K^+ 和 Cl^- 的通透性增加，但以 Na^+ 内流为主，导致突触后膜产生去极化，这种去极化电位变化称为兴奋性突触后电位（excitatory postsynaptic potential，EPSP）。EPSP 是局部电位，电位大小取决于突触前膜释放的神经递质量。当突触前神经元活动增强或参与活动的突触数目增多及 Ca^{2+} 内流增多时，神经递质释放量增多，EPSP 增大；通过时间和空间总和，使去极化电位到达阈电位时，即在突触后神经元的轴突始段产生动作电位，引起突触后神经元兴奋。EPSP 总和未达到阈电位时，虽不能产生动作电位，但局部的去极电位能提高突触后神经元的兴奋性，使之容易发生兴奋，这种现象称为易化（facilitation）。

（2）抑制性突触后电位形成机制及作用：突触前膜释放抑制性神经递质，神经递质经突触间隙扩散，同突触后膜上的特异性受体结合后，突触后膜对 Cl^- 和 K^+ 的通透性增加，Cl^- 内流和 K^+ 外流（以 Cl^- 内流为主），导致突触后膜产生超极化，这种超极化电位变化称为抑制性突触后电位（inhibitory postsynaptic potential，IPSP）。也有人认为 IPSP 的产生同钠或钙通道关闭有关。IPSP 使突触后神经元的兴奋性降低。IPSP 亦可发生总和，总和的结果，导致突触后神经元的兴奋性进一步降低。EPSP 和 IPSP 的形成机制见图 4-4。

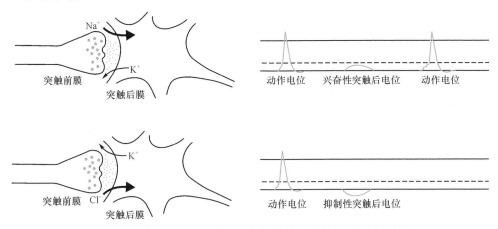

图 4-4　兴奋性突触后电位和抑制性突触后电位产生机制示意图

在中枢神经系统，一个神经元常与其他多个神经末梢构成突触，这些突触，有的是兴奋性的，有的是抑制性的，产生的 EPSP 和 IPSP 可在突触后神经元的胞体进行整合，故突触后神经元的状态实际上取决于同时产生的 EPSP 与 IPSP 的代数和。若 EPSP 占优势并总和达阈电位，突触后神经元产生兴奋；反之，若 IPSP 占优势，突触后神经元则呈抑制状态。

在神经系统调节某一生理活动过程中，EPSP 和 IPSP 常是同时出现的。例如，伸肌受到牵拉刺激时，支配伸肌的 α 运动神经元产生 EPSP，支配屈肌的 α 运动神经元则产生 IPSP。例如，在发动屈肌收缩时，支配伸肌的 α 运动神经元产生 IPSP，支配屈肌的 α 运动神经元产生 EPSP，所以在任一反射活动中，中枢内既有兴奋活动又有抑制活动，两者相互作用的结果，保证了反射活动的协调进行。中枢神经系统对各种感觉传入信息的加工整合和对传出冲动的精确控制，正是通过使一些神经元产生 EPSP 的同时，又使另一些神经元产生 IPSP 来实现的。

4. 快突触传递和慢突触传递　根据突触前膜去极化导致突触后膜发生效应的时间不同而分为快突触传递和慢突触传递两种类型。

（1）快突触传递：从神经递质释放到产生突触后电位的整个过程，只需数毫秒，故称为快突触传递（fast synaptic transmission），见于感觉和运动功能的信息传递。这种信息传递方式使神经系统对体内、外环境因素的变化能迅速地做出适应性的调节反应。

（2）慢突触传递：从神经递质释放到突触后出现效应的时间（几百毫秒到秒）和效应持续时间（秒到分）都较快突触传递明显延长的为慢突触传递（slow synaptic transmission），主要见于中枢神经系统内活动。在中枢神经系统中，突触前膜释放神经递质同突触后膜上 G 蛋白耦联受体结合后，通过第二信使的作用导致膜内或膜上的蛋白磷酸化或去磷酸化，进而产生细胞内的生化反应或导致膜上离子通道开放或关闭。缓慢地信息传递与中枢神经系统对不同来源信息进行整合、处理并使之进入储存状态等功能活动有关。

（二）其他突触

1. 电突触 是 2 个神经元膜紧密接触的部位，由缝隙连接（gap junction）构成，两层膜间距仅为 2～3nm。在两层膜的连接部位，存在沟通两个细胞胞质的通道蛋白，Na^+、K^+、Cl^- 等带电离子在这些通道中运动即引起相应电位变化，这种电位扩布到相邻神经细胞膜，使其发生电位变化。cAMP 和 Ca^{2+} 等第二信使物质可使沟通两个细胞胞质的通道蛋白磷酸化，从而使其通透性发生动态变化。电突触对环境因素的变化具有较大耐受力。研究发现，细胞内 Ca^{2+} 浓度升高或酸度增高均可使这种通道迅速关闭，神经递质亦可影响和调节通道状态，表明电突触的信息传递是可以调控的。电突触传递分布在中枢神经系统和视网膜内，尤其是胶质细胞间，这种形式传递的信息量非常大。电突触的电阻低，传导速度显著快于化学性突触传递，传导信息呈双向性，其功能是促进同类神经元产生同步性活动，使反射活动速度加快。

2. 混合性突触和交互性突触 混合性突触是指在同一突触内既有化学性突触，又有电突触。交互性突触通常是树 - 树型突触，突触的 2 个神经元，任一神经元的树突都既可是突触后膜，又可是突触前膜。混合性和交互性突触使神经元间的信息得以相互沟通，有助于同一神经中枢实现对不同信息的整合。

（三）非突触性化学传递

除上述神经元间的信息传递外，在神经系统内还存在一些非突触性化学传递（non-synaptic chemical transmission）。某些神经元间的信息传递并无特定的突触结构。神经元受到刺激后，将所含的神经递质（或调质或神经激素）释放到周围的细胞外液中，以扩散的方式到达邻近的或相距较远部位的靶细胞，与其膜上的或胞质内的特异性受体结合，进而对其功能活动进行调节，这种传递方式是在研究交感神经对心肌和平滑肌的活动中发现的。典型的非突触性化学传递是交感神经节后纤维与效应器之间的信息传递。交感神经节后纤维末梢分支上有大量的串珠状的膨大结构，称为曲张体（varicosity），其内含有大量小而有致密中心的小泡，小泡内含高浓度的去甲肾上腺素。曲张体并不与效应细胞形成突触联系，而是在效应器细胞附近（图 4-5）。当神经冲动抵达曲张体时，神经递质从曲张体中的小泡内释放，弥散至效应器细胞并同其膜上的特异性受体结合后，使其功能活动发生变化。近年来的一些研究表明，这种信息传递方式存在于大脑皮层和黑质等部位，除去甲肾上腺素能纤维外，5- 羟色胺能纤维也以这种方式传递兴奋。

神经信息传递过程中，突触性和非突触性传递两种方式共存，使神经系统的调节功能更加强大和完善。

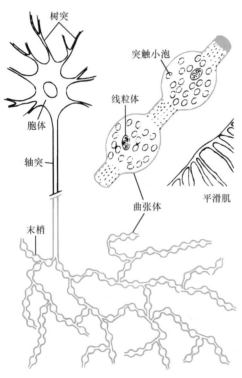

图 4-5　非突触性化学传递示意图
右上部分示放大的曲张体和平滑肌

三、神经递质和受体

化学性突触传递和非突触性化学传递均是由神经递质介导的。神经递质（neurotransmitter）是神经系统内传递神经元间信息和将神经元的信息传向效应器的化学物质。神经递质必须同特异性的受体结合后才能完成信息的传递，所以，神经递质和受体是突触性传递和非突触性传递中的两类重要物质。

（一）神经递质的概述

1. 神经递质的判断标准 在神经系统内有许多的化学物质，但不都是神经递质。神经递质应符合以下 5 个条件：①在突触前神经元内有合成神经递质的前体和酶系统并能合成相应的神经递质。②神经递质合成后储存于突触小泡内，以防止被胞质内的其他酶系破坏。当神经冲动抵达末梢时，突触小泡内的神经递质能释放入突触间隙。③神经递质以扩散的方式通过突触间隙，与突触后膜上特异性的受体结合后才能发挥其生理作用。用微电泳方法将神经递质离子注入神经元或效应器旁，可模拟神经递质释放过程所产生的相同生理效应。④有使该神经递质失活的酶或其他机制存在，以保证突触传递的精确性与灵活性。⑤用神经递质的拟似剂或受体阻断剂能暂时加强或阻断该神经递质的突触传递作用。

2. 神经递质分类 根据神经递质化学结构确定的神经递质类型有以下种类。

（1）胆碱类：ACh。

（2）单胺类：去甲肾上腺素（norepinephrine，NE）、肾上腺素（epinephrine，adrenaline，AD）、多巴胺（dopamine，DA）、5-羟色胺（5-hydroxytryptamine）和组胺（histamine）等。

（3）氨基酸类：谷氨酸（glutamic acid）、甘氨酸（glycine）和 γ-氨基丁酸（γ-aminobutyric acid，GABA）等。

此外，还有一类肽类物质，如血管升压素、催产素、阿片样肽、脑-肠肽、神经肽 Y，嘌呤类物质，如 ATP 和腺苷等，以及气体分子 CO 和 NO 等，都可能作为神经递质或神经调质在脑内发挥作用。

神经递质根据分布的部位分为中枢神经递质和外周神经递质。由中枢神经系统内的突触前神经元末梢释放，作用于突触后膜受体的递质为中枢神经递质；由外周神经末梢释放，作用于节后神经元或效应器膜上受体的神经递质为外周神经递质。神经递质的种类很多，分布也很复杂，如 ACh 和去甲肾上腺素，在中枢神经系统和周围均有分布，氨基酸类递质大多数存在于中枢神经系统。

3. 神经递质和神经调质的共存 神经调质（neuromodulator）也是神经元合成和释放的化学物质，对神经递质信息传递起增强或削弱的作用。神经调质对神经递质发挥的作用称为调制作用（modulation）。神经调质通常结合在突触后细胞或突触前神经末梢质膜的受体蛋白上，发起一个信号转导级联反应，从而影响突触后细胞对神经递质的反应或改变突触前细胞神经递质的释放量。神经调质失活缓慢，在神经末梢滞留时间长，可向周围扩散，故影响范围广。由于在有些情况下神经递质可起神经调质的作用，神经调质也可起神经递质的作用，故两者间的区分只是相对的。

1935 年，Dale 认为神经胞体是一个统一的代谢体，故在末梢释放的递质应是一样的。1957 年，Eccles 概括为一种神经末梢释放一种递质的 Dale 原则（Dale Principle）被广泛接受。近年应用免疫组化的方法观察到，一个神经元存在一种或一种以上的神经递质，甚至一种以上的神经递质可共存于同一个突触小泡内。例如，猫唾液腺接受副交感神经和交感神经的双重支配。副交感神经节后纤维的末梢内含 ACh 和血管活性肠肽，两种神经递质释放后，前者引起唾液分泌，后者舒张血管以增加唾液腺的血液供应，两者共同作用引起大量稀薄的唾液分泌；交感神经节后纤维末梢内含去甲肾上腺素和神经肽 Y，前者有促进唾液分泌和减少血液供应的作用，后者主要是收缩血管减少血液供应，结果使唾液腺分泌少量黏稠的唾液。在一个神经元内含有两种乃至两种以上神经递质或神经调质的现象，称为递质共存（coexistence of transmitters）。神经递质和神经调质两者相辅相成，前者执行快速而精确的神经调节功能，后者则调节缓慢持久的神经功能变化。

多种神经递质和神经调质及其共存，使神经调节的形式更加多样化。一个神经元可释放两种或以上的调节物，其作用可相互补充和协调，使调节范围扩大、精度增加。不同神经递质和神经调质同时和突触后膜上的不同受体结合，为实现复杂的神经调节提供了条件。

（二）主要神经递质的分布及作用

1. ACh　在中枢神经系统中，ACh 主要分布在脊髓、脑干和大脑皮层内的运动神经元、脑干网状结构上行激活系统、丘脑向皮质投射的神经元、纹状体和边缘系统等部位，其作用多数为兴奋，引起抑制效应的较少见。ACh 参与对机体感觉和运动功能、心血管活动和呼吸运动、摄食与饮水、觉醒和睡眠、镇痛、学习与记忆等功能活动的调节。

在外周，释放 ACh 的神经纤维有：支配骨骼肌的运动神经纤维、所有自主神经的节前纤维、大多数副交感神经节后纤维（少数释放肽类或嘌呤类神经递质的纤维除外）、少数交感神经节后纤维（支配多数小汗腺的纤维和支配骨骼肌血管的舒血管纤维）等。ACh 与不同部位受体结合后，可产生兴奋性或抑制性的作用。

2. 去甲肾上腺素　在中枢神经系统中释放去甲肾上腺素的神经元主要位于下丘脑、脑干网状结构、脑桥的蓝斑等部位。对中枢神经元的活动有兴奋和抑制效应，但以兴奋效应为主。参与对脑电觉醒（睡眠状态，脑电图呈现快波的变化）和行为觉醒（清醒状态，机体对新异刺激具有发生探究行为的能力）、精神活动、摄食和饮水、血压、呼吸和体温的调节及某些神经内分泌功能的正常进行。

在外周，除交感神经舒血管纤维和支配汗腺的交感神经胆碱能纤维外，其余的交感神经节后纤维末梢释放的神经递质均为去甲肾上腺素。去甲肾上腺素与不同部位的受体结合后，可产生兴奋性或抑制性的作用。

3. 多巴胺　分布在黑质 - 纹状体、中脑边缘系统和结节 - 漏斗等部位。多巴胺在脑电活动、躯体运动、思维和精神活动、垂体内分泌功能以及心血管功能等活动中具有重要作用。

4. 5- 羟色胺　释放 5- 羟色胺的神经元主要位于低位脑干近中线区的中缝核群内，其上行纤维达丘脑、下丘脑、边缘前脑和大脑皮层，下行纤维达脊髓灰质胶质区、侧角和前角。中枢的 5- 羟色胺与睡眠（包括慢波和快波睡眠）、内分泌功能、体温调节、心血管活动、情绪反应和精神活动有关。现认为，5- 羟色胺还具有提高痛阈和加强吗啡镇痛的作用，给动物脑室注射 5- 羟色胺后，其表现为痛反应迟钝。

5. 组胺　下丘脑后部的结节乳头核内存在大量的组胺能神经元胞体，由此发出的纤维到达大脑皮层和脊髓等部位。组胺可能参与觉醒、性行为和腺垂体分泌等功能活动的调节。

6. 谷氨酸和门冬氨酸　在脑和脊髓均有分布。谷氨酸在大脑皮层、小脑、纹状体、脊髓的背侧部分和感觉传入的各级接替核团内含量较高；门冬氨酸在丘脑和下丘脑含量较高。谷氨酸和门冬氨酸属于兴奋性神经递质。

7. GABA 和甘氨酸　在大脑皮层浅层、小脑皮层浦氏细胞层和脊髓背角内，GABA 含量较高，主要起抑制性神经递质的作用。GABA 使膜对 Cl⁻ 通透性增高。此外，GABA 还有调节内分泌、维持骨骼肌的正常兴奋性和镇痛等作用。甘氨酸分布在脑干和脊髓中，作用于脊髓的运动神经元和中间神经元，都可使后膜对 Cl⁻ 通透性增高，出现 IPSP 的变化。

8. 肽类物质及其作用 神经元释放的具有生物活性的肽类物质，称为神经肽（neuropeptide）。目前，在中枢神经系统内发现的神经肽有 100 多种，有些已明确为神经激素，有些则认为是神经递质或调质。已肯定为中枢肽类递质的主要有 P 物质（substance P）、脑啡肽、强啡肽等。有的肽类物质在中枢神经系统和周围神经系统均有分布，有的尚需进一步研究。

（1）P 物质：中枢神经系统内的 P 物质以黑质、纹状体、下丘脑、缰核、孤束核、中缝核、延髓和脊髓背角等神经结构的含量较高。P 物质是第一级伤害性传入神经末梢释放的兴奋性递质，它对痛觉传递的第一级突触起易化作用，但在脑的高级部位反而起镇痛效应。P 物质对心血管活动、躯体运动和机体的行为及神经内分泌活动等均有调节作用。

（2）阿片肽：脑内具有吗啡样活性的肽类物质称阿片肽（opioid peptide）。阿片肽包括：① β- 内啡肽（β-endorphin），分布在下丘脑、丘脑和脑干等处，主要起抑制性调制作用。②脑啡肽（enkephalin），是脑内生成的具有阿片样生物活性的物质。在纹状体、杏仁核、下丘脑、中脑中央灰质、延髓头端腹内侧部和脊髓背角等部位，均有脑啡肽能神经元的胞体与末梢。脑啡肽有很强的镇痛活性，在脑和脊髓内均发挥镇痛作用。③强啡肽（dynorphin），具有很强的阿片样生物活性。在脑内分布与脑啡肽相似，有相当程度的重叠。强啡肽在脊髓发挥镇痛作用，在脑内却对抗吗啡镇痛。

（3）脑 - 肠肽：在胃肠道和中枢神经系统双重分布的肽类物质称为脑 - 肠肽（brain-gut peptide），如胃泌素、缩胆囊素、血管活性肠肽和神经降压素等。缩胆囊素具有抑制摄食的作用，血管活性肠肽具有扩张血管和促进 ACh 释放等作用。

（4）其他神经肽：下丘脑调节肽、血管紧张素 II、心房钠尿肽、降钙素基因相关肽和神经肽 Y 等，都在一定范围内参与对机体功能的调节。

9. ATP 和腺苷 ATP 作为兴奋性神经递质主要介导快速的神经传递。ATP 对神经有营养作用，但浓度过高会产生神经损伤作用。ATP 被分解为腺苷，然后被前膜重摄取。腺苷（adenosine）在体内发挥广泛的作用：①作为中枢神经系统中的一种抑制性调质，通过阻断 Ca²⁺ 内流，可抑制支配胃肠的迷走神经释放 ACh。②同平滑肌上的受体结合引起 K⁺ 外流增多，使细胞膜超极化。③参与肾小管 - 肾小球平衡的调节。④减轻缺血缺氧性脑损伤，参与调节神经系统的发育和神经突触的可塑性及脑损伤后的修复过程。

10. 其他递质 NO 和 CO 在神经系统中也可能起神经递质的作用。

（三）神经递质的代谢

神经递质的代谢包括神经递质的合成、储存、释放、清除和再利用等过程。

1. 合成 在突触前神经元内相应前体物质和合成酶系的作用下，神经递质得以合成。

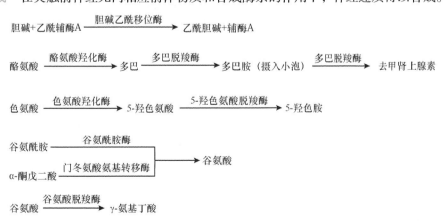

2. 释放 神经冲动抵达末梢时，Ca²⁺ 由膜外进入膜内，通过出胞作用，神经递质释放至突触间隙。

3. 失活 神经递质发挥生理效应后，被相应的酶水解或由突触前膜上的转运体将其转入突触前膜内（亦称为重摄取）的过程称为神经递质的失活（inactivated）或消失。水解某种神经递质的酶活性降低或该酶被有关药物对抗及前膜重摄取能力减弱等，都可导致神经递质的作用时间延长，进而影响有关神经的功能活动。ACh 被胆碱酯酶水解成胆碱和乙酸,胆碱可被突触前膜重摄取作为重新合成 ACh 的原料,乙酸则进入血液。

由突触前膜释放的去甲肾上腺素,约有 70% 被突触前膜重摄取进入轴质内,继之被小泡以颗粒摄取的方式使之进入小泡储存备用;少量的被突触和效应器细胞附近的单胺氧化酶(monoamine oxidase,MAO)和儿茶酚氧位甲基转移酶(catechol-O-methyltrans-ferase,COMT)分解;还有少量的弥散到突触周围的体液中,进入血液后在肝内代谢。

多巴胺和 5- 羟色胺部分被突触前膜重摄取后储存于小泡中备用,部分被单胺氧化酶降解破坏。谷氨酸的失活主要由突触前膜重摄取,部分被神经胶质细胞吸附。γ- 氨基丁酸的失活通过突触前膜的重摄取实现。肽类神经递质的失活主要由相应的酶水解。

从上可见,神经递质合成后,触发其释放的条件是神经末梢的动作电位;其释放量在一定程度上与 Ca^{2+} 内流的量呈正相关;神经递质由突触前膜释放,很快在突触后膜产生效应;随即被突触间隙内的酶系统水解失活,或被突触前膜摄取以重新合成或储存备用,这样既保证了神经信息传递的精确性,又减少了神经递质的消耗,从而实现了部分神经递质在传递神经信息过程中的循环作用。

(四)受体

1. 概述 受体(receptor)是指位于细胞膜上或细胞内能与某些化学物质特异性结合并诱发特定生物学效应的特殊生物分子。能与受体特异性结合的生物活性物质称为配体,如神经递质、神经调质、激素、药物等。与神经递质结合的受体一般为膜受体,主要分布于突触后膜,但也可位于突触前膜,根据受体分布的部位不同而分为突触后膜受体(postsynaptic receptor)和突触前膜受体(presynaptic receptor)。因突触前膜受体能感受神经末梢自身释放神经递质量的变化,进而调节末梢的神经递质释放,又称为自身受体(autoreceptor)。按配体和受体结合后的胞内信号途径,这些膜受体可分为离子通道型受体和 G 蛋白耦联受体。

2. 神经系统的主要受体 受体分布在中枢神经系统、外周神经节和效应器官的细胞膜上。每一种神经递质都有特异性的受体。有的受体可分为不同的类型或亚型,如多巴胺有 $D_1 \sim D_5$ 等五种受体;组胺有 $H_1 \sim H_3$ 等三种受体;γ- 氨基丁酸受体有 A 和 B 两型。受体多样性的特点,为同一神经递质得以发挥不同的调节功能提供了条件。例如,组胺同皮肤血管细胞膜上 H_1 受体结合,引起血管舒张;同胃壁细胞膜上的 H_2 受体结合,促进胃酸的分泌;同中枢神经突触前膜上 H_3 受体结合,抑制组胺的释放。现根据受体作用的机制,将经典神经递质的主要受体亚型列表如下(表 4-2)。

表 4-2 主要神经递质的受体及其作用机制

神经递质	受体	第二信使	离子通道效应
乙酰胆碱	N	…	$\uparrow$ Na^+,其他小离子
	M_1	$\uparrow$ IP_3,DAG	$\uparrow$ Ca^{2+}
	M_2(心脏)	$\downarrow$ cAMP	$\uparrow$ K^+
	M_3	$\uparrow$ IP_3,DAG	
	M_4(腺体),M_5	$\uparrow$ IP_3,DAG	
多巴胺	D_1、D_5	$\uparrow$ cAMP	
	D_2	$\downarrow$ cAMP	$\uparrow$ K^+,$\downarrow$ Ca^{2+}
	D_3、D_4	$\downarrow$ cAMP	
去甲肾上腺素	α_{1A}、α_{1B}、α_{1D}	$\uparrow$ IP_3、DAG	$\downarrow$ K^+
	α_{2A}、α_{1B}、α_{2C}	$\downarrow$ cAMP	$\uparrow$ K^+,$\downarrow$ Ca^{2+}
	β_1、β_2、β_3	$\uparrow$ cAMP	
5- 羟色胺	$5-HT_{1A}$	$\downarrow$ cAMP	$\uparrow$ K^+
	$5-HT_{1B}$	$\downarrow$ cAMP	
	$5-HT_{1D}$	$\downarrow$ cAMP	$\uparrow$ K^+
	$5-HT_{2A}$	$\uparrow$ IP_3,DAG	$\downarrow$ K^+
	$5-HT_{2C}$	$\uparrow$ IP_3,DAG	

续表

神经递质	受体	第二信使	离子通道效应
	5-HT$_3$	···	↑ Na$^+$
	5-HT$_4$	↑ cAMP	
腺苷	A$_1$	↓ cAMP	
	A$_2$	↑ cAMP	
谷氨酸	促代谢型		
	促离子型		
	AMPA、KA	···	↑ Na$^+$
	NMDA	···	↑ Na$^+$，Ca^{2+}
GABA	GABA$_A$	···	↑ Cl$^-$
	GABA$_B$	↑ IP$_3$，DAG	↑ K$^+$，↓ Ca^{2+}

四、反射活动的规律

神经系统活动的基本方式是反射。反射和反射弧的概念已在绪论中述及，以下主要叙述反射中枢的作用及特征和反射的主要类型及作用。

（一）反射中枢的作用及特征

1. 反射中枢的概念和作用 反射中枢（reflex center）是指在中枢神经系统内对机体某一功能活动具有调节作用的神经元相对集中的部位。中枢神经系统是由大量的神经元组成的，神经元间相互联系，构成许多不同的反射中枢。各反射中枢间存在复杂的神经纤维联系；各中枢间相互作用的协调，构成了完善精确的整体功能活动调节模式。

2. 中枢神经元间的联系方式 神经元根据在反射弧中的不同作用，分为传入神经元、中间神经元和传出神经元三种，以中间神经元的数量最多。中枢神经元间的联系主要有单线联系、辐散式联系、聚合式联系、链锁式联系和环式联系等几种方式（图4-6）。

（1）辐散式联系：是指一个神经元的轴突通过分支与许多神经元建立突触联系的方式，它可使一个神经元的活动引起许多神经元的同时兴奋或抑制。这种联系方式在感觉传导途径上多见，如传入神经纤维进入脊髓后，除以分支与本节段脊髓的中间神经元及传出神经元发生突触联系外，还有些上升的和下降的分支，以其侧支的形式在相邻的脊髓节段与中间神经元发生突触联系。

（2）聚合式联系：是指许多神经元的轴突末梢与同一个神经元建立突触联系的方式，它能使许多神经元的作用集中到同一神经元，从而发生整合的作用。聚合式联系在传出途径中多见。

（3）其他联系：从图4-6可见，中间神经元间的联系多种多样，有的呈链锁式，有的呈环式。在环式联系中，一个神经元通过其轴突侧支与中间神经元相连，中间神经元反过来再与该神经元发生突触联系，构成闭合环路。若环路内中间神经元是兴奋性的，该联系可使兴奋效应得到增强，其传出通路上冲动发放的时间得以延长，即产生正反馈效应。这种联系也是中枢活动产生后发放的结构基础之一。若环路内中间神经元是抑制性的，则该联系使得兴奋效应得以及时终止，即产生负反馈效应。链锁式联系可以在空间上加强或扩大信息作用的范围。

3. 中枢兴奋扩布的特征 兴奋在反射中枢扩布时，通常要经过一次以上的突触传递。兴奋在化学性突触传递时，由于受

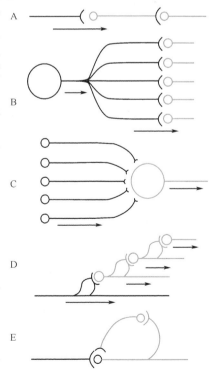

图 4-6 中枢神经元的联系方式示意图

A. 单线联系；B. 辐散式联系；C. 聚合式联系；
D. 链锁式联系；E. 环式联系

突触结构所处环境和神经递质参与等因素的影响，其兴奋的扩布与神经纤维上兴奋的传导明显不同。中枢兴奋的扩布有以下主要特征。

（1）单向传递：兴奋通过突触时，只能由突触前神经元向突触后神经元单向传递，不能逆向进行，这是因为神经递质只能通过突触前膜释放。现已发现突触后的细胞也能释放一些物质，如NO和多肽等，这些物质逆向作用于突触前膜，可改变突触前神经元释放神经递质的过程，但与兴奋传递的方向无直接关系。

（2）中枢延搁：兴奋通过中枢扩布所需时间较长，此现象称为中枢延搁（central delay），这是因为兴奋在化学性突触传递时，需经历神经递质的释放、扩散、与突触后膜受体结合和产生突触后电位变化等一系列活动，相对于兴奋在神经纤维的传导而言，耗时较长，通常亦称为突触延搁（synaptic delay）。可见，中枢延搁的实质就是突触延搁。兴奋通过一个突触所需的时间为0.3～0.5ms。在反射中枢经过的突触联系越多，完成反射所需的时间（即反射时）就越长。

（3）兴奋的总和：EPSP和IPSP都具有局部电位的性质，通过时间总和和空间总和，前者可使突触后神经元产生动作电位，后者则使其抑制的程度增大。在研究中枢的活动中，观察到单根神经纤维的传入冲动一般不能引起反射性传出效应，若许多的传入冲动同时至同一神经中枢，则可使中枢产生传出效应，这是因为，中枢内的神经元与许多传入纤维发生突触联系，其中任何单根纤维的传入冲动只能引起该神经元的阈下兴奋，即产生EPSP；如同时有许多传入兴奋到达该神经元，则各自产生的EPSP在时间总和和空间总和，导致神经元去极化，当去极化至阈电位水平时，其轴突的始段爆发可扩布性的兴奋，产生传出效应。

（4）兴奋节律的改变：在反射活动中，传出神经传导的冲动频率与传入神经传导的冲动频率是不同的，这是因为突触后神经元的兴奋节律不仅受突触前神经元传入冲动频率的影响，还与突触后神经元本身的功能状态有关，且一个突触后神经元通常是与多个突触前神经元发生联系，故最后传出冲动的节律是多种影响因素的综合效应。

（5）后发放：在某些反射活动中，刺激停止后，传出神经仍可在一定时间内继续发放冲动，这种现象称为后发放（after discharge）。中间神经元的环式联系是产生后发放的结构基础。例如，在机体的随意运动中，中枢发出的神经冲动分别经α和γ运动神经元传出，前者引起相应的骨骼肌收缩；后者引起梭内肌收缩，导致该肌的感受装置（肌梭）又受到刺激，肌梭的传入冲动到达中枢，又可影响中枢的兴奋状态，进而维持已发起的反射活动。

（6）对内环境变化敏感和易疲劳：突触间隙与细胞外液是相通的，因此，内环境理化因素发生变化，如缺氧、CO_2增多及某些药物等，都可作用于突触传递的某些环节而影响突触传递的效率。突触也是反射弧中最易发生疲劳的部位，其原因可能与长时间的活动使神经递质耗竭和代谢产物蓄积有关。

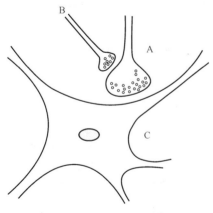

图4-7 突触前抑制示意图

4. 中枢抑制 中枢内除有兴奋活动及其扩布外，还有抑制活动。兴奋和抑制相辅相成，保证各种反射活动按一定次序和强度协调地进行。中枢抑制可分为突触前抑制和突触后抑制两类。

（1）突触前抑制的机制及作用：突触前抑制（presynaptic inhibition）的结构基础是轴突-轴突式突触（图4-7）。轴突末梢A与运动神经元C构成轴突-胞体式突触，当神经冲动到达轴突末梢A，引起运动神经元C产生EPSP；轴突末梢B和轴突末梢A构成轴突-轴突式突触，当仅有轴突末梢B兴奋到达时，运动神经元C并不产生反应；若轴突末梢B先兴奋，一定时间后轴突A的自身兴奋传至末梢，则运动神经元C产生的EPSP较没有轴突末梢B参与的情况下要小。研究表明，轴突末梢B兴奋时释放的GABA同轴突末梢A上的GABA受体（A型受体）结合后，引起轴突末梢A产生去极化（膜电位减小）；在此基础上，轴突末梢A的自身兴奋传到末梢时，产生的动作电位幅度减小；轴突末梢A动作电位幅度减小，使进入轴突末梢A的Ca^{2+}减少，轴突末梢A释放的兴奋性神经递质量就减少，最终导致运动神经元C的EPSP减小。这种抑制由突触前膜释放的神经递质量减少引起，突触后膜接受神经递质的能力并无变化，故称突触前抑制。

突触前抑制在中枢神经系统内广泛存在，能产生有效的抑制作用。这种抑制多见于感觉传入途径中。大量无关或次要的感觉信息在上传过程中，通过该机制被选择性地消除，从而使重要信息上传，进而保证机体的感觉和思维集中。从大脑皮层、脑干和小脑发出的下行纤维，在通过脑干和脊髓时，亦发出侧支对感觉传导途径中的神经元产生突触前抑制，通过中枢整合反应，以控制运动功能和协调反射活动。

（2）突触后抑制的分类及作用：突触后抑制（postsynaptic inhibition）是由抑制性中间神经元活动引起的。根据抑制性神经元的联系方式不同，突触后抑制可分为传入侧支抑制（afferent collateral inhibition）或交互抑制（reciprocal inhibition）和回返抑制（recurrent inhibition）两种类型（图4-8）。

1）传入侧支抑制：也称交互抑制，是传入纤维的冲动在兴奋一个中枢神经元的同时，经侧支兴奋另一个抑制性中间神经元，进而使另一个中枢的神经元抑制。例如，引起屈肌反射的传入纤维进入脊髓后，在兴奋支配屈肌运动神经元的同时，其侧支使抑制性中间神经元兴奋，该中间神经元与支配伸肌的神经元形成突触，使支配伸肌的神经元抑制，故在屈肌收缩时伸肌舒张。动物实验中可见，刺激大脑皮层和小脑引起的运动反应，或在姿势调节、眼球运动、呼吸运动及简单的牵张反射中，都存在拮抗肌间的交互抑制，2个不同功能系统的反射之间也存在这种抑制，如呼吸反射和吞咽反射就是2个相互对抗的反射。可见，交互抑制是中枢神经活动中的普遍现象，交互抑制能使不同中枢之间的活动互相制约，保证了体内各种反射活动的协调。

2）回返抑制：是一种典型的负反馈抑制，兴奋从中枢发出后，通过反馈环路，再抑制原先发动兴奋的神经元和同一中枢的其他神经元，故又称为反馈抑制（feedback inhibition）。例如，脊髓前角运动神经元兴奋其支配的骨骼肌时，在轴突未离开脊髓灰质之前，发出侧支兴奋与该运动神经元构成突触联系的抑制性中间神经元（闰绍细胞，兴奋时释放甘氨酸）。脊髓运动神经元传出冲动使骨骼肌收缩的同时，抑制性中间神经元经轴突回返到该运动神经元以抑制其活动。这种抑制方式使发动兴奋的神经元活动能及时终止，并促使同一中枢内许多神经元的活动步调一致。

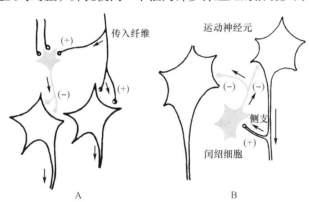

图4-8 突触后抑制示意图
A. 交互抑制；B. 回返抑制

（二）反射的主要类型及作用

反射分为非条件反射和条件反射两类。人和其他高等动物对体内、外环境变化的适应，均是通过非条件反射和条件反射活动来实现的。条件反射将在本章第五节中叙述，故以下主要介绍非条件反射的有关内容。

1. 非条件反射

（1）非条件反射的概念和特征：非条件反射是人类和其他动物在种族进化过程中形成并遗传于后代的反射。非条件反射具有如下特征：①是先天的本能行为，同种个体表现相同。例如，摄食、饮水和性活动等都是先天具有的本能。②具有固定的反射弧，神经联系在个体出生时就已接通。反射弧中的任一部分受到损害，反射即不能完成。③反射中枢在大脑皮层以下部位，去除皮质后对反射活动不产生影响。④反射性反应可预见，有明确的因果关系。⑤反射活动的主要作用是维持动物的生存和内稳态及种族的延续。⑥反射的数目少，恒定不灵活，不能很好地适应多变的外环境。

（2）主要的非条件反射及作用：①躯体反射，刚出生婴儿的手触及物体时，其就会立即紧紧地抓住物体的握持反射；风沙刺激眼睑，眼睑迅速闭合的角膜反射；伤害性刺激引起的同侧屈肌反射和对侧伸肌反射。这些反射都是机体的防御反射（defense reflex），对整体具有保护作用。②内脏反射，刚出生的婴儿，口唇接触乳头就会引起吸吮反射（sucking reflex）；血压升高或降低对颈动脉窦和主动脉弓压力感受器的刺激，调节血压相对稳定的压力感受性反射；血中二氧化碳分压升高、H^+浓度升高和氧分压降低，刺激化学感受器引起呼吸运动加深加快的化学感受性反射；吸气时气管和支气管扩张，使吸气抑制而转为呼气的肺扩张反射；食物对口和咽等部位的刺激，引起唾液、胃液和胰液等消化液分泌及消化管运动的食物性反射；进食后胃内容物增多对胃壁的扩张刺激，经迷走神经传入冲动、中枢整合后，由迷走神经传出冲动进而使胃肌收缩，导致胃排空的迷走 - 迷走反射；口腔和咽黏膜因血浆晶体渗透压升高而感到干燥，此为中枢内的渗透压感受器受到刺激引起的渴反射；光刺激引起的瞳孔对光反射和互感性光反射；外界气温降低，刺激体表的冷感受器后引起皮肤血管收缩、甲状腺激素分泌增多的体温调节反射等。这些反射也称为机体的自主性反射（autonomic reflex）。该类反射主要是维持机体的内稳态。③躯体 - 内脏间的相互性反射活动，皮肤或骨骼肌受到刺激时引起内脏活动的变化，称为躯体 - 内脏反射（somatic visceral reflex），如腹部皮肤受到寒冷刺激以后，引起胃肠平滑肌活动抑制、血管收缩，个别的甚至发生疼痛，在这种情况下，给予温热的刺激则可缓解疼痛。内脏器官受到刺激引起躯体一定部位产生的活动变化，称为内脏 - 躯体反射（visceral somatic reflex）。该类反射使躯体 - 内脏作为一个整体参与相应的功能活动及其变化。④其他反射，突然强烈的声响刺激发生后，为究其原因而引起的有关反射，称为探究反射（exploratory reflex）。该反射使机体能对突发的外部事件迅速做出准确的反应。男性和女性进入青春期后，在受到性刺激时所产生的体内功能活动变化称为性反射（sexual reflex）。通过性反射实现种族繁衍的功能。

2. 条件反射　是在非条件反射的基础上，机体通过后天学习和训练而建立起来的一种反射，是反射的高级形式。

五、神经系统和内分泌系统及免疫系统之间的相互作用

神经系统、内分泌系统和免疫系统既能独立影响和调节体内各器官、组织和细胞的功能活动，又相互密切联系并协调配合，组成一个具有整合性质的功能强大的调节网络，在维持机体内稳态中发挥作用。研究表明，三者间拥有共同的生物活性物质（神经递质、神经肽、激素和细胞因子等），这些信息分子与系统内、外的细胞膜或胞质中的受体结合，从而使系统间呈网络性联系并相互影响和作用，机体的各种生化代谢和生理功能活动都是在这个调节网络的控制下进行的。

（一）神经系统和内分泌系统的相互作用

体内各内分泌腺和散在的内分泌细胞及下丘脑的神经内分泌细胞，其分泌活动都受神经系统的调节。例如，机体受到创伤、失血和恐怖等紧急事件的刺激时，这些刺激信息可通过大脑皮层、下丘脑等神经中枢的活动，进而引起肾上腺皮质激素和肾上腺髓质激素等分泌释放增多。又如，交感神经兴奋可促进甲状腺激素和肾上腺素的分泌，抑制胰岛素和胃泌素等的分泌；迷走神经兴奋促进胰岛素和胃泌素等的分泌，抑制甲状腺激素的分泌。

内分泌腺和内分泌细胞分泌的激素，也可影响神经系统的功能。例如，有许多类固醇激素可称为神经活性类固醇（neuroactive steroid），它们能影响脑的功能。循环中的类固醇激素易于进入脑内，脑内的神经元上存在糖皮质激素的受体。陈宜张教授等研究发现，糖皮质激素对神经元的分泌有快速、非基因组的抑制作用，对其重摄取谷氨酸有快速、非基因组的促进作用。促甲状腺素释放激素除作为激素控制腺垂体分泌促甲状腺激素外，还参与神经系统对觉醒、运动和体温等功能活动的调节。血管紧张素 II 可促进交感缩血管神经纤维末梢释放去甲肾上腺素以加强血管的收缩；前列腺素E_2则抑制交感缩血管神经纤维末梢释放去甲肾上腺素，这种对抗性作用，实现去甲肾上腺素所致的血管口径变化，能更好地与整体血压的调节相适应。

（二）神经系统和免疫系统的相互作用

研究表明，神经星形胶质细胞和小胶质细胞能产生白细胞介素 1（interleukin，IL-1）、LL-3 和LL-6 等细胞因子，星形胶质细胞还能产生各种补体。神经元和神经内分泌细胞上有相应的细胞因子受体。体内的骨髓、胸腺、脾和淋巴结等免疫器官都受自主神经支配，通过神经递质同免疫细胞膜上的受体结合，调节免疫应答和免疫组织的生长发育等。交感神经兴奋对免疫功能有抑制作用，副交感神经兴奋则加强其作用。

免疫细胞可产生多种神经肽以影响神经系统的功能。B 淋巴细胞、T 淋巴细胞和巨噬细胞均可产生促肾上腺皮质激素和 β- 内啡肽、生长激素和胰岛素样生长因子等，这些神经肽通过对神经系统的影响而参与机体睡眠和摄食等方面的调节。

（三）内分泌系统和免疫系统的相互作用

促肾上腺皮质激素释放激素能直接促进人外周白细胞（经内毒素预处理后）产生促肾上腺皮质激素和 β- 内啡肽。促肾上腺皮质激素和性激素均有抑制免疫功能的作用。促甲状腺激素释放激素、促甲状腺激素、甲状腺激素和生长激素等，则有增强免疫功能的作用。免疫应答可导致下丘脑 - 腺垂体 - 肾上腺皮质轴的激活。IL-1 作用于下丘脑可使血中促肾上腺皮质激素和糖皮质激素的含量增加。免疫细胞也能产生一些激素，如巨噬细胞经内毒素处理后能分泌促肾上腺皮质激素，外周淋巴细胞在葡萄球菌毒素 A 的刺激下能产生促甲状腺激素。

综上所述，神经 - 内分泌 - 免疫调节网络通过共同的生物活性物质及其受体，相互介导发挥高效能的调节作用，该网络任何环节功能失调都会直接或间接影响机体其他系统的功能活动，甚至导致疾病的发生。

（胡旺平）

第二节 神经系统对感觉的调节

机体的生命活动是在动态变化着的内、外环境中进行的。客观世界的物质运动和内环境中理化因素变化的信息，是机体各种感觉得以产生的前提。体内、外不同物质运动变化产生的信息，通过特异的感受器或感觉器官的活动，转化为传入神经上的电变化并上传至大脑皮层，通过各感觉中枢的分析、处理和整合产生相应的感觉或意识，同时还可产生各种反射活动。机体的感觉有视觉、听觉、嗅觉、味觉、躯体感觉（浅感觉和深感觉）和内脏感觉等。视觉、听觉和平衡觉等机体的特殊感觉已在第三章叙述，以下主要阐述神经系统对一般感觉功能的调节。

一、感觉形成的外周机制

感觉产生的外周机制主要涉及感受器接受其适宜刺激后，把刺激信息转化为传入神经上的动作电位，并将刺激的性质、强度和持续时间等转移到动作电位的不同组合中，在此过程中，实现对信息的初步处理。

（一）感受器的结构和种类

机体的感受器结构多样，功能各异。最简单的感受器是外周感觉神经末梢，如体表或组织内部同痛觉和温度觉感受有关的游离神经末梢。有的感受器在神经末梢周围还包绕一些特殊的结缔组织或细胞，如皮肤中的触觉小体和皮下组织、关节囊等处的环层小体。在生理学中，通常根据感受器所感受适宜刺激的性质，把体表和体内的感受器分为机械感受器、温度感受器、伤害性感受器、电磁感受器和化学感受器等类型。人等高等动物最主要的感觉器官有眼、耳、鼻、舌等。

（二）感受器的生理作用和特性

感受器的作用是接受刺激。每种感受器都有其适宜的刺激，并在接受刺激后，通过其换能和编码的功能，将刺激的信息转换为传入神经上的动作电位，且在接受刺激的过程中表现出适应的现象。

1. 感受器的适宜刺激 每种感受器通常只对某种特定形式的能量变化敏感，这种形式的刺激称为该感受器的适宜刺激（adequate stimulus）。例如，视网膜感光细胞的适宜刺激是光波，耳蜗毛细胞的适宜刺激是声波，化学感受器只对化学分子敏感等。但所有的感受器均能被电刺激所兴奋。每种感受器对刺激都有一定的感觉阈（sensory threshold）。在刺激时间一定时，引起感受器兴奋所需的最小刺激强度，称为强度阈值；在刺激强度不变时，引起感受器兴奋所需的最短时间，称为时间阈值。某些感受器（如皮肤的触 - 压觉感受器）在刺激强度和时间一定时，刺激的作用还需一定的面积，此为面积阈值。对于同一性质的 2 个刺激，其强度的差异必须达到一定的程度，才能使人在感觉上加以分辨，这种刚能分辨的最小差异，称为感觉辨别阈（discrimination threshold）。每种感受器都有相应的感觉阈，使得它们能对机体内、外环境中某些有意义的变化进行灵敏感受和初步分析。

2. 感受器的换能作用 感受器能将不同的刺激能量转换为传入神经上的动作电位的过程，称为感受器的换能作用（transduction）。感受器在受到适宜的刺激后，通过跨膜信息传递，在感受细胞上产生的局部电位变化，称为感受器电位（receptor potential）；在相应的传入神经末梢上产生的局部电位变化，称为发生器电位（generator potential）。如果某种感受器仅由神经末梢构成，则发生器电位就是感受器电位，其换能的部位和产生神经冲动的部位相同。发生器电位或感受器电位是传入纤维膜或感受器细胞膜进行跨膜信息传递的结果；和体内大多细胞一样，感受器细胞对外来不同刺激信息的跨膜传递，也主要是通过膜通道蛋白或G蛋白耦联受体把外界刺激转变为跨膜电信息实现的。例如，视杆细胞和视锥细胞外段结构中视盘膜上存在有受体蛋白，它们在吸收光子后，通过G蛋白和磷酸二酯酶的作用，引起光感受器细胞外段胞质中cGMP的分解，进而使外段膜出现感受器电位。

发生器电位和感受器电位同前述的终板电位和突触后电位一样，都是一种局部电位，故其产生的幅度与外界刺激强度成比例、不具有"全或无"特性、可在局部实现时间总和与空间总和，当这些电位总和使传入神经的膜电位去极化达阈电位时，就会在传入神经纤维上产生可扩布的动作电位。动作电位一旦产生，标志这一感受器或感觉器官换能作用的完成。

3. 感受器的编码作用　感受器在进行换能作用的同时，还把刺激的部位、性质、强度、速度和时间等信息也同时转移到传入神经的动作电位序列中，这一过程称为感受器的编码（encoding）作用。传入神经将此信息传到中枢后，中枢神经系统根据这些电信息的序列而获得对外部世界的认识。

外部刺激的质和量及其他属性是如何编码在特有的电信息的序列中，这个问题尚需进一步研究。目前已知，不论来自何种感受器的传入神经纤维上的冲动，都是一些在波形和产生机制上基本相同的动作电位。例如，在视神经、听神经或皮肤感觉神经的单一纤维上记录到的动作电位，并无本质上的差别。动作电位是"全或无"的，刺激的强度不可能通过动作电位的幅度大小或波形变化来编码，因此，刺激强度可能是通过单一神经纤维上的冲动频率高低和参加这一信息传递的神经纤维的数目多少进行编码的。

在临床实践中观察到，不同种类感觉的产生，取决于刺激的性质和被刺激的感受器及传入冲动所到达大脑皮层的终端部位。例如，用电刺激患者的视神经，或直接刺激枕叶皮质，都会引起光亮的感觉；肿瘤或炎症等病变，一旦刺激到患者的听神经时，会使之产生耳鸣的症状；患者某些痛觉传导通路或相应中枢的刺激性病变，均可引起身体一定部位的疼痛。目前所获得证据表明，感觉的性质主要取决于传入冲动所到达高级中枢的部位。人体之所以能产生不同性质的感觉，是由传导某些神经冲动所使用的专用线路和到达特定的皮质部位而定。由感受器细胞在进化过程中的高度分化，使得某一感受细胞变得对特定性质的刺激或其属性十分敏感，产生的传入信息只能循特殊的途径到达相应的皮质部位，引起特定的感觉。

4. 感受器的适应现象　当恒定强度的刺激持续作用于感受器时，其传入神经上的动作电位频率会逐渐下降，这一现象称为感受器的适应（adaptation）。适应只是感受器的一种功能特征，并不是感受器发生了疲劳，因为，当感受器对某种刺激产生适应后，再增加刺激的强度，又可引起其传入冲动增加。感受器适应产生的机制很复杂，它可发生在感觉信息传递的不同阶段。感受器的换能过程、离子通道的功能状态及感受器细胞与感觉神经纤维之间的突触传递等，均可影响感受器的适应。感受器适应现象根据出现时间的不同，分为快适应感受器和慢适应感受器两类。快适应感受器，如皮肤环层小体、麦斯纳小体、触压觉和嗅觉的感受器，这些感受器在受到刺激之初有传入冲动，以后尽管刺激仍在继续，但传入冲动频率很快降低到零。快适应感受器由于适应快，有利于机体探索和再接受新的刺激，以适应环境因素的不断变化。慢适应感受器，如梅克尔盘、鲁菲尼小体、肌梭、关节囊感受器、颈动脉窦和主动脉弓压力感受器，在刺激持续作用时，一般只是在刺激开始后不久出现一次冲动频率的下降，以后可较长时间维持在较高水平，直至刺激撤除为止。慢适应感受器通过不断地向中枢报告某种刺激的存在，有利于神经系统对体内某些功能活动进行经常性的调节。例如，颈动脉窦和主动脉弓压力感受器不断向中枢报告血压变化的信息，在心血管中枢对血压出现的波动随时进行调整，使机体的血压在不同状态下始终保持相对稳定。

二、感觉形成的中枢机制

机体的各种感觉冲动经相应的传入神经循各自的通路传至感觉中枢，经中枢分析和整合后产生各种特定的感觉。感觉的产生是多级神经中枢相互作用的结果。

（一）脊髓和低位脑干对感觉的传导功能

躯体感觉（somatic sensation）包括浅感觉和深感觉两大类，传入冲动经脊髓（躯干部）和低位脑干（头面部）的传导通路传向大脑（图4-9）。浅感觉包括痛觉、温度（热和冷）觉和触压觉，其传入纤维经后根的外侧部（细纤维部分）进入脊髓。痛觉、温度觉的传入纤维进入脊髓后，在进入水平1～2个节段内的后角换元，并于中央管前交叉到对侧；触压觉传入纤维进入脊髓后，分成上行纤维和下行纤维，分别在多个节段换元，再发出纤维在中央管前交叉到对侧。交叉后的传入纤维再分别经脊髓丘脑侧束（痛觉、温度觉）和脊髓丘脑前束（触压觉）上行到丘脑。深感觉包括位置觉、运动觉和振动觉等本体感觉（proprioceptive sense），其传入纤维经后根内侧部进入脊髓，在同侧后索上升到达延髓的薄束核和楔束核换元，再发出纤维交叉到对侧，经内侧丘系上升抵达丘脑。皮肤辨别觉的传导路径与深感觉的传导路径一致，这里要指出的是，由轻触、蚊虫叮刺、某些化学物质，如低浓度的组胺引起的痒觉（itching sensation），其作用是引起个体对轻度皮肤表面刺激的注意，通过搔抓或其他的动作可以去除刺激，但搔抓只有在刺激已去掉或搔抓的强度达到疼痛时才能解除痒感。痒觉可能是沿痛觉的细纤维传入路径上行的。

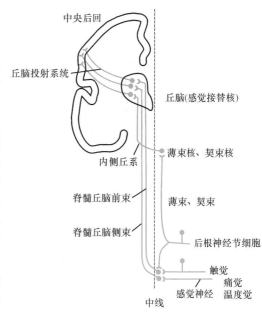

图 4-9 躯体感觉传导通路示意图

从上可见，各种感觉纤维进入脊髓后，浅感觉传导的特点是先交叉后上行，深感觉传导则是先上行后交叉，因此，若单侧脊髓离断，浅感觉障碍发生在离断平面以下的对侧，深感觉障碍发生在离断平面以下的同侧。脊髓空洞症的患者，其中央管部分有空腔形成，破坏了在中央管前进行交叉的浅感觉传导通路，造成浅感觉障碍。痛觉、温觉换元的部位集中在进入脊髓水平的1～2个节段，故局限的脊髓空洞症对其破坏较重，触压觉换元的部位较分散，而破坏较轻，辨别觉则完全不受影响。内脏无本体感觉，温度觉和触觉也很少，主要是痛觉。内脏痛觉通过自主神经纤维传入。内脏痛的传入纤维主要是交感神经干内的传入纤维，经后根进入脊髓，然后和躯体传入神经基本上循同一上行途径。食管、气管的痛觉由迷走神经干内的纤维传入，部分盆腔脏器的痛觉经盆神经传入骶髓。内脏痛传入冲动也上行到达丘脑。

（二）丘脑的感觉投射系统

1. 丘脑的核群和功能 丘脑是感觉传入的重要中转站，并对传入的感觉进行初步分析和综合。我国生理学家张香桐教授在丘脑感觉投射系统的结构和功能研究中，做了许多开创性的工作，他首先研究并证实非特异性投射系统对特异性投射系统的影响，并根据丘脑不同核群的功能特征将其分为三类。

（1）感觉接替核：这一类核团是各种特异性感觉传导途径的中继站，主要有腹后外侧核、腹后内侧核、内侧膝状体和外侧膝状体等。机体的特异性感觉传入纤维在此换元，然后进一步投射到大脑皮层特定的感觉区，其中，腹后外侧核为脊髓丘脑束与内侧丘系的换元站，负责传递躯体的感觉信息；腹后内侧核为三叉丘系的换元站，负责传递头面部的感觉信息。躯体感觉冲动在丘脑的投射有一定的空间分布，这种空间分布与大脑皮层感觉区的空间定位相对应。丘脑的特异性感觉与所投射的大脑皮层感觉区之间有环路联系。内侧膝状体是听觉传导通路的换元站，外侧膝状体是视觉传导通路的换元站，发出的纤维分别向听皮层和视皮层投射。

（2）联络核：主要有丘脑前核、腹外侧核、丘脑枕核等，它们不直接接受感觉的投射纤维，而是接受特异性核群和其他皮质下中枢来的纤维，换元后投射到大脑皮层的特定区域，参与调节躯体活动和内脏活动及各种感觉功能的相互联系和协调。

（3）非特异性核群：是指靠近中线的内髓板以内的各种结构，主要有髓板内核群（中央中核、束旁核和中央外侧核）和中线核群（正中核和网状核），是丘脑的古老部分，一般认为，它们无直接投射到大脑皮层的纤维。从脑干网状结构传入的上行激动系统的冲动，到达这些核群并换元后，再经丘

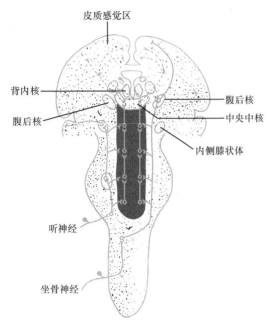

图 4-10　丘脑感觉投射系统示意图
黑色区代表脑干网状结构；实线代表丘脑特异性投射系统，
虚线代表丘脑非特异性投射系统

脑网状核弥散地投射到整个大脑皮层，与大脑皮层形成广泛的联系，进而改变大脑皮层的兴奋状态和维持觉醒。此外，束旁核可能与痛觉传导有关，刺激人类丘脑束旁核可增强痛觉，而毁损此区则疼痛得到缓解。

2. 丘脑感觉投射系统的功能　根据在上述核群换元后的纤维投射到大脑皮层的特征和引起的功能不同，把丘脑的感觉投射系统（sensory projection system）分为特异性投射系统和非特异性投射系统（图 4-10）。

（1）特异性投射系统及其作用：机体的各种感觉（除嗅觉以外）传入的冲动在丘脑的感觉接替核换元后，投射到大脑皮层的特定区域，产生特定感觉的功能系统，称为特异性投射系统（specific projection system）。丘脑的联络核接受丘脑感觉接替核和皮质下中枢来的纤维，在此换元后发出的纤维也向大脑皮层的特定区域投射，亦属此系统。每一种感觉都专一性地投射到大脑皮层的特定部位，且与皮质间有点对点的投射关系，其投射纤维主要终止于大脑皮层的第 IV 层，其纤维终止的区域狭窄，突触数量相对较多而密集，故易于由局部阈下兴奋总和而产生扩布性兴奋。特异性投射系统的主要功能是引起特定的感觉，同时它参与各种感觉在丘脑和大脑皮层间的联系和协调；该系统的纤维进入皮质第 IV 层后，通过中间神经元同大锥体细胞形成包围性突触联系，故还具有激发大脑皮层发出传出冲动的作用。

（2）非特异性投射系统及其作用：各种感觉传导纤维上行通过脑干时，发出侧支与脑干网状结构的神经元发生突触联系，在此多次换元后上行达丘脑的髓板内核群，最后弥散性地投射到大脑皮层的广泛区域，称为非特异性投射系统（unspecific projection system）。各种特定的感觉冲动在脑干部位由其侧支进入网状结构并多次换元后，就失去其特异性和严格的定位区分。上行纤维进入大脑后，在通过白质时已开始分支，进入皮质后又多次分支，以游离神经末梢的形式广泛地与皮质各层（主要是 I 层和 II 层）神经元的树突形成依傍式突触，故终止的区域广泛，其突触小体数量相对稀少，因此，局部的阈下兴奋不易总和起来，使在树突部位的局部兴奋只能通过电紧张的形式改变细胞的兴奋状态。非特异性投射系统的功能是维持或改变大脑皮层的兴奋状态，以维持机体较长时间的觉醒，为产生特定的感觉提供条件。脑干网状结构内，存在着具有上行唤醒作用的功能系统，正常情况下，各种感受器在受到足够强的刺激时，均可使之激活，引起动物的唤醒和觉醒状态的脑电图改变，故称为脑干网状结构上行激活系统（ascending activation system），该系统主要是通过非特异性投射系统发挥作用的，该系统对催眠和麻醉药较敏感，受损后会出现昏睡不醒（表 4-3）。

表 4-3　特异性投射系统和非特异性投射系统的结构和功能特征比较

	特异性投射系统	非特异性投射系统
组成	机体各种感觉（除嗅觉外）传入的第二级神经元，经脑干直接上行达丘脑，在感觉接替核换元后，点对点地投射到大脑皮层的特定区域，产生特定的感觉（皮质下其他中枢进入联络核的纤维，亦上行至大脑皮层特定区域）	机体各种感觉（除嗅觉外）传入的第二级神经元，经脑干时发出侧支入网状结构并反复换元（失去特异性）后，再上行达丘脑的髓板内核群，换元后弥散性地投射到大脑皮层的广泛区域
皮质联系	进入大脑皮层的纤维主要终止于第 IV 层，并与大锥体细胞形成包围性突触联系，突触小体多而密集，故阈下兴奋易于总和达阈电位而产生可扩布性兴奋	进入大脑皮层的纤维终止于各层细胞，并与广大的皮质神经元的树突形成依傍式突触联系，突触小体少而稀疏，故阈下兴奋不易总和，但能以电紧张形式维持和改变细胞的兴奋状态
投射特点	点对点的投射	弥散投射
功能	形成特定感觉；激发相应的运动；参与各种感觉在丘脑和大脑皮层的联系和协调	改变大脑皮层的兴奋状态，维持机体较长时间的觉醒
受损后的表现	该系统不易受麻醉药物的影响，切断特异性传导的纤维后，动物保持清醒	该系统易受麻醉药物的影响，切断相应的传导纤维后，动物处于昏睡状态

（三）大脑皮层的感觉功能

大脑皮层是感觉分析的最后和最高级部位。各种感觉传入冲动最终都到达大脑皮层，在此进行信息加工和整合，最后形成感觉和意识。不同的感觉纤维投射到大脑层质后有一定的区域分布，此区域称为该感觉在大脑皮层的代表区或该感觉的皮质中枢。

1. 大脑皮层形成感觉的结构基础　针对中央后回皮质结构和功能的研究发现，大脑半球外侧面等处的新皮质有分子层、外颗粒层、外锥体细胞层、内颗粒层、内锥体细胞层和多形细胞层共 6 层结构。细胞以纵向的柱状排列构成感觉皮质的最基本功能单位，即感觉柱（sensory column）。柱状结构内的神经元都对同一感受野的同一类感觉刺激发生反应，一个柱状结构是一个传入 - 传出信息整合处理单位，传入冲动先进入第 IV 层，并由第 IV 层和第 II 层细胞在柱内垂直扩布，最后由第 III、第 V、第 VI 层细胞传出冲动离开大脑皮层。第 III 层细胞的水平纤维还有抑制相邻细胞柱的作用，因此，一个细胞柱发生兴奋时，相邻的细胞柱则受到抑制，这种兴奋和抑制的镶嵌模式，可能是皮质细胞对传入信息进行分析和整合的结构基础。

2. 体表感觉在皮质的形成及规律　中央后回（3-1-2 区）是分析和整合并形成全身体表感觉的主要区域（又称第一体表感觉区），该区形成并管理全身痛觉、温觉、触压觉及位置觉和运动觉等躯体感觉。感觉分布的规律是：①交叉分布，即一侧体表的感觉分布在对侧皮质的相应区域，但头面部是双侧性的。②定位准确，呈倒置分布，下肢代表区在顶部，上肢代表区在中部，头面部代表区在底部，但头面部内部的安排是正立的。③在皮质分布区域的大小与感觉的灵敏度相关，如大拇指和示指感觉灵敏，分布面积大。感觉灵敏的部位有大量感受装置，皮质与其相联系的神经元数量也较多，这样就有利于皮质对精细的感觉进行分析。中央前回与岛叶之间有第二体表感觉区，分布特点为正立、双侧、定位准确性差，此部仅能对感觉作粗糙的分析，切除后不产生明显的感觉障碍，此区可能接受痛觉传入的投射，与痛觉有关。

3. 本体感觉在皮质的代表区　中央前回（4 区）既是运动区，又是本体感觉的代表区。在较低等的哺乳类动物（如猫、兔等），体表感觉区与运动区基本重合在一起，称为感觉运动区。在灵长类动物（如猴、猩猩），体表感觉区与运动区逐渐分离，前者位于中央后回，后者位于中央前回，但这种分化也是相对的。在刺激人脑中央沟周围皮质时发现，产生运动反应的机会有 20% 发生在中央后回，80% 发生在中央前回，所以，运动区主要在中央前回。

4. 内脏感觉在皮质的代表区　接受内脏感觉的皮质代表区混杂在体表感觉代表区之中，第二感觉区和运动辅助区（supplementary motor area）都与内脏感觉有关。电生理研究发现，刺激第二感觉区及其邻近部位会发生味觉、恶心或排便等感觉；刺激运动辅助区会产生心悸、脸发热等感觉；刺激来自内脏的传入神经可在皮质相应体表感觉代表区域内引出诱发电位。另外，内脏感觉传入也向边缘系统皮质投射。在大脑皮层内，不同的感觉柱和感觉的分区，其实质是由神经组织构成的复杂功能网络。每一个神经功能网络负责对来自一个部位不同的感觉信息进行分析、比较、处理并形成不同的感觉，如在中央后回拇指的分布区内的功能网络，能同时产生拇指关节运动和疼痛的感觉。众多的同感觉分析和形成相关的功能网络组成大脑皮层感觉中枢。同一时刻，感觉中枢内许多的功能网络活动的结果，使得中枢能平行地处理许多的感觉信息而产生相应的感觉。在感觉中枢内的各功能网络之间，感觉中枢同调节躯体运动和内脏运动、调节机体情绪和心理活动等神经功能网络之间，都存在彼此的复杂联系，相互作用和影响，使得任一感觉都可引起整体功能发生相应的变化。

三、痛　觉

痛觉（pain sensation）是机体受到伤害性刺激后产生的不愉快的主观体验。痛觉产生的同时，常伴有躯体运动性防卫反应，呕吐、出汗和血压变化等自主神经性反应，以及烦躁、嘶叫等情绪反应，这些统称为痛反应。痛觉和痛反应合称疼痛。疼痛是一种复杂的生理心理活动，作为一种及时向中枢提供躯体或内脏受到伤害的报警信息，让个体警觉到自身处境的危险，以便迅速做出逃避或防御反应，使之免除伤害性刺激的继续作用，故是生命活动过程中不可缺少的一种特殊保护功能。在临床上，疼痛的性质和部位，还有助于疾病诊断和病情判断。值得注意的是，在临床工作中，一方面在未探明疼痛的原因之前，不能随意使用镇痛药，以免掩盖病情而贻误了正确的诊治机会；另一方面也要清醒地认识到，过强的长时间的痛刺激对机体是极其有害的，它可严重扰乱体内的功能活动，甚至可导致休克的发生，所以，对于慢性疼痛（如癌症和大面积创伤的患者）和痛觉过敏的患者适当应用止痛剂也是必要的。痛觉产生的基本过程和其他感觉相一致。痛觉感受器接受伤害性刺激后，把刺激的信息转化为传入神经上的动作电位，并将刺激的性质、强度和持续时间等转移到动作电位的不同组合中，在这个过程中，实现对信息进行的初步处理，随即经痛觉传导通路投射到相应的皮质区形成痛觉。

（一）痛觉产生的外周机制

1. 致痛物质　电、机械、过冷或过热、化学刺激、创伤和炎症等，只要达到伤害性强度，均能引起痛觉，这些不同的伤害性刺激，可通过共同机制（释放或生成某些化学物质）而使痛觉产生，这些参与疼痛发生和发展过程的化学物质称为致痛物质。受伤害组织局部的细胞和痛觉感受器均可参与致痛物质的生成、释放并激活。致痛物质的作用主要是激活和致敏痛觉感受器，导致疼痛或痛觉过敏。已知的致痛物质有前列腺素 E_2 和前列腺素 I_2、缓激肽、白三烯、5- 羟色胺、组胺、ACh、K^+、H^+、P 物质和白介素等。研究发现，神经生长因子和一氧化氮等也参与疼痛信息的形成。

2. 痛觉感受器　是游离的神经末梢，从表面上看没有固定的适宜刺激，任何刺激过强，都可引起其兴奋，但痛觉感受器实质上是一种化学感受器，在受到上述致痛物的刺激后，通过换能作用，最终将刺激信息转变为传入神经上的动作电位。痛觉感受器几乎不产生适应，某些条件，还可能使痛觉感受器敏感化，出现痛觉过敏的现象。

3. 传入纤维　传导痛觉冲动的纤维有 A_δ 和 C 纤维。A_δ 纤维传导刺痛，传入冲动到达大脑皮层的第一和第二感觉区，可产生特定部位的痛觉。C 纤维传导灼痛，传入纤维投射到边缘系统。值得指出的是，A_δ 和 C 纤维并非仅传导伤害性刺激的信息，它们也传导触压觉、温觉和冷觉的感觉信息。

（二）痛觉产生的中枢机制

来自躯体痛觉的传入纤维进入脊髓后，一部分在后角换元并发出纤维交叉至对侧，经脊髓丘脑侧束上行，抵达丘脑的感觉接替核；头面部的痛觉冲动则由三叉神经传导，沿三叉神经丘脑束上行至脑桥水平与脊髓丘脑侧束会合，最后投射到大脑皮层的第一体表感觉区，引起有定位特征的痛觉并激发运动性反应。另一部分痛觉传入纤维在脊髓内弥散上行，经脊髓网状纤维、脊髓中脑纤维和脊髓丘脑内侧部纤维，抵达脑干网状结构和丘脑髓板内核群，再投射到大脑皮层第二体表感觉区和边缘系统，引起定位不明确的慢痛和痛的自主神经性反应及情绪反应。内脏痛的传入纤维主要是经后根进入脊髓，然后和躯体传入神经基本上循同一上行途径，经丘脑投射到大脑皮层第二体表感觉区和边缘系统。

1. 脊髓对痛信息的传导和初步处理　躯体和内脏的痛觉传入信息被脊髓接受后，经换元再通过脊髓丘脑侧束、脊髓网状纤维、脊髓中脑纤维和脊髓丘脑内侧部纤维等上行到丘脑，脊髓起到传导痛信息的作用。脊髓也是痛信息处理的初级中枢，可引起相应痛反应和对痛信息进行调节。脊髓将伤害性信息传到高位中枢的同时，还接受来自高位中枢的下行性调节。脊髓后角的传入纤维同兴奋性的和抑制性的中间神经元相互联系，构成复杂的神经功能网络，对伤害性信息进行初步加工和处理的同时，兴奋前角的神经元以实现某些躯体 - 运动性防御反应。研究发现，脊髓星形胶质细胞和小胶质细胞在外周刺激信息的诱导下被活化，继而广泛参与痛信息的产生和传递过程。

2. 中脑与痛信息处理和痛反应有关　朱鹤年和路长林教授等研究证实，在猫中脑尾端滑车神经核平面的被盖外侧楔下核的外侧部，有一"怒叫中枢"，刺激该部位，猫发出怒叫。该中枢同其他的脑部位有广泛的神经联系，这一区域与传入痛信息的处理、与痛有关的情绪和其他反应的整合及发音等有关。怒叫反应可作为痛反应的指标。

3. 丘脑是痛觉整合的中枢　从上已知，躯体、头面部和内脏的痛觉传入纤维，上行达丘脑的感觉接替核换元，再投射到大脑皮层的特定区域；到达髓板内核群换元的则弥散地投射到大脑皮层的广泛区域，包括与情绪有关的额叶皮质。丘脑的有关核群在同传入纤维换元的过程中，实现了对外周刺激的部位、范围、强度和时间等痛信息进行编码、处理和整合。与此同时，丘脑也接受边缘系统和下丘脑的纤维传入，共同参与痛的情绪反应。

4. 大脑皮层产生痛觉的功能　尽管大脑皮层对痛信息的处理和整合及产生痛觉的机制尚未阐

明，但所有的感觉信息最后都进入大脑皮层进行整合分析以产生各种感觉却是不争的事实。研究表明，痛觉在大脑皮层的分布较为弥散，未找出分布的规律。新技术的出现，为脑功能的研究提供了有利的条件。现已用正电子发射断层扫描术（positron emission to mography，PET）研究疼痛在大脑皮层的产生机制。根据神经元的电活动与局部脑血流变化之间完全一致的特点，已初步观察到热和冷的伤害性刺激作用于皮肤后，能诱导第一躯体感觉运动区、第二躯体感觉区、扣带回、岛叶前部和丘脑的血流量增加，表明这些脑区的神经元活动增强，这些脑区的神经组织组成的功能网络，参与了痛觉的加工和感受。

（三）躯体痛

1. 体表痛　发生在体表某处的痛称为体表痛。体表痛主要指皮肤受到伤害性刺激时产生的疼痛，故又称为皮肤痛（skin pain）。皮肤痛由针刺、切割、挤压和烧灼等伤害性刺激引起，具有双重痛感。刺激作用后，首先出现由 A_δ 纤维传导的尖锐而定位清楚的刺痛（prick pain），又称快痛，刺激停止后很快消失；随后是一种由 C 纤维传导的定位不明确的烧灼痛，又称慢痛（slow pain），在刺激作用 $0.5\sim1.0s$ 后才发生，伴有情绪反应和心血管、呼吸等方面的变化，在停止刺激后还持续几秒钟。

2. 深部痛　发生在骨、关节、肌腱、韧带和肌肉等处的痛感称为深部痛。深部痛一般表现为慢痛，其特点是定位不明确，可伴有恶心、出汗和血压改变等自主神经反应。深部痛可反射性地引起邻近骨骼肌收缩而导致局部组织缺血，缺血又使疼痛进一步加剧。缺血性疼痛可能由肌组织释放的 H^+ 和 K^+ 等致痛物质引起。当肌肉持续收缩而发生痉挛时，缺血加剧，致痛物产生增多并在局部堆积，持续刺激痛觉感受器，于是形成恶性循环，使痉挛和疼痛进一步加重。血供恢复后，致痛物质被带走或被降解，疼痛得到缓解。

（四）内脏痛

内脏痛（visceral pain）是由胸腹腔脏器病变引起的疼痛。同体表痛比较，具有如下特征。

1. 痛觉感受器分布稀疏　内脏感受器主要是痛觉感受器。痛觉感受器分布在内脏黏膜、肌层和浆膜等部位，其密度明显小于体表，这与内脏痛定位不明确有关。内脏感觉神经末梢的分布比皮肤神经末梢稀疏，因此，由内脏传入产生的感觉比较模糊、弥散、定位不精确，有时甚至不引起主观感觉；产生内脏痛时，也不易明确指出疼痛的确切部位。

2. 对牵拉和缺血等刺激敏感　直接切割、切断和烧灼内脏等常不引起内脏痛，但内脏组织缺血、炎症、平滑肌痉挛、有腔器官扩张及牵拉血管、韧带和系膜，以及在实验条件下用电刺激神经，均可产生剧烈的内脏痛。浆膜对痛最敏感，其次为壁层肌，实质器官较差。

3. 痛觉特性与慢痛相似且常伴有痛反应　内脏痛呈灼痛或钝痛，发生较慢，持续时间较长，痛区的边缘难以确定，常伴有自主性反应和神经 - 精神性反应。

4. 发生牵涉痛

（1）牵涉痛的概念和常见的牵涉痛：内脏疾病引起体表某些部位发生疼痛或痛觉过敏的现象称为牵涉痛（referred pain）。例如，心绞痛患者常感到左肩、左臂内侧、左侧颈部疼痛和心前区疼痛；胆囊炎、胆石症发作时常感到右肩区疼痛；阑尾炎早期感到上腹部或脐周区疼痛等（表4-4）。了解牵涉痛的发生规律对于临床诊断某些疾病有一定意义。

表 4-4　常见内脏疾病引起牵涉痛的部位

内脏疾病	心绞痛	胃溃疡与胰腺炎	肝病与胆囊炎	肾结石	阑尾炎
牵涉痛的部位	心前区和左上臂尺侧	左上腹和肩胛间	右肩胛	腹股沟区	上腹部和脐周区

发生牵涉痛的部位与真正发生痛觉的患病内脏部位有一定的解剖关系，它们都受同一脊髓节段的后根神经支配，即患病内脏传入神经纤维和被牵涉皮肤部位的传入神经纤维由同一后根进入脊髓。例如，阑尾的痛觉传入纤维通过交感神经纤维传入胸10或胸11节段水平进入脊髓，与此对应的皮肤节段区约在脐水平，故在阑尾炎早期于脐周围出现牵涉痛；发生心绞痛时，因心脏痛觉纤维在第1~5胸节进入脊髓，其相应皮肤节段位于胸前壁，第1胸神经沿上臂内侧分布，故出现胸前壁和左臂内侧皮肤的牵涉痛。

（2）牵涉痛的机制：牵涉痛的发生机制尚未完全阐明，目前有会聚学说和易化学说两种解释，

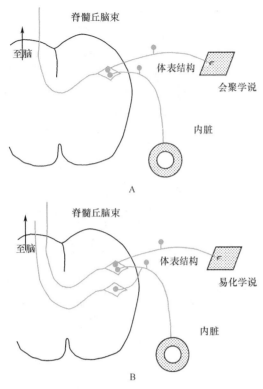

图 4-11　牵涉痛的会聚学说和易化学说示意图
A. 会聚学说；B. 易化学说

它们都能够部分解释牵涉痛发生的机制（图 4-11）。

1）会聚学说认为，由患病内脏和皮肤区域进入脊髓的痛觉神经末梢投射到同一脊髓神经元，由同一上行纤维传入脑，由于体表感觉神经纤维分布多而内脏感觉纤维分布少，故个体在日常生活中已学会认识体表痛，即大脑皮层感觉区习惯于识别来自体表的刺激，此时的痛觉传入冲动虽然发源于患病内脏，但个体认为是来自皮肤，因此，误将内脏痛认作某个体表部位的疼痛。

2）易化学说认为，脊髓传导体表痛信息和内脏痛信息的 2 个中枢很接近，由于内脏病变增加了传入冲动的数量和频率，可通过一定的中间神经元联系或对邻近神经元的直接影响，提高相应脊髓中传递体表信息神经元的兴奋性或易化突触传递过程，使正常情况下体表传入的阈下活动转为阈上刺激，或使体表传入的痛觉冲动使相应的脊髓中枢发生更大兴奋，最终大量感觉信息上传形成痛觉或痛觉过敏。

（五）疼痛的整体反应

机体产生痛觉的同时，常伴有躯体活动和内脏活动及心理和情绪等方面的变化，这些变化统称为痛反应（pain responses）。有些痛反应对整体功能具有积极的保护意义。

1. 躯体 - 运动性反应　在发生疼痛时，机体常发生肢体屈曲以脱离伤害性刺激。剧烈的疼痛可引起个体大声叫喊、奋力挣扎，以及疼痛局部的肌肉出现反射性痉挛等。动物实验中常用作测痛指标的缩腿、甩尾等都属于躯体 - 运动性防御反应。

2. 自主性反应　伤害性刺激引起整体应激反应，体内下丘脑 - 垂体 - 肾上腺皮质系统和交感 - 肾上腺髓质系统功能活动增强，血中肾上腺皮质激素和肾上腺素水平升高，导致心率加快、心输出量增多、外周血管收缩和血压升高，呼吸加深加快、肺泡通气量增加，瞳孔散大，汗液分泌增多，血液凝固加快，物质分解代谢活动增强使血糖升高等自主性功能活动的变化。

3. 神经 - 精神性反应　伤害性信息传入各级中枢经过加工整合后，引起脑电活动的变化及皮质神经元的电活动变化。个体表现为警觉、痛苦不安、精神萎靡、焦虑和易激动等心理和精神活动的变化。

四、触压觉和温度觉

（一）触压觉

1. 触压觉的概念　皮肤接受触、压等机械刺激后能够分别产生触觉（touch sensation）和压觉（pressure sensation）。触觉是微弱的机械刺激兴奋皮肤浅层触觉感受器引起的感觉，压觉是指较强的机械刺激导致深部组织变形时引起的感觉，两者在性质上类似，统称为触压觉。另外，皮肤在接受每秒 5 ～ 40 次的机械振动刺激时，还可引起振动觉，据认为这也与触觉感受器有关。

2. 触压觉的感受器　触压觉的感受器可以是游离神经末梢、毛囊感受器或带有附属结构的环层小体等，其分布密度和该部位对触压觉的敏感程度呈正比。指尖、口唇等处触压觉感受器密度高，触压觉的阈值较低；胸腹部等处触压觉感受器密度较低，触压觉的阈值较高。

3. 触压觉的适宜刺激和产生机制　触压觉感受器的适宜刺激是机械刺激，刺激引起感觉神经末梢变形，机械门控钠通道开放，Na^+ 内流，产生感受器电位，总和达阈电位时，产生传入神经上的动作电位。与触压觉有关的传入纤维为有髓的 II、III 类纤维和 IV 类无髓纤维。传入冲动经前述的感觉传导通路达大脑皮层感觉区，形成触压觉。用纤细的毛，点状轻触人的皮肤表面时发现，只有当某些特殊的点被触及时，才能引起触觉，这些特殊点称为触点。用类似的方法，也可在皮肤表面找到冷觉点、热觉点和痛点等。由此认为，皮肤不同感觉的感受区在皮肤表面呈互相独立的点状分布。

用组织学方法发现皮肤中有大量游离的感觉神经末梢和各种特殊形式的感觉小体，推测每一种性质的感觉应当同某一特定形式的感受结构相对应。近年来的实验表明，同样的游离神经末梢可以在不同的感觉点下方发现，触点下方可以找到游离神经末梢或特殊形式的感觉小体。看来，不同感受器的功能特异性应到膜的分子水平上去寻找，各种附属结构可能只影响感受末梢敏感性的高低和适应性的快慢。

4. 触压觉的适应 触压觉感受器是一种快适应感受器。研究发现，在细心剥除环层结构后，直接轻压裸露的神经末梢仍可引起传入冲动发放，但变得不易适应，由此认为触压觉感受器快适应发生机制与皮肤环层小体结构有关。触压觉感受器产生适应的过程和机制如下：当压力直接作用于环层结构表面时，压力要经过此结构才能传递到感觉末梢表面；由于环层结构具有一定的弹性，能很快适应于组织的变形；当一个变形力突然施加于环层小体的一侧时，环层小体中的黏液成分把它直接传递至轴心纤维的相同侧，引起感受器电位；但在几毫秒至几十毫秒之内，环层小体内的液体重新分布，使整个环层小体内的压力变得几乎相等，感受器电位立即消失而发生适应过程。

（二）温度觉

1. 温度觉的概念 冷觉（cold sensation）和热觉（heat sensation）合称温度觉。冷觉和热觉是皮肤内的冷感受器或热感受器分别受到相应的刺激后，发出冲动经脊髓丘脑侧束上行，在丘脑换元后，上传至大脑皮层中央后回产生的特定感觉。

2. 温度感受器及分布 在皮肤、黏膜和内脏中，冷感受器和热感受器主要为游离的神经末梢。两种感受器在皮肤呈点状分布，冷感受器数量一般比热感受器多 4～10 倍，皮肤对冷和热的敏感程度取决于冷感受器和热感受器的分布密度。例如，前额皮肤每平方厘米面积内平均有冷感受器 5～8 个，但可没有热感受器，故对冷敏感而对热相对不敏感；面部皮肤对热和冷有最大敏感性，每平方厘米有冷感受器 8～9 个，有热感受器 1.7 个；腿部皮肤每平方厘米平均有冷感受器 4.8～5.2 个，而热感受器只有 0.4 个；躯干皮肤冷感受器分布密度比四肢皮肤大，故一般对冷的敏感性较四肢高。

3. 温度感受器的适宜刺激和特点 针对皮肤的研究表明，冷感受器和热感受器对作用于皮肤的绝对温度而不是跨皮肤的温度梯度起反应；冷感受器由 A_δ 纤维传导冲动，热感受器则由 C 类纤维传导冲动。冷感受器在皮肤温度低于30℃时开始发放冲动，对其产生刺激作用的最佳温度为 25～28℃，放电频率与温度呈线性关系，温度逐渐下降时，放电频率渐增加，降温速度愈快，放电频率亦愈高。热感受器在皮肤温度超过 30℃时开始发放冲动。热感受器在皮肤温度渐升高时，放电频率亦渐增加；此外，放电频率还决定于热刺激时温升的大小、速度及刺激前皮肤的基础温度，刺激前温度相对较低、刺激温度上升幅度高且速度快，放电频率迅速增快。

4. 不同温度刺激引起的变化 皮肤温度越高则持续的热觉越强烈。当皮肤温度超过43～44℃时，热觉便转变为灼热痛。当大面积的降温使皮肤温度降到30℃以下时，就会出现持续的冷觉；皮肤温度降至25℃以下时，冷觉就已经带有不舒服的成分；皮肤温度降至17℃及以下时，则会出现显著的冷痛，因为过冷和过热的刺激均可导致组织释放致痛物，如 5-羟色胺、组胺、K^+ 和前列腺素等，这些物质作用于游离的神经末梢，冲动传入中枢而引起痛觉皮肤内感受冷刺激和热刺激的感受器，是机体所具有精细的温度辨别能力的基础，它们传入冲动的频率，在一定范围内能灵敏地反映机体和环境温度的变化，对机体的外周温度起到监测的作用；在引起机体冷觉或热觉的同时，也参与体温的调节，机体具有冷觉和热觉这两种特定的感觉，便能在环境温度发生变化时，主动地避开过冷或过热的环境而向有利的温度环境靠近，更为重要的是在体温调节中枢的作用下，通过增加产热减少散热或增加散热减少产热的过程，使体温在寒冷或酷热的环境中都能保持相对恒定。

第三节 神经系统对姿势和运动的调节

机体运动分为支持性运动和目的性运动，前者维持躯体在空间的姿势（posture）和位置，后者表现为有目的动作。正常人在生活和工作中，坐和立都有稳定正确的姿势。头部转向、躯干和四肢伸展与弯曲，以及有目标的手或脚运动等，表现出动作协调。平衡（equilibrium）是指机体在静止时各种姿势的相对稳定和运动时头部与躯干及各肢体间关系的协调。骨骼肌肌紧张是维持机体姿势最基本的反射活动，是姿势反射的基础，机体任何运动都是在一定姿势和肌紧张条件下进行的。姿势和运动是互相联系的。姿势是一切运动的起点和终点。每一种运动都是在某个姿势基础上发生的，运动过程反映了机体不同姿势的动态变化，如运动员表演的一套自由体操，可分解为许多个相互联系的姿势和动作。一旦运动停止，即回到某一种姿势。因此，没有姿势运动很难进行，没有运动姿势也难以维持。各种姿势的维持、运动的发生和进行过程中，原有平衡被打破和新平衡的建立，需要有关运动中枢的调节。可调节肌紧张和姿势及运动速度和程度的神经元相对集中部位称为运动中枢（motor center）。运动中枢存在于从大脑皮层到脊髓不同部位，相互间的结构和功能密切联系，组成一套完善、精确的自动控制系统。

一、脊髓对运动的调节

脊髓是完成躯体运动最基本的反射中枢，机体通过脊髓能完成一些简单的躯体运动反射。整体状态下，脊髓的功能受高位中枢的调节。

（一）运动神经元和运动单位

1. 运动神经元　在脊髓前角有 α 和 γ 运动神经元，其末梢释放的神经递质都是 ACh。脊髓 α 神经元不仅接受来自皮肤、肌肉和关节等处的外周传入信息，同时接受从大脑皮层到脑干的下传信息，将这些信息整合后产生一定的传出冲动，以影响所支配骨骼肌的活动，因此，将 α 运动神经元称为脊髓反射的最后公路（final common path）。γ 运动神经元的胞体分散在 α 神经元之间，支配骨骼肌的梭内肌纤维。γ 运动神经元兴奋性较高，常以较高的频率持续放电，其主要功能是调节肌梭对牵张刺激的敏感性。

2. 运动单位　α 运动神经元大小不等，胞体直径从几十到 150μm；大 α 运动神经元支配快肌纤维，小 α 运动神经元支配慢肌纤维，其轴突末梢在骨骼肌中分成许多小支，每一小支支配一根骨骼肌纤维。正常情况下，当这一神经元兴奋时，兴奋可传导到受它支配的所有肌纤维并引起其收缩。由一个 α 运动神经元及其所支配的全部肌纤维所构成的功能单位，称为运动单位（motor unit）。运动单位的大小差别很大，如一个眼外肌运动神经元只支配 6～12 根肌纤维，一个四肢肌（如三角肌）运动神经元支配的肌纤维数目可达 2000 根，前者有利于支配肌肉进行精细运动，后者有利于产生较大的肌张力。一个运动单位的肌纤维可以和其他运动单位的肌纤维交叉分布，使其所占空间范围比该单位肌纤维截面积的总和大 10～30 倍，故即使只有少数运动神经元活动，在骨骼肌中产生的张力也是均匀的。

（二）脊休克

在脊髓水平可完成许多运动反射。平时脊髓受高位中枢控制，其本身具有的功能不易表现出来。对脊休克的研究，有助于了解脊髓本身的功能。

1. 脊休克的概念　脊休克（spinal shock）指人或动物在脊髓与高位中枢离断后，反射活动能力暂时丧失进入无反应状态的现象。动物实验中，为保持其呼吸功能，常在脊髓第 5 颈段水平以下切断脊髓，以保留高位中枢通过膈神经对呼吸运动的控制，这种脊髓与高位中枢离断的动物称为脊动物。

2. 脊休克后体内某些功能的动态变化　脊休克主要表现为横断面以下脊髓所支配的躯体和内脏反射活动减退甚至消失，如骨骼肌紧张性降低甚至消失，外周血管扩张，血压下降，发汗反射减弱或消失，粪、尿潴留。脊休克发生一段时间后，一些以脊髓为基本中枢的反射活动逐渐恢复，恢复的时间长短与不同动物脊髓反射对高位中枢的依赖程度有关，如蛙在脊髓离断后数分钟内反射即可恢复，狗于数天后恢复，人需数周甚至数月才能恢复。在脊髓反射恢复过程中，较简单、原始的反射首先恢复，如屈肌反射、腱反射等；较复杂的反射恢复较慢，如对侧伸肌反射、搔爬反射等；血压也逐渐回升到一定水平，并具有一定的排便和排尿能力；但恢复的反射活动不能很好地适应机体功能活动变化的需要，且离断水平以下的知觉和随意运动能力将永久丧失。脊休克的发生是因为离断面以下的脊髓突然失去高位中枢的调控，而非切断脊髓的损伤刺激本身。越是高等的动物脊髓对高位中枢的依赖越强，所需要的恢复时间也就越长，同时也反映了脊髓具有完成某些简单反射的能力，即使在高位中枢去除的情况下，它们也可以执行最简单的反射功能。

案例 4-1

患者，女，17 岁，以"四肢感觉运动完全消失，大小便失禁 1 天"为主诉入院。伤前为体操运动员，一次训练时失误，头部最先接触地面，造成重伤。当时四肢瘫痪，医院诊断颈 6～7 骨折，颈脊髓损伤，四肢肌力均为 0 级，损伤分级"Frankel：A 级"。体格检查：体温 39.0℃，脉搏 101 次/分，呼吸 20 次/分，血压 110/70mmHg。神志尚可。精神萎靡。颈椎 X 线片显示：第 6、7 颈椎开放性，粉碎性骨折，75% 错位。诊断：高位脊髓损伤。

1. 问题与思考

（1）试述脊髓的功能。

（2）脊休克期间患者功能活动有何改变？

（3）脊休克后哪些功能可恢复或部分恢复？为什么？

2. 提示

（1）脑通过脊髓各种上、下行传导来神经纤维的冲动传导，实现与躯干和四肢的功能联系。脊髓横断伤后，损伤部位以下躯体将丧失感觉和运动的功能。

（2）膈神经由颈 3～5 颈丛发出。安静状态下，由膈肌收缩增加的胸廓容积为通气总量的 4/5。横断面以下脊髓支配的躯体和内脏反射活动减退或消失，出现脊休克的系列改变。

（3）脊休克发生一段时间后，以脊髓为基本中枢的反射活动可逐渐恢复，如屈肌反射、腱反射等，血压也可回升到一定水平，排便和排尿能力有所恢复，但恢复的反射活动不能很好地适应机体功能活动变化的需要。虽然脊髓能完成某些简单的反射活动，但这些反射是在高位中枢的控制下进行的。

从脊休克的产生与恢复过程中可见：脊髓能完成某些简单的反射活动，但这些反射平时在高位中枢的控制下不易表现出来。高位中枢对脊髓反射的控制具有易化和抑制两种作用。切断脊髓后，伸肌反射减弱而屈肌反射增强，说明平时高位中枢主要具有易化伸肌反射和抑制屈肌反射的作用。

脊髓离断后屈肌反射占优势，这不利于瘫痪肢体支持体重，因此，在低位脊髓横贯性损伤的患者，通过站立姿势的积极锻炼以发展伸肌是非常重要的，这种锻炼使下肢伸肌具有足够的紧张性以保持伸直，以便能依靠拐杖站立和行走，同时，通过锻炼充分发挥未瘫痪肌的功能，如背阔肌等由脊髓离断水平以上的神经支配，但这些肌肉却附着于骨盆，这样就有可能使患者在借拐杖行走时摆动骨盆。

（三）脊髓的躯体反射

1. 牵张反射（stretch reflex）　是指骨骼肌受外力牵拉伸长时，反射性地引起受牵拉的同一肌肉收缩的过程。

（1）牵张反射的类型：牵张反射有位相性牵张反射和紧张性牵张反射两种类型。

1）位相性牵张反射（phasic stretch reflex）：是指快速牵拉肌腱时发生的牵张反射，又称为腱反射（tendon reflex），如叩击股四头肌肌腱引起股四头肌收缩的膝跳反射。该反射过程表现为骨骼肌的一次快速收缩和舒张，使机体原有的姿势得以维持；其传入纤维直径较粗（12～20μm），传导速度较快（90m/s 以上）；反射的潜伏期很短，约为 0.7ms，相当于一次突触接替的时间。

2）紧张性牵张反射（tonic stretch reflex）：是指骨骼肌受到缓慢持续牵拉时发生的牵张反射，又称为肌紧张（muscle tonus），表现为受牵拉的肌肉发生紧张性收缩以阻止被拉长。通常情况下，引起肌肉牵张反射的刺激是机体的重力。重力主要持续作用于伸肌肌腱附着的骨骼，骨骼牵拉肌肉引起牵张反射。这种牵张反射是持续进行着的，引起受牵拉肌肉的不同运动单位交替而缓慢地持续收缩。机体直立体位的保持依赖于下肢、躯干和颈部的伸肌以及上肢屈肌的持续收缩。在外力作用或身体运动时，身体某一部位骨骼肌的张力发生变化，其他部位骨骼肌的张力通过牵张反射活动也发生相应的变化，以保持身体的平衡和维持一定的姿势，因此，肌紧张是维持躯体姿势最基本的反射活动，是姿势反射的基础。机体完成的各种运动，是通过体内某些部位骨骼肌的肌紧张加强而另一些部位的肌紧张减弱来协调的，因此，肌紧张及伴随身体不同的运动所作出的适应性变化，也是实现躯体运动的基础。肌紧张的反射性收缩力量并不大，且是同一肌肉的不同运动单位进行交替性的收缩，故能持久维持而不易发生疲劳。

产生肌紧张的基本中枢在脊髓。在整体内，肌紧张还受高位中枢抑制和易化两种作用的调节，以脑干网状结构下行抑制和下行易化系统的作用尤为重要，除此之外，小脑、基底神经节、前庭核和大脑皮层对肌紧张都有调节作用。

（2）肌梭及其功能：肌梭（muscle spindle）是感受骨骼肌长度变化的感受器。肌梭外层为一结缔组织囊，囊内所含肌纤维称为梭内肌纤维（intrafusal fiber），囊外肌纤维称为梭外肌纤维（extrafusal fiber）。肌梭与梭外肌纤维呈并联关系。梭内肌纤维的收缩成分位于纤维两端，感受装置位于中间，两者呈串联关系。梭内肌纤维分核袋纤维（nuclear bag fiber）和核链纤维（nuclear chain fiber）两类。肌梭传入神经纤维有 I_a 和 II 类纤维，I_a 类纤维末梢呈螺旋形缠绕于核袋纤维和核链纤维的感受装置部位，II 类纤维末梢呈花枝状，主要分布于核链纤维的感受装置部位（图 4-12）。两类纤维都终止于脊髓前角 α 运动神经元。I_a 和 II 类纤维的传入冲动进入脊髓后，除产生牵张反射外，还通过侧支和中间神经元接替上传到小脑和大脑皮层感觉区。γ 运动神经元发出的纤维支配梭内肌纤维。

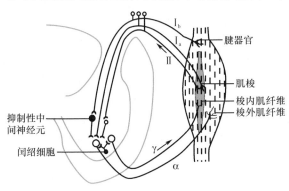

图 4-12　梭外肌和梭内肌的神经支配示意图

（3）牵张反射的过程：在骨骼肌受到突然外力牵拉（如叩击股四头肌腱）伸长时，肌梭感受器受刺激而兴奋，冲动经 I_a 和 II 类纤维传入脊髓，使脊髓前角支配该肌和同一关节协同肌的 α 运动神经元兴奋（通过抑制性中间神经元的作用，使支配对抗肌的 α 神经元抑制），α 运动神经元传出冲动增多，梭外肌收缩，其长度缩短，以对抗外力牵拉，使机体姿势得以维持。

（4）γ- 环路在维持牵张反射中的作用：脊髓前角的 γ 运动神经元发出纤维支配梭内肌纤维。近年，有人将 γ 纤维分为 γ_1 和 γ_2 两种。γ_1 纤维与核袋纤维收缩有关，兴奋时可使肌梭对牵张变化速度感受的敏感性增高；γ_2 纤维与核链纤维收缩有关，兴奋时可使肌梭对稳定的持续牵张的敏感性增高。肌梭敏感性增高，引起 I_a 和 II 类纤维传入冲动增多，进而使 α 运动神经元活动增强。在整体情况下，γ 运动神经元传出冲动在很大程度上还受许多高位中枢下行传导通路的调节，通过调节和改变肌梭的敏感性和躯体不同部位的牵张反射阈值，来适应控制姿势的需要。

正常情况下，在高位中枢的控制下，骨骼肌持续收缩时，α 和 γ 运动神经元均处于兴奋状态，即同激活（co-activation）。外力牵拉肌肉时，γ 运动神经元在高位中枢兴奋的影响下有一定的冲动到达梭内肌纤维，梭内肌收缩，肌梭敏感性提高，传入冲动增加，使 α 运动神经元兴奋，引起梭外肌处于持续收缩状态，保证了牵张反射的强度，这种由于 γ 运动神经元的活动而使梭外肌收缩的反射途径称为 γ- 环路（γ-loop）。

可见，γ 运动神经元通过增加肌梭的敏感性，以正反馈机制加强 α 运动神经元活动。整体状态下，两种神经元在高位运动中枢的调节下协同活动，以维持和控制骨骼肌的紧张性收缩。

牵张反射在引起受牵拉的骨骼肌收缩时，同一关节的协同肌也发生收缩，相对抗的肌群则产生舒张。在维持正常的姿势中，伸肌牵张反射比屈肌牵张反射显得更重要，故脊髓牵张反射主要表现在伸肌。

（5）腱器官的作用：腱器官是感受骨骼肌主动收缩张力变化的感受器，分布在肌腱胶原纤维之间，与梭外肌呈串联关系，受 I_b 类纤维支配。一般的被动牵拉主要拉长延伸性较大的肌肉组织，肌腱的张力变化较小。当主动收缩时，腱器官一端被固定，一端被收缩的骨骼肌牵拉，所以张力迅速增加。因此，在体情况下，当骨骼肌受到被动牵拉而引起肌肉收缩或在主动收缩并产生足够强的肌张力时，都会使腱器官兴奋，由 I_b 类纤维传入冲动，经脊髓内的抑制性中间神经元使支配腱器官所在骨骼肌的 α 运动神经元抑制，传出冲动减少，肌肉松弛，肌张力降低，该过程称为反牵张反射，其作用是避免受牵拉的骨骼肌产生过度的收缩。

由上可见，牵张反射的主要作用是通过由此引起的骨骼肌收缩活动来对抗重力和外力对肌肉的牵拉，进而维持正常的肌紧张和保持身体的姿势及平衡。腱器官实质是调节肌张力反馈回路中的监测装置，在肌张力过大时发生兴奋，向中枢神经系统传送肌张力变化的信息，引起反牵张反射。反牵张反射的作用是通过负反馈机制参与即时的肌紧张调节，使肌张力不致过分增高，以避免被牵拉的骨骼肌受到损伤，因此对骨骼肌具有保护作用。牵张反射与反牵张反射既互相联系又彼此制约，前者在骨骼肌被动牵拉时反射性地使其缩短以对抗被拉得过长，后者在主动收缩时反射性地引起其松弛以避免过度收缩。两种反射活动虽互相对立，但在保持正常骨骼肌的紧张和长度方面作用却是一致的。例如，切断肌梭的传入纤维，骨骼肌的张力将减弱而表现为肌无力；反之，若切断腱器官的传入纤维，肌肉收缩时，肌张力过分增强，则可能导致肌肉的损伤。

2. 屈肌反射和对侧伸肌反射

（1）屈肌反射：在伤害性刺激作用于机体皮肤的感受器时，受刺激一侧的肢体出现回缩反应，表现为屈肌收缩而伸肌舒张，称为屈肌反射（flexor reflex）。由于该反射通常是由伤害性刺激引起，故又称为痛反射（pain reflex）。该反射可避免机体受到进一步的伤害刺激，因而具有重要的保护作用。这是人和动物最原始的防御反射。屈肌反射的强度与刺激强度有关，如足受到较弱的刺激，只引起踝关节屈曲；刺激强度增加，由于兴奋在中枢的扩散程度增大，则膝关节和髋关节也可发生屈曲。屈肌反射是一种通过若干中间神经元的多突触反射，其反射弧的传出部分可通向许多肌群。

（2）对侧伸肌反射：在刺激强度很大时，同侧肢体发生屈肌反射的同时，还出现对侧肢体的伸肌收缩和屈肌舒张，关节伸直，称为对侧伸肌反射（crossed extensor reflex），这是由屈肌反射中枢的中间神经元兴奋，在兴奋同侧屈肌运动神经元的同时，其侧支横过脊髓，兴奋对侧的伸肌运动神经元所致。该反射的意义在于，当一侧肢体屈曲时，对侧肢体伸直以支持体重，使身体维持直立姿势而不至于跌倒，因此，对侧伸肌反射是一种姿势反射，在保持身体平衡中具有重要意义。

二、低位脑干对肌紧张和姿势的调节

低位脑干包括延髓、脑桥和中脑，其中的上行、下行传导束沟通大脑、小脑和脊髓间的联系。起源于脑干的各下行传导束可对脊髓的功能进行控制。脑干除自身的信息加工功能外，还有承上启下的作用。脑干的中央部有许多纵横交织的神经纤维和散在其中的大小不等的神经元胞体，称为脑干网状结构（brain stem reticular formation）。脑干是调节肌紧张的重要中枢。在高位中枢的控制下，通过调节肌紧张产生相应的运动，还可完成某些姿势反射和运动反射。

（一）脑干网状结构对肌紧张的调节

高位中枢下传冲动都要对脑干网状结构的活动产生控制作用，该结构也是大脑皮层通过脑干调节肌紧张和随意运动的主要部位。Magoun 等在1946年证实，刺激延髓网状结构腹内侧区域，对反射性运动和刺激皮质诱发的运动都有抑制作用，基于该区域有抑制肌紧张和运动的功能，故称为抑制区（suppressor region），该区域和发出的纤维组成的功能系统称为脑干网状结构抑制系统；刺激延髓网状结构背外侧、脑桥和中脑被盖区域，对反射性运动和刺激皮质引起的运动都有加强作用，该区域由于有加强肌紧张和运动的功能，故称为易化区（facilitatory region），该区域和发出的纤维组成的功能系统称为脑干网状结构易化系统（图4-13）。

1. 脑干网状结构抑制系统及其作用　脑干网状结构抑制区主要位于延髓网状结构的腹内侧部分，其抑制作用是双侧性的，以同侧为主。该区缺乏紧张性活动，其活动有赖于大脑皮层运动区、纹状体和小脑前叶蚓部传入冲动的始动作用。大脑皮层运动区、纹状体和小脑前叶蚓部，不仅有加强网状结构抑制区活动的作用，而且对脑干网状结构易化区的活动也有控制和抑制作用，进而使肌紧张减弱。

脑干网状结构抑制区的活动经网状脊髓束下行，抑制脊髓前角γ运动神经元的活动，使梭内肌纤维抑制，收缩张力减小，肌梭内感受器敏感性减弱，传入冲动减少，对α运动神经元的兴奋作用减弱，α神经元传出冲动减少，

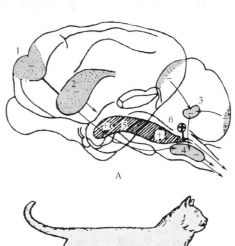

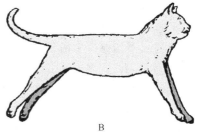

图 4-13　脑干网状结构抑制区和易化区

A. 猫脑内与肌紧张有关的脑区及其下行路径示意图；－表示下行抑制作用路径；4 为脑干网状结构抑制区，发放下行冲动抑制脊髓牵张反射，这一区接受大脑皮层（1）、尾核（2）和小脑（3）传来的冲动；＋表示下行易化作用路径；5 为网状结构易化区，发放下行冲动加强脊髓牵张反射；6 为延髓前庭核，有加强脊髓牵张反射的作用；B. 去大脑僵直示意图

笔记栏

肌紧张减弱。脑干网状结构抑制系统的主要作用是抑制抗重力肌（人的抗重力肌主要是下肢和背部伸肌、上肢的屈肌）的肌紧张。

2. 脑干网状结构易化系统及其作用 脑干网状结构易化区包括延髓网状结构背外侧部分、脑桥被盖、中脑的中央灰质及被盖、下丘脑和丘脑中线核群等部位，其易化作用也是双侧性的，该区兴奋可使伸肌牵张反射增强及时程延长。该区还不断接受各种上行感觉通路侧支的冲动传入，故具有一定的紧张性活动。此外，皮质运动区、前庭核、小脑前叶两侧部的活动具有加强该区域兴奋的作用。前庭核还可在接受内耳前庭器官的传入冲动后，通过前庭脊髓束下行，兴奋脊髓前角的 α 和 γ 运动神经元，起到加强肌紧张的作用。

脑干网状结构易化区的活动经网状脊髓束下行，首先改变 γ 运动神经元的活动（对 α 运动神经元也有一定的易化作用），增强 γ 纤维传出冲动的频率，使梭内肌纤维收缩加强，提高肌梭敏感性，肌梭传入冲动增加，牵张反射活动增强。

脑干网状结构易化系统的主要作用是加强抗重力肌的肌紧张。脑干网状结构易化系统和抑制系统的活动既对立又统一，在调节全身骨骼肌的紧张性和完成各种运动的过程中具有重要作用。正常情况下，易化系统的活动强度略大于抑制系统，故抗重力肌的肌紧张强于非抗重力肌的肌紧张。实验条件下，在猫的中脑上、下丘之间作切断，切断了大脑皮层运动区和纹状体等部位与脑干网状结构抑制区的功能联系，使易化区的活动更加增强，伸肌肌紧张亢进（hypertonia），动物表现为四肢伸直，头尾昂起，脊柱挺硬，这些改变称为去大脑僵直（decerebrate rigidity）。在临床上，去大脑的患者出现下肢和脊柱挺硬而上肢屈曲的改变。

去大脑僵直的产生机制有 α 僵直和 γ 僵直两种，前者是由于高位中枢的下行性作用直接或间接通过脊髓中间神经元提高 α 运动神经元的活动而出现的僵直；后者是高位中枢的下行性作用首先提高 γ 运动神经元的活动，使肌梭传入冲动增多，转而增强 α 运动神经元的活动而出现的僵直（图 4-13）。实验证明，在发生去大脑僵直后，如切断动物腰骶部后根以消除肌梭传入的影响，则后肢僵直消失，说明经典的去大脑僵直主要属于 γ 僵直；如在上述切断后根的去大脑猫，进一步切除小脑前叶，能使僵直再次出现，这种僵直属于 α 僵直，因为 γ 僵直已不可能发生；如在此基础上进一步切断第Ⅷ对脑神经，以消除由内耳半规管等前庭器官传入前庭核的冲动，则僵直再次消失，说明 α 僵直主要是通过前庭脊髓束实现。人类在蝶鞍上囊肿引起皮质与皮质下结构失去联系时，就出现明显的下肢伸肌僵直及上肢的半屈状态，称为去皮质僵直，这也是抗重力肌紧张增强的表现。人类在中脑疾病时可出现去大脑僵直现象，表现为头后仰，上、下肢均僵硬伸直，上臂内旋手指屈曲。出现去大脑僵直常提示病变已严重侵犯脑干，是预后不良的信号。

（二）脑干对姿势反射的调节

1. 状态反射 机体头部在空间的位置变化和头部与躯干相对位置发生变化，反射性地引起躯体肌紧张发生变化的过程称状态反射（attitudinal reflex）。状态反射包括迷路紧张反射和颈紧张反射。

（1）迷路紧张反射（tonic labyrinthine reflex）：是内耳迷路的椭圆囊和球囊的传入冲动对躯体伸肌紧张性的反射性调节，其反射中枢主要是前庭核。伴随头部的运动，头部在空间的位置变化使内耳迷路的椭圆囊和球囊的囊斑受到刺激，传入冲动达前庭核，经前庭脊髓束传出冲动，导致躯体肌紧张发生变化以维持平衡。在去大脑动物，当动物取仰卧位时伸肌紧张性最高，取俯卧位时伸肌紧张性最低，这是因为头部位置和重力对耳石膜的作用不同，囊斑上各毛细胞顶部不同方向排列的纤毛所受刺激强度不同，而使内耳迷路的刺激不同。

（2）颈紧张反射（tonic neck reflex）：是头部和躯干的相对位置变化引起的，由颈上部椎关节韧带和肌的本体感受器传入冲动至颈脊髓，传出冲动对四肢肌的肌紧张进行的调节。其反射中枢在延髓。在去大脑的动物实验中观察到，当头向一侧扭转时，下颏所指一侧的伸肌紧张性加强；头后仰时，前肢伸肌紧张性加强，后肢伸肌紧张性减弱；头前俯时，前肢伸肌紧张性降低，后肢伸肌紧张性加强。人类在去皮质僵直的基础上，也可出现颈紧张反射，即当颈部向一侧扭曲时，下颏所指一侧上肢伸直，对侧上肢则处于更屈曲状态。在正常情况下，状态反射常受高位中枢的抑制而不易表现出来。

2. 翻正反射 正常动物可保持站立姿势，将其推倒又可迅速翻正过来，此反射称为翻正反射（righting reflex）。如使动物四足朝天从空中落下，则可清楚地观察到动物在坠落过程中首先是头颈扭转，使头部位置翻正，然后前肢和躯干跟随着扭转过来，接着后肢也扭转过来，最后四肢安全着地。这一反射包括一系列的反射活动，最先是由于头部在空间的位置不正常，刺激视觉与内耳迷路，从而引起头部的位置翻正（视觉翻正反射与迷路翻正反射）；然后头部翻正后，头与躯干的位置不正常，刺激颈部关节韧带及肌肉，从而使躯干的位置也翻正（颈翻正反射）。翻正反射的中枢在中脑，作用是使机体非随意地保持正常的姿势和平衡。对于人类，视觉翻正反射最为重要。

案例 4-2

患者，女，40 岁，以"无诱因头昏、头痛 9 个月，语言不清 2 个月"为主诉入院。患者 9 个月前无诱因出现头昏、头痛等症状；自觉路面高低不平，步态不稳，易摔倒。近 2 个月来，出现语言不清，饮水呛咳，视物成双，右侧肢体乏力。体格检查：体温 36.8℃，脉搏 75 次 / 分，呼吸 16 次 / 分，血压 110/70mmHg。神志清楚。右侧鼻唇沟变浅，伸舌偏右，咽反射迟钝；双眼水平震颤，快动相向左侧；共济运动差。磁共振成像检查见脑干肿胀，脑干及小脑半球多发异常信号。诊断：多发性脑硬化。

1. 问题与思考

（1）试述大脑皮层主要运动区的位置及功能特征。

（2）试述小脑的功能部分，及其对运动的调控功能。

2. 提示 大脑皮层主要运动区包括中央前回（4 区）域运动前区（6 区），是控制躯体运动最重要的区域，有以下功能特征：对躯体运动的调控为交叉支配、皮质代表区的大小与运动的精细与复杂程度有关、运动代表区功能定位总体倒置。

小脑可分为前庭小脑、脊髓小脑与皮层小脑 3 个功能部分，分别执行维持身体平衡、调节肌紧张、协调随意运动与精细运动的功能。

面瘫和舌瘫提示大脑半球功能受损；吐词不清、饮水呛咳，提示脑干损伤；头昏、步态不稳、共济运动差，提示小脑损伤。

三、小脑对运动的调节

小脑分为绒球小结叶及小脑体两部分。小脑体以原裂为界，分为前叶和后叶两部分。小脑体又可纵分为内侧区（蚓部）、中间部及外侧部（合称小脑半球）三部分。小脑深部有三对神经核：顶核、间置核及齿状核，分别接受内侧区、中间区及外侧区的投射。根据小脑的传入、传出连接，小脑可分为前庭小脑、脊髓小脑及皮层小脑三部分（图 4-14）。小脑本身不能发起运动。小脑与大脑皮层、丘脑、脑干网状结构、红核、前庭核及脊髓等保持广泛联系，同时接受来自骨骼肌、关节等与运动直接有关感受器及视觉和听觉的传入冲动，具有参与运动设计和运动的执行、协调各运动中枢活动、维持身体平衡、调节肌紧张和协调随意运动等功能。

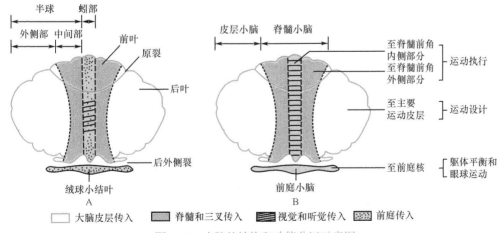

图 4-14 小脑的结构和功能分区示意图

A. 小脑分区和传入纤维联系，以原裂和后外侧裂将小脑横向分为前叶、后叶和绒球小结叶三部分，也可纵向分为蚓部、半球的中间部和外侧部三部分，小脑各种不同的传入纤维联系用不同的图例（见图下方）表示；B. 小脑的功能分区（前庭小脑、脊髓小脑和皮层小脑）及不同的传出投射

（一）前庭小脑

前庭小脑主要由绒球小结叶构成，与之邻近的小部分蚓垂也归入此区，主要功能是维持躯体平

衡和眼球运动。绒球小结叶的功能与前庭器官及前庭核活动有密切关系，其反射途径为：前庭器官（有关头部位置和躯体直线或旋转变速运动变化信息）→前庭核→绒球小结叶→前庭核→前庭脊髓束→脊髓运动神经元→躯干和四肢近端肌群。前庭核是维持身体直立和平衡的重要结构，通过传出联系，改变身体不同部位的肌张力，使机体在重力作用下或作直线和旋转变速运动时保持姿势的协调和身体平衡。

绒球小结叶受损的个体，前庭核进入小脑的冲动受阻，同时小脑也失去了对前庭核的控制，从而出现平衡失调综合征（dysequilibrium syndrome），表现为头和躯干摇晃不止、步态蹒跚或站立不稳。前庭小脑通过接受脑桥中转的来自外侧膝状体、上丘和视皮层等处的视觉传入，实现对眼外肌的调节和控制眼球运动，从而协调头部运动时眼的凝视运动。

（二）脊髓小脑

脊髓小脑由蚓部和半球中间部组成，主要接受脊髓小脑束和三叉小脑束的传入纤维投射，也接受视觉、听觉的传入信息。蚓部的传出纤维主要向顶核投射，转而经前庭核和脑干网状结构下行至脊髓前角两侧部分，也经丘脑腹外侧核上行至大脑运动皮层躯体近端代表区。半球中间部的传出纤维经间置核到红核，再下行至脊髓前角外侧部分，有一些纤维再经丘脑腹外侧核，最后抵达大脑运动皮层的躯体远端代表区。

脊髓小脑的主要功能是调节肌紧张和正在进行中的运动，协助完成大脑皮层对随意运动的控制。小脑对肌紧张的调节具有抑制和易化双重作用，分别通过脑干网状结构抑制区和易化区发挥作用。在进化过程中，小脑抑制肌紧张的作用逐渐减退，易化作用逐渐增强。所以，在高等动物的脊髓小脑受损后，表现为肌张力减退和四肢乏力。

目前认为，当运动皮层向脊髓发出运动指令时，还通过皮质脊髓束侧支向脊髓小脑传递有关运动的指令，运动过程中来自肌肉与关节等处的本体感觉传入及视觉和听觉传入也到达脊髓小脑。脊髓小脑将来自这两方面的反馈信息加以比较和整合，进而检测出运动执行和运动指令之间的误差，随即向大脑皮层发出矫正信息以修正运动皮层的活动，使之符合运动的实际情况；同时，通过脑干-脊髓下传途径调节肌肉活动以纠正运动的偏差，从而使运动能够按照运动皮层和外周感觉的反馈信息来协调。在人类，脊髓小脑受损后，不能有效地利用来自大脑皮层和外周的感觉信息来协调运动，使运动变得笨拙而不准确，随意运动的力量、方向性和稳定性均不能得到很好地控制。患者不能完成精巧动作，在运动进行过程中骨骼肌发生抖动而不能定向，尤其在精细动作的终末出现震颤，称为意向性震颤（intention tremor）；不能进行连续动作和对抗肌的交替运动，动作越迅速，协调障碍越明显，称为共济失调（ataxia）。

（三）皮层小脑

皮层小脑指后叶的外侧部，通过对大脑皮层下传的信息和肌肉运动变化的上传信息进行比较，来调整和纠正有关肌群的活动水平，使机体的随意运动保持协调。

机体的随意运动是由大脑皮层运动区发出冲动引起的。冲动沿皮质脊髓束下达脊髓运动神经元引起肌肉运动的同时，亦经大脑皮层-脑桥-小脑束快速、完整地到达小脑，再由小脑-丘脑-大脑皮层环路返回大脑皮层。骨骼肌运动过程中的信息，主要由深部感受器将其返回至小脑和大脑，亦可经视听系统（尤其在他人指导下学习某种技巧性运动时）返回大脑。返回入小脑的信息，经小脑与大脑皮层下传的信息比较后，再由丘脑上行达大脑皮层，大脑皮层根据小脑综合的运动信息，对下传冲动不断进行适宜地控制，使活动的肌群不断调整其舒缩速度和幅度以保持运动的平衡（图4-15）。

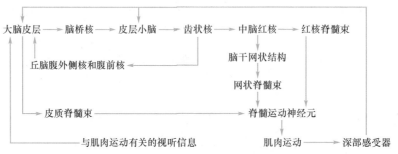

图4-15 皮层小脑与大脑皮层等中枢的联系

通常由大脑皮层运动区设计后发出的信息多于为完成任一随意运动所需要的信息。在视觉功能配合下，小脑在参与设计和执行随意运动过程中，能计算出大脑运动皮层的信息到达骨骼肌所需时间，并能估计其运动速度。在骨骼肌开始活动后的适当时间，小脑便对运动皮层发出适当的控制性冲动，去抑制活动着的骨骼肌而兴奋对抗肌以产生适当的制动作用，使运动能准确地停止在所要达到的位置上。

在学习某种技巧运动（如舞蹈或乐器）的开始阶段，动作是不熟练和不稳定的，此时，每一动作的结果均返回大脑皮层加以检验，然后再发出修正信息，并同时进入意识。大脑皮层设计并发出的运动信息、有关肌群执行动作的结果及由大脑皮层修正后的信息均进入小脑。小脑对大脑皮层发出的信息和由运动着的骨骼肌返回的信息进行比较后，再将校正的信息返回大脑皮层。信息在大脑皮层 - 皮层小脑 - 丘脑 - 大脑皮层之间的环路联系反复运动的结果，就在皮层小脑储存了一整套经过改造后的程序，一旦大脑皮层再发出此种目的性运动的信息，小脑即将储存的程序准确、快速回输到大脑运动皮层，经皮质脊髓束传至脊髓运动神经元，程序中包括了参与运动骨骼肌的舒缩活动在时间、空间和力量上的协调机制，故运动中的每一动作都进行得非常的熟练，动作之间体现出完美的协调，运动结束时机体的姿势亦十分稳定，如自由体操和音乐演奏等。整体运动过程的程序化控制，是最复杂和最精细的调节形式，主要是由大脑皮层和小脑共同配合完成，其他调节运动的中枢也参与作用。

四、基底神经节对运动的调节

（一）基底神经节的组成

基底神经节（basal ganglia）是皮质下一些核团的总称，包括尾状核、壳核、苍白球、丘脑底核、黑质和红核，前三者称为纹状体（苍白球发生上较古老，称为旧纹状体；尾状核和壳核较新，称为新纹状体）。黑质可分为致密部和网状部两部分。苍白球是基底神经节与其他部位发生广泛纤维联系的中心。

基底神经节的主要作用是为随意运动提供肌紧张和配合大脑皮层调节随意运动的稳定，此外，它还与丘脑和下丘脑共同成为自主神经活动和本能（摄食、饮水和性反射活动等）反射的调节中枢；与小脑一起，参与随意运动的设计和执行及运动任务的学习和记忆等活动。

（二）基底神经节的环路联系

1. 基底神经节与大脑皮层的联系　基底神经节接受大脑皮层的纤维投射，其传出纤维经丘脑腹前核和腹外侧核接替后又回到大脑皮层，构成基底神经节与大脑皮层之间的回路，该回路可分为直接通路和间接通路两条途径（图 4-16）。

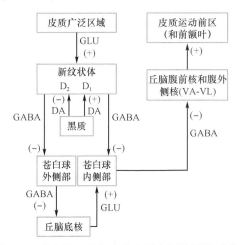

图 4-16　基底神经节与大脑皮层之间的回路示意图

注：直接通路为皮质广泛区域→新纹状体→苍白球内侧部→丘脑腹前核和腹外侧核（VA-VL）→皮质运动前区（和前额叶）的神经通路；间接通路为皮质广泛区域→新纹状体→苍白球外侧部→丘脑底核→苍白球内侧部→丘脑腹前核和腹外侧核（VA-VL）→皮质运动前区（和前额叶）的神经通路；黑质多巴胺投射系统可作用于新纹状体内的 D_1 受体而增强直接通路的活动，也可作用于 D_2 受体而抑制间接通路的活动；DA：多巴胺；GABA：γ-氨基丁酸；GLU：谷氨酸；（＋）为兴奋性作用；（－）为抑制性作用

（1）直接通路（direct pathway）：是指从大脑皮层的广泛区域到新纹状体再由新纹状体纤维经

苍白球内侧部接替后，到达丘脑腹前核和腹外侧核，最后返回大脑皮层运动前区和前额叶的通路。大脑皮层对新纹状体的作用是兴奋性的；从新纹状体到苍白球内侧部及从苍白球内侧部再到丘脑的

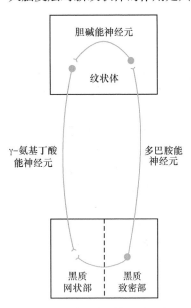

纤维都是抑制性的，即新纹状体抑制苍白球内侧部，苍白球内侧部又抑制丘脑。当直接通路被激活时，苍白球内侧部的紧张性活动受抑制，对丘脑前腹核和外侧腹核的紧张性抑制作用减弱，丘脑和大脑皮层的活动增加，这种现象称为去抑制（disinhibition）。

（2）间接通路（indirect pathway）：是指在上述直接通路中的新纹状体与苍白球内侧部之间插入苍白球外侧部和丘脑底核2个中间接替过程的通路，这条通路中同样存在去抑制现象，即新纹状体到苍白球外侧部和苍白球外侧部到丘脑底核的投射纤维都是抑制性的。当间接通路被激活时，丘脑底核的活动增加。丘脑底核到达苍白球内侧部的纤维为兴奋性的，神经递质是谷氨酸，结果使丘脑腹前核和腹外侧核及大脑皮层的活动减少。可见，间接通路的作用可部分抵消直接通路对丘脑和大脑皮层的兴奋作用。

2. 基底神经节内核群间的联系　在基底神经节内各核群间存在黑质 - 纹状体环路联系。由纹状体向黑质网状部投射，神经递质为γ- 氨基丁酸；由黑质致密部向纹状体的投射，神经递质为多巴胺（图 4-17）。基底神经节与大脑皮层间和在其内部核群间形成的环路联系，参与对肌紧张的控制和随意运动稳定的调节。

图 4-17　黑质 - 纹状体环路示意图

（三）基底神经节损害的表现

基底神经节损害的临床症状主要是运动功能障碍，表现为：①运动过少而肌紧张过强，如帕金森病（Parkinson disease，PD），又称震颤麻痹（paralysis agitans）；②运动过多而肌紧张减弱，如亨廷顿病（Huntington disease，HD），又称舞蹈病（chorea）。

1. 帕金森病　帕金森病患者的主要症状有全身肌紧张增强，肌强直，随意运动减少，动作迟缓，面部表情呆板，常有静止性震颤，多出现于上肢。帕金森病的病因是双侧黑质病变，多巴胺能神经元变性受损，脑内多巴胺含量降低。用多巴胺的前体左旋多巴（L-Dopa）进行治疗，震颤症状好转。另外，还可用 M 胆碱受体阻断剂阿托品或东莨菪碱等治疗，说明胆碱能神经元在其中也起一定作用。纹状体内的胆碱能神经元功能增强也能引起帕金森病。目前认为，黑质多巴胺系统与纹状体乙酰胆碱系统之间的功能失衡可能是帕金森病发病的原因之一（图 4-17）。

> **知识链接**
>
> 　　Carlsson 在确定多巴胺为神经递质、脑内某些部位多巴胺不足或降低导致帕金森病和精神分裂症等方面，做了许多开创性的工作。他发现用利舍平清除脑中的多巴胺，动物丧失运动能力，给予多巴胺的前体左旋多巴后，脑中又可产生多巴胺，动物的运动能力恢复。从此以后，用左旋多巴治疗帕金森病，使世界上无数的患者恢复了健康，Carlsson 为此获得 2000 年诺贝尔生理学或医学奖。

> **案例 4-3**
>
> 　　患者，男，74 岁，以"左手静止性震颤 3 年"为主诉入院。患者 3 年前无明显诱因下出现行走困难，步伐变小变慢，转身及翻身困难，左手静止性震颤，穿衣、夹菜动作迟缓，呈进行性加重。服用多巴丝肼片后，行动迟缓及肢体不自主抖动好转。体格检查：体温 36.2℃，脉搏 71 次 / 分，呼吸 15 次 / 分，血压 130/90mmHg。血常规、脑脊液检查多无异常。头部计算机体层摄影（computerized tomography，CT）、磁共振成像（magnetic resonance imagine，MRI）也无特征性改变。诊断：帕金森病。
>
> 　　**1. 问题与思考**
>
> 　　（1）黑质 - 纹状体内部多巴胺能神经元变性受损，会出现哪些后果？
>
> 　　（2）帕金森病的主要症状有哪些？
>
> 　　（3）根据患者的症状和检查结果，请你提出该患者脑的病变部位及依据。

2. 提示

（1）黑质 - 纹状体内的多巴胺递质系统的作用在于抑制纹状体内乙酰胆碱递质的作用，如果双侧黑质病变，多巴胺能神经元变性受损，可导致乙酰胆碱递质系统功能亢进。

（2）帕金森病是常见的中老年神经系统变性疾病之一。主要症状是全身肌紧张增高，肌肉强直，随意运动减少，动作缓慢，面部表情呆板，常伴有静止性震颤。

2. 舞蹈病 舞蹈病患者的主要症状有上肢和头部不自主的舞蹈样动作，并伴有肌张力降低。患者的病变主要在双侧新纹状体，黑质 - 纹状体环路是完好的，脑内多巴胺含量正常。若用左旋多巴治疗反而加重其症状，用利舍平耗竭多巴胺则可使症状缓解。舞蹈病主要是由于纹状体中胆碱能和 γ-氨基丁酸能神经元功能降低所致。从纹状体与黑质之间的神经环路与神经递质系统的关系也可看出，胆碱能和 γ- 氨基丁酸能神经元的功能降低，对黑质多巴胺能神经元的抑制作用减弱，使多巴胺能神经元的功能活动相对亢进，进而引起肌紧张降低。

五、大脑皮层对运动的调节

（一）大脑皮层运动区

大脑皮层是调节随意运动（voluntary movement）的中枢。人等灵长类动物的大脑皮层运动区得到高度发展，包括中央前回、运动前区、运动辅助区和后部顶叶皮质等区域。在大脑皮层运动区垂直切面上，可以见到该区细胞与皮质感觉区类似，也呈纵向柱状排列，组成大脑皮层的基本功能单位，称为运动柱（motor column）。一个运动柱可控制同一关节的多块肌肉活动，而一块肌肉可接受几个运动柱的控制。

1. 主要的运动区 皮质运动区（cortical motor area）包括中央前回（4 区）和运动前区（6 区），来自本体感受器和前庭器官的冲动在此分析、整合，发出的冲动经皮质脊髓束和皮质核束下行以调节机体的姿势和随意运动。运动区有以下功能特征：①对躯体运动的调节支配具有交叉的性质，即一侧皮质主要支配对侧躯体的骨骼肌，这种交叉性质不是绝对的，如头面部肌的支配多数是双侧性的，如咀嚼运动、喉运动及脸上运动肌的支配是双侧性的；面神经支配的下部面肌及舌下神经支配的舌肌却主要受对侧皮质支配，因此，在一侧内囊损伤后，头面部多数肌并不完全麻痹，但对侧下部面肌及舌肌发生麻痹。②具有精细的功能定位，即一定部位皮质的刺激引起一定部位骨骼肌的收缩。功能代表区的大小与运动的精细复杂程度有关；运动愈精细而复杂的肌肉，其代表区也愈大，手与五指所占的区域几乎与整个下肢所占的区域相等。③从运动区的上下分布来看，其定位安排呈身体的倒影：下肢代表区在顶部（膝关节以下肌肉代表区在皮质内侧面），上肢代表区在中间部，头面部肌肉代表区在底部（头面部代表区内部的安排仍为正立而不倒置）。从运动区的前后分布来看，躯干和肢体近端肌肉代表区在前部（6 区），肢体远端肌肉代表区在后部（4 区），手指、足趾、唇和舌的肌肉代表区在中央沟前缘。

2. 其他运动区 人和猴的运动辅助区（supplementary motor area）位于两半球纵裂的内侧壁，扣带回以上，4 区之前的区域，刺激该区可以引致肢体运动和发声，反应一般为双侧性。破坏该区可使双手协调动作难以完成，复杂动作变得笨拙。此外，第一、第二感觉区，5、7、8、18、19 区都与运动有关。

（二）随意运动的产生机制

随意运动的产生机制至今尚未阐明，除由大脑皮层发起和组织外，还有多个脑部位参与了随意运动的执行和协调过程。目前认为：①随意运动的指令由皮质联络区发起。②运动程序的设计在大脑皮层、基底神经节和小脑外侧部进行。③基底神经节和小脑将设计的运动程序经丘脑腹外侧核输入大脑皮层运动区。④大脑皮层运动区发出的冲动经皮质脊髓束和皮质核束等传导束下行，发起和调节相应的肌群运动。⑤起源于运动皮层的和由皮质脊髓束侧支的纤维经脑干某些核团接替后形成的顶盖脊髓束、红核脊髓束、网状脊髓束和前庭脊髓束等，亦发出冲动至脊髓前角运动神经元，以配合和执行皮质发起的随意运动。⑥肌肉运动过程中的信息经本体感觉、视觉和听觉等通路传入至皮质和小脑，小脑再投射至脑干，以对运动进行调整，使随意运动稳定而精确。

（三）皮质传导束及功能

1. 皮质脊髓束 由皮质发出后经内囊、脑干下行到达脊髓前角 α 和 γ 运动神经元的传导束，称为皮质脊髓束，其中约 80% 的纤维在延髓锥体跨过中线到达对侧，沿脊髓外侧索下行，纵贯脊髓全长，为皮质脊髓侧束；其余约 20% 的纤维不跨越中线，沿脊髓同侧前索下行，为皮质脊髓前束。人类皮质脊髓前束在种系发生上较古老，它们通过中间神经元接替后，再与脊髓前角内侧部分的运动神经元形成突触联系。脊髓前角内侧部分的运动神经元控制躯干和四肢近端的肌肉，尤其是屈肌，与姿势的维持和粗大的运动完成有关。皮质脊髓侧束在种系发生上较新，其纤维终止于脊髓前角外侧部分的运动神经元，这些神经元控制四肢远端的肌肉，与精细和技巧性运动的完成有关。

由皮质运动区发起的随意运动，通过皮质脊髓束控制脊髓的 α 和 γ 运动神经元的兴奋性来调节肌肉活动；通过中间神经元的联系来保持对抗肌运动神经元之间的活动平衡，使肢体活动具有合适的强度，以维持随意运动的协调。

2. 皮质核束 是由运动皮层发出的纤维直接或间接止于脑神经核（Ⅲ、Ⅳ、Ⅵ、Ⅶ和Ⅹ等）组成的传导束。发出的纤维支配面部、口、舌和咽的肌肉，以调节咀嚼和眼肌等随意运动。

由皮质传导束传出冲动引起躯体骨骼肌收缩的同时，肌肉运动的信息亦不断返回至大脑皮层以影响其活动，由此构成的大脑皮层 - 骨骼肌 - 大脑皮层间的长环反馈调节，实现了大脑皮层对运动肌张力和收缩速度的自动控制。

人类皮质脊髓侧束受损将出现巴宾斯基征（Babinski sign）阳性，即以钝物划足趾外侧时，出现拇趾背屈、其他四趾外展呈扇形散开的体征。临床上可根据此体征来判断皮质脊髓侧束是否受损。此体征是一种较原始的屈肌反射。由于脊髓受高位中枢的控制，平时这一反射被抑制而不表现出来。皮质脊髓侧束受损后，该抑制解除，故可出现此反射。婴儿在该传导束未发育完善以前以及成人在深睡或麻醉状态下，也可出现巴宾斯基征阳性。

需要指出的是，运动传出通路常分为锥体系（pyramidal system）和锥体外系（extrapyramidal system）2 个系统。锥体系指皮质脊髓束和皮质核束；锥体外系是指锥体系以外的所有控制脊髓运动神经元的下行通路。2 个系统在皮质起源的部位有重叠，相互间存在广泛的纤维联系，所以，由皮质和脑干之间的通路损伤而引起的运动障碍，实际上是 2 个系统合并损伤的结果。

六、机体姿势和运动平衡的整合机制

平衡是静止和运动时身体姿势的稳定与正确。全身姿势稳定与否，须视维持身体重心是否符合物理的平衡规律；全身姿势正确与否，须视直立时有无偏斜、肢体躯干活动有无偏差。机体的姿势和运动平衡，除上述各级运动中枢的协调活动控制脊髓运动神经元的活动外，还与中枢不断整合来自视觉、深感觉和前庭感觉等的传入信息密切相关。

（一）感觉功能在姿势和运动平衡中的作用

姿势和运动平衡的维持必须有健全的位向感受。视觉系统、深部本体感觉系统和前庭感觉系统是发生位向感受的基本器官。

1. 视觉 视觉传导，机体在相对静止和运动时同周围物体的方位和机体与外界物体间关系的信息。中枢通过对传入信息整合，在产生特定视觉的同时，经有关运动中枢作用，适当改变机体的姿势或及时调整运动方向和速率，以能更清楚地分辨物体，或维持同环境相适应的姿势，或使当时的某种运动能顺利地进行。在视觉障碍时，即使深感觉和前庭感觉功能正常，机体的运动也难以发生和进行，即使运动也难以维持平衡。正常人在黑暗中行走于不平坦亦不熟悉的路径时，总是摇晃不定，为其提供了一个佐证。

2. 深感觉（deep sensation） 是指位于身体深部结构（骨骼肌、肌腱、关节囊、关节面等）内的各种感受器受刺激时所产生的主观感觉，这些感受器称为本体感受器。人在闭眼时仍能感到自己肢体所处的位置和运动情况，这种感觉称为本体感觉。肌梭和腱器官是感受肌的长度和张力变化的感受器。关节中的感受器感受关节屈伸程度和屈伸速率等的变化，传入冲动可达大脑皮层。肌梭和腱器官传入冲动的主要作用是调节肌紧张和协调肌肉收缩的程度，并为皮质下中枢提供信息。中枢通过对深感觉传入的信息进行综合和分析，使机体感受到身体所处的空间位置、姿势和运动范围变化的同时，对相应的运动进行精细的调节。在深感觉功能障碍时，机体运动的协调性发生明显障碍，称为感觉性运动失调（sensorimotor disorder）。

3. 前庭感觉 当人的体位在空间位置发生变化时，前庭器官受到刺激，传入冲动引起人的主观运动或体位移动的感觉，称前庭感觉（vestibular sensation）。人的平衡觉主要与头部的空间定向（spatial orientation）有关。空间定向主要取决于前庭器官的传入，其次为眼和本体感受器。

在静止和运动时，通过前庭器官中不同部位感受细胞的活动变化，传入冲动到达脑桥的前庭神经核，然后再发出纤维参与组成内侧纵束。内侧纵束的纤维进入小脑，皮质的颞叶、顶叶和额叶，脑干网状结构，迷走神经核和舌咽神经核等处，完成各种姿势反射等活动。来自前庭器官的信息使机体能清晰地辨别自身的位置，特别是头部的空间位置、运动方向和速度的变化。通过反射活动，一方面调节机体各部位的肌紧张，使机体的姿势和运动保持平衡，另一方面通过调节眼的运动，使机体在做旋转运动时，头和眼球向旋转的反方向运动以保持原有的视线方向，有助于判断体位改变的方向和看清楚物体。

在前庭器官和有关传导路径及中枢患病时，患者在主观上有眩晕感，客观上出现眼震颤和平衡障碍，这两类症候可先后出现或互为因果，如主观上严重的眩晕感可诱发眼震颤和平衡障碍，甚至发生身体倾倒；客观上的眼震颤和平衡障碍又可引起或加重眩晕。

机体姿势和运动平衡的反射性调节，主要由上述三种性质的感受器传入信息引起（听觉和皮肤触压觉亦有一定作用）。一旦机体的姿势发生改变，肢体发出某种活动，原有的平衡状态被打破，三种性质的感受器分别受到不同程度的刺激而兴奋，传入的信息经过大脑皮层和皮质下中枢的整合作用，再由运动中枢发出冲动，通过调节肌紧张，来稳定身体的姿势和达到并维持新的平衡。视觉、本体感觉和前庭感觉在引起机体姿势反射和维持运动平衡中，具有相互配合和协调的作用而合称为平衡三联（equilibrium triad）。

（二）高位中枢在姿势和运动平衡中的协调

从上可知，高位中枢对肌紧张的控制及对机体姿势和运动平衡的调节，是由大脑皮层、基底神经节和小脑等部位协调的，下传的冲动首先在脑干水平进行精确而又复杂的整合。各级中枢下行的传导束达脊髓后，对支配伸肌或屈肌的 α 和 γ 运动神经元产生兴奋或抑制的作用（图 4-18）。例如，前庭脊髓束和红核脊髓束的作用恰好相反，相互作用就抵消了各自对伸肌或屈肌的片面优势性影响。

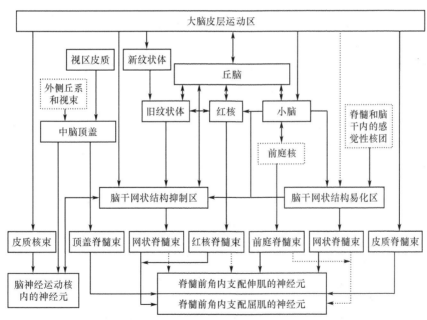

图 4-18 运动中枢间的相互联系和传出冲动对骨骼肌的调节作用
实线箭头示兴奋作用或纤维联系，虚线箭头示抑制作用，双箭头示往返联系

（三）脊髓运动神经元活动的作用

各运动中枢对作用相互对抗的骨骼肌群的肌紧张和收缩强度的调节，在脊髓水平进行再次整合。例如，在脊髓前角，与支配伸肌的 α 运动神经元形成突触的有以下神经纤维：①高位中枢下行的神经纤维。②自身侧支所兴奋的中间神经元返回的兴奋性纤维。③所支配骨骼肌的肌梭传入纤维。④相邻脊髓节段支配协同肌群或同一关节肌群的神经元发出的纤维。⑤自身侧支所兴奋的中间神经元返回的抑制性纤维。⑥所支配骨骼肌的腱器官的传入纤维。⑦来自对抗肌的神经元发出的

抑制（交互抑制）性纤维。在高位中枢发出运动信息引起该伸肌的α运动神经元兴奋，使其支配的骨骼肌收缩的同时，由②返回信息增多；此时，高位中枢发出的信息使γ运动神经元兴奋（同激活机制），传出冲动使梭内肌收缩，由③传入的信息增多；同时，由④传递的信息亦增多。②～④的活动具有协同和加强该α运动神经元的作用，使α运动神经元持续地传出一定频率的冲动，引起所支配骨骼肌的收缩，同时，也使协同肌群间的收缩张力和速度等得以协调，在该伸肌收缩到一定程度时，由⑤和⑥传入的冲动增多，同时，伴有①下行冲动的减少或停止，使屈肌兴奋的高位中枢发出的信息增多，由⑦传至该伸肌α运动神经元的冲动亦增多。⑤和⑥的传入冲动，通过抑制α运动神经元的活动，使伸肌收缩的强度不致过大，对肌和肌腱都具有保护性意义；而由⑦传递的信息，通过抑制该伸肌神经元的活动，保证了对抗肌之间活动的协调。

　　机体在姿势变化时所伴随的运动或在做任一随意运动的过程中，由高位中枢下传冲动引起的支配协同肌群的神经元活动是高度同步的，支配相对抗肌群的运动神经元的活动则是交替发生和彼此制约的，由此导致在伸肌收缩时屈肌舒张，或在伸肌舒张时屈肌收缩，或伸肌和屈肌出现交替的有节律的舒缩活动。这种中枢神经元活动的同步性和对抗性作用，均有利于维持姿势和运动的平衡与协调。

（丁　娟）

第四节　神经系统对内脏功能的调节

　　内脏活动通常是自主性的、不受意识控制的，但内脏活动并非独立的，它受到自主神经系统的支配，同时自主神经系统的活动也受到包括脊髓、脑干、下丘脑和大脑皮层等多个中枢神经系统的调控。内脏器官如心和胃肠道去神经支配后，虽在一定程度上仍可自主地活动，但去神经支配的内脏对环境因素的变化将不能产生适应性反应。

一、自主神经系统对内脏功能的调节

　　自主神经系统（autonomic nervous system）包括交感神经系统（sympathetic nervous system）和副交感神经系统（parasympathetic nervous system），支配内脏、血管和腺体，调节其功能活动。

（一）交感神经和副交感神经的结构特征

　　交感神经和副交感神经的传入纤维，传导内脏器官受到机械牵拉、化学刺激、缺血和炎症等刺激时产生的信号冲动。传入冲动进入延髓、丘脑、大脑皮层的中央后回等中枢部位。传入信息经中枢整合后，通过交感和副交感传出神经的活动，来改变内脏功能和参与内环境稳态的维持。以下只叙述自主神经传出神经的结构和支配特征。

　　1. 起源部位　交感神经起源于胸1～3节段脊髓灰质中间外侧柱。副交感神经起源于脑干内第Ⅲ、Ⅶ、Ⅸ和Ⅹ对等脑神经核及骶髓2～4节段。

　　2. 节前纤维和节后纤维　交感神经的神经节靠近脊柱，形成椎旁神经节和椎前神经节，故节前纤维短，节后纤维长；节前纤维与节后纤维数量比通常为1：（11～17），个别多达1：200，兴奋时的效应较广泛；节前纤维属B类纤维，传导速度快，节后纤维属C类纤维，传导速度慢。副交感神经节靠近效应器或在效应器壁内，所以，节前纤维长节后纤维短，节前与节后纤维数量比一般为1：2或1：1，兴奋时效应较局限；迷走神经的传出纤维约占副交感神经纤维总数的75%。

　　3. 支配部位　交感神经支配大部分的内脏器官，支配外分泌腺和部分内分泌腺。副交感神经主要支配以下器官：由第Ⅲ对脑神经核发出的纤维进入睫状神经节内换元，节后纤维支配眼；由第Ⅶ对脑神经核发出的纤维经翼腭神经节换元，节后纤维支配泪腺及唾液腺等；由第Ⅸ对脑神经核发出的纤维至耳神经节换元，节后纤维支配腮腺；由第Ⅹ对脑神经核发出的迷走神经支配心、呼吸道、腹腔内脏器官和腺体；盆神经仅支配结肠下段、膀胱和生殖器官。皮肤、骨骼肌血管、一般的汗腺、竖毛肌和肾上腺髓质，都无副交感神经支配。

　　胃肠壁的内在神经丛又称为肠神经系统，由感觉、运动和中间神经细胞组成，其自身的纤维同进入消化管的交感纤维和副交感纤维交织成网，将胃肠壁内的各种感受器和效应器的活动连接在一起。整体状态下，内在神经丛的活动在交感神经和副交感神经的调节下进行。交感神经抑制内在神经丛的活动，副交感神经则使其兴奋。

（二）交感神经和副交感神经的作用及机制

1. 神经递质和受体　大部分副交感神经节后纤维末梢释放的神经递质为 ACh，ACh 同内脏器官细胞膜上的 M 受体结合后发挥作用。除支配汗腺的交感神经节后纤维和支配骨骼肌的交感舒血管纤维，末梢释放的递质为 ACh 外，其余的交感神经节后纤维末梢释放的神经递质为去甲肾上腺素。

能与去甲肾上腺素结合的有 α 受体和 β 受体两种受体。α_1 受体分布于大多数内脏平滑肌和血管平滑肌及腺体；α_2 受体分布于小肠平滑肌。β 受体又分为 β_1、β_2、β_3 受体，β_1 受体分布于心肌组织；β_2 受体分布在支气管平滑肌、胃肠平滑肌、子宫平滑肌及骨骼肌和心脏的血管平滑肌；β_3 受体分布在脂肪细胞。不同的受体兴奋或同一类受体兴奋后，可表现为复杂的功能活动变化（表 4-5）。

表 4-5　自主神经肾上腺素能和胆碱能系统对主要内脏功能的调节作用

器官	肾上腺素能	胆碱能
循环器官	去甲肾上腺素同心肌细胞膜上的 β_1 受体结合，使心率加快、房室传导加快，心肌活动同步性增加，心收缩力加强，心输出量增多；腹腔内脏和皮肤血管及分布于唾液腺与外生殖器的血管收缩（α_1）*，肌血管可收缩或舒张（β_2），总外周阻力增大，血压升高	ACh 同心肌细胞膜上的 M 受体结合，使心率减慢、房室传导减慢，心收缩力减弱，心输出量减少；皮肤血管和脑血管舒张，骨骼肌血管舒张（交感胆碱能神经），血压降低
呼吸器官	支气管平滑肌舒张（β_2），腺体分泌抑制（α_1），通气阻力减小，肺泡通气量增加	M 受体介导支气管平滑肌收缩，促进黏液腺分泌，通气阻力增大，肺泡通气量减少
消化器官	肝血管收缩，血流减少，胆汁分泌减少；抑制胃肠活动（β_2）和消化腺分泌（α_2），促进括约肌收缩（α_1）；抑制胆囊收缩；抑制消化和吸收	促进唾液和胰液分泌，胃肠运动加强，括约肌舒张，胆囊收缩，刺激胃肠激素释放；促进消化和吸收
泌尿生殖器官	逼尿肌舒张（β_2），尿道内括约肌收缩（α_1）；有孕子宫收缩（α_1），无孕子宫舒张（β_2）	逼尿肌收缩，尿道内括约肌舒张
眼	瞳孔扩大，睫状肌松弛	瞳孔缩小，睫状肌收缩，促进泪腺分泌
皮肤	竖毛肌收缩（α_1），促进精神性发汗（α_1）	促进温热性发汗（交感胆碱能神经）
代谢	促进肾上腺髓质激素和胰高血糖素等的分泌，促进糖酵解（β_2）和脂肪分解（β_3）以供能	促进胰岛素分泌，胰岛素则促进糖、脂肪和蛋白质的合成和储存

* 指括号内受体兴奋引起的效应

除上述以外，自主神经系统内还存在其他的神经递质和受体，如内在神经丛的抑制性神经元释放血管活性肠肽、一氧化氮和生长抑素等，引起胃的容受性舒张和血管的舒张活动，而兴奋性神经元释放 P 物质，引起胃肠活动增强。

2. 作用及机制　交感神经节后纤维释放的神经递质去甲肾上腺素和副交感神经节后纤维释放的 ACh，同细胞膜上特异性受体结合后，均可通过细胞膜内的 G 蛋白发挥作用。不同的神经递质和特异性受体结合后，激活的信息传递系统不同，如 ACh 同唾液腺细胞膜上的 M 受体结合后，通过激活 G 蛋白 -IP_3-Ca^{2+} 信息传递系统，引起稀薄的唾液分泌；去甲肾上腺素同 β 受体结合后，通过激活 G 蛋白 -cAMP-Ca^{2+} 信息传递系统，引起黏稠的唾液分泌。又如，去甲肾上腺素同心肌细胞膜上的 β_1 受体结合后，通过细胞内 G 蛋白激活腺苷酸环化酶，使 cAMP 浓度升高，增加细胞内 Ca^{2+} 浓度，导致心肌收缩力增强；ACh 同 M 受体结合后，通过激活 G 蛋白，一方面增加 K^+ 外流，另一方面抑制腺苷酸环化酶活性，使 cAMP 浓度降低，关闭细胞膜上钙通道，细胞内 Ca^{2+} 浓度降低，导致心肌收缩力减弱。

案例 4-4

患者，女，11 岁，以"呼吸困难 1h"为主诉被家人送入急诊室就诊。体格检查：体温 36.8℃，脉搏 101 次 / 分，呼吸 25 次 / 分，血压 110/70mmHg。神志清楚。经检查，小女孩儿被诊断为支气管哮喘。医生采用药物吸入治疗方法，雾化吸入肾上腺素 β_2 受体激动剂沙丁胺醇，患者呼吸困难症状很快得到缓解。

1. 问题与思考

（1）为什么支气管哮喘患者在应用沙丁胺醇后，症状可明显缓解？

（2）抗胆碱药治疗支气管哮喘的作用机制是什么？

2. 提示

（1）支气管哮喘是常见的慢性呼吸道疾病之一，我国成人哮喘患病率为 0.5%～5%，其主要特征是气道的慢性炎症，对多种刺激（气味、花粉和寒冷等）因素表现为高反应性。长期的慢性炎症可导致气道内气流受限甚至发生气道结构的改变，临床常表现为反复发作的喘息、气急、胸闷或咳嗽等。临床上治疗支气管哮喘的药物包括肾上腺素（如沙丁胺醇）和抗胆碱药（如异丙托溴铵）等。

（2）请根据自主神经肾上腺素能和胆碱能系统对呼吸系统功能的调节作用思考以上 2 个问题。

▋（三）交感神经和副交感神经对内脏功能调节的特征

1. 紧张性作用　正常情况下，交感神经和副交感神经都有持续低频的冲动传出，即具有紧张性作用（tonic action），这种紧张性作用由中枢具有自主性活动的能力所致。对同一效应器官，两种神经纤维都有紧张性作用，这种作用可从狗的实验予以证明。例如，测得狗在安静状态下的心率为 90 次 / 分，单纯用阿托品阻断 M 受体的作用后，心率加快为 180 次 / 分；如单用普萘洛尔阻断 β_1 受体的作用，心率由 90 次 / 分减慢为 70 次 / 分；如同时用阿托品和普萘洛尔，则心率由 90 次 / 分加快至 120 次 / 分。结果表明，支配心的迷走神经和交感神经都有紧张性作用，但在安静状态下以心迷走神经的作用占优势，从中可知这种紧张性的强弱决定了效应器官的活动水平，当兴奋性作用占优势时，该器官活动水平升高；当抑制性作用占优势时，其活动水平就降低，故某一器官的活动水平通常是交感和副交感神经相互作用的结果。紧张性作用的起源与神经和体液性反射活动有关，如压力感受器的传入冲动影响心迷走中枢及传出神经的紧张性活动。

2. 相互协同的作用　在个别外周效应器上，交感神经和副交感神经的活动可表现为协同作用。例如，交感神经和副交感神经都有促进唾液分泌的作用，其差别是前者刺激的唾液分泌量少而黏稠，含酶较多，有利于消化；后者引起稀薄的唾液分泌，水分较多有利于润滑食物，便于吞咽。另外，对某些内脏功能的调节还同该器官的状态有关。对未孕子宫，交感神经兴奋时，通过兴奋 β_2 受体而抑制其运动，对有孕子宫则通过兴奋 α 受体使之收缩。

3. 既对立又统一的整体作用　对接受交感神经和副交感神经双重神经支配（double innervation）的同一组织或器官，两种神经的作用常是相互对抗的（表 4-5），这种对抗作用使自主神经系统从正反两方面调节内脏的活动，有利于机体内环境的稳定。交感神经活动常伴有肾上腺髓质激素的分泌增加，这一功能系统称为交感 - 肾上腺髓质系统（sympathetico-adrenomedullary system），在受到创伤、恐惧和剧烈运动时，该系统的作用占优势，表现为心率加快，皮肤和腹腔内脏的血管收缩，使血管外周阻力增大和循环血量增加；支气管舒张，通气阻力减小；肾上腺素分泌增多，糖原和脂肪分解增加，供能增多，这些变化通常称为应急反应（emergency reaction），该反应通过调动体内潜力来适应内、外环境因素的急骤变化。副交感神经活动常伴有胰岛素分泌增加，称为迷走 - 胰岛素系统（vago-insulin system），该系统可促进体内的消化和吸收及合成代谢等活动，有利于对整体功能进行保护。机体处于安静状态时，迷走 - 胰岛素系统作用占优势。从表 4-5 已知，迷走神经通过增强胃肠道的运动和消化腺的分泌，促进营养物质的消化和吸收。胰岛素促进糖原、脂肪和蛋白质合成，故使能量物质得以储存和血糖维持在正常的范围。此外，迷走神经兴奋还促进胃肠激素的释放，胃肠激素也具有刺激胰岛素释放的作用。所以迷走神经 - 胃肠激素 - 胰岛素系统，就将体内对营养物质的消化吸收和对能量物质的合成代谢等活动有机地联系起来。由此可见，在整体安静状态下，迷走 - 胰岛素系统作用占优势，有利于机体消化、吸收和合成代谢的进行。

一般情况下，交感中枢和副交感中枢的活动是对立的，当交感神经系统活动增强时，副交感神经系统活动就处于减弱状态；反之亦然。有时交感神经系统和副交感神经系统会同时出现增强或减弱，但两者之中仍有一个相对占优势。例如，在机体受到创伤、恐惧和精神紧张及剧烈运动等的刺激时，交感 - 肾上腺髓质系统和迷走 - 胰岛素系统的活动都增强，前者（作用占优势）动员体内的潜力，后者则促进组织细胞对能量物质的转运和利用，两者协调配合以维持内稳态。

二、中枢神经系统对内脏活动的调节

▋（一）脊髓对内脏活动的调节

在脊髓内有调节自主性功能活动的初级中枢，是通过动物的脊休克实验来证明的。脊休克结束后，血管反射、排尿和排便及发汗等反射活动都可逐渐地恢复，说明其基本中枢在脊髓，且具有一定的自主控制体内某些功能活动的能力。失去高位中枢的调节后，虽然这些反射活动有所恢复，但不能很好地适应体内、外环境因素的变化。在临床上观察到，脊髓离断的患者，经过一段时间以后，尽管排尿和排便能力有所恢复，但常出现大小便失禁；在体位变化时，血压的反射性调节能力降低。

（二）低位脑干对内脏活动的调节

延髓是维持生命活动的基本中枢，通常称为生命中枢（vital center）。动物实验表明，破坏延髓，呼吸和心跳迅速停止。延髓和脑桥具有的自主性兴奋能力为维持正常自动节律性呼吸运动所必需。中脑是瞳孔对光反射、视和听等探究反射的中枢。从延髓到中脑的脑神经核第（Ⅲ、Ⅶ、Ⅸ和Ⅹ对）中发出的纤维，对多种内脏器官的活动具有调节作用。

（三）下丘脑对内脏活动和本能行为的调节

下丘脑是内脏活动的整合中枢，主要作用是通过对摄食、饮水和性行为等本能行为，以及对体温、水平衡和激素分泌等的调节，将内脏的活动同其他功能结合在一起，实现完善而精确的整体功能。

1. 对本能行为的调节

（1）对摄食活动的调节：摄食（feeding）是机体的一种本能行为（instinctual behavior），是维持个体生存的基本活动。摄食活动由下丘脑、大脑边缘叶和大脑皮层共同调节，其中下丘脑是最基本最重要的中枢。正常成人通过中枢对摄食活动的控制，使摄食、能量消耗和储存之间保持动态平衡，故体重保持相对稳定。

下丘脑存在摄食中枢（feeding center）和饱中枢（satiety center），前者位于下丘脑外侧区（lateral hypothalamus，LHA），刺激该区引起动物多食，破坏后产生永久的饱感，动物因拒食而饿死；后者位于下丘脑腹内侧核（ventromedial nuclei hypothalamus，VMH），刺激该区，动物拒食，破坏后食欲大增而逐渐肥胖。动物实验中发现，饥饿时摄食中枢神经元放电频率加快，饱中枢神经元放电频率减慢；进食或静脉注射葡萄糖使血中葡萄糖浓度升高时，则摄食中枢神经元放电减慢而饱中枢神经元加快，表明两者的活动存在互交性的抑制作用。

正常机体中，饥饿感是激发食欲的第一要素；饥饿时摄食中枢兴奋，饱中枢抑制，个体因食欲而寻觅食物并将其摄入；食糜入胃和小肠使之充盈及消化产物入血所致的系列信息上传，使饱中枢兴奋，摄食活动停止。研究表明，摄食中枢和饱中枢的活动取决于其对葡萄糖的利用率：进食后葡萄糖的利用率增高，饱中枢兴奋，摄食中枢抑制，产生饱感；糖尿病患者，由于胰岛素分泌不足，虽然血糖水平高，但神经元对葡萄糖的利用率低，故食欲增加。临床观察到，因创伤、炎症或肿瘤等损伤下丘脑腹内侧部的患者，常因过食而肥胖。

（2）对饮水活动的调节：饮水不足或大量出汗均可使体内水容量和循环血量减少，摄入过量的NaCl后使血浆晶体渗透压升高，这些因素均可引起下丘脑外侧区的渴觉中枢（thirst center）兴奋而激发个体的饮水行为，同时，这些因素还导致下丘脑视上核和室旁核分泌血管升压素增多，促进肾远曲小管和集合管对水的重吸收。

（3）对性行为的调节：性行为是动物维持种系繁衍的基本活动，许多中枢部位参与该活动的调节。刺激猫的下丘脑内侧视前区，可引起其性行为；破坏该区，则性行为丧失。

2. 对机体的产热和散热的调节　视前区-下丘脑前部和后部分别有对血液温度升高和降低敏感的神经元，体温调节的整合中枢亦位于下丘脑。当机体持续受到寒冷刺激时，体温下降，使下丘脑后部的神经元兴奋，经交感神经传出冲动增多，引起甲状腺激素、肾上腺素等分泌增多，脂肪和糖原分解增多，产热增多；交感缩血管神经兴奋，使外周血管广泛收缩，致散热减少，以维持体温的相对稳定。反之，在体温升高时，则引起下丘脑前部的神经元兴奋，导致产热减少而散热增多。

3. 对情绪反应时内脏活动的调节　情绪（emotion）是人或动物对客观事物所表达的一种特殊的心理体验和某种固定形式的躯体行为表现。主观体现于不同的心理反应，客观表达涉及自主神经功能、内分泌功能和躯体运动等反应。在下丘脑外侧区和腹内侧区有愉快或痛苦的中枢，以及参与机体防御反应的中枢，这些部位调节机体情绪反应时的内脏活动变化。例如，愉快时则胃肠血流量增多，消化吸收功能活动增强；个体激动、紧张或恐惧，则引起胃肠血管收缩，供血减少，胃肠运动抑制，心跳加快，外周血管广泛收缩使血流阻力增大，血压升高等变化。

4. 对垂体功能活动的调节　下丘脑的视前区、腹内侧核和弓状核等部位，存在大量神经内分泌细胞，其中的肽能神经元能分泌多种具有调节腺垂体功能活动的多肽，称为下丘脑调节肽（hypothalamic regulatory peptide），这些肽类物质经轴质运输至正中隆起，然后释放入垂体门脉系统，转运至腺垂体作用于相应靶细胞，调节其分泌活动。下丘脑视上核和室旁核的神经内分泌细胞合成血管升压素和催产素，经下丘脑 - 垂体束运至神经垂体储存，下丘脑可控制其释放。

5. 对生物节律控制 体内的自主活动按一定的时间顺序、周而复始地有节律地发生和变化，称为生物节律（biorhythm）。地球自转形成的昼夜变化，引起体内功能活动发生与之大致同步的节律性变化，称为昼夜节律（circadian rhythm）。生物节律的存在使机体对内、外环境变化产生更为完善的适应。目前认为，控制生物节律的中枢在下丘脑的视交叉上核（suprachiasmatic nucleus）及同其相联系的松果体和垂体等部位，它们共同组成松果体 - 下丘脑 - 垂体节律系统，负责控制和协调体内功能活动的时序性和节律性。视交叉上核接受视网膜经外膝体投射纤维传入的信息，将体内活动的昼夜节律同外界的明暗周期耦合起来。体内的活动按其频率的长短可分为高频、中频和低频。高频节律的周期小于 1 天，如快波睡眠和慢波睡眠周期、心率和呼吸的周期性变化等；节律周期为 1 天的为中频节律，如睡眠和觉醒、体温、血压、血细胞数、血管升压素的周期性变化等，这是体内最重要的生物节律；节律周期大于 7 天的属于低频节律，如妇女的月经周期等。

睡眠 - 觉醒节律虽然与 24h 自然昼夜交替大致同步，但却是独立于昼夜交替而自我维持的一种生物性节律活动，目前认为，这种内源性的能力是由生物钟产生的。生物钟由光敏感器 - 时钟 - 传出通路组成。对明或暗敏感的外周感受器（来自视网膜）的传入冲动中具有白昼或夜晚的信息，将下丘脑视交叉上核的生物钟功能启动起来，该时钟按环境的昼夜周期保持节律性活动，进而调节机体的某些功能，在人等哺乳动物，生物钟具有的这种节律是先天的，迄今任何企图缩短或延长人的睡眠周期的尝试均未获得成功。

随着分子生物学研究技术的发展，人们已初步认识到时间信息基因的活动、细胞膜上的通道周期性启闭、细胞内的第二信使（cAMP、cGMP、IP3 和 DG 等）和 Ca^{2+} 浓度的周期性变化等，都可能参与了体内各种功能活动生物节律的形成。近年的研究认为，光和声等环境因素的刺激信息传入生物节律控制中枢后，通过细胞内传递时间信息基因的活动，生成系列时钟蛋白（clock protein），时钟蛋白的磷酸化或脱磷酸化反应参与了体内生化、生理和行为活动等节律形成的调节和自动控制。

（四）大脑皮层对内脏活动的调节

大脑皮层对内脏功能活动的调节，是通过大脑新皮层和边缘系统的共同作用实现的，两者是调节内脏活动的高级中枢，通过整合来自其以下内脏调节中枢和各种内脏反射的信息，进而对本能行为、情绪活动、摄食和饮水等功能活动进行精确的调节，并使体内各种内脏活动相互协调以同整体功能状态保持一致。大脑皮层和边缘系统对各种内脏活动的调节及使其相互协调的机制尚待进一步阐明。

第五节 脑的高级功能

人的大脑皮层高度发达。大脑皮层除具有上述调节机体感觉、躯体和内脏活动外，还有许多更为复杂的整合功能，如觉醒和睡眠、学习和记忆及语言与思维等，这些高级功能主要属于大脑皮层的活动，这些活动产生的过程，伴有相应的生物电变化。

一、大脑皮层的电活动

大脑皮层的生物电活动包括自发脑电活动和皮质诱发电位两种。

（一）脑电图

1. 脑电图的概念 在安静时，大脑皮层经常具有持续的节律性电位变化，称为自发脑电活动。将引导电极放在人的头皮上，通过脑电图机记录的脑电活动波形称为脑电图（electroencephalogram，EEG）。打开颅骨，将引导电极直接放在患者皮质表面上记录到的脑电波称为皮质电图（electrocorticogram，ECG）。脑电图和皮质电图都反映大脑皮层的自发电活动，其图形基本相同，只是皮质电图的振幅比脑电图大 10 倍。

2. 脑电图的波形 脑电图有 α、β、θ、δ 四种基本波形，是根据其频率、振幅和特征的不同而人为划分的（图 4-19，表 4-6）。

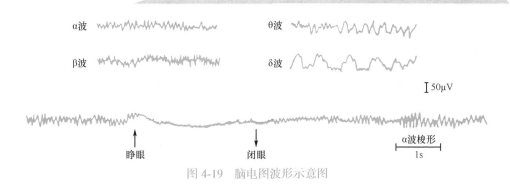

图 4-19 脑电图波形示意图

表 4-6 正常脑电图的频率和振幅及特征

波形名称	频率（次/秒）	振幅（μV）	特征和记录部位等
δ	0.5～3.0	20～200	成人深睡时可见到，婴儿时期常见；在深度麻醉、缺氧或大脑有器质性病变时也可出现，在颞叶、枕叶可记录到
θ	4～7	100～150	少年脑电的主要成分，成人见于困倦、精神压抑；表示中枢神经系统处于抑制状态。在颞叶、顶叶部明显
α	8～13	20～100	清醒闭目且静息时明显，常呈梭形波群，睁眼或受到其他刺激时消失而出现β波（称为α阻断）。在枕叶区活动较显著
β	14～30	5～20	清醒时脑电的主要成分，进行积极的精神活动时在各叶均可见到，一般在额叶、顶叶部活动较显著

3. 脑电同步化和去同步化及意义 一般情况下，脑电图随大脑皮层不同的活动状态而变化。当许多皮质神经元的活动趋于一致时，出现低频率高振幅脑电波的现象，或由节律快的脑电波（如β波）转为节律慢的脑电波（如α波）的过程，称为脑电同步化（synchronization）；当皮质神经元的活动不一致时，出现高频率低振幅脑电波的现象，或由节律慢的脑电波（如α波）转为节律快的脑电波（如β波）的过程，称为脑电去同步化（desynchronization）。例如，把深睡者唤醒，脑电由δ波转为β波呈脑电去同步化。β波是新皮质处于紧张活动状态下的主要电活动表现，故脑电去同步化表示皮质兴奋过程的增强，此时个体处于行为觉醒状态。脑电的同步化，则表示皮质抑制过程的发展。因此，α波是皮质处于安静状态时的主要电活动表现，α波在清醒、安静并闭眼时出现，睁开眼睛或接受其他刺激时，立即消失而呈现快波（β波），这一现象称为α波阻断。θ波和δ波是睡眠状态下的主要脑电活动表现。

4. 脑电图的形成机制 自发脑电是无特殊外来刺激时，大量神经元（主要是锥体细胞）在一定节律的上行性冲动作用下，同步活动所产生的大量兴奋性和抑制性突触后电位总和而形成的。皮质电活动的节律来源于丘脑。切断动物大脑皮层与丘脑间的纤维联系，皮质的自发脑电活动就大大减少，如用8～12次/秒的节律性电脉冲刺激丘脑非特异核，则皮质上会出现与人脑电的α节律相一致的电活动，由此认为，自发脑电的形成，特别是同步化节律的形成，是丘脑非特异性投射系统以一定节律的上行冲动促进大脑皮层电活动同时发放或同时终止的结果。脑电同步化程度愈大，则频率愈低、振幅愈高。当脑干网状结构上行激活系统活动时，其上行冲动通过对丘脑非特异核的影响，可干扰丘脑非特异性投射系统与皮质之间的同步化环节，导致脑电活动不能同时发放或停止，脑电呈去同步化。去同步化程度愈大，则频率愈高、振幅愈低。

结合其他临床资料，脑电图的改变在临床上对某些脑疾病具有重要诊断价值，如脑肿瘤患者，即使在清醒状态下，也可引出δ波或θ波；癫痫患者可出现异常的高频率高振幅脑电波和伴随慢波的综合波形。

（二）皮质诱发电位

皮质诱发电位（evoked cortical potential）是指刺激特定感受器或感觉传入神经时，在大脑皮层相应区域引出的电位变化。目前认为，凡是外加一种特定的刺激所引起的中枢神经系统的电位变化，都可称为诱发电位。临床应用的有躯体感觉诱发电位、听觉诱发电位和视觉诱发电位等。

躯体感觉诱发电位由主反应、次反应和后发放三部分构成。主反应的潜伏期一般为5～12ms，潜伏期的长短取决于感觉冲动的长短、传导速度的快慢和传入途径中突触数目的多少。主反应的极性，一般表现为皮质表面先正后负，它很可能是皮质大锥体细胞电活动的总和反应。次反应是在主反应之后伴有的扩散性反应，可见于皮质的广泛区域；后发放则是在主反应和次反应之后的一系列正相周期性电位变化，它是皮质与丘脑感觉接替核之间环路活动的结果。

诱发电位是在自发脑电的背景上产生的，其波形夹杂在自发脑电波之中，很难分辨。目前，采用电子计算机信号叠加平均技术，使诱发电位的记录纯化清晰，用这种方法显示出的皮质诱发电位称为平均诱发电位，它为研究人类各种感觉投射的定位、精神和心理活动的变化及诊断神经系统的某些疾病，提供了一种无创伤性的电生理学检查方法。

二、觉醒和睡眠

觉醒（wakefulness）和睡眠（sleep）是人等高等动物生命活动中所必需的两个相互转化的生理过程。在觉醒状态下，机体有意识地去认识和适应环境因素的变化，主动地去从事人际交流、学习和工作或其他的活动。在睡眠期间机体对环境因素变化的反应能力减弱或暂时丧失。

有许多指标可对机体是处于觉醒或睡眠的状态进行判断，如对刺激（尤其是对痛刺激）的反射或反应的能力及视觉和听觉功能的变化等。目前公认的最为客观的是根据脑电图的变化来判断个体是处于哪种功能状态，尤其是对睡眠不同时相的辨别。

（一）觉醒

1. 觉醒的特征 觉醒时，脑电呈现 β 波；抗重力的伸肌保持一定的张力以维持姿势；眼球可产生追踪外界物体的快速运动。此时，机体具有意识，即能对自身和环境的状况进行感知；能主动地与外界环境发生联系，并以适当的行为适应环境的变化，有效地进行体力和智力活动。

根据整体功能和脑电图的变化，可分为行为觉醒和脑电觉醒两种状态，前者对各种新异刺激具有发生探究行为的能力，后者仅表现为觉醒时的脑电图变化。维持行为觉醒和脑电觉醒的中枢和神经递质见图 4-20。

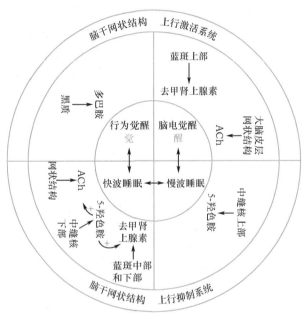

图 4-20　觉醒和睡眠的产生及转化机制示意图
+：促进作用；双箭头：相互转化

2. 觉醒的产生机制 尚未彻底阐明。丘脑感觉的非特异性投射系统及某些中枢核团的活动同觉醒产生有关，传递该系统兴奋的神经递质有 ACh、去甲肾上腺素和多巴胺。目前认为，觉醒状态的维持，还有赖于特异性投射系统不断传入外周的各种感觉信息和网状结构上行激活系统的共同作用。研究表明，神经递质在觉醒的维持中有重要作用，中脑黑质 - 纹状体的多巴胺，脑桥和蓝斑上部的去甲肾上腺素，脑干网状结构和大脑皮层内的 ACh 等，都与觉醒的维持有关，多巴胺主要维持行为觉醒，去甲肾上腺素和 ACh 维持脑电觉醒（图 4-20）。

（二）睡眠

1. 睡眠的特征　睡眠时，脑电波以高振幅慢波为特征，许多生理功能都发生了变化，表现为感觉减退、意识逐渐丧失，肌张力减弱，呼吸减慢，心率减慢、心缩力减弱、血压下降，胃肠活动增强和体温降低等一系列自主神经功能的变化。此时，机体失去对环境变化的精确感受能力。

通过对整个睡眠过程的观察，发现睡眠有慢波睡眠（slow wave sleep）和快波睡眠（fast wave sleep）两种不同的时相状态。

2. 慢波睡眠和快波睡眠及相互交替

（1）慢波睡眠：可分为入睡、浅睡、中等睡眠和深度睡眠 4 期，其脑电图特点是 α 波减少至消失，出现 θ 波和 δ 波，且 δ 波渐增多，在深度睡眠期 δ 波可达 50% 以上。脑电图呈高振幅的慢波，即为同步化波，故又称为同步睡眠（synchronous sleep）。慢波睡眠的整体活动表现为：①脑的神经元放电活动减弱，大脑皮层神经元的活动高度同步。②机体各种感觉功能降低，骨骼肌反射活动和肌张力减弱，但颈肌仍有一定的紧张性。③自主神经系统的活动以副交感神经的功能占优势，呼吸深慢，心率减慢、血压降低，耗氧量减少和能量消耗减少、产热减少、体温有所降低，胃液分泌增多、消化吸收活动加强。④生长激素分泌增多，促进体内合成代谢，促进细胞的代谢和生长。

此相睡眠的主要作用是消除机体的体力疲劳，促进体力的恢复；促进机体的生长发育，尤其是青少年，此期睡眠更为重要。在慢波睡眠期间被唤醒，仅少许人诉说正做梦。

（2）快波睡眠：特点是脑电图与觉醒时类似，是一种去同步化的低振幅快波，故又称去同步睡眠（desynchronous sleep）。主要表现为：①机体的各种感觉功能进一步降低，肌张力进一步减弱呈完全松弛状态，但常发生部分肢体的抽动。②自主神经系统功能不稳定，其活动呈明显不规则的短时性变化（呼吸可加快而不规则，心率可加快，血压偏高，脑血流量和脑耗氧量增加，瞳孔时大时小），是导致心绞痛、脑血管病、消化性溃疡和哮喘等疾病在夜间突然发作的部分原因。③出现眼球的快速转动（每分钟达 50 ～ 60 次）。④脑内蛋白质合成加速。

在此相睡眠，由于出现眼球的快速转动和眼电图活动明显增强而肌电活动减弱，又称快动眼睡眠（rapid eye movement sleep）；由于唤醒阈相当于深度睡眠时那样高，而脑电图又类似于初入睡时，故又称异相睡眠（paradoxical sleep）。

在不同的年龄阶段，此相睡眠占总睡眠时间明显不一样，出生前 10 周的胎儿为 80%，2 岁时为 30% ～ 50%，然后逐渐减少并稳定在 25% 左右。

（三）睡眠的发生机制

睡眠不是觉醒的简单终止，而是在中枢神经系统内主动发生的并和整体功能活动变化相一致的必然过程。目前认为以下几个方面参与了睡眠的形成。动物实验观察到，下丘脑后部，丘脑髓板内核群邻旁区和丘脑前核，脑干的中缝核、孤束核、蓝斑核和网状结构背内侧部的一些神经元及其连接，相互构成同睡眠发动有关的神经功能网络。这些结构共同组成了网状结构上行抑制系统（ascending reticular inhibiting system），该系统的信息上传，作用于大脑皮层以对抗脑干网状结构上行激活系统的作用。上行抑制系统和上行激活系统的功能处于动态平衡，从而调节睡眠和觉醒的周期性相互转化。此外，在脑桥网状结构和视皮层记录到的一种脑桥 - 外侧膝状体 - 枕叶锋电位（pont-geniculate-occipital spike，PGO），可能同快波睡眠产生有关。

随着中枢神经递质研究的进展，目前认为中缝核上部的 5- 羟色胺神经元有产生和维持慢波睡眠的作用；中缝核下部的 5- 羟色胺神经元作用于脑干中胆碱能神经元和蓝斑下部的肾上腺素能神经元，通过释放 ACh 和去甲肾上腺素，从而触发快波睡眠。除此之外，多巴胺、δ- 睡眠肽、S- 睡眠促进因子、前列腺素、褪黑色素、血管活性肠肽和催产素等，都可能参与觉醒 - 睡眠周期的发生和维持。上述神经递质中，去甲肾上腺素和 5- 羟色胺是一对主要矛盾，在脑内去甲肾上腺素含量保持不变或增高的情况下，降低 5- 羟色胺含量产生失眠；脑内 5- 羟色胺含量正常或增高的情况下，降低去甲肾上腺素含量可引起多眠。

（四）觉醒和睡眠的相互转化

从上述已知，觉醒和两种时相的睡眠分别代表脑的不同功能状态。觉醒和睡眠的相互转化及两种时相的睡眠交替，同脑干网状结构上行激活和抑制系统在不同的功能状态下作用于大脑皮层并发生优势转化直接相关，神经递质的相互作用和动态变化对此亦具有重要作用。

1. 两种睡眠时相的交替和向觉醒的转化　在整个睡眠过程中，两种睡眠互相交替。成年人睡眠一开始，首先进入慢波睡眠，持续 80～120min 后，转入快波睡眠，持续 20～30min，再转入慢波睡眠，整个睡眠期间转化 4～5 次，越近睡眠后期，快波睡眠持续时间越长。两种睡眠状态均可被直接唤醒而进入觉醒状态，通常情况下，觉醒状态只能转入慢波睡眠，不能直接转入快波睡眠，即清醒状态和慢波睡眠可相互交替，快波睡眠和清醒状态不能相互交替，但如果受试者在快波睡眠期间被反复唤醒，也可由觉醒状态直接进入快波睡眠，且该相睡眠时间会补偿性增加。

2. 觉醒和睡眠相互转化的神经机制 觉醒状态下，脑干网状结构上行激活系统和大脑皮层的相互作用占优势，不同神经结构和释放的神经递质维持了两种觉醒（行为觉醒和脑电觉醒）状态。睡眠期间，脑干网状结构上行抑制系统和大脑皮层的相互作用占优势，有关的神经结构释放的神经递质触发和维持了两种睡眠状态。

从图 4-20 可见，四种神经递质在觉醒和睡眠的产生和维持中具有复杂的协同和对抗作用：①去甲肾上腺素在觉醒和睡眠中由于释放的部位不同而产生对抗作用。② ACh 在觉醒和睡眠中亦具有对抗作用，但同去甲肾上腺素具有协同效应。③ 5- 羟色胺在两种睡眠中具有协同作用。在中缝核下部释放的 5- 羟色胺还具有促进蓝斑中部和下部释放去甲肾上腺素和网状结构释放 ACh 的作用，三者协同起着快波睡眠"触发机制"的作用。④多巴胺主要维持行为觉醒，在觉醒的维持中，同去甲肾上腺素和 ACh 具有协同作用。

不同部位释放的神经递质的动态变化，导致觉醒和睡眠及两种睡眠状态的转化，因此，神经递质发生变化，就会影响睡眠的质和量。

综上所述，觉醒和睡眠是两个对立的功能状态，人类三分之一的时间都在睡眠中度过，任何人都离不开睡眠。没有正常睡眠，就无法维持其他生命活动。睡眠和觉醒是生命过程中不可缺少的环节。两种功能状态的转化，有赖于大脑皮层和脑干网状结构之间复杂的神经功能网络的相互作用。机体在觉醒状态下从事各种活动，通过睡眠充分消除疲劳，使脑细胞的功能得到保护，使机体的体力和中枢神经系统各部分的敏感性得以恢复。在睡眠中发生的梦是神经系统功能活动的一种表现形式。觉醒、睡眠和梦的产生机制极其复杂，有待于进一步去研究并阐明。

三、学习和记忆

学习（learning）是人类和其他动物的神经系统不断接受环境信息而获得新的行为习惯的过程。在学习过程中，通过感觉器官对外界事物认识之后，即使感知的事物不再作用于感官，事物在脑中的印象也可保持相当长的时间，并在某种条件下这种印象被再现出来，称为记忆（memory）。学习和记忆都属于脑的高级功能，是两个有联系的神经活动过程。人类通过学习和记忆来适应不断变化着的生活环境。部分或完全失去回忆和再认能力称为遗忘（amnesia）。遗忘同有关条件反射的消退相关。

学习是记忆的前提，记忆是学习的结果，两者是密不可分和相互依存的；记忆和遗忘都是复杂的脑功能活动，所以在发生记忆的同时，伴随的遗忘是正常的和不可回避的。

（一）学习

人类的学习是通过语言、文字和实际操作等方式来进行的。因此，听、说、读和写及用四肢去执行某种技能，都构成学习活动。人类可用语言和文字建立许多联系，故可用这种形式进行知识的传授，这就使学习的过程得以简化，效率得到提高。

1. 学习的意义 学习使个体由自然人发展为社会人。在学习过程中个体获得了社会行为和心理行为，即获得同他人进行交流、协作和完成技能的能力及具有思想和精神活动的能力。

这里要指出的是，人和动物的学习有着本质的区别，因为语言和文字是人类活动中最足以表现人的特点的。人类发达的大脑皮层和劳动的刺激及人类社会的发展，不断产生新的语言和文字。语言和文字是人类社会交往的重要桥梁。个体在语言和文字的学习中不仅获得各方面的知识和技能，以产生思维、行为和经验的变化，而且从中还学习和继承了人类历史发展中产生的优秀文化和精神，获得前人积累的经验和创造的科学知识，所以，在人的一生中必然伴有不断地对语言和文字的学习。

2. 学习的分类 学习主要分为非联合型学习和联合型学习两类。

（1）非联合型学习（nonassociative learning）：只需一种刺激即可产生，是一种较简单的学习形式，包括习惯化（habituation）和敏感化（sensitization）。习惯化是指当一种不产生伤害性效应的刺激重复作用时，机体对该刺激的反应逐渐减弱的过程，如一种声音有规律地持续一段时间，如果不再引起个体的探究反射，则发生习惯化。人和动物依靠习惯化可去掉许多无意义的信息应答。敏感化是反射反应加强的过程，如一个新的、强烈的伤害性刺激（如夹持皮肤致痛）可引起另一弱刺激（如触摸皮肤）发生增强的反应，此时，由于习惯化而减弱的反应也可增强，这种学习使个体注意某种刺激以避免被伤害。

（2）联合型学习（associative learning）：是2个或2个以上事件在时间上很接近地重复发生，最后在脑内逐渐地形成联系。人类的学习方式多数是联合性学习，经典条件反射和操作条件反射均属于此类型的学习。

（二）条件反射

巴甫洛夫把反射分为非条件反射和条件反射两类。非条件反射是人和动物在长期的种系发展中形成的，对于个体的生存和种族的繁衍具有重要的意义。条件反射是在非条件反射的基础上，机体通过后天学习和训练而建立起来的一种反射，是反射的高级形式。条件反射有极大的易变性和灵活性，数目可以是无限的，这就极大地提高了人类认识世界和适应环境的能力。

1. 条件反射的建立　条件反射是在非条件反射的基础上，无关刺激略先于或同时与非条件刺激多次结合后形成的。无关刺激与非条件刺激反复结合的过程称为强化（reinforcement）。在动物实验研究中，常用经典性条件反射和操作条件反射。

（1）经典条件反射（classical conditioned reflex）：是在巴甫洛夫研究消化生理功能时创立的。食物对口腔的刺激引起唾液分泌，是非条件反射。铃声是与食物无关的刺激。巴甫洛夫等发现，如果先给予狗铃声刺激，紧接着给予食物刺激以强化，这样多次结合后就可形成条件反射，此时无关刺激（铃声）已转化为条件刺激，条件刺激作为非条件刺激（食物）的信息引起非条件刺激的反应，即当铃声一出现，狗就出现唾液分泌。在条件反射建立过程中，任何无关刺激都可作为非条件刺激的信息。经典条件反射主要引起自主性和躯体性的反应。

（2）操作条件反射（operant conditioning）：较食物性条件反射复杂，它要求动物必须完成一定操作。例如，将饥饿的大鼠置入实验箱内，当它走动偶尔踩在杠杆上时，即喂食以强化此动作，如此重复多次，大鼠一进入实验箱即自动踩杠杆而得食，在此基础上进一步训练动物，只有当出现某一特定信息（如灯光）后，踩杠杆才能得到食物。训练一段时间后，大鼠见到特定信息就去踩杠杆而得食。这种条件反射须通过动物主动学习某种运动或操作才能完成，故为操作条件反射，该反射是受意识控制的高级反射活动。操作条件反射常分为以下类型。

1）趋向性条件反射：对动物而言，得到食物是一种奖赏性刺激，动物为获得食物而主动去踩杠杆，故称趋向性条件反射（conditioned approach reflex）。

2）回避性条件反射：预先在食物内混入食后会产生不适感的药物，或获得食物的同时会受到伤害性刺激，多次强化后，动物就有意识地不愿意再去踩杠杆。由于得到惩罚而产生条件反射的抑制，称为回避性条件反射（conditioned avoidance reflex）。

2. 条件反射形成的机制　巴甫洛夫认为，条件反射的形成是无关刺激与非条件刺激建立起暂时性联系（temporary connection）的结果。由于是暂时性联系，故是灵活可变的。进一步研究认为，脑内的核酸、蛋白质和多肽激素等可能参与该过程。

3. 条件反射的消退、泛化和分化

（1）条件反射的消退：在条件反射形成后，如只给条件刺激而不用非条件刺激加以强化，反复多次后，则条件反射潜伏期逐渐延长，然后减弱至消失，称为条件反射的消退抑制（extinctive inhibition）。如狗对铃声形成食物性条件反射后，若只给予铃声刺激而不用食物强化，重复多次后，狗听到铃声就不再有唾液分泌。

条件反射的消退是大脑皮层及有关中枢内的兴奋过程逐渐转变为抑制过程的结果。条件反射消退后，有时只要再强化1～2次又可恢复，这是因为大脑皮层及有关中枢间的暂时联系并未失去，只是受到了抑制，故可重建。由此可见，非条件刺激是否与条件刺激反复结合是条件反射建立和消退的关键因素。

（2）条件反射的泛化和分化抑制：在条件反射形成的初期，除条件刺激外，一些近似条件刺激的信息也能引起同样的条件反射，为条件反射的泛化（generalization）。例如，用每秒振动100Hz的音响与食物结合形成狗唾液分泌的条件反射后，用每秒90Hz或110Hz的音响，也可引起唾液分泌的效应。条件反射泛化的机制是条件刺激引起的大脑皮层兴奋过程向外扩散并波及一定范围，在此兴奋波及的范围内,类似的条件刺激都与非条件刺激的皮质及有关中枢的兴奋点接通而建立暂时联系,但是,若只在每秒100Hz音响时给予食物强化,每秒90Hz或110Hz音响时不予食物强化,经多次重复后,结果只有每秒100Hz音响时保持阳性效应,得不到强化的类似刺激则逐渐消退,最后出现阴性效应,这种现象也是大脑皮层等部位发生抑制过程的表现,称为分化抑制(differential inhibition)。分化抑制实际上是消退抑制的另一种形式。

条件反射由泛化到分化的发展过程,其实质是大脑皮层内形成了分化抑制,它反映了大脑皮层对复杂事物进行鉴别、分析和整合的功能,为机体对外界繁多的事物进行正确判断和反应提供了保证。条件反射的泛化与分化是机体功能活动中,从矛盾普遍性转化为矛盾特殊性的一个典型例子,而无非条件刺激的强化,则是导致分化的关键因素。

条件反射的建立和消退,反映了大脑皮层和有关中枢内兴奋和抑制两方面既对立又统一的过程,两者在保证机体能适应不断变化着的外环境和对客观世界具有认识、分析和综合的能力方面,是相互联系和统一的。

4. 人类条件反射的特征 在人类,除可由光、声、味和触等客观的刺激作为现实的具体信号,直接作用于眼、耳、鼻、舌和身等感受器,形成各种各样的条件反射外,还可用抽象的语词代替具体的信号形成条件反射。客观现实的信号称为第一信号,语词是客观事物信号的信号,称为第二信号。大脑内对第一信号发生反应的功能系统,称为第一信号系统(first signal system)。人等其他动物都具有第一信号系统。大脑皮层对第二信号发生反应的功能系统,称为第二信号系统(second signal system)。巴甫洛夫认为,第二信号系统是在第一信号系统的基础上发展和完善起来的,是大脑皮层进化到人类阶段特有的产物。人类的高级神经活动就是两种信号系统相互作用并协调的结果,该系统在出生后不到一年就开始形成,它是人类区别于动物的重要特征。第二信号是现实的抽象化,是人类特有的高级思维,个体间不同的和复杂的思想主要源于此。

从具体信号引起非条件反射,到第一信号引起条件反射和第二信号引起条件反射,是需要一个过程的,在这个过程中,人们对具体事物的感知发展到对抽象概念的理解,即已产生了性质上的变化。个体来到世界时是一无所知的,在成长过程中,通过学习和训练,循序渐进地建立许多条件反射,由此获得知识和技能及成熟的思想。

(三)记忆

1. 记忆的过程 通过感觉器官进入大脑的信息量很大,估计约有1%的信息能被较长期地储存,其余的都被遗忘。能被长期储存的信息都是对个体产生深刻影响的或具有重要意义的或是反复作用后的信息,因此,在信息储存过程中必然包括对信息的选择和遗忘两个因素。人类的记忆过程可分成4个连续的阶段,即感觉性记忆、第一级记忆、第二级记忆和第三级记忆。前2个阶段为短时记忆(short term memory),后2个阶段为长时记忆(long term memory)。

(1)感觉性记忆:信息储存容量甚小,维持时间一般不超过1s。此时,大脑对进入的信息进行筛选,以选出重要信息进入长时记忆。如果进入的信息未被注意和进行处理就会很快消失。

(2)第一级记忆:是经过加工处理使那些不连续的、先后进入的信息整合成连续的新印象的过程。第一级记忆的信息贮量仍然很小,停留时间平均几秒、很不巩固,易受外界因素干扰,如突然惊吓可抹去此时储存的信息。

(3)第二级记忆:是经过反复运用学习,在第一级记忆中循环并停留较长时间的信息。第二级记忆的信息贮量极大,可保持几分钟,几天甚至几年,但由于先后进入的信息干扰,进入此期的某些信息亦易遗忘。

(4)第三级记忆:进入第三级记忆的信息量可无限大,不需要重复加强,因为脑随时都在唤起这种记忆。把新的信息储存为长时记忆的过程叫巩固(consolidation),这一过程并不一定需要短时记忆作为中介。第三级记忆可为终身记忆(图4-21)。

最近,神经科学工作者提出一种更深入的短时记忆的概念,即工作记忆(working memory),这种记忆指同时在脑的不同部位存入不同类型的短暂信息。以驾驶为例,执行这一任务需要同时加工许多不同的信息,其中有感觉性的,如前面的道路状况、有无行人横穿、对面有无来车等;有的是认知或运动性的,如是否应左行或右转、是否要减速或加速等。所有这些信息不可能只通过一个短时记忆系统进入脑内,而是需要多个感觉和运动皮层区在同一短时程内加工和储存这些信息。驾驶过程中进入脑的许多信息都只是暂时的,使用后即失去储存意义。

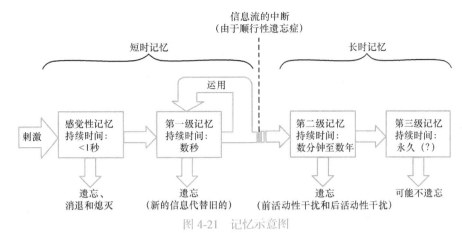

图 4-21 记忆示意图

图示信息在每一级记忆内储存的持续时间及遗忘的可能机制，只有一部分的储存信息能够到达最稳定的记忆之中，
复习（运用）使得从第一级记忆转入第二级记忆更为容易

2. 记忆的分类 根据记忆的储存和回忆方式可分为陈述记忆（declarative memory）和非陈述记忆（nondeclarative memory）两类，两者是独立的信息加工系统。

（1）陈述记忆：可分为情景式记忆和语义式记忆，是与特定时间、地点有关的事件情节和资料的记忆，它可用语言或文字陈述或作为一种非语言的映像形式保存在记忆中，这种记忆上升到意识能被清楚地回忆，并进行推理，能较快地建立，但也较易忘却。

（2）非陈述记忆：是与实际操作、亲自实践有关的记忆，需要反复从事某种技能的操作（如工人的某项技术、骑自行车、游泳和技巧性运动等），经过长时期的经验积累才能缓慢地保存下来。这种记忆并不上升到意识，也不易忘却，如骑自行车，多次练习后达到熟能生巧，一旦学会一辈子也不会忘。

两种记忆形式可转化，如在学习某项技术的过程中，需要某些陈述性记忆，一旦学会就成为一套技术动作，便由陈述性记忆转为非陈述性记忆。

（四）学习和记忆的机制

学习和记忆的神经机制是一个尚在研究中的问题。条件反射的建立就是一种最简单的学习形式，根据巴甫洛夫提出的"暂时性联系接通"概念，认为是在脑的不同部位建立了新的功能联系。

近年来，随着研究的深入，提出突触的可塑性变化是学习和记忆的神经基础。在人类和其他高等动物，神经系统的可塑性已成为行为适应性的生理基础。在学习和记忆过程中突触的形态和功能发生了变化，这种改变称为突触可塑性（synaptic plasticity），具有可塑性的突触多是化学性突触，它们是信息传递和储存的场所。突触的可塑性分为突触结构的可塑性和突触传递的可塑性。

1. 突触结构的可塑性 各种类型的学习训练，均可诱发与学习和记忆相关的脑区产生明显的结构可塑性变化。例如，迷宫训练的结果是枕部皮质锥体细胞上有更多的新突触形成和突触重排等的变化。

2. 突触传递的可塑性 在学习和记忆过程中，突触的反复活动使突触传递效率发生变化称为突触传递的可塑性。1973 年 Bliss 等首先描述了在兔海马中的一种突触传递长时程增强（long-term potentiation，LTP）。LTP 是指在神经通路上给予短暂重复刺激引起的突触传递持续性增强，可持续几小时甚至几天或几周，是中枢可塑性的一种表现。后来发现，LTP 现象普遍存在于神经系统，如大脑皮层运动区、视皮层和小脑等部。有人认为 LTP 可能是学习和记忆的神经基础，因为影响 LTP 的因素可影响学习和记忆的过程，学习和记忆的过程中也可产生 LTP；影响学习和记忆的因素，也可影响 LTP 的产生，如年轻大鼠比老年大鼠学习速度快，它们的 LTP 诱导速度也快，LTP 的维持时间也较老年大鼠的长。

同记忆功能有密切联系的神经结构有大脑皮层、海马及邻近结构和丘脑等。额叶主要是对一些抽象的知识信息、计划和设计等进行处理，颞叶则对视、听信息进行判断、综合和理解，然后将其信息储存。有些信息进入海马后，经过在丘脑在内的神经回路中反复循环，便可转为较长时期的记忆。海马、内侧颞叶及其他脑区与陈述记忆有关；小脑则同非陈述记忆有关；大脑联合皮质（系指感觉区、运动区以外的广大皮质区域）之间有广泛的纤维联系，可集中各方面的信息并进行加工处理，是信息的最后储存区域。

目前认为，短时记忆和长时记忆的神经机制不同。感觉性记忆可能与神经元活动具有一定的后放作用相关；短时记忆的基础同神经元间形成的环路联系的持续活动有关；长时记忆则可能与新突触联系的建立有关。动物实验表明，生活在复杂环境中的大鼠同生活在简单环境中的大鼠比较，前者的大脑皮层较后者发达，皮质的突触联系也较多。长时记忆同大脑内核糖核酸合成增加和新的蛋白质或肽的产生有关，这些活动均是在基因的调节下进行的。在快波睡眠期间，脑内蛋白质合成加速，有利于记忆的巩固。

促肾上腺皮质激素主要促进短时记忆。中枢内胆碱能神经元的活动同短时记忆有关，海马在记忆中的作用可能是通过胆碱系统实现的。肾上腺素能神经元的活动，有利于信息的储存和再现；一氧化氮参与了学习和记忆的过程；血管升压素可能通过去甲肾上腺素和多巴胺递质系统来加强记忆活动，也有认为血管升压素能调制记忆的储存，其调制作用是通过其对边缘系统功能的影响来实现的。临床研究发现，老年人血液中垂体后叶素含量减少，用血管升压素喷鼻可使记忆效率提高。近年研究表明，在脑内的血管紧张素Ⅳ（由血管紧张素Ⅲ在氨基肽酶 N 的作用下生成）也可能参与机体学习和记忆的过程。

2000 年诺贝尔生理学或医学奖获得者坎德尔（Kardel）发现：在学习的过程中，突触的形态和功能会发生变化，据此表明突触可塑性是记忆产生和维持的结构基础；促进记忆形成的是神经递质；突触间信息传递过程中产生的蛋白磷酸化可加速突触传递的效率，在短时记忆中起主要作用；在长时记忆的形成过程中，突触 cAMP 和蛋白激酶 A 增多及蛋白磷酸化的信息进入细胞核，能引起细胞内不同蛋白质合成，随着新的蛋白质形成，亦可引起突触的结构和功能发生变化。由此可见，学习促进记忆，记忆引起脑的结构和功能不断变化，在变化的过程中脑功能得以开发，所以，一个人活到老学到老，其脑功能就不会老，正是学习与记忆的辩证法。

（五）遗忘

遗忘是记忆的对立面。遗忘在学习后就开始发生，最初的速率很快，以后逐渐减慢。例如，在学习 20min 后，遗忘就达到了 41.8%，可是经过 31 天后，遗忘才达到 78.9%。遗忘并不意味着记忆痕迹的消失，因为复习已遗忘的材料比学习新的材料容易。

在学习和记忆过程中，中枢内胆碱能突触的传递功能增强，主要表现在突触后的敏感性增加，这种敏感性增加到一定程度后随即下降，遗忘便从此时开始。获得的某种信息久不强化（即不反复运用）易导致遗忘，在接受某种信息的同时受到其他活动干扰也会导致遗忘。在饥饿和贫血时，脑内蛋白质合成不足会使记忆力减退。动物实验表明，在接受抗胆碱药物和抗儿茶酚胺类药物处理后，记忆功能会发生障碍。

在疾病情况下，遗忘的原因可以是意识障碍，或强烈的情绪因素干扰了学习和记忆的过程，也可能是由于脑震荡、脑内弥漫性退行性病变和海马损害等影响了记忆痕迹的记录和保持。常见的有顺行性遗忘（anterograde amnesia）和逆行性遗忘（retrograde amnesia），前者是发病后一段时间内的记忆丧失，尽管患者对于一个新的感觉性信息能做出合适的反应，但一旦对该感觉性信息的刺激消失，患者在数秒内就会忘却，故不能保存新近获得的信息，而发病前的远期记忆仍存在，其机制可能是由于信息不能从第一级记忆转为第二级记忆；后者是患者对紧接着发病以前一段时期内的事件缺失记忆，如脑外伤患者不能回忆事故发生前的经历，其机制可能是脑内蛋白质合成代谢受到破坏，第二级记忆发生扰乱，以致前一段时期的记忆丧失，但第三级记忆不受影响。

从上可见，学习和记忆是相互依存的脑功能活动。同学习有关的中枢，也是对复杂信息进行处理和储存的部位。记忆和遗忘是伴行的、既对立又统一的脑的高级活动。那些同个体生活和工作无关紧要的信息，通过大脑皮层的选择性作用而被遗忘，这种皮质对感知到的信息进行选择性记录和保存的功能，保证个体在学习和生活过程中将重要的知识和经验加以储存，并在此基础上又进行新知识的学习。

四、大脑皮层功能的不对称性

从上述已知，两大脑半球皮质对称性地参与了对机体感觉、运动和其他功能活动的调节，但在对语言和非语言方面的调节活动中，左、右半球又各具优势而表现出功能的不对称性。两半球皮质功能的不对称性，首先由法国解剖学家布罗卡（Broca）在 1861 年证明。他观察到左半球额叶受损的患者出现语言障碍，而右半球对应区域受损不影响语言表达，说明左半球在语言功能管理中具有重要作用。斯佩里（Sperry）通过将癫痫患者的胼胝体切断以治疗其疾病，通过对这种裂脑（split brain）患者的观察，他发现两半球某些功能不对称，左、右半球在功能上各具优势，其机制可能同解剖结构上的不对称和后天的学习训练有关。Sperry 因发现两大脑半球各具有专门化的功能，而获 1981 年度的诺贝尔生理学或医学奖。

（一）大脑皮层功能不对称性的机制

1. 解剖结构的不对称性 两半球皮层功能的不对称与解剖上的不对称是相关的。对人脑颞平面的面积测定及采用磁共振成像术的研究表明，左侧颞平面大于右侧颞平面的人占 65%，右侧颞平面比左侧颞平面大的人占 11%，两侧颞平面大小接近的人占 24%。在左侧颞叶 22 区和额叶 45 区的语言中枢比在右侧的对应区域发达；右半球听觉皮质 41 区和 42 区的面积比左半球对应区要大。在人的胎儿时期就已经表现出两半球的不对称，这种先天的、解剖上的不对称，提供了发育成优势半球的有利条件，但是，就以此还不能完全证明两者间存在必然联系。

2. 后天学习训练的影响 后天学习训练对优势半球的形成具有显著影响，如语言优势半球的形成。个体出生以后，语言的发生和发展，以及生活和劳动的过程等均可促进左半球语言中枢的发育。小儿在 2～3 岁之前发生左半球或右半球损害时，其语言功能障碍没有差别，经过一段时间的训练，其语言功能都能得到恢复，说明这时尚未在皮质的某侧建立语言优势，两侧大脑皮层均与语言功能有关。随着个体生长发育，同周围的人接触并用语言交流的活动增多，大脑皮层的语言功能不断得到发展，而语言优势半球的建立则与用手进行劳动有关。据统计，习惯于使用右手从事劳动的人，90% 以上的是左半球的作用占优势，余 10% 是两半球的作用相等；即使是使用左手劳动的人，也有 40% 以上的是左侧优势；左右手混用的人有 60% 以上的是左侧优势。因此称左半球为语言功能的优势半球（dominant cerebral hemisphere）。语言优势半球在 10～12 岁时逐渐形成，成人后完全建立。

案例 4-5

患者，78 岁，女，以记忆力进行性下降 3 年为主诉入院。据其女儿介绍：患者 3 年来表现为记忆力逐渐减退，不能准确识别亲友；不注意个人卫生，有时夏天穿冬天的衣服。近 2 个月常无名恐惧，害怕个人留在家中；把孙女废弃的玩具视为宝物收藏在皮箱并加锁，不准家人靠近皮箱，担心其内宝物被盗；夜间不睡，在各房间走动，故意弄出声响，且伴随声响大笑。体格检查：体温 36.8℃，脉搏 70 次 / 分，呼吸 18 次 / 分，血压 130/90mmHg。检查时患者坐立不安，大声呼叫，行走步态正常。脑电图见广泛慢波。磁共振成像见额颞叶脑沟增宽，海马萎缩；功能性磁共振成像见额颞叶和顶叶脑区血流减少。诊断：阿尔茨海默病。

1. 问题与思考

（1）阿尔茨海默病主要病因和临床表现在神经元水平是如何体现的？

（2）痴呆症有哪些常见的类型？

2. 提示

（1）阿尔茨海默病即老年性痴呆，是德国神经病学家 Alzheimer 在 1907 年发现的一种老年人常见神经变性疾病，其病理改变主要为皮质弥漫性萎缩，沟回增宽，脑室扩大，神经元大量减少，并可见神经原纤维缠结等病变，胆碱乙酰化酶及乙酰胆碱含量显著减少。临床表现为认知和记忆功能不断恶化，日常生活能力进行性减退，并有各种神经精神症状和行为障碍。

（2）痴呆症包括：血管性痴呆、阿尔茨海默病、混合型痴呆及其他类型如脑外伤、一氧化碳中毒、维生素 B 族缺乏引起的痴呆。痴呆症发病率随年龄增高，85 岁以上人发病率约为 20%。

（二）左、右半球各自的优势功能

长期以来，左半球在语言功能上占优势，称为优势半球或主要半球，称右半球为次要半球。Sperry 等的研究表明，在某些高级神经活动方面，左、右半球各有其高度专门化的功能。相对而言，左半球在语言功能上较右半球占优势，右半球在非语词性认识功能上较左半球占优势。这种把复杂的功能局限在一侧半球内，可能是大脑对有限的颅内空间的进化适应；左、右半球有所分工，也符合人体的经济和高效的原则，使得在耗能少的情况下，实现更多脑的高级功能。

1. 左半球的优势功能 左半球起决定作用的功能活动有：①语言能力，包括议论、言语、说、写、读和听等。②计算、创造性和逻辑思维能力及分析能力。③对问题的理解能力。④听觉和空间辨认。⑤意识。⑥复杂随意运动的控制。

临床上发现，人类左侧大脑皮层一定区域受损可致特殊的语言功能发生障碍。研究表明，同语言有关的中枢位于左大脑半球的侧裂附近：①听觉语言中枢在颞上回后部（22区），受损后听不懂别人说话。②说话语言中枢在左半球额下回后部（Broca区，或44区和45区），受损后丧失说话能力。③视觉语言中枢在角回（39区），亦称阅读中枢，受损后不能理解文字和符号的含义。④书写语言中枢在额中回后部（8区），受损后不能写出正确的文字。各中枢之间存在着起协调作用的神经功能网络，使四大语言中枢通常作为整体活动。例如，在同时进行视、听、说和写的过程中，各中枢间功能紧密配合并产生协调活动：视信息经外侧膝状体到达视皮层（17区）和高级视皮层（18区），在此，视觉语言中枢（39区）和听觉语言中枢（22区），通过相互的神经联系，对视、听信息进行比较，经弓状束至说话语言中枢（44区）启动唇、舌和喉的运动而发音，再把信息传至书写运动中枢（8区）和有关的运动皮层，进行书写活动。

实际上，视和听的信息经不同的传导通路达大脑皮层的相应中枢，在各自进行信息处理的同时，与有关语言中枢发生联系并产生语言活动，即有相对独立的调节语言功能的作用。

基于语言中枢间既有相互联系又有独立处理语言信息的能力，因此，在学习中应提倡有步骤和有节奏地进行听、说、读和写，使四大语言中枢交替活动、定时轮换，这样既可保护大脑皮层的功能，又可延长学习时间和提高效率。

2. 右半球的优势功能　右半球起决定作用的功能活动有：①非语言视觉图像的感知和分析，如认识空间、重现三维图像等方面的能力及整体性综合能力。②对音乐、美术的认识和从事这方面工作的能力。③情绪及感情方面的能力。④深度感知、触觉认识。⑤学习、记忆和完成运动任务方面的能力。⑥时间概念。在左、右半球的不同部位受损后，患者的临床表现不同（表4-7），从中也说明两半球各自具有专门化的功能。

表4-7　两半球皮质不同部位受损后的主要临床表现

皮质	受损部位	临床表现
左半球	额下回后部	能看懂文字和听懂别人谈话，但丧失说话能力（运动性失语）
	额中回后部	能听懂别人谈话，能看懂文字，会讲话，但不会书写（失写症）
	颞上回后部	能讲话和书写，能看懂文字，但听不懂别人讲话（听觉性失语）
	角回	其他语言功能健全，但看不懂文字的含义（视觉性失语）
	大部分受损	患者为困惑感觉
右半球	额叶	患者将衬衣前后穿倒或只将一只胳膊伸入袖内（穿衣失用症）
	顶叶、枕叶和颞叶结合处	分不清左右、穿衣困难，不能绘制图表，不能制作模型
	后部	不能辨别别人面部，甚至不认识镜子里自己的面部，伴有对颜色、物体和地理位置的认识障碍
	大部分受损	患者对自己的状况漠不关心

事实上，左半球也有一定的非语词性认识功能，右半球也有一定的简单的语言活动能力。人类语言功能需要大脑左半球几个部位的共同协作才能完成。主要语言中枢受损虽可导致永久性失语症，但也有失语患者可能得到相当程度的改善，甚至恢复，其机制是学习本来就发生于两侧大脑半球，由于左半球对语言的优势，使右半球受到抑制，随着左半球损伤，一段时间后，右半球潜在的能力就得以充分地发挥。近年的研究也表明，加强左侧肢体活动和双侧肢体运动技能的协调发展，有利于开发右脑的潜能和培养全脑型人，可极大地开发人的智力。

左、右半球皮质功能各具优势的现象，显示了左、右半球可独立地进行某些功能活动。人脑的不同高级功能分别向一侧皮质集中的现象称为皮质功能的单侧化（lateralization），这种单侧化仅指两半球相对的功能分工，在正常情况下，两侧皮质的活动在功能上是密切联系和优势互补的。左、右半球间有许多连合纤维，特别是胼胝体和皮质第三层中的锥体细胞的突起组成的连合纤维等，交互联系着两半球皮质的相应区域，这些纤维为两半球皮质功能的关联和整合提供了结构基础，它们对完成双侧肢体的运动、一般感觉和视觉的协调功能等有重要作用。例如，右手学会了一种技巧运动，左手虽然没有经过训练，但在一定程度上也能完成这种技巧运动，说明一侧皮质的学习活动可通过连合纤维向另一侧转送。又如，一个人在用语言叙述一个三维图形时，能同时用笔将其描绘出来，此时的功能活动是在左、右半球功能高度整合下完成的，两半球间信息的传送靠连合纤维。由此可见，两半球的功能虽有一定的分工，但是相互紧密联系和相互作用的，在功能上彼此互补，使得脑的调节功能更加迅速而精确。

五、意识和情绪活动

（一）意识

1. 意识的概念 意识（consciousness）是机体对自身和环境的感知和理解功能，并通过语言、躯体运动和行为等表现出来。意识内容包括语言、思维（思想）、学习、记忆、定向、行为和情感等，其中，语言和思维是人意识活动（心理活动）的核心，语言是意识活动的外在表现；思维是随语言发生而发展的。

2. 意识的产生机制 大脑皮层复杂的生化、生理和神经活动过程，是人类复杂的意识、思想、情感和行为产生过程及自控的物质基础。感觉冲动传入经丘脑感觉的非特异性投射系统上行达大脑皮层，使之处于觉醒状态，为意识和思维的产生提供了条件；各种信息传入使机体产生特定的感觉，使意识和思维得以产生；学习和记忆的信息亦为意识的产生提供条件。机体的行为都是在意识的控制下进行的。

尽管意识活动产生的神经机制尚未阐明，但意识是机体在生命活动中不断地认识客观物质世界而发生和发展的事实却是不容置疑的。条件反射是意识内容的活动形式。人类在非条件反射的基础上，通过大脑皮层的两种信号系统建立条件反射，语言的学习和交流可相互促进以产生抽象的思维活动。大脑皮层联络区和额叶等部位，是人类语言、学习和记忆、思维活动的皮质功能区。

（二）情绪

1. 情绪的概念 情绪（emotion）是人或动物对客观事物所表达的一种特殊的心理体验和某种固定形式的躯体行为表现。它表现为愉快、惊奇、恐惧、焦虑、悲伤、愤怒和攻击等。

2. 情绪活动的整体反应 主要由自主神经系统和内分泌系统活动的变化引起。在情绪激动或在进行防御性运动时，体内交感神经系统活动占优势，个体表现为心率增快、血压升高。在饥饿时获得美味的食物，个体表现为愉快的情绪，此时，下丘脑的摄食中枢兴奋，个体食欲旺盛。神经和精神因素及食物的刺激，使副交感神经系统活动占优势，胃肠道和消化腺的血流量增多，胃肠运动和消化腺的分泌活动增强。良性的性刺激引起情绪反应时，由于边缘系统和下丘脑的性中枢兴奋，使副交感神经舒血管神经传出冲动增多，引起外生殖器血管舒张。恐惧、焦虑和痛苦引起的情绪反应中，由于机体处于应激状态，下丘脑 - 腺垂体 - 肾上腺皮质系统和交感 - 肾上腺髓质系统兴奋，血中促肾上腺皮质激素和糖皮质激素、肾上腺素和去甲肾上腺素等的浓度升高，使整体代谢功能活动加强。长期紧张和忧虑的状态，可使个体的内分泌系统活动紊乱，在育龄期女性可表现为月经失调，有的个体可发生高血压和消化功能紊乱。所以，在临床工作中，医务人员，应尽可能为患者提供良性的情绪和精神因素刺激，促进患者的康复。

3. 情绪活动的调节 大脑皮层额叶等部位参与调节情绪行为同环境和社会的适应过程。对情绪活动的调节，右大脑半球具有重要作用。边缘系统、丘脑和下丘脑等部位也参与情绪活动的调节。下丘脑内有机体的愉快中枢，某些脑啡肽可参加机体愉悦感觉的调节；同恐怖感觉有关的神经功能网络则位于杏仁核等部位，杏仁核内可能形成有关恐怖的记忆。

美国神经解剖学家帕兹（Papez）在 1937 将情绪分为情绪动作、情绪思维和情绪感觉三部分。他设想机体的感觉达丘脑后分为三路：①丘脑 - 内囊 - 纹状体（情绪动作）。②丘脑 - 内囊 - 大脑皮层外侧（情绪思维）。③丘脑腹核 - 下丘脑 - 乳头体 - 丘脑前核 - 大脑皮层内侧扣带回（情绪感觉）。他认为，情绪发源于大脑的海马，再经海马至扣带回和下丘脑乳头体，发出的纤维达丘脑前核，与扣带回和海马环路整合而产生相应的情绪反应，该环路称为 Papez 环，由于环路中的结构大部分属于 Broca 提出的大脑边缘叶中的结构，故亦称为边缘环路（limbic loop）。从上可见，机体情绪反应受脑的广泛部位的调节，但具体哪一个部位同何种情绪反应相关，涉及的神经递质和信息传递等问题，均有待研究。

脑的思维、情感和心理活动，其产生的机制尚未阐明，且这些功能活动存在个体差异，这种差异又进一步地增加了神经功能活动的复杂性，同时，也为神经功能的研究提供了更大的空间。

脑在接受、处理和整合体内、外环境因素变化信息，产生感觉的同时，通过思维活动，对环境变化的性质和程度等做出准确的判断，并使整体做出同环境变化相适宜的运动性反应。脑的结构和功能是如此复杂，研究的难度的确很大。据此，有人认为，一个人既然不能靠自身的力量把自己举起来，那么靠自身的智慧要阐明脑功能是不可能的。人脑结构的复杂性，为人类认识世界及其规律提供了物质基础。虽然迄今人类对世界上许多的事物及其运动的规律不甚了解，但脑所具有的强大功能使人类的认识具有无限的可能性，对世界上的一切未知人类都会在将来的科学实践中去逐步加以认识，而且在不断认识世界的过程中，脑的结构和功能会变得更为复杂和强大，认识自身的能力也会提高。因此，应有充分的理由相信，脑和其他事物一样，也是可逐步了解和认识的。通过人类的奋斗，随着科学的发展和新的研究技术的出现，只要坚持住一个目标，总有一天会在脑功能的研究中有新的突破，只是永远也不可能到达终点。

（张　颖）

小　结

神经系统是调节机体各系统和器官功能活动以维持内环境稳定的功能系统。

神经元之间在突触处以电-化学-电变化的方式传递信息。神经递质由突触前神经元末梢的膜（突触前膜）释放，有兴奋性和抑制性神经递质两种。突触前膜释放兴奋性神经递质，其与突触后膜上的受体结合后，经过系列生化反应，使后膜对 Na^+、K^+ 和 Cl^- 通透，以 Na^+ 内流为主，产生 EPSP，经时间和（或）空间总和达阈电位时，即产生可扩布性动作电位。突触前膜释放抑制性神经递质，与突触后膜上的受体结合后，使突触后膜对 K^+ 和 Cl^- 通透，以 Cl^- 内流为主，产生 IPSP，总和后使抑制程度增大。突触传递具有单向传递、中枢延搁、易疲劳和对内环境变化敏感等特点。

丘脑特异性投射系统是指机体各种感觉（除嗅觉外）的传入冲动，经脊髓上行至丘脑感觉接替核换元后，投射到大脑皮层特定区域，引起特定感觉并激发大脑皮层发出运动性冲动的功能系统。非特异性投射系统是指各种感觉传导纤维上行至脑干时，发出侧支进入脑干网状结构并与其中的神经元发生反复的突触联系后，抵达丘脑的髓板内核群，再发出纤维弥散性地投射到大脑皮层的广泛区域，以维持和改变大脑皮层兴奋状态的功能系统。两系统协同作用，使大脑皮层的感觉和运动等功能活动得以实现。痛觉由伤害性刺激引起。皮肤痛由切割和烧灼等刺激引起，定位明确。内脏痛由牵拉和缺血等刺激引起，定位不明确。内脏疾病引起体表某些部位发生疼痛或痛觉过敏，称为牵涉痛。痛觉信息在中枢传递和整合的同时，可激活内源性痛觉调制系统，并使脑内镇痛物质脑啡肽和强啡肽等释放，使痛觉减轻或消失。

脊髓是调节躯体运动的基本中枢，由前角的 α 和 γ 运动神经元发出的纤维，分别支配梭外肌和梭内肌纤维。由于 α 神经元既接受来自皮肤、肌和关节等外周传入的信息，又接受从大脑皮层和脑干等高位中枢下传的信息，而成为躯体骨骼肌运动反射的最后公路。

在体骨骼肌受到牵拉时，肌梭感受器兴奋，经 I_a 和 II 类纤维传入脊髓，加强 α 神经元活动，引起受牵拉的同一肌收缩，这一过程称为牵张反射；肌收缩，张力增加，使腱器官兴奋，经 I_b 类纤维传入，使该 α 神经元抑制，肌松弛，以避免过度收缩所致的损伤，称为反牵张反射。牵张反射有肌紧张和腱反射两种类型，是机体维持姿势和进行各种随意运动最基本的反射活动。

脑干网状结构下行抑制系统，由大脑皮层、纹状体和小脑等处传入的冲动激活，发出的冲动经网状脊髓束下行，抑制脊髓牵张反射，使肌紧张减弱。脑干网状结构下行易化系统，接受前庭核和小脑等处传入的冲动，经网状脊髓束下行，加强脊髓牵张反射，使肌紧张增强。

脊髓小脑通过脑干网状结构调节肌紧张，前庭小脑调节机体运动的平衡，皮质小脑则协调随意运动。大脑皮层通过锥体系下传的冲动，控制脊髓 α 和 γ 神经元的兴奋性，使协同肌和对抗肌间活动协调，主要作用是发起并维持随意运动；通过锥体外系下传的冲动，主要控制 γ 神经元的活动，调节肌紧张和肌群间的协调运动，以保证随意运动的进行。

交感神经传出冲动增多时，心脏活动加强，心输出量增多；皮肤和内脏的血管收缩；支气管舒张；糖原和脂肪的分解增加。副交感神经的作用在于保护机体，促进消化、积蓄能量和加强排泄等。

副交感神经传出冲动增多时，心率减慢，心输出量减少；支气管收缩；消化管运动增强和消化液分泌增多；胰岛素分泌增多，合成代谢增强。

睡眠按脑电图的变化特点分为慢波睡眠和快波睡眠，前者有利于机体消除疲劳和恢复体力，后者有利于机体的记忆活动和精力的恢复。条件反射是无关刺激与非条件刺激反复结合，并在大脑皮层和皮质下有关中枢间形成暂时性联系后得以建立的。人类大脑皮层具有对语词发生反应的功能系统，故可进行抽象思维，能主动适应环境的变化。左侧皮质在语词功能上较右侧占优势，而右侧皮质在非语词性功能方面，起决定性作用。正常情况下，两侧大脑皮层的功能密切联系，优势互补，共同完成机体的感觉分析、运动整合、思维、意识、情感、学习和记忆等高级功能。

第五章 内 分 泌

人体的腺体包括外分泌腺和内分泌腺。外分泌腺是有导管的腺体，其分泌物从腺体经导管运至身体表面或进入某些体腔，如汗腺和各种消化腺等。内分泌腺是没有导管的腺体，腺细胞的分泌物经组织液进入血液或淋巴液，随血液循环运送到身体其他器官、组织或细胞以调节其功能，这种调节方式也称为体液调节。人体主要的内分泌腺包括垂体、甲状腺、甲状旁腺、松果体、胸腺、肾上腺、胰岛和性腺等；体内还有一些内分泌细胞或细胞群，也具有与内分泌腺类似的功能，这些内分泌细胞广泛分布于组织器官中，如消化道黏膜、心、肾、肺、皮肤和胎盘等部位。内分泌系统是内分泌腺和分散存在于体内各个部位的内分泌细胞的总称。此外，中枢神经系统内，特别是下丘脑存在兼有内分泌功能的神经元。随着内分泌学研究技术的发展，人们对内分泌系统分泌物即激素的性质、传递方式和作用的认识不断深入，目前认为机体许多器官组织都有内分泌的功能，故有胃肠内分泌、心脏内分泌、肾脏内分泌和神经内分泌之称。

内分泌系统不是独立的功能系统。体内的内分泌腺都直接或间接地接受神经系统的调节，因此，内分泌系统是在神经系统主导之下发挥作用的。内分泌系统与神经系统在功能上紧密联系、密切配合，实现对机体各种功能活动的调节以维持内环境的相对稳定。

第一节 激 素

一、激素及其分类

（一）激素的概念

激素（hormone）是指由内分泌腺或散在内分泌细胞产生的具有高度生物活性的有机化合物，经组织液或血液转运到身体的特定器官、组织和细胞而发挥其调节作用。

> **知识链接　　　　　　激素调节和内分泌学研究的新领域**
>
> 1902 年，英国生理学家 Starling 和 Bayliss 通过实验发现，盐酸刺激去神经小肠时可以引起胰液分泌，用神经反射无法解释这一现象。接着 Starling 从盐酸浸泡过的小肠黏膜中提取了一种化学物质，定名为促胰液素（secretin）。他们开创性的工作表明，机体内存在一种通过化学信息进行调节的方式，1905 年，Starling 将这类化学物质命名为激素。从此，开拓了激素调节和内分泌学这个崭新的研究领域。

（二）激素的分类

激素可按其来源、功能及化学性质分类。按其化学结构可分为胺类、多肽类和蛋白质类、脂类激素三大类（表 5-1）。

表 5-1　主要激素及其化学性质

腺体/组织	激素中文名称	激素英文名称（缩写）	化学性质
下丘脑	促甲状腺激素释放激素	thyrotropin-releasing hormone（TRH）	肽类
	促性腺激素释放激素	gonadotropin-releasing hormone（GnRH）	肽类
	促肾上腺皮质激素释放激素	corticotropin-releasing hormone（CRH）	肽类
	生长激素抑制激素（生长抑素）	growth hormone-inhibiting hormone（GHIH），somatostatin（SS）	肽类
	生长激素释放激素	growth hormone-releasing hormone（GHRH）	肽类
	催乳素释放因子	prolactin-releasing factors（PRF）	肽类
	催乳素抑制因子	prolactin-inhibiting factors（PIF）	胺类/肽类
	血管升压素/抗利尿激素	vasopressin（VP）/antidiuretic hormone（ADH）	肽类
	缩宫素	oxytocin（OXT）	肽类

续表

腺体 / 组织	激素中文名称	激素英文名称（缩写）	化学性质
腺垂体	促甲状腺激素	thyrotropin（TSH）	糖蛋白
	促肾上腺皮质激素	adrenocorticotropic hormone（ACTH）	肽类
	卵泡刺激素	follicle stimulating hormone（FSH）	糖蛋白
	黄体生成素 / 间质细胞刺激素	luteinizing hormone（LH）/interstitial cell stimulating hormone（ICSH）	糖蛋白
	生长激素	growth hormone（GH）	蛋白质
	催乳素	prolactin（PRL）	蛋白质
甲状腺	甲状腺素（四碘甲腺原氨酸）	thyroxine（T_4）	胺类
	三碘甲腺原氨酸	3,5,3′-triiodothyronine（T_3）	胺类
甲状腺 C 细胞	降钙素	calcitonin（CT）	肽类
甲状旁腺	甲状旁腺激素	parathyroid hormone（PTH）	蛋白质
胰岛	胰岛素	insulin	蛋白质
	胰高血糖素	glucagon	肽类
肾上腺皮质	皮质醇	cortisol	类固醇
	醛固酮	aldosterone（Ald）	类固醇
肾上腺髓质	肾上腺素	adrenaline, epinephrine（E）	胺类
	去甲肾上腺素	noradrenaline（NA）/norepinephrine（NE）	胺类
睾丸间质细胞	睾酮	testosterone（T）	类固醇
支持细胞	抑制素	inhibin	糖蛋白
卵巢	雌二醇	estradiol（E_2）	类固醇
	孕酮	progesterone（P）	类固醇
胎盘	绒毛膜生长激素	chorionic somatomammotropin（CS）	肽类
	绒毛膜促性腺激素	chorionic gonadotropin（CG）	糖蛋白
胃肠道	促胃液素	gastrin	肽类
	缩胆囊素	cholecystokinin（CCK）	肽类
	促胰液素	secretin	肽类
心脏	心房钠尿肽	atrial natriuretic peptide（ANP）	肽类
松果体	褪黑素	melatonin	胺类
胸腺	胸腺素	thymosin	肽类
脂肪组织	瘦素	leptin	肽类
血浆	血管紧张素 II	angiotensin II（Ang II）	肽类
各种组织	前列腺素	prostaglandin（PG）	廿烷酸类

1. 胺类激素（amine hormone） 主要是酪氨酸和色氨酸的衍生物，包括肾上腺髓质、甲状腺和松果体分泌的激素，如肾上腺素、去甲肾上腺素和甲状腺激素等。

2. 多肽类和蛋白质类激素（polypeptides and protein hormone） 下丘脑、垂体、甲状旁腺、胰岛、胃肠道等部位分泌的激素大多属于此类。包括仅含 9 个氨基酸的抗利尿激素，以及含有 191 个氨基酸的生长激素等。此外，还有一类糖蛋白激素（glycoprotein），是由 2 个不同的糖基化亚基通过非共价作用形成的异二聚体。垂体产生的黄体生成素、卵泡刺激素和促甲状腺激素等属于此类。

3. 脂类激素（lipid hormone） 主要为类固醇激素（steroid hormone）和脂肪酸衍生物的生物活性廿烷酸类（eicosanoid）物质。

（1）类固醇（甾体）激素：为由肾上腺皮质和性腺分泌的激素，因其共同前体为胆固醇而得名。它们都具有甾体环（四环）结构，因而也被称为甾体类激素，如皮质醇、醛固酮、雌激素、孕激素及雄激素等。胆固醇的衍生物 1,25- 二羟维生素 D_3，因其四环结构中的 B 环被打开，故也称为固醇激素（sterol hormone）。

（2）廿烷酸类：由花生四烯酸（arachidonic acid）转化而成的前列腺素（prostaglandin，PG）、血栓烷类（thromboxane，TX）和白细胞三烯类（leukotriene，LT）存在于许多组织中，可对局部组织和细胞的功能活动进行调节，因而也被视为激素。

（三）激素的作用方式

激素作用的特定部位称为靶器官、靶组织或靶细胞。激素由内分泌腺或内分泌细胞分泌后，一般经以下几种方式运送至靶细胞发挥作用（图 5-1）。

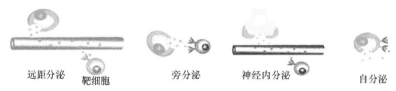

远距分泌　靶细胞　　　　旁分泌　　　神经内分泌　　　　自分泌

图 5-1　激素的传递方式

1. 远距分泌　是一种长距细胞通讯（long-distance cell communication），是激素经血液输送到体内远处的靶细胞发挥作用，因激素分泌部位距离产生效应靶细胞较远，故称为远距分泌（telecrine），如腺垂体分泌的各种激素、甲状腺激素和肾上腺素均是远距分泌的激素。

2. 旁分泌　内分泌细胞分泌的激素通过组织液扩散到邻近或周围的靶细胞发挥作用，称为旁分泌（paracrine）。

3. 自分泌　同一细胞既是内分泌细胞又是靶细胞，即细胞分泌释放的激素在局部扩散后又作用于该细胞，称为自分泌（autocrine），这是内分泌细胞对自身活动进行调控的一种方式。

4. 神经内分泌　下丘脑某些神经元既能产生并传导冲动，又能合成和分泌激素，被称为神经内分泌细胞，其产生的神经激素沿轴突借轴质流动运送到末梢而释放入血，经血液运输到相应的靶器官和靶组织发挥作用，这种方式称为神经内分泌（neuroendocrine），如血管升压素和缩宫素等以此方式发挥作用。

相对于远距分泌，其余几种分泌形式由于传播距离及作用范围有限，因此被视为短距细胞通讯（local-distance cell communication）。可见，内分泌腺或内分泌细胞产生的激素，既可影响远处和邻近的细胞功能，同时又对自身的功能进行调节。

二、激素的合成、释放、代谢及作用

（一）激素合成与储存

蛋白质、肽类激素的合成与一般蛋白质的合成步骤基本一致。经转录、翻译、修饰等过程，在核糖体上先形成多肽激素链，称为前激素原；由内质网蛋白水解酶裂解成较小分子的激素原；激素原在高尔基器包裹形成分泌囊泡的过程中被分解为激素及其他多肽。当刺激引起细胞兴奋时，细胞膜电压门控钙通道开放，Ca^{2+} 进入细胞内，从而触发分泌和释放，囊泡内的激素与多肽通过出胞作用被释放出来。胺类与类固醇激素由酪氨酸与胆固醇经过一系列酶促反应而合成。类固醇激素是高度脂溶性的，它们在细胞内合成后，可通过简单扩散进入血液。正常情况下，激素的储存量一般很少。在机体受到应激刺激期间，促肾上腺皮质激素和肾上腺素等激素的合成速度加快和储存增加。甲状腺激素是目前知道的唯一于腺体细胞外储存的激素，甲状腺激素与甲状腺球蛋白结合后大量储存于甲状腺腺泡腔的胶质中，可供机体使用 50 ～ 120 天。

（二）释放

激素的释放具有周期性和阶段性，即大多数激素的释放是在短时间内突然发生的，在两次释放之间很少或不释放激素。因此，在生理条件下，血浆中激素的浓度仅在短时间内迅速波动。激素能否合理地发挥作用，关键在于机体接受适当信息后能否及时释放和（或）停止释放激素。

（三）运输与代谢

激素运输的路线有长有短，形式多样。经血液运输的激素一部分与特殊的血浆蛋白结合，另一部分以游离状态在血液中运输。一般情况下，结合型激素的生物效能较差，必须转变为游离型激素才具有生理作用。结合型激素可看作是激素在血液中的临时储备，并可延长激素的半衰期。结合型激素与游离型激素保持动态平衡，使游离型激素的血液浓度稳定在一定水平。

激素作用的有效期长短不一。短的不到1s，长的可达若干天，所以，一般采用半衰期（即激素活性在血液中消失一半的时间）来衡量激素的更新率。多数激素的半衰期为几十分钟，只有甲状腺激素可达几天。激素的清除主要由组织摄取，在肝脏和肾脏灭活后随尿与粪便排出。

（四）激素的作用

激素参与机体各种功能活动的调节，其主要作用有以下几方面：①调节蛋白质、糖、脂肪、水盐代谢及其能量代谢，保持血压、体温的恒定，维持机体内环境的稳定。②促进细胞的生长与分化，确保各组织和器官的正常发育、生长及成熟。③参与中枢神经系统和自主神经系统的发育和活动，影响学习、记忆和行为等脑的高级功能。④促进生殖器官的发育与成熟，调节生殖活动。

三、激素作用的一般特性

激素虽然种类繁多，作用复杂，但它们在对靶组织发挥作用的过程中，具有某些共同的特点。

（一）信使作用

内分泌系统与神经系统一样，是机体的生物信息转导系统，但两者的信息转导形式有所不同。神经系统传导的信息是不同的动作电位组合，在突触或神经效应器接头处经电 - 化学 - 电的变化传递给后继神经元或效应器。内分泌系统只传递化学信息，即依靠激素在细胞间进行信息转导。激素将信息转导给靶细胞，从而调节其固有的生理生化反应。激素对其作用的细胞，既不赋予新功能，也不提供额外能量，因此，激素只是起到信使的作用。

（二）激素作用的相对特异性

此作用特点取决于与激素发生特异性结合的受体。通常将存在能与某种激素发生特异性结合的受体的器官、组织和细胞称作靶器官、靶组织和靶细胞。肽类和蛋白质类激素的受体存在于靶细胞膜上，类固醇激素与甲状腺激素的受体则位于细胞质或细胞核内。激素与受体相互识别并发生特异性结合后，通过特异的细胞内信息转导机制引起特定的生理效应。有些激素作用的特异性很强，作用非常局限，如促甲状腺激素只作用于甲状腺，促肾上腺皮质激素只作用于肾上腺皮质，促性腺激素只作用于性腺等；有些激素没有特定的靶腺，其作用比较广泛，如生长激素、甲状腺激素等，它们几乎对全身组织细胞的代谢过程都有调节作用，这是由于此类激素的受体分布广泛，它们也是通过与细胞的相应受体结合而发挥作用的。故激素作用的特异性是相对的。

（三）激素的高效能生物放大作用

激素在血液中的浓度很低，一般都在每百毫升纳克（ng）数量级，甚至皮克（pg）数量级。虽然激素的含量甚微，但其作用却非常显著。例如，1mg 的甲状腺激素可使机体增加产热量约 4.2×10^5 J。微小剂量的激素之所以能产生显著的生物效应，是激素信息被逐级放大的结果。例如，在下丘脑 - 垂体 - 肾上腺皮质系统中，$0.1\mu g$ 促肾上腺皮质激素释放激素能促使腺垂体释放 $1\mu g$ 的促肾上腺皮质激素，$1\mu g$ 促肾上腺皮质激素又能使肾上腺皮质产生 $40\mu g$ 糖皮质类固醇，后者可促使肝脏合成 5～6mg 糖原，即放大了 56 000 倍。据此不难理解，虽然血中激素浓度很低，但其作用却非常明显。

（四）激素间的相互作用

激素的作用并不是孤立的，而是相互联系和影响的，这表现为不同的激素能引起各自特异的生理效应，并互相协同以调节机体各器官、组织、细胞的形态和功能；不同激素也可共同调节某一种生理功能。激素间的相互作用主要有以下几种形式。

1. 协同作用 指不同激素对同一生理效应有相同的作用，其作用通过叠加达到比各激素单独作用所产生效应总和更强，如生长激素、甲状腺激素、肾上腺素和皮质醇都能升高血糖。在升糖效应上，它们有协同作用。

2. 拮抗作用 不同激素对某一生理效应发挥相反的作用，称为拮抗作用。例如，上述激素的升血糖效应与胰岛素的降血糖效应相拮抗；甲状旁腺激素的升血钙效应与降钙素的降血钙效应相拮抗。激素之间的协同作用与拮抗作用的机制比较复杂，可以发生在受体水平，也可以发生在受体后信息转导过程，或是细胞内酶促反应的某一环节。当多种激素共同参与某一生理活动的调节时，激素与激素之间常存在着协同作用或拮抗作用，这对机体内环境的稳定和功能活动的精细调节，有着重要的生理作用。

3. 允许作用 有些激素本身并不能对某个靶器官、靶组织或靶细胞产生直接作用，但是它们的存在，却是其他激素发挥效应的必需条件，或可使另一种激素作用增强，这种现象称为允许作用（permissive action）。例如，皮质醇对血管平滑肌并无直接收缩作用，但当它缺乏或不足时，去甲肾上腺素的缩血管效应就难以发挥。允许作用产生机制较复杂，可能发生在受体水平，也可能发生在胞内信号转导过程的各个环节。例如，糖皮质激素的允许作用可能是通过调节相应靶细胞膜中肾上腺素能受体的数量，或影响靶细胞膜中腺苷酸环化酶的活性及 cAMP 的生成过程等环节而实现的。甲状腺激素可通过增加靶细胞上的肾上腺素能受体来增强肾上腺素的作用。

4. 竞争作用 指化学结构上类似的激素能竞争同一受体的结合位点，从而影响此类激素的作用。通常是其中一种激素浓度较低，但对受体亲和性高，另一种激素浓度虽较高，但对受体亲和性低，两者共同作用于同一受体时就会发生竞争作用。例如，醛固酮与孕激素结构相似，醛固酮是强盐皮质激素，在低浓度时就能产生效应；孕酮对醛固酮受体亲和性较低，但在高浓度时，可与醛固酮竞争同一受体，从而减弱醛固酮的生理学效应。

（五）激素分泌的周期性

生理情况下，激素的分泌可呈周期性变化。例如，女性的促性腺激素和雌激素分泌就是一种月节律。这种周期性分泌活动与其他刺激无关，是一种内在的、由生物钟（biological clock）决定的分泌活动，有利于机体更好地适应环境的变化。下丘脑视交叉上核可能具有生物钟的作用。激素分泌的节律，可作为临床诊断某些疾病的一项指标。

四、激素作用的机制

激素作用的机制涉及的环节主要有：①激素识别靶细胞并同其受体结合。②激素与受体的复合物启动细胞内信号转导系统。③产生细胞代谢和其他功能活动的变化。④信息物质被清除，细胞反应终止，从而保证细胞内环境的相对稳定和机体对外环境变化的精确适应。

（一）含氮激素的作用机制——第二信使学说

第二信使学说（second messenger hypothesis）是萨瑟兰（Sutherland）等于 1965 年提出来的。含氮激素为水溶性激素，不能通过细胞膜直接进入靶细胞内，必须与细胞膜上的特异性受体结合而发挥作用。激素可将其携带的信息转导到细胞内，故将激素称为第一信使。激素与细胞膜受体结合后，经信号转导引起细胞内 cAMP、Ca^{2+}、IP_3 及 cGMP 等第二信使浓度的变化。随后，由第二信使介导一系列的细胞内生物学效应。

1. 膜受体-cAMP 途径 许多含氮激素都以 cAMP 为第二信使。第二信使学说的主要内容是：①激素是第一信使，它可与靶细胞膜上的特异性受体结合，也称细胞外信使。②激素与受体结合后，激活细胞膜上的腺苷酸环化酶（adenylate cyclase，AC）系统。③在 Mg^{2+} 存在的条件下，AC 促使 ATP 转变为 cAMP。cAMP 是第二信使或称细胞内信使，至此信息由第一信使传递给第二信使。④ cAMP 使无活性的蛋白激酶 A（protein kinase A，PKA）激活。PKA 具有调节亚单位和催化亚单位两个亚单位。cAMP 与 PKA 的调节亚单位结合后，使调节亚单位与催化亚单位脱离而激活 PKA，激活后的 PKA 催化细胞内多种蛋白质的磷酸化反应，从而引起靶细胞各种生理生化反应，如腺细胞分泌、肌细胞收缩、神经元兴奋及各种酶促反应等（图 5-2）。

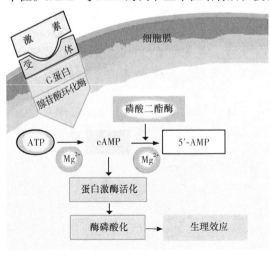

2. IP_3 和 DG 信息传递途径 有些含氮激素并不以 cAMP 为第二信使，如缩宫素、催乳素和某些下丘脑调节肽等，这些激素与特异性膜受体结合后，经 G 蛋白转导激活磷脂酶 C（phospholipase，PLC），活化的 PLC 可催化膜上的磷脂酰肌醇（phosphatidylinositol，PI）分解为 IP_3 和 DG，IP_3 和 DG 作为第二信使在细胞内的不同部位发挥作用。IP_3 与内质网膜上的特异性受体结合后，激活钙通道，使 Ca^{2+} 从内质网释放，提高细胞质内 Ca^{2+} 的浓度。Ca^{2+} 与细胞内的钙调蛋白（calmodulin，CaM）结合成复合物。Ca^{2+}-CaM 复合物是一种蛋白激酶，

图 5-2 含氮激素的作用机制——第二信使学说

能催化多种蛋白质和酶的磷酸化，从而调节细胞的功能活动。Ca^{2+} 作为第二信使，主要通过钙调蛋白对细胞功能发挥调节作用。DG 能特异性激活蛋白激酶 C（protein kinase C，PKC），PKC 的激活依赖于 Ca^{2+} 的存在。激活的 PKC 与 PKA 均可使多种蛋白质或酶发生磷酸化反应，进而调节细胞的生物效应（图 5-3）。另外，DG 的降解产物花生四烯酸是合成 PG 的原料，花生四烯酸与 PG 的过氧化物又参与鸟苷酸环化酶的激活，促进 cGMP 的生成。cGMP 作为第二信使，通过激活蛋白激酶 G（protein kinase G，PKG）而改变细胞的功能。

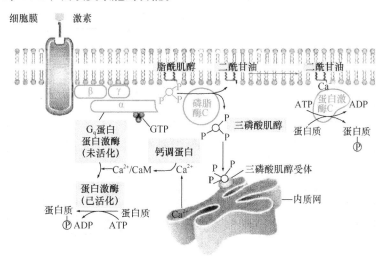

图 5-3　磷酸酰肌醇信息传递通路

胰岛素受体属于酶偶联型受体，其胞内段是酪氨酸蛋白激酶的催化部位，具有磷酸化位点，因此，胰岛素受体就是一种受体酪氨酸激酶，这类受体还包括有 表皮生长因子、血小板衍生生长因子、成纤维细胞生长因子等。胰岛素与其受体结合后，直接活化受体内酪氨酸激酶，后者可将胰岛素受体底物（insulin receptor substrate，IRS）磷酸化，由 IRS 介导多种蛋白的激活，其中包括通过 IP_3 和 PG 途径进行的信息传递。

（二）类固醇激素作用机制——基因表达学说

Jesen 和 Gorski 于 1968 年提出了基因表达学说（gene expression hypothesis）认为，有些激素无须膜受体介导，它们可直接进入细胞与胞内受体结合成复合物，直接充当介导靶细胞效应的信使，如类固醇激素和甲状腺激素等。类固醇激素为脂溶性的小分子物质，可自由通过细胞膜进入细胞内，与胞质受体结合，形成激素 - 胞质受体复合物。胞质受体与类固醇激素结合后导致胞质受体蛋白发生变构，使激素 - 胞质受体复合物获得通过核膜的能力，并进入核内与核受体结合形成复合物，此复合物作用于染色质特异位点上，激活或抑制该部位的 DNA 转录过程，促进或抑制 mRNA 的形成，诱导或阻遏相应蛋白质（主要是酶）的合成而产生生物效应。此外，还有些类固醇激素在进入细胞后，直接经胞质进入核内与核受体结合，调节基因表达（图 5-4）。每一个类固醇 - 受体复合物能够诱导大量的 mRNA

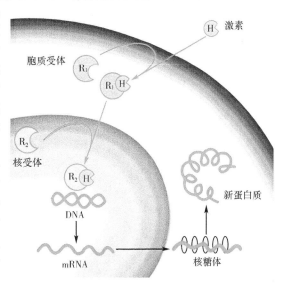

图 5-4　类固醇激素作用机制——基因表达学说

产生，每一个 mRNA 又导致大量的蛋白质合成，因此一个激素分子可生成几千个蛋白质，从而实现激素的放大效应。

近年来，随着基因工程技术的发展和应用，不少类固醇激素受体的一级结构已经清楚。有报道指出，类固醇激素受体的结构分激素结合域、DNA 结合域、转录活化域三部分。DNA 结合域位于受体分子的中央，而激素结合域和转录活化域则分别位于类固醇激素受体的羧基端及氨基端。在受体与激素结合之前，DNA 结合域存在 2 个称为锌指（zinc finger）的特异氨基酸序列片段，是介导激素 - 受体复合物与 DNA 特定部位结合的结构受体的作用位点。在受体未与激素结合前，锌指结构域通常被掩盖，与核中 DNA 亲和力不高。一旦激素与受体结合，受体构象改变，解除掩盖，使 DNA 结合域暴露，与 DNA 结合以发挥作用。新近的资料还表明，在 DNA 结合域附近可能还有一个由特殊的氨基酸序列组成的结构域，它介导激素 - 受体复合物与染色质中特定部位的结合，发挥"核定位"的作用。关于受体活化的机制，有人认为安静时受体与一种抑制性蛋白复合物相结合，表现为无活性状态，当受体与激素相结合后，抑制性蛋白复合物解离，从而使受体活化。类固醇激素通过基因表达机制发挥作用一般需要几小时或几天的时间。近期研究发现，有些类固醇激素的作用常在几分钟，甚至几秒钟之内就会出现，且转录和翻译的抑制剂不能抑制其效应，故推测是细胞膜上的受体介导了这种快速作用，称为类固醇激素的快速非基因效应。目前尚未阐明类固醇激素非基因作用机制，需进一步研究。

总之，激素的作用机制是一个复杂的问题，其中许多问题均需进一步研究。

五、激素分泌的调节

激素是高效能的生物活性物质，一旦其血中浓度偏离正常生理范围，就会导致机体发生显著的功能紊乱。机体对激素分泌的调节主要是通过反馈机制随时监测并调控的，使激素分泌水平维持相对稳定。有些激素可以通过其产生的生物学效应直接反馈性调节自身的分泌。例如，血糖升高可直接刺激胰岛 B 细胞分泌胰岛素，促进葡萄糖氧化和糖原合成，从而降低血糖浓度；血糖浓度降低又可抑制胰岛素的分泌，刺激胰高血糖素的分泌，避免血糖浓度进一步降低，从而使血糖维持在相对恒定的浓度。可见，血糖浓度是胰岛素调节靶器官产生的效应，此效应反过来也可影响胰岛素的分泌水平，维持血糖的稳态。此外甲状腺激素、醛固酮等激素的分泌都可受到其自身生物学效应的直接反馈性调。下丘脑 - 腺垂体 - 靶腺轴（hypothalamus-pituitary-target gland axis）是内分泌系统的主要反馈性调节系统。下丘脑分泌的释放激素控制腺垂体的活动；腺垂体分泌的促激素又控制甲状腺、肾上腺和性腺等靶腺的激素分泌；血液中的靶腺激素又能反馈性地影响靶腺自身、腺垂体和下丘脑的内分泌活动水平。此外，高级中枢神经系统也参与内分泌腺分泌活动的调节，如应激发生时各种相关激素的大量分泌，以增强机体的应变和防御功能。

第二节　下丘脑 - 垂体系统

下丘脑（hypothalamus）或称丘脑下部，是间脑的一部分。人的下丘脑重量仅为 4g 左右，不足全脑重量的 1%，但其结构复杂、联系广泛，不仅其内部的神经核团之间存在着丰富而广泛的纤维联系，大脑皮层和中枢神经的其他部位也和下丘脑之间存在着广泛的和双向的联系。垂体（pituitary gland）经垂体柄与下丘脑连接，位于蝶鞍构成的垂体窝中，在结构和功能上均与下丘脑密切联系，两者共同组成下丘脑 - 垂体功能单位。根据垂体的发育来源和功能，垂体可以分为腺垂体（adeno-hypophysis）和神经垂体（neuro-hypophysis），因此，下丘脑 - 垂体功能单位也分为下丘脑 - 腺垂体系统和下丘脑 - 神经垂体系统。腺垂体主要包括垂体前叶（anterior lobe）和垂体中叶（intermediate lobe），神经垂体则主要为垂体后叶（posterior lobe）。腺垂体在胚胎发育上来源于口腔憩室，与脑没有直接的神经联系，因此下丘脑分泌的激素须经过垂体门脉系统到达腺垂体，控制腺垂体激素的合成和分泌。垂体前叶存在五种内分泌细胞，主要分泌六种与生长、发育、代谢、生殖等有关的激素。在动物垂体中间叶还存在促黑色素细胞（melanotrope），分泌黑色素细胞刺激素，但人类垂体中间叶基本退化。神经垂体在胚胎发育上为下丘脑的延伸，下丘脑的室旁核、视上核神经元合成的血管升压素（或称抗利尿激素）和缩宫素（或称催产素），经下丘脑垂体束的轴质运输到达神经垂体，并通过神经垂体储存和释放（图 5-5）。

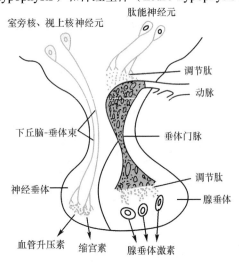

图 5-5　下丘脑 - 垂体系统

一、下丘脑调节肽

下丘脑存在两种神经内分泌细胞，分别为神经内分泌大细胞和神经内分泌小细胞。神经内分泌大细胞合成两种神经垂体激素，即抗利尿激素和缩宫素。下丘脑神经内分泌小细胞（parvocellular neuroendocrine cell，PvC）属肽能神经元，所分泌的具有调节腺垂体活动的肽类激素称为下丘脑调节肽（hypothalamic regulatory peptides）。目前已清楚的有七种调节腺垂体分泌的激素，分别为生长激素释放激素（growth hormone releasing hormone，GHRH）、生长激素抑制激素（growth hormone release inhibiting hormone，GHRIH）或称生长抑素（somatostatin，SS）、催乳素释放因子（prolactin releasing factor，PRF）、催乳素释放抑制因子（prolactin release inhibiting factor，PIF）、促甲状腺激素释放激素（thyrotropin releasing hormone，TRH）、促肾上腺皮质激素释放激素（corticotropin releasing hormone，CRH）、促性腺激素释放激素（gonadotropin releasing hormone，GnRH），迄今已经明确结构的下丘脑调节肽为五种，尚未明确结构的活性物质称为调节因子，有 PRF 和 PIF。下丘脑调节肽能够调控五种腺垂体激素的分泌，腺垂体激素中，除了生长激素和催乳素没有明确靶腺外，促甲状腺激素、促肾上腺皮质激素、卵泡刺激素、黄体生成素都有明确的靶腺，形成下丘脑 - 垂体 - 靶腺轴，如下丘脑 - 垂体 - 甲状腺轴、下丘脑 - 垂体 - 肾上腺皮质轴、下丘脑 - 垂体 - 性腺轴，这些靶腺激素的分泌受下丘脑和垂体激素的控制，而靶腺分泌的激素可以反馈作用于下丘脑或垂体，调节下丘脑和垂体相关激素的合成和分泌，形成一种体液 - 体液式反射，维持激素分泌的平衡状态和内环境的稳定，这种反馈一般为负反馈，但雌激素对下丘脑 GnRH 的分泌具有正反馈作用。

二、腺垂体激素

腺垂体的垂体前叶部分有五种内分泌细胞，分别为生长激素细胞（somatotrope，占分泌细胞总数的 50%）、催乳素细胞（lactotrope）、促甲状腺激素细胞（thyrotrope）、促性腺细胞（gonadotrope）、促肾上腺皮质细胞（corticotrope），分别分泌生长激素（growth hormone，GH）、催乳素（prolactin，PRL）、促甲状腺激素（thyroid stimulating hormone，TSH）、促肾上腺皮质激素（adrenocorticotropic hormone，ACTH）、卵泡刺激素（follicle stimulating hormone，FSH）和黄体生成素（luteinizing hormone，LH）。由于 TSH、ACTH、FSH 和 LH 都有明确的靶腺，其作用将在后面相关内容中分别叙述。

（一）生长激素

人生长激素（human growth hormone，hGH）是由垂体生长激素细胞分泌的由 191 个氨基酸构成的蛋白质。分子量为 22 000，不同种属的 GH 结构差异较大。PRL 结构与 GH 类似，两者具有协同作用。正常人血清 hGH 的基础水平很低（< 3μg/L），且有自发性波动，即在低水平的基础上有自发的、间断出现的 hGH 分泌高峰，峰值可达 20 ~ 40μg/L。正常情况下血中 hGH 水平受运动、睡眠、应激等活动及饮食中糖、蛋白质、脂肪等成分所影响。GH 具有 2 个与受体结合的位点。当 GH 与一个受体结合后，会吸引另一个受体与之结合，形成同源二聚体，这时受体的细胞内部分就可以与一种具有酪氨酸蛋白激酶活性的蛋白质（JAK2）结合，并激活其蛋白激酶活性，使细胞内的蛋白质发生磷酸化，进而产生相应的作用。GH 在体内的作用广泛，没有明确的靶器官，其主要作用是促生长和调节代谢。

> **案例 5-1**
>
> 患者，男，33 岁，以"手足进行性增大 2 年，头痛、视力减弱 2 个月余"入院。患者自述近 2 年出现手、足进行性增大，手指变粗尤为明显，鞋码逐渐变大。颧骨突出，自觉相貌变丑，声音变粗。2 个月前出现头痛，并伴有视力减退、视野缺损。血象正常，GH 水平显著高于正常人；智力检测正常；头颅 CT 显示：鞍内占位性病变，呈圆形的垂体大腺瘤。诊断：肢端肥大症；垂体生长激素腺瘤。
>
> **1. 问题与思考**
>
> （1）GH 的生理作用与机制是什么？
>
> （2）为什么成人 GH 水平过高会引发肢端肥大症？
>
> **2. 提示**　GH 过度分泌，长骨不能再增长，只能促进扁骨及短骨生长。

1. GH 的作用

（1）促生长作用：GH 对几乎所有组织和器官的生长都有促进作用，特别是骨骼、肌肉和内脏器官。即使是青年期以后骨骺闭合，身体高度不再增加，机体的生长在整个生命过程中仍没有停止，但主要表现在细胞和组织的生长，GH 仍起很重要作用。GH 对大脑的发育和成熟没有明显的促进作用。

GH 分泌异常会导致各种病态。人幼年时，骨骺尚未融合，若 GH 分泌过少，则生长迟缓，身材矮小，但智力一般正常，称为侏儒症（dwarfism）；如果幼年时期 GH 分泌过多，则身体各部过度生长，四肢尤为突出，称为巨人症（gigantism）；成年骨骺闭合后，若 GH 分泌过多，由于长骨不能再增长，只能促进扁骨及短骨生长，形成肢体末端部位粗大（患者手大、指粗、鼻宽、下颌突出等），称为肢端肥大症（acromegaly）。GH 的促生长作用与其促进软骨细胞、肌肉细胞和骨细胞蛋白质合成和细胞增生有关。GH 能诱导肝脏产生胰岛素样生长因子（insulin like growth factor，IGF），GH 促进软骨细胞分裂增生、长骨生长的作用也可由 IGF 介导而实现。IGF 又称为生长介素（somatomedin），因其化学结构与胰岛素相似而得名，分为 IGF-I 和 IGF-II。IGF-I 是介导 GH 促生长作用的主要物质，其生物学作用由 IGF-I 受体介导；IGF-II 在胚胎期产生，主要促进胎儿的生长。IGF-I、IGF-II 均可与 IGF-I 受体结合，启动两条信号转导通路：磷脂酰肌醇 3- 激酶通路和丝裂原活化蛋白激酶通路，从而促进细胞有丝分裂，诱导细胞增生、转化和抑制凋亡等。

（2）促代谢作用：GH 促进蛋白质合成和脂肪分解，使机体脂肪减少、蛋白质增加。该作用使机体的能量来源由糖代谢向脂肪代谢转移，有利于生长发育和组织受损后的修复。GH 还通过促进肝脏葡萄糖的释放和抑制外周组织对葡萄糖的摄取和利用，使血糖水平升高，表现为抗胰岛素效应，这在机体处于应激状态下尤为重要，此时 GH 大量分泌使血糖升高，以满足大脑等重要脏器的能量供应。故 GH 也是机体重要的应激激素之一。

> **知识链接**
>
> 　　侏儒症是由于幼年时期 GH 分泌不足造成生长严重迟缓的内分泌系统相关疾病。GH 的受体基因突变，导致促进细胞分裂和生长的胰岛素样生长因子无法生成或水平较低，使 GH 无法正常发挥作用也可导致侏儒症。最近，一项对 99 名生活在偏远村庄的患有侏儒综合征的厄瓜多尔人进行了长达 22 年的研究发现，侏儒症患者中糖尿病和卵巢癌的发生率很低，推论降低胰岛素样生长因子水平，可能具有防止 DNA 氧化损伤，减缓细胞死亡的作用。

2. GH 的分泌调节

（1）下丘脑激素：GH 的分泌受下丘脑分泌的 GHRH 和 SS 的双重调控。GHRH 为 44 肽，主要由下丘脑的弓状核和腹内侧核分泌，经垂体门脉到达腺垂体，通过第二信使 cAMP 和 Ca^{2+}，促进 GH 的分泌。下丘脑分泌的 SS 为 14 肽，它通过抑制 cAMP 的生成和降低细胞内的 Ca^{2+} 水平抑制 GH 的分泌。SS 的抑制作用特异性不高，它对腺垂体其他激素的分泌也有不同程度的抑制作用。

（2）胰岛素样生长因子（insulin-like growth factor，IGF）：GH 的促生长作用是通过诱导肝脏合成 IGF-I 间接实现的。肝脏合成的 IGF-I 可以反馈抑制下丘脑 GHRH 的分泌、促进 SS 的分泌，导致垂体 GH 的分泌减少。

（3）代谢产物：营养物质可改变 GH 的分泌。血浆氨基酸水平升高和葡萄糖水平降低都促进 GH 的释放。急性低血糖是 GH 分泌的强烈刺激因素，可使血清中的 GH 水平明显升高。高蛋白饮食及口服或静脉滴注精氨酸、亮氨酸、甘氨酸和赖氨酸等氨基酸可刺激 GH 分泌，其中精氨酸和亮氨酸作用最强。脂肪酸对 GH 的分泌也有调节作用，血清游离脂肪酸水平下降可促进 GH 分泌，游离脂肪酸水平升高还能抑制进食蛋白质或给予精氨酸后所引起的 GH 释放。肥胖患者体内自发的和刺激引起的 GH 分泌均受抑制。

（4）生长激素释放肽（ghrelin）：是近年发现的由胃黏膜内分泌细胞和下丘脑弓状核分泌的一种新的脑 - 肠肽，是一种 28 个氨基酸残基构成的调节肽，主要作用是与 GHRH 协同，促进 GH、PRL 和 ACTH 的释放；调节食欲、进食和身体构成；参与机体能量代谢的调节。研究发现生长激素释放肽可抑制胰岛素分泌，降低组织对胰岛素的敏感性。

> **知识链接**
>
> 　　20 世纪 80 年代中末期，科学家已能够利用重组 DNA 技术在细菌中生产基因重组 hGH，使 GH 补充治疗的方法成为可能，缺乏 GH 的儿童和成人现在可以通过补充 GH 来治疗。重组 hGH 有助于增高，通过注射补充，解决因 GH 缺乏或身体组织对生长素应答效率较低所引起的"矮个子"问题。其临床效果取决于开始治疗的年龄、骨龄以及营养供给状况等因素。

（5）运动的影响：正常人空腹过夜，晨醒后静卧时的 GH 基础水平常检测不到。起床后轻微活动，可引起血清 GH 水平空腹值高于基础值。剧烈运动可引起 GH 水平明显升高，所以，在临床上快速爬楼梯运动已作为筛选儿童生长激素缺乏症的标准试验（生长激素兴奋试验）。

（6）其他：垂体 GH 在慢波睡眠相时分泌增加（在入睡 1h 左右），在快动眼睡眠相时分泌减少，因此，慢波睡眠有利于生长和体力恢复。大多数应激刺激引起 GH 分泌，如外科手术、急性创伤、动脉穿刺、麻醉、休克及精神紧张、焦虑均可使血清 GH 水平升高。

此外，雄激素、雌激素、甲状腺激素等均能促进 GH 的释放，性激素对 GH 分泌的影响可能为青春期生长较快的原因。

（二）催乳素

PRL 是由垂体催乳素细胞分泌的由 199 个氨基酸残基组成的蛋白质，在 PRL 的氨基端、羧基端及中间区有 3 对半胱氨酸之间的双硫键，使分子形成 3 个环。不同的哺乳动物 PRL 的氨基酸序列有 60%～100% 的同源性。PRL 的结构和受体与 GH 类似，两者具有协同作用。

1. PRL 的作用 PRL 的作用非常广泛，主要作用为促泌乳和调节月经周期中的某些功能活动。

> **知识链接**
>
> 催乳素在男性体内也有分泌，一般认为，PRL 促进前列腺和精囊腺的生长，促进睾丸合成睾酮。研究表明，PRL 受体存在于睾丸生精细胞，可促进精子发生。男性出现 PRL 病理性升高，常引起生育力损伤、雄激素不足。

（1）泌乳作用：青春期乳腺的发育主要依靠雌激素和孕激素的作用，前者促进乳腺导管的发育，后者促进乳腺小叶的发育，但这时尚不能产生乳汁。妊娠时，PRL、雌激素和孕激素分泌增加，高水平的 PRL 和雌激素、孕激素共同促使乳腺腺泡充分发育。妊娠后期，乳腺腺泡已充分发育，泌乳所需各种激素（PRL 等）的血中浓度也很高，但只有分娩后雌激素水平下降时 PRL 才发挥其发动并维持泌乳的作用。

（2）对性腺的影响：在女性，PRL 与垂体的 LH 协同促进卵巢黄体的生成，并使其维持分泌孕激素。高浓度的 PRL 通过抑制下丘脑 GnRH 的分泌，导致腺垂体 FSH 和 LH 的分泌减少，使排卵受到抑制。闭经溢乳综合征就是因为 PRL 分泌增多和雌激素分泌减少，导致持续闭经和泌乳。

> **案例 5-2**
>
> 患者，女，33 岁，因"月经推后、减少，乳腺泌乳半年"就诊。半年来患者发现月经一直后推，经量变少，经色有时呈乌色，有时呈粉色，特别在月经前几天易疲劳，全身发软，饭后思睡。出现双侧乳房泌乳，每天 20～30ml。3 年前曾做人工流产一次。查体：双侧乳房压痛明显，挤压可见乳汁；妇科检查子宫大小正常；血中 PRL 水平明显高于正常，血中绒毛膜促性腺激素（human chorionic gonadotropin，HCG）和其他激素水平正常。CT 显示腺垂体占位性病变。诊断：闭经溢乳综合征，催乳素瘤。
>
> **1. 问题与思考**
>
> （1）PRL 的生理作用是什么？
>
> （2）PRL 分泌过多时主要引起的病理改变有哪些？
>
> **2. 提示** PRL 的过度作用；高浓度的 PRL 反馈抑制下丘脑 GnRH 的分泌。

此外，PRL 对体液及细胞免疫都有促进作用。有学者发现免疫细胞不但能分泌 PRL，而且还能通过其细胞膜上的 PRL 受体接受 PRL 的调节，这表明 PRL 对免疫细胞的调节作用可通过自分泌和旁分泌的方式进行。

2. PRL 的分泌调节

（1）下丘脑激素：垂体 PRL 的分泌受下丘脑 PRF 和 PIF 的双重调节。多巴胺是下丘脑唯一的非肽类调节垂体激素。

（2）PRL 的自身反馈调节：PRL 对其自身的分泌有负反馈调节作用，其作用主要是通过下丘脑实现的。垂体 PRL 分泌主要受垂体门静脉血多巴胺的反馈调节，而垂体门静脉血的多巴胺主要来自下丘脑正中隆起多巴胺能神经元的分泌。当血中 PRL 升高时，多巴胺释放增多，使 PRL 分泌减少。

（3）吸吮乳头：婴儿吸吮乳头的刺激引起的神经冲动传至下丘脑，使 PRF 释放增加，PIF 释放减少，导致腺垂体 PRL 的分泌增加，乳汁合成增加。

（4）应激：促进垂体分泌 PRL、GH 和 ACTH，这三种激素为垂体释放的三大应激激素。

三、神经垂体激素

神经垂体激素主要有两种，分别为血管升压素（vasopressin，VP）和缩宫素（oxytocin，OXT），它们都是由 9 个氨基酸组成的多肽（图 5-6），两者区别只是第 3 与第 8 位的氨基酸残基不同。人 VP 肽链的第 8 位氨基酸为精氨酸，因此常被称为精氨酸血管升压素（arginine vasopressin，AVP）。这两种激素并非神经垂体合成，而是由下丘脑室旁核和视上核的神经内分泌大细胞合成的，这些大细胞的轴突经垂体柄终止于垂体后叶，将合成的激素经轴质运输并储存至神经垂体。当室旁核和视上核神经元兴奋时，神经冲动到达神经末梢，引起 Ca^{2+} 内流，激素释放入血。

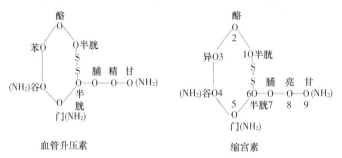

图 5-6　神经垂体分泌的激素

（一）血管升压素

血管升压素，又称为抗利尿激素（antidiuretic hormone，ADH）。在体内的分布十分广泛。除血液外，中枢神经系统和脑脊液内也存在 VP。VP 在下丘脑的室旁核、视上核神经元合成，经下丘脑垂体束的轴质运输到达神经垂体，并通过神经垂体储存。血液中的 VP 由神经垂体释放，脑脊液内的 VP 由脑内 VP 神经元伸向脑室的神经末梢释放。

生理状态下血液中 VP 为 1～3ng/L，细胞外液大量减少时，VP 释放显著，增加至 10ng/L 以上。体内存在三种与 G 蛋白相耦联的 VP 受体，分别为 V_{1A}、V_{1B} 和 V_2 受体，V_{1A}、V_{1B} 分别存于血管平滑肌和腺垂体，V_2 受体存在于肾脏。

1. 抗利尿作用　生理状态下，VP 的主要作用是促进肾对水的重吸收，减少尿液排出，从而参与体液容积和渗透压的平衡的调节，故也称抗利尿激素，在生理状态下，VP 通过与肾脏集合管上皮细胞膜上的 V_2 受体结合，通过 G 蛋白激活 AC-cAMP-PKA 信号通路，从而促进胞质中的水通道蛋白 2（aquaporin 2，AQP-2）镶嵌到集合管上皮细胞顶端膜，形成水通道，增大上皮细胞对水的通透性，促进对水的重吸收，减少终尿量，从而产生抗利尿效应。

2. 缩血管作用　在麻醉动物，清醒的人、大鼠、家兔和狗，静脉注射大剂量的 VP 均可使血压升高，但低于药理剂量的 VP 对动物和人的血压和心率无明显影响，这是因为大剂量的 VP 可以作用于血管平滑肌的 V_{1A} 受体，通过第二信使 IP_3/ 二酰甘油（diacylglycerol，DAG）介导缩血管作用，从而升高血压。在某些特殊情况下，VP 对维持动脉血压发挥较重要的作用，如失血、失水、血容量减少时，体内 VP 释放增加，血和脑内 VP 的含量升高，通过缩血管作用升高血压。

3. 释放 ACTH 作用　腺垂体 ACTH 细胞膜上有 V_{1B} 受体存在。正中隆起门静脉血液中的 VP 浓度极高，这是其调节 ACTH 释放的组织学基础。VP 通过 V_{1B} 受体和第二信使 IP_3/DAG 促进腺垂体 ACTH 的释放。

（二）缩宫素

子宫和乳腺是缩宫素作用的 2 个主要靶器官。

1. 收缩子宫作用　分娩开始后，胎儿对产道的压迫、对子宫颈的刺激可引起神经 - 体液反射，促进神经垂体分泌缩宫素。子宫平滑肌细胞上存在缩宫素的受体。妊娠后期，子宫平滑肌内缩宫素受体合成增加，分娩早期达到高峰，比非妊娠情况下高 200 倍之多，使子宫平滑肌对缩宫素的敏感性大为增高，此时对非妊娠子宫不起作用的低浓度缩宫素也可引起子宫的收缩。分娩后，子宫平滑肌缩宫素受体浓度迅速下降，这就是为什么在授乳时血浆缩宫素浓度很高的情况下，子宫也不发生剧烈收缩的原因。雌激素增加子宫对缩宫素的敏感性。在男性，缩宫素能收缩输精管，促进精液向尿道的转运。

2. 射乳作用　缩宫素的另一个作用是促使哺乳期的乳腺导管肌上皮细胞收缩而产生排乳。婴儿吸吮乳头，可引起强烈的神经 - 体液反射，使下丘脑 - 垂体合成、分泌缩宫素增加，缩宫素收缩乳腺导管肌上皮，使乳腺内压增高，乳汁排出，以上反射称为射乳反射。人缩宫素的释放不仅与吸吮乳头这样的直接刺激有关，而且也与条件反射有关。许多哺乳的妇女，不仅在触觉刺激（吸吮）时发生缩宫素的释放，而且在婴儿的哭声等刺激下也会发生缩宫素分泌和排乳。缩宫素除促进排乳外，还可以延迟乳腺退化，维持乳腺的泌乳功能，其机制是缩宫素可促进腺垂体释放 PRL，从而维持乳腺的泌乳功能。此外，射乳反射可抑制下丘脑 GnRH 的分泌，从而使垂体 FSH 和 LH 的分泌减少，导致哺乳妇女停经。缩宫素除具有催产和排乳作用外，还与神经内分泌、体液渗透压的调节、血管的功能活动、学习记忆、动物的行为、消化功能、体温调节、痛觉调制等生理活动都有密切的关系。

此外，刺激外生殖器、吸吮乳头与刺激子宫，均可反射性地引起缩宫素的分泌，进而促进子宫收缩和精子运行至输卵管。

第三节 甲 状 腺

正常人的甲状腺（thyroid gland）重 20～30g，是人体内最大的内分泌腺。女性的甲状腺稍大于男性。人体甲状腺分左、右两叶，腺体如 "H" 形，两叶之间以峡部相连，活体时呈红褐色。甲状腺的血液供应十分丰富，其血流量可高达 4～6ml/（g·min）。甲状腺由大量腺泡（也称滤泡）组成。人的甲状腺约有 300 万个腺泡，腺泡是合成甲状腺激素的部位。腺泡上皮一般为单层立方上皮细胞，是甲状腺激素合成与释放的部位，可随着腺体的功能状态而发生相应变化，当功能活跃时，细胞增高，呈低柱状；功能低下时，细胞变低呈扁平形。腺泡腔内充满胶质，其中的主要成分为甲状腺球蛋白（thyroglobulin，TG），它是腺泡细胞分泌物在腔内的储存形式。甲状腺是唯一在内分泌细胞外储存其产物的内分泌腺，其储备的甲状腺激素可满足机体 50～120 天的代谢需求。此外，腺泡上皮细胞之间和腺泡之间有一种滤泡旁细胞（parafollicular cell），又称 C 细胞，其分泌物为降钙素（calcitonin，CT），具有调节血钙浓度和骨代谢的作用。

一、甲状腺激素的合成与代谢

（一）甲状腺激素的化学组成

甲状腺激素是酪氨酸的碘化衍生物（图 5-7），包括四碘甲腺原氨酸（3,5,3',5'-tetraiodothyronine，缩写为 T_4，也称甲状腺素）和三碘甲腺原氨酸（3,5,3'-triiodothyronine，缩写为 T_3）。另外，甲状腺也可合成极少量的逆三碘甲腺原氨酸（3,3',5'-T_3 或 reverse T_3，缩写为 rT_3），它不具有甲状腺激素的生物活性。T_4 与 T_3 都具有生物活性，在血液中 T_4 含量占绝大多数，其每天分泌量可以达到 T_3 的 8～10 倍，但 T_3 的生理活性较 T_4 大 3～5 倍。T_4 可在外周组织脱碘酶的作用下转化为 T_3 和无活性的 rT_3。

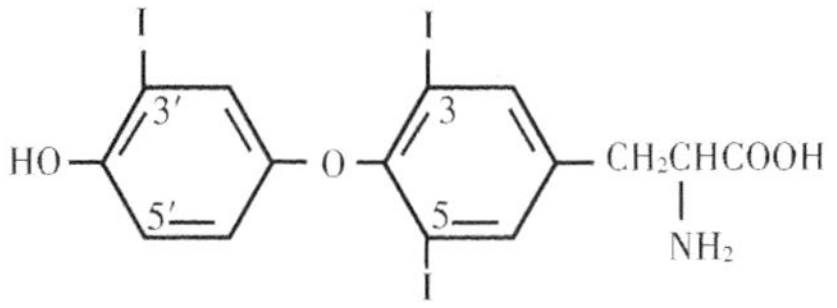

三碘甲腺原氨酸(T_3)

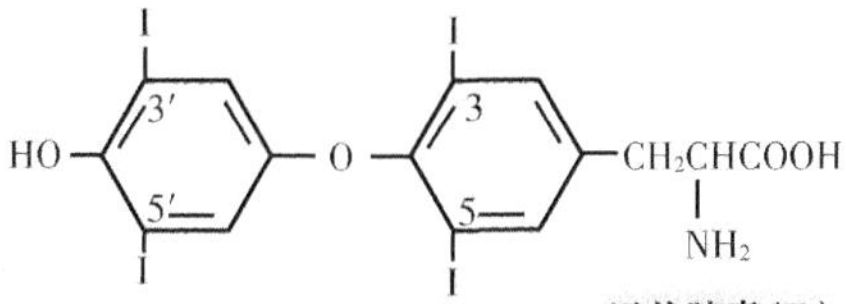

甲状腺素(T_4)

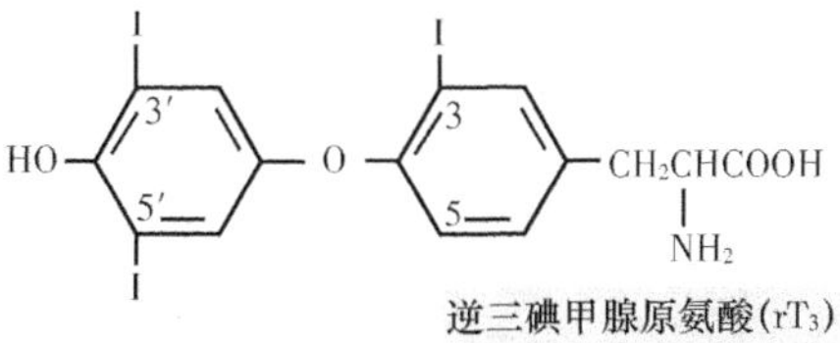

逆三碘甲腺原氨酸(rT_3)

图 5-7 甲状腺激素的化学结构

（二）甲状腺激素的合成

甲状腺球蛋白和碘是甲状腺激素合成的原料，甲状腺球蛋白的酪氨酸残基发生碘化后合成甲状腺激素。碘是生物体内必需的微量元素之一，而甲状腺是唯一能浓聚和利用碘的内分泌腺体。人体碘的 80% ～ 90% 来自食物，10% ～ 20% 来自饮水，5% 来自空气，人每天大约摄取 100 ～ 200μg，国际上推荐的碘摄入量为 150μg/d，生长发育期的儿童、孕产妇的碘摄入量应多于 200μg/d。摄入的碘绝大部分存在于甲状腺中，甲状腺含碘总量为 8mg，占全身碘量的 90%，其余的分布于细胞外液。甲状腺球蛋白是一种分子量为 670 000 的糖蛋白，含 5000 个氨基酸，由甲状腺腺泡上皮细胞内的核糖体合成，再于高尔基体被包装入囊泡，以出胞的方式释放入腺泡腔储存，每个甲状腺球蛋白分子上有百余个酪氨酸残基，其约 20% 可发生碘化。碘摄入量与甲状腺疾病的发生有关。碘缺乏和碘摄入过多可导致不同的甲状腺疾病。研究发现碘缺乏可引起单纯性甲状腺肿（也称地方性甲状腺肿），这是由于缺碘导致甲状腺激素分泌不足，对腺垂体负反馈抑制减弱，TSH 分泌增加会造成的甲状腺代偿性增生。长期缺碘可导致缺碘性甲状腺结节甚至肿瘤发生。碘摄入过多可引起甲状腺功能亢进，还可诱发甲状腺炎和 Grave 病等。甲状腺激素的合成过程分三步：腺泡聚碘、I⁻ 的活化、酪氨酸碘化与甲状腺激素的合成（图 5-8）。

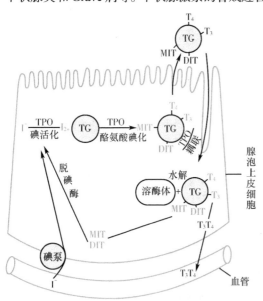

图 5-8　甲状腺激素的合成

1. 腺泡聚碘　食物中的碘化物主要以 I⁻ 形式被小肠吸收，浓度为 250μg/L。而甲状腺内 I⁻ 浓度比血液高 20 ～ 25 倍，且甲状腺上皮细胞膜静息电位为 −50mV，因此，I⁻ 进入甲状腺主要靠逆电 - 化学梯度而进行的主动转运机制，甲状腺腺泡细胞的这种强大的聚碘能力也称碘捕获（iodide trap）。甲状腺腺泡上皮细胞基底面的膜上，可能存在 I⁻ 转运蛋白（钠 - 碘同向转运体，sodium-iodide symporter），碘与钠同向转运比例为 1：2，依赖 Na^+-K^+-ATP 酶提供的 Na^+ 浓度势能来完成 I⁻ 的主动转运。用哇巴因抑制 Na^+-K^+-ATP 酶，则聚碘作用立即发生障碍。有一些阴离子，如过氯酸盐的 ClO_4^-、硫氰酸盐的 SCN^- 能抑制甲状腺的聚碘作用，而给予 TSH 则促进聚碘。临床常用摄取放射性碘的能力来检查与判断甲状腺的功能状态。例如，先天性有机碘化作用缺陷可导致甲状腺功能减退或单纯性甲状腺肿。

2. I⁻ 的活化　转运至甲状腺泡细胞中的 I⁻，在甲状腺过氧化物酶（thyroid peroxidase，TPO）的作用下被过氧化氢（H_2O_2）氧化而活化，活化的部位在腺泡上皮细胞顶端质膜微绒毛与腺泡腔交界处。I⁻ 活化过程中生成的中间产物的本质未明，可能是由 I⁻ 变成 I_2 或 I_0（碘原子），或是与过氧化酶形成某种复合物。I⁻ 的活化是碘得以取代酪氨酸残基上氢原子的先决条件，如先天性有机碘化作用缺陷可导致甲状腺功能减退或单纯性甲状腺肿。先天缺乏 TPO、H_2O_2 生成障碍或甲状腺球蛋白异常等均可影响 I⁻ 的活化，使甲状腺激素的合成发生障碍，亦可引起甲状腺肿或甲状腺功能减退。

3. 酪氨酸碘化与甲状腺激素的合成　酪氨酸残基上的氢原子被碘原子取代的过程称为碘化，首先是碘的活化，即在 H_2O_2 的帮助下，无机碘在 TPO 的催化下，氧化成为有机活化碘（I_0），被活化的碘与甲状腺球蛋白分子上的酪氨酸残基结合，生成一碘酪氨酸残基（monoiodotyrosine，MIT）和二碘酪氨酸残基（diiodotyrosine，DIT），然后 2 个分子的 DIT 偶联生成 T₄。1 个分子的 MIT 与 1 个分子的 DIT 偶联形成 T₃，还能合成极少量的 rT₃。上述酪氨酸的碘化和碘化酪氨酸的偶联作用都是在甲状腺球蛋白分子上进行的。

在甲状腺激素的合成过程中，TPO起着关键性作用。TPO为一种血色素样蛋白，含933个氨基酸残基，分子质量为103kDa，它可以促使碘活化、酪氨酸残基碘化及碘化酪氨酸的偶联等。

TPO以H_2O_2为氧化剂。实验中摘除大鼠垂体48h后，TPO活性消失，注入TSH后，TPO活性即恢复，可见TPO的生成和活性受TSH调节。硫脲类药物能抑制TPO活性，因而可抑制甲状腺激素的合成，是临床上治疗甲状腺功能亢进（hyperthyroidism）的常用药物。先天缺乏TPO、H_2O_2生成障碍或甲状腺球蛋白异常等均可影响I^-的活化，使甲状腺激素的合成发生障碍，亦可引起甲状腺肿或甲状腺功能减退。

（三）甲状腺激素的储存、释放、运输与代谢

1. 储存 甲状腺激素在甲状腺球蛋白上合成，并以胶质的形式储存于甲状腺腺泡腔内，这是内分泌腺中激素储存于分泌细胞外的唯一现象，这有利于机体储存大量的甲状腺激素以供缺碘时需要。甲状腺激素的储存有2个特点：一是储存于细胞外（腺泡腔内）；二是储存量很大，可供机体利用50～120天之久，所以，治疗甲状腺功能亢进时，需要较长时间用药才能奏效。

2. 释放 当血液中T_4、T_3含量降低或需求量增大时，腺垂体TSH分泌量增加。甲状腺受到TSH刺激后，腺泡细胞顶部的微绒毛明显伸长，并形成包裹腺泡胶质的胞质伪足，通过吞饮作用将储存于腺泡中的甲状腺球蛋白摄入细胞内。吞入的甲状腺球蛋白随即与溶酶体融合而形成吞噬体，并在溶酶体蛋白水解酶的作用下，释放T_4、T_3和MIT、DIT。MIT和DIT在脱碘酶的作用下脱碘，脱下来的碘大部分储存在甲状腺内，供重新利用合成激素。T_4和T_3不被脱碘，可迅速进入血液，成为血中的甲状腺激素。已经脱掉T_4、T_3、MIT和DIT的甲状腺球蛋白，则被溶酶体中的蛋白水解酶水解。

3. 运输 T_4与T_3分泌入血后，绝大部分与血浆蛋白结合，并以此为主要形式转运全身，但结合型的甲状腺激素是没有生物活性的；少部分则呈游离状态，只有游离的甲状腺激素可被细胞摄取而发挥生物活性。结合型和游离型甲状腺素之间可互相转化，维持动态平衡。能与甲状腺激素结合的血浆蛋白有三种：甲状腺素结合球蛋白（thyroxine-binding globulin，TBG）、甲状腺素结合前白蛋白（thyroxine-binding prealbumin，TBPA）和白蛋白，它们可与T_4和T_3发生不同程度的结合。血液中T_4有99.8%是与蛋白质结合的，T_3主要以游离形式存在。

4. 代谢 T_4可在脱碘酶的作用下变为T_3（占45%）与rT_3（占55%）。血液中的T_3有75%来自T_4，其余来自甲状腺。rT_3也是绝大部分由T_4脱碘而来，仅极少量由甲状腺分泌。T_3或rT_3可再经脱碘变成二碘、一碘及不含碘的甲状腺氨酸。血浆T_4半衰期为7天，T_3半衰期为1.5天。约80%的T_4与T_3都是通过脱碘途径而进行降解代谢的，余下15%经胆汁排入小肠，最终由粪便排出（可以是游离的激素，也有的是葡萄糖醛酸、硫酸结合物形式）。另外，还有5%的T_4与T_3在肝和肾组织脱去氨基和羧基，分别形成四碘甲状腺醋酸与三碘甲状腺醋酸，并随尿排出体外。

二、甲状腺激素的作用

甲状腺激素作用的特点是范围广，几乎遍及全身各器官、组织，作用迟缓而又持久。甲状腺激素的主要作用是调节物质与能量代谢，促进生长发育过程。机体未完全分化和已分化的组织对甲状腺激素的反应可以不同，成年后不同组织对甲状腺激素的敏感性也有差别。

甲状腺激素具有脂溶性，虽然属于含氮类激素，但其可以穿越细胞膜及核膜与定位于细胞核内的甲状腺激素受体结合，调节靶基因的转录过程而发挥其生物学效应。甲状腺激素除了与核受体结合影响转录过程外，在核糖体、线粒体及细胞膜上也有其结合位点，对转录后的过程、线粒体的生物氧化及膜的转运功能等均可能产生影响。甲状腺激素的作用及机制十分复杂，需进一步研究以阐明。

（一）对生长发育的作用

甲状腺激素具有促进生长发育与组织分化的作用，尤其是对骨骼和中枢神经系统的生长发育影响最大。胚胎期间T_3、T_4能促进神经元分裂，因此，胚胎期及幼儿期甲状腺激素缺乏会导致不可逆的神经系统发育障碍。甲状腺激素对骨骼和牙齿的生长发育具有促进作用，其可刺激长骨骨化中心的发育和成熟，在婴幼儿的成长过程中，与GH具有协同促生长效应。婴幼儿缺乏甲状腺激素，除出现甲状腺功能低下的一般症状外，还有明显的智力发育迟缓、身材矮小、牙齿发育不全等症状，称为呆小症（cretinism）。

呆小症的防治应从妊娠期开始，积极治疗各种成人甲状腺功能低下，杜绝单纯性甲状腺肿的发生。出生后如发现有甲状腺功能低下的表现，应尽快补充甲状腺激素，最好在出生后 3 个月以前补给甲状腺激素，过迟则难以奏效。

（二）对机体代谢的影响

1. 能量代谢　甲状腺激素能明显地促进能量代谢，提高大多数组织的耗氧量，使产热增加。主要受甲状腺激素影响的器官为肝、心、肾和骨骼肌等。据估计，1mg T_4 可使组织产热增加，提高基础代谢率28%。T_3 的产热作用比 T_4 强 3～5 倍，但持续时间较短。甲状腺激素的产热作用与 Na^+-K^+-ATP 酶活性有关。动物被注射甲状腺激素后，其肝、心、肾和骨骼肌等组织出现产热效应时，Na^+-K^+-ATP 酶活性明显升高，如用哇巴因抑制此酶活性，则甲状腺激素的产热效应可完全被消除。另外，甲状腺激素也能促进脂肪酸氧化，产生大量的热能。甲状腺功能亢进的患者，产热量增加，基础代谢率升高 50%～100%，表现为喜凉怕热和极易出汗。甲状腺功能低下的患者，产热量减少，基础代谢率降低 30%～45%，表现为喜热恶寒。这两种情况均不能很好地适应环境温度的变化。

2. 蛋白质、糖和脂肪代谢

（1）蛋白质代谢：甲状腺激素对蛋白质代谢的影响与其在体内水平有关。生理剂量的甲状腺激素能促进蛋白质和各种酶的合成，尿氮减少，表现为正氮平衡。大剂量甲状腺激素则促进蛋白质分解，特别是骨骼肌蛋白，使尿氮含量增加，呈负氮平衡。甲状腺功能亢进时骨骼肌蛋白分解增加，身体消瘦，肌肉收缩无力；甲状腺功能低下时，则出现蛋白质合成减少，肌肉萎缩无力，但组织间的黏蛋白增多，可结合大量的正离子和水分子，引起黏液性水肿（myxedema）。

（2）糖代谢：甲状腺激素促进小肠黏膜对糖的吸收，促进糖原分解、抑制糖原合成，增加糖异生而使血糖升高；促进脂肪和肌肉等外周组织对葡萄糖的摄取和利用，又有使血糖降低的作用。甲状腺功能亢进的患者摄入糖稍多即可升高血糖，甚至出现糖尿。

（3）脂肪代谢：甲状腺激素促进脂肪酸氧化，增强胰高血糖素对脂肪的分解和脂肪酸的氧化。甲状腺激素既可加速胆固醇的降解，又可促进胆固醇的合成，但分解的速度超过合成，所以甲状腺功能亢进患者血中胆固醇含量低于正常，功能低下时则血中胆固醇含量高于正常。甲状腺功能亢进时，由于蛋白质、糖和脂肪的分解代谢增强，所以，患者常感饥饿，食欲旺盛，且明显消瘦；甲状腺功能低下时，患者体内脂肪的合成和降解均降低，但降解降低更明显，表现为食欲减退，体重增加。

（三）对器官系统的作用

1. 神经系统　甲状腺激素不但影响中枢神经系统的发育，对已分化成熟的成年人神经系统也有作用，主要表现为提高中枢神经系统的兴奋性。甲状腺功能亢进时，患者常有易激动、自控力差、喜怒失常、烦躁不安、注意力不易集中、睡眠不好且多梦幻，以及肌肉纤颤等神经兴奋性增高的表现。相反，甲状腺功能低下时，神经兴奋性降低，出现记忆力减退、说话和行动迟缓、表情淡漠、终日思睡。

> **知识链接**
>
> 　　甲状腺激素与相关疾病的研究，Gull 在 1874 年观察到先天性甲状腺功能低下导致以智障和身材矮小为特征的克汀病（cretinism），也称呆小症。1912 年，Gudernatsch 观察到切除甲状腺的蝌蚪生长发育障碍，只能长成大蝌蚪而不能变成青蛙；如及时补充甲状腺激素，则蝌蚪可恢复成长为青蛙，从而明确了甲状腺激素对机体细胞生长分化、发育成熟具有全面促进作用。20 世纪 50 年代，我国内分泌学专家朱宪彝教授主持了我国单纯性甲状腺肿与克汀病发病机制及防治的研究，发现了我国乏碘性甲状腺肿的发病规律，建立了甲状腺激素放射免疫测定方法和诊断技术，制订了我国单纯性甲状腺肿与地方性克汀病的防治标准，使我国对甲状腺功能“代偿、失代偿、正常”三种类型的分类、命名和研究居国际领先水平，推动了碘和脑发育的基础研究。朱宪彝教授积极参与食盐加碘条例的起草，为我国地方病防治做出了巨大贡献，被称作中国的碘缺乏病研究之父。

2. 心血管系统　甲状腺激素可促进心肌肌质网释放 Ca^{2+}，激活心肌收缩蛋白，提高心肌细胞对儿茶酚胺的敏感性，使心率增快、心收缩力增强、心输出量及心肌耗氧量增加。甲状腺功能亢进患者会出现心动过速、心肌细胞变性肥大，进而心脏扩大、心律失常乃至心力衰竭。

3. 其他 胃肠蠕动和消化吸收功能均受甲状腺激素的影响。甲状腺激素可增加消化道的运动和消化腺的分泌。甲状腺功能亢进时，胃肠蠕动加速，胃排空增快，肠吸收减少，甚至出现顽固性吸收不良性腹泻；甲状腺功能降低时，可出现腹胀和便秘。甲状腺激素对生殖功能也有显著影响。临床发现甲状腺功能降低的女性患者常出现月经不规律、延迟甚至闭经、性欲减退、不孕或孕后流产等。

案例 5-3

患者，女，22 岁，因"多食、多汗、消瘦、烦躁 2 个月余"入院。2 个月以来患者食量日渐增多却身体消瘦，怕热多汗，心情烦躁，感觉疲累。每天不时出现心慌和不自主的手颤动。1 周前感觉眼睛肿胀不适。查患者甲状腺无明显肿大，血中 T_4 及 T_3 轻度增高，TBG 正常，CT 显示颅内无占位性病变。诊断：甲状腺功能亢进。

1. 问题与思考

（1）甲状腺激素的生理作用是什么？

（2）甲状腺功能亢进时为什么会发生身体消瘦、怕热多汗等临床表现？

2. 提示

（1）甲状腺激素对蛋白质代谢的影响主要表现为促进合成，但在甲状腺功能亢进时骨骼肌蛋白分解增加，同时糖和脂肪的分解代谢也增强，从而引起身体消瘦。

（2）甲状腺激素对能量代谢的影响主要表现为促进作用，可提高大多数组织的耗氧量，使产热增加。在甲状腺功能亢进时基础代谢率升高 1 倍，患者喜凉怕热，极易出汗。

三、甲状腺功能的调节

甲状腺的分泌主要是受下丘脑与垂体的调节。下丘脑、垂体、甲状腺 3 个水平紧密联系，组成下丘脑 - 腺垂体 - 甲状腺轴调节系统。此外，甲状腺还可进行一定程度的自身调节。

（一）下丘脑 - 腺垂体 - 甲状腺轴的调节作用

1. TRH 的作用 TRH 由下丘脑分泌，经垂体门脉运至腺垂体，作用于腺垂体 TSH 细胞膜上的特异性 TRH 受体，促进 TSH 的合成和释放。另外，雌激素可增强腺垂体对 TRH 的反应，SS 抑制腺垂体分泌 TSH，糖皮质激素对 TSH 的分泌也有抑制作用。

2. TSH 的作用 TSH 是腺垂体 TSH 细胞分泌的糖蛋白，其结构为 α 和 β 2 个亚单位组成的异源二聚体，由 211 个氨基酸组成，分子质量为 28kDa。正常人体血清中 TSH 浓度为 0.5 ～ 5μU/ml，每天分泌量为 45 ～ 150μU，在下丘脑分泌的 TRH 影响下，其分泌呈现昼夜节律，同时有脉冲式分泌特征，人每 2 ～ 6h 出现一次高峰。脉冲的频率和振幅在夜间均增加。人的血清 TSH 水平在睡眠开始前几个小时开始增加，在晚 23 时和凌晨 4 时之间达最大值，以后逐渐下降，上午 11 时（9 ～ 12 时之间）达最低值。TSH 是调节甲状腺功能的主要激素，是唯一已知的甲状腺生理刺激物。TSH 的主要作用是促进甲状腺合成和分泌甲状腺激素，作用是通过与甲状腺腺泡膜上的 TSH 受体结合而发生的。TSH 受体是含有 750 个氨基酸残基的膜蛋白，TSH 与其受体结合后，通过 G 蛋白激活腺苷酸环化酶，使 cAMP 生成增多，进而促进甲状腺激素的释放与合成。TSH 还可通过磷脂酰肌醇系统刺激甲状腺激素的合成与释放。有些甲状腺功能亢进患者，血中可出现一些免疫球蛋白物质。其中之一是人类刺激甲状腺免疫球蛋白，其化学结构与 TSH 相似，它可通过与 TSH 竞争甲状腺腺细胞膜上的受体刺激甲状腺，这可能是引起甲状腺功能亢进的原因之一。TSH 还可增加甲状腺球蛋白和 TPO mRNA 的水平。TSH 长期刺激甲状腺可使甲状腺细胞核酸和蛋白质合成增加，导致甲状腺细胞增生、腺体增大。实验表明，切除垂体之后，血中 TSH 迅速消失，甲状腺发生萎缩，甲状腺激素分泌明显减少。

案例 5-4

患者，女，17 岁，以"颈部肿大 1 年"就诊。1 年前患者偶然发现颈部肿大，无怕热、心悸、多汗、多食、体重减轻等症状，无少言、水肿及食欲减退。查体提示甲状腺Ⅱ度肿大、质软，颜面无水肿，眼球不突出。心率为 70 次 / 分。甲状腺彩超提示甲状腺弥漫性肿大。诊断：单纯性甲状腺肿。

1. 问题与思考 单纯性甲状腺肿的发病机制是什么？

2. 提示 和下丘脑 - 腺垂体 - 甲状腺轴的调节有关。

笔记栏

3. T₃、T₄ 的反馈调节   血液中的 T_3、T_4 浓度升降对腺垂体的 TSH 存在着经常性负反馈调节作用。当血中 T_3、T_4 浓度升高时，一方面诱导某种抑制性蛋白质的合成，使 TSH 的合成与释放减少；另一方面抑制 TRH 受体的合成，使细胞膜 TRH 受体数量减少，TRH 的作用减弱，这两方面的作用，使得腺垂体 TSH 的合成、释放减少，从而使甲状腺合成与分泌甲状腺激素活动减弱，使血中 T_3、T_4 浓度保持相对恒定。这是一典型的负反馈调节。此外，甲状腺激素对下丘脑也有负反馈调节作用。

（二）甲状腺的自身调节

与其他内分泌腺不同，甲状腺的自身调节作用较明显。在某些情况下具有非常重要的临床意义。甲状腺的自身调节是指除 TSH 或其他循环激素外，甲状腺组织根据碘的供应变化所表现出的对无机碘摄取、甲状腺激素合成与分泌的调节作用，这种调节作用在去除垂体的动物中仍可以得到验证。

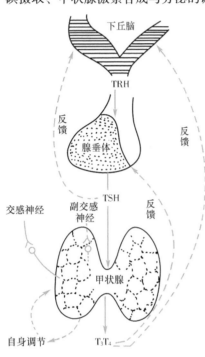

图 5-9   甲状腺激素调节示意图
实线表示促进；虚线表示抑制

当血中碘浓度开始增加时，T_4 与 T_3 的合成有所增加，但碘量超过一定限度，T_4 与 T_3 的合成维持一段时间的高水平之后，旋即明显下降，即大量摄入碘可暂时抑制甲状腺激素的释放。若血碘浓度达到 10mmol/L 时，甲状腺聚碘作用完全消失，即过量的碘可产生抗甲状腺聚碘效应，称为碘阻滞效应（Wolff-Chaikoff effect），这是甲状腺固有的一种保护性反应，由此防止了摄入大量碘时的毒性作用。碘阻滞效应除可经常性的调节甲状腺激素的合成与分泌、协助甲状腺功能稳定外，还在临床上用于甲状腺功能亢进症危象的抢救，在此浓度下如果再持续加大碘量，则抑制 T_4 与 T_3 合成的现象就会消失，激素的合成再次增加，出现对高碘的适应。相反，当血碘含量不足（<60μg/d）时，甲状腺将出现碘转运机制增强，并加强甲状腺激素的合成，特别是 T_3 合成量明显增加以进行代偿。长期严重缺碘（<20μg/d）则会因代偿不全而导致甲状腺功能低下。单纯性甲状腺肿就是由于碘摄入不足，甲状腺发生代偿性增生所致。

（三）自主神经对甲状腺功能的调节

自主神经对甲状腺活动也有影响。荧光与电镜检查证明，交感神经和副交感神经直接支配甲状腺腺泡。电刺激一侧交感神经可促进该侧甲状腺激素合成；相反，副交感神经对甲状腺激素的分泌则是抑制性的（图 5-9）。

第四节   钙磷代谢的内分泌调节

甲状旁腺所分泌的甲状旁腺激素（parathyroid hormone，PTH）与甲状腺 C 细胞分泌的降钙素（calcitonin，CT）及 1,25- 二羟维生素 D_3 等，共同构成血液中 Ca^{2+} 的瞬间和慢性调节系统，并借助骨骼、肾脏和肠道实现这种调节，使血中钙、磷浓度维持在一个非常狭窄的生理浓度范围内，保证机体内环境相对稳定。

一、甲状旁腺激素

甲状旁腺由 4 个小体构成，分布镶嵌于甲状腺背面，腺体组织由主细胞（chief cell）和嗜酸细胞（acidophil）组成。PTH 是由甲状旁腺主细胞合成和分泌的含有 84 个氨基酸残基的直链肽，分子量为 9500。正常人血浆 PTH 浓度为 10 ~ 50ng/L，半衰期为 20 ~ 30min。PTH 分泌入血后迅速在肝脏和肾脏内水解为有活性的氨基端和无活性的羧基端，后者经肾分解排出。PTH 主要通过与靶细胞上的 PTH 受体结合，激活 cAMP 和 PLC 信号通路发挥其生物学效应。

（一）甲状旁腺激素的生物学作用

PTH 是调节血钙、血磷水平的主要激素，其主要作用是升高血钙、降低血磷。将动物的甲状旁腺摘除后，血钙浓度逐渐降低，而血磷浓度则逐渐升高，直至动物死亡。在人类，若外科手术不慎将甲状旁腺摘除，可引起严重低血钙性抽搐，应用 PTH 或钙盐可暂时缓解上述症状。PTH 升高血钙和降低血磷的作用，是通过动员骨钙入血和影响肾小管对钙、磷的重吸收实现的。此外，PTH 的另一重要作用是促进 1,25- 二羟维生素 D_3 的生成，后者进一步调节钙磷代谢。PTH 几乎都是通过 cAMP

第二信使系统发挥作用的。

1. 对骨的作用　PTH 动员骨钙入血，使血钙浓度升高，其作用包括快速效应与延缓效应两个时相。

（1）快速效应（rapid action）：在 PTH 作用后数分钟即可发生，将骨中游离钙转运至血液中，以适应机体对钙的紧急需求。PTH 能迅速提高骨细胞膜对 Ca^{2+} 的通透性，使骨液中钙进入骨细胞，进而使骨细胞膜上的钙泵活动增强，将进入细胞的 Ca^{2+} 转运到细胞外液中，使血钙升高。

（2）延缓效应（delayed action）：在 PTH 作用后 12～14h 出现，破骨细胞的功能被兴奋，使骨组织溶解，大量钙、磷入血。有利于对血钙进行长期调节。

2. 对肾的作用　PTH 可促进远曲小管、集合管对钙的重吸收，使尿钙排出减少，血钙水平升高，同时还抑制近曲小管对磷的重吸收，增加尿磷酸盐的排出，使血磷降低。

3. 对肠的作用　PTH 间接促进肠道对钙、镁及无机磷的吸收。PTH 对肾的另一重要作用是激活肾的 1α- 羟化酶，将 25- 羟维生素 D_3（25-OH-D_3）转变为有活性的 1,25- 二羟维生素 D_3 [1,25-(OH)$_2$-D_3]，后者能增加小肠对钙、磷的吸收，对维持正常的血钙浓度具有重要作用。

（二）甲状旁腺激素分泌的调节

1. 血钙的调节　PTH 的分泌主要受血中 Ca^{2+} 浓度的负反馈调节。血浆钙浓度轻微下降，就可刺激甲状旁腺细胞释放 PTH，PTH 通过动员骨钙入血，增强肾小管对钙的重吸收使血钙浓度迅速回升；相反，血钙浓度升高时，PTH 分泌减少。长时间的高血钙，可使甲状旁腺发生萎缩；而长时间的低血钙，则可使甲状旁腺增生。

2. 其他因素的调节　PTH 的分泌还受其他一些因素的影响，如血磷升高、降钙素的大量释放可使血钙降低，进而刺激 PTH 的分泌。SS 可抑制 PTH 的分泌。维生素 D 浓度升高可抑制 1α- 羟化酶及 PTH 的合成和分泌。血镁浓度很低时，体内的能量代谢等重要的生命过程受到抑制，可间接抑制 PTH 的分泌。

案例 5-5

　　患者，女性，58 岁，因"左侧股骨中段骨折"住院治疗，治疗期间发现患者血钙水平明显增高。血清钙 14.2mg/dL（正常参考值 8.4～10.2mg/dL），血清磷 2.1mg/dL（正常参考值 3.0～4.5mg/dL），PTH 2200pg/mL（正常参考值 230～630pg/mL）。诊断：甲状旁腺功能亢进症。

1. 问题与思考

（1）PTH 如何调节血钙和血磷？

（2）为什么血钙增高还会出现骨折呢？

2. 提示　PTH 动员骨钙入血增加血钙水平。

二、降　钙　素

降钙素是甲状腺 C 细胞分泌的由 32 个氨基酸组成的多肽，分子量为 3400。正常人血清中降钙素浓度为 10～20ng/L，血浆半衰期小于 1h，主要在肾降解并排出。

（一）降钙素的生物学作用

降钙素的主要作用是降低血钙和血磷，其主要靶器官是骨，对肾也有一定的作用。

1. 对骨的作用　降钙素抑制骨细胞及破骨细胞的骨溶解（骨吸收）作用，增加成骨细胞的活性而使钙、磷沉积于骨，使骨组织释放的钙、磷减少，因而血钙与血磷含量下降。在成人，降钙素对血钙的调节作用较小，因为降钙素引起的血钙浓度下降，可强烈地刺激 PTH 释放。PTH 的作用完全可以超过降钙素的效应。成人的破骨细胞每天只能向细胞外液提供 0.8g 钙，因此，抑制破骨细胞的活动对血钙的影响很小。儿童骨的更新速度很快，破骨细胞活动每天可向细胞外液提供 5g 以上的钙，相当于细胞外液总钙量的 5～10 倍，因此，降钙素对儿童血钙的调节则十分明显。在某些破骨活动加速的疾病状态下，降钙素对骨质的溶解也有很强的抑制作用。

2. 对肾的作用　抑制肾小管对钙、磷、钠及氯的重吸收，使尿钙、尿磷排出增加。

（二）降钙素分泌的调节

降钙素的分泌主要受血钙浓度的调节。当血钙浓度升高时，降钙素的分泌亦随之增加。降钙素与 PTH 对血钙的作用相反，两者共同调节血钙浓度，使之能精细地维持在生理浓度范围之内。比较降钙素与 PTH 对血钙的调节作用，有 2 个主要的差别：①降钙素分泌启动较快，在 1h 内即可达到高峰，而 PTH 分泌则需几小时。②降钙素只对血钙水平产生短期调节，其作用很快被 PTH 的作用掩盖，后者对血钙浓度发挥长期调节作用，由于降钙素的作用快速而短暂，所以，对高钙饮食引起的血钙升高恢复到正常水平起着重要作用。

三、1,25-二羟维生素 D₃

（一）1,25-二羟维生素 D₃ 的生成

维生素 D₃ 是胆固醇的衍生物。体内的维生素 D₃ 主要由皮肤中的 7-脱氢胆固醇经日光中的紫外线照射转化而来，也可由动物性食物中获取。维生素 D₃ 无生物活性，它首先需在肝内被 25-羟化酶羟化成 25-羟维生素 D₃，然后在肾内 1α-羟化酶的作用下进一步羟化成具有活性的 1,25-二羟维生素 D₃，才具有调节钙磷代谢的作用。

1,25-二羟维生素 D₃ 的生成受 PTH、血钙和血磷水平、肾脏 1α-羟化酶活性及雌激素、GH 等因素的影响。

> 知识链接　　　　　　　　　　　离不开的维生素 D
>
> 　　对维生素 D 的研究源于对佝偻病的认识。维生素 D 缺乏可致儿童患佝偻病，成人可患骨质疏松症，这些都是由代谢性原因所致骨钙沉积障碍、骨骼畸变的病症。我国内分泌学专家朱宪彝于 1934 年开始对代谢性骨病为代表的钙、磷代谢进行研究，他预言维生素 D 的活化要在肾内进行，约 20 年后被美国学者证实。他提出的"肾性骨营养不良"的命名，迄今仍被使用。

（二）1,25-二羟维生素 D₃ 的生物学作用

1. 对骨的作用　1,25-二羟维生素 D₃ 对骨钙动员和骨盐沉积均有作用。一方面刺激成骨细胞的活动，促进骨盐沉积和骨的形成；另一方面，当血钙浓度降低时，又能提高破骨细胞的活性，动员骨钙入血，使血钙浓度升高。总的效应是血钙浓度升高。另外，1,25-二羟维生素 D₃ 能增强 PTH 对骨的作用，在缺乏 1,25-二羟维生素 D₃ 时，PTH 的作用明显减弱。1,25-二羟维生素 D₃ 可以动员骨磷入血，使血磷水平升高。

2. 对肾脏的作用　1,25-二羟维生素 D₃ 可促进肾小管对钙和磷的重吸收，使尿钙、尿磷排出减少。

3. 对小肠的作用　1,25-二羟维生素 D₃ 可促进小肠黏膜上皮细胞对钙的吸收。1,25-二羟维生素 D₃ 进入小肠黏膜细胞与胞质受体结合后进入细胞核，促进与钙有很高亲和力的钙结合蛋白（calcium-binding protein）的转录生成，参与钙的转运而促进钙的吸收，在增强钙吸收的同时也促进磷的吸收。在体内，PTH、1,25-二羟维生素 D₃ 和降钙素共同对钙磷代谢进行调节（表 5-2）。现将 PTH、1,25-二羟维生素 D₃ 和降钙素对血钙浓度的调节作用及其相互关系总结于图 5-10。

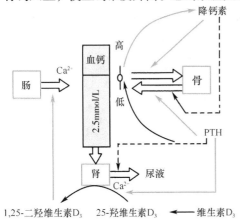

图 5-10　PTH、降钙素和 1,25-二羟维生素 D₃
对血钙浓度的调节
实线表示促进；虚线表示抑制

表 5-2　PTH、降钙素、1,25-二羟维生素 D₃ 对钙磷代谢的调节

激素名称	主要作用	作用的靶部位	分泌调节
甲状旁腺激素（PTH）	提高血钙降低血磷	促进骨细胞钙外流；加强破骨细胞活性，动员骨钙入血。促进肾小管对钙的重吸收，抑制磷的重吸收。刺激 1,25-二羟维生素 D₃ 的形成	血钙和血磷浓度
降钙素（CT）	降低血钙和血磷	抑制破骨细胞活性，减少溶骨，增强成骨细胞活性。抑制肾小管对钙、磷的重吸收	血钙浓度
1,25-二羟维生素 D₃	提高血钙和血磷	对骨盐沉积和骨钙动员均有作用。促进肾小管、小肠对钙、磷的重吸收	血钙和血磷水平

案例 5-6

患者，男，18个月，以"双下肢弯曲3个月余"为主诉入院。自15个月行走后出现双下肢弯曲，逐渐明显，日常睡眠不安，摇头，多汗。大小便正常。实验室检查：血清25-羟维生素 D_3 为 8g/L（正常参考值为 10～80g/L）和 1,25-二羟维生素 D_3 为 0.02g/L（正常参考值为 0.03～0.06g/L）。长骨骨骺端X线片：发现早期X线长骨骨骺部钙化预备线模糊，极期钙化预备线消失、骨骺端增宽，骨质稀疏，骨干弯曲变形。诊断：维生素D缺乏性佝偻病。

1. 问题与思考

（1）1,25-二羟维生素 D_3 对钙磷代谢的影响？

（2）维生素D缺乏为什么会引起佝偻病？

2. 提示　维生素D缺乏主要影响肠道对钙、磷的吸收，骨样组织钙化过程发生障碍。

（魏媛媛）

第五节 肾 上 腺

肾上腺是人体重要的内分泌器官，位于肾脏的上方，中线两侧，左右各一。肾上腺由中央部髓质（adrenal medulla）和周围部皮质（adrenal cortex）两部分组成，肾上腺的髓质和皮质的胚胎发生、组织结构、激素的化学性质和功能都不同，实际上是两个不同的内分泌腺。肾上腺皮质主要分泌糖皮质激素和盐皮质激素，都属于类固醇激素，是维持人体基本生命活动所必需的激素。肾上腺髓质分泌儿茶酚胺类激素。糖皮质激素和儿茶酚胺类激素在机体对紧急事件的反应中相互协同而发挥重要作用。

一、肾上腺皮质激素

肾上腺皮质激素（adrenal cortical hormones，adrenocorticoids）包括糖皮质激素（mineralocorticoid，MC）、盐皮质激素（glucocorticoids，GC）和性激素（sex hormones）。

肾上腺皮质起源于中胚层，占肾上腺总体积的 80%～90%，根据肾上腺皮质细胞的组织形态特征可将皮质由外层向内层分为球状带、束状带和网状带。肾上腺皮质各带区存在的酶系不同，所以合成的皮质激素也不同。球状带细胞分泌盐皮质激素主要为醛固酮（aldosterone）和去氧皮质酮（deoxycorticosterone），盐皮质激素功能以醛固酮为代表。束状带分泌糖皮质激素，主要有皮质醇（cortisol）和皮质酮（corticosterone），人类肾上腺皮质分泌的糖皮质激素以皮质醇为主。网状带分泌少量的性激素，主要为脱氢表雄酮（dehydroepiandrosterone，DHEA）和雄烯二酮（androstendione）。

肾上腺皮质分泌的脱氢表雄酮和雄烯二酮量很少，且它们的雄激素作用只有睾酮的 20%，因此正常情况下没有明显的作用，但当肾上腺增生或发生肿瘤时，肾上腺分泌的雄激素可以导致女性男性化或男孩青春期提前。肾上腺分泌的雄烯二酮可以在血液循环中进一步转化为雌二醇（estradiol），是男性和绝经后女性雌激素的重要来源。

（一）肾上腺皮质激素的合成、转运和代谢

肾上腺皮质激素属于类固醇类激素，基本结构是 17 个碳原子组成的环戊烷多氢菲（图 5-11）。胆固醇是肾上腺皮质激素合成的前体物质，主要来源于血液中的低密度脂蛋白，少量由乙酸合成。进入细胞内的胆固醇以胆固醇酯形式存在，在胆固醇酯酶的作用下，水解为游离胆固醇，然后经过侧链裂解酶、脱氢酶、羟化酶和醛固酮合酶等不同酶系的催化，在线粒体和滑面内质网内经过一系列酶促反应，最后形成各种皮质激素。

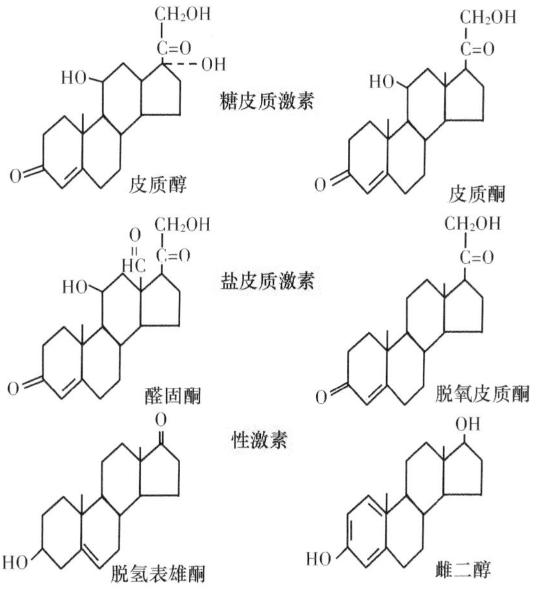

图 5-11　几种主要由肾上腺皮质分泌的激素

血液中的皮质激素以结合型和游离型两种形式存在。结合型与游离型皮质激素之间可相互转换，并保持动态平衡，但只有游离型皮质激素才能作用于靶细胞发挥生物学效应。血液中 90% 以上皮质醇以结合型存在，其中 75% ～ 80% 与皮质类固醇结合球蛋白（corticosteroid binding globulin，CBG）或称皮质激素转运蛋白（transcortin）结合，约 15% 与白蛋白结合。游离型皮质醇只占总量的 5% ～ 10%。血液中醛固酮主要与血浆白蛋白结合，与 CBG 的结合能力很弱，游离型的醛固酮占 40%，结合型醛固酮占 60%。

皮质醇在血浆中的半衰期为 60 ～ 90min，醛固酮的为 15 ～ 20min，结合型皮质激素可延缓降解失活。皮质醇的降解代谢主要在肝脏进行，主要的降解方式有羟化、氧化、还原和结合等反应。醛固酮的代谢途径与皮质醇的基本类似。肾上腺皮质激素降解产物 90% 以上经尿液途径排泄，其次是粪便途径，仅微量经汗液和唾液排出。

肾上腺皮质激素都是脂溶性的类固醇激素，它们对靶细胞的作用主要是通过细胞内受体介导调节靶基因的转录发挥生物学效应。

（二）肾上腺皮质激素的作用

动物实验发现，摘除双侧肾上腺后，动物很快就会衰竭死亡，若及时补充肾上腺皮质激素则能维持生命，或只切除肾上腺髓质，动物可以存活较长时间。说明肾上腺皮质分泌的激素是维持生命所必需的。动物死因主要有 2 个方面，一是盐皮质激素缺乏，机体水电解质代谢紊乱，导致血压下降和致命性休克。二是糖皮质激素缺乏，机体糖、蛋白质和脂肪代谢发生严重紊乱，机体对伤害性刺激的抵抗和耐受能力显著降低，轻微刺激即导致机体功能衰竭和死亡。

1. 糖皮质激素的作用 糖皮质激素的作用广泛而复杂，在物质代谢、免疫反应和应激反应中起重要作用。

（1）对物质代谢的作用

1）糖代谢：糖皮质激素是维持机体糖代谢的重要激素之一，可以显著升高血糖。主要机制：一是加速肝内糖异生。糖皮质激素增强肝糖异生和糖原的合成所需酶的活性，促进肝脏利用外周组织的氨基酸，促进糖异生和糖原的合成；加强肝对促进糖异生相关激素如胰高血糖素和肾上腺素的反应性，加快糖异生过程。二是减少外周组织对糖的利用。糖皮质激素具有抗胰岛素样的作用，抑制周围组织特别是肌肉和脂肪组织葡萄糖的摄取和利用，促使血糖升高。但在应激情况下，糖皮质激素增多不降低心脏和脑组织糖的利用，这就保证了应激情况下心脏和脑组织对葡萄糖的需要。

肾上腺皮质功能亢进时糖皮质激素过多，血糖升高，甚至出现糖尿，故糖尿病患者慎用糖皮质激素。相反，肾上腺皮质功能低下糖皮质激素缺乏，则出现低血糖。

2）脂肪代谢：糖皮质激素对脂肪组织的主要作用是提高四肢脂肪酶的活性，快速激活脂肪的分解、增强脂肪酸在肝内的氧化过程，以利于糖异生，对脂肪代谢发挥持久的作用。

机体不同部分对糖皮质激素的敏感性不同，四肢较其他部位更敏感，所以，肾上腺皮质功能亢进时或长期应用超生理量的糖皮质激素后出现机体内脂肪的重新分布，表现为面、颈、躯干和腹部较多沉积而四肢脂肪相对缺乏而产生以面圆、背厚、四肢消瘦和躯干发胖为主要特征的向心性肥胖（图 5-12），其临床形象表现为满月脸，水牛背，临床上又称为库欣综合征（Cushing syndrome）。

3）蛋白质代谢：糖皮质激素促进肝脏外组织，特别是肌肉组织的蛋白质水解，以提供氨基酸给肝脏作为糖异生的原料。相反，糖皮质激素促进肝内蛋白质合成，肝内蛋白质增加，血浆蛋白质也相应增加。

糖皮质激素过多的患者表现为肌肉消瘦、骨质疏松、皮肤变薄、淋巴组织萎缩等体征。

（2）对各组织器官活动的作用

1）对血液系统的作用：糖皮质激素可使红细胞、血小板、中性粒细胞的数目增加，淋巴细胞、嗜酸性粒细胞数目减少，其机制各有不同。糖皮质激素可增强骨髓的造血功能，增加红细胞和血小板数目，其分泌增多可导致血中红细胞增多，加上皮肤变薄，常呈现多血质外貌；通过促进附着在血管壁的中性粒细胞进入血液循环来增加中性粒细胞的数目；通过抑制淋巴细胞有丝分裂和促进淋巴细胞凋亡，使淋

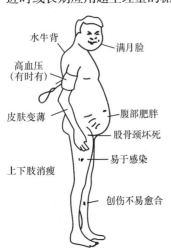

图 5-12 库欣综合征患者的典型体征

水牛背
满月脸
高血压（有时有）
皮肤变薄
腹部肥胖
股骨颈坏死
易于感染
上下肢消瘦
创伤不易愈合

巴结和胸腺萎缩，并增加淋巴细胞与嗜酸性粒细胞在肺和脾脏的破坏，减少淋巴细胞和嗜酸性粒细胞的数目。糖皮质激素还减少血液中嗜碱性粒细胞的数目。

2）对循环系统的作用：糖皮质激素能增加心肌和血管平滑肌上肾上腺素能受体的数量，并增加受体与儿茶酚胺的亲和力，加强心肌收缩力，提高血管紧张度，这也称糖皮质激素的允许作用；糖皮质激素抑制 PG 的合成，降低毛细血管的通透性，减少血浆滤出，有利维持循环血量。因此，正常动脉血压的维持必须有糖皮质激素的存在。

3）对水盐代谢的作用：糖皮质激素具有一定促进远曲小管和集合管的保 Na^+、排 K^+ 作用，但这种作用仅为醛固酮强度的 1/500。糖皮质激素还可抑制抗利尿激素的分泌和增加肾小球滤过率，以利于水的排出。肾上腺功能低下时，水排泄发生障碍，甚至发生水中毒。此外，糖皮质激素对钙、磷代谢也有一定的影响，大量服用糖皮质激素可减少小肠钙吸收，抑制肾小管对钙、磷重吸收，排泄量增加。

4）对消化系统的作用：糖皮质激素能促进胃酸和胃蛋白酶原的分泌。因此，大剂量使用糖皮质激素或长时间应激反应可能诱发胃溃疡。

（3）在应激反应中的作用：在机体受到各种伤害性刺激，如创伤、手术、失血、疼痛、中毒、缺氧、感染、饥饿、寒冷、精神紧张等，腺垂体 - 肾上腺皮质轴激活，血液中的 ACTH 和糖皮质激素迅速增高，引起机体产生非特异性全身性防御反应，称为应激反应（stress reaction）。应激反应发生时，ACTH 浓度立即升高，糖皮质激素也随之升高，全面增强机体对有害刺激的耐受能力，减轻不良反应，对维持生命活动具有极其重要的意义。机体分泌的糖皮质激素通过以下几种机制增加机体的适应力和抵抗力，减少有害介质（缓激肽、PG 和蛋白水解酶等）的产生及其不良反应；维持血糖水平稳定以保证对脑和心脏糖的供应；通过允许作用增加心肌收缩力和升高血压。

肾上腺皮质功能低下，如艾迪生病（addison disease）患者，应激反应能力减弱，抵抗各种伤害性刺激能力大大降低，严重时危及生命。动物实验也表明，切除肾上腺髓质而保留肾上腺皮质的动物，仍具有抵抗应激刺激的能力，不发生较严重的后果，一旦切除肾上腺皮质，动物对伤害性刺激反应能力降低，极易因受到伤害性刺激而死亡，若及时给予正常生理维持剂量的糖皮质激素，则具有应激能力且仍可存活较长时间。

在应激反应中，除腺垂体 - 肾上腺皮质轴参加外，交感 - 肾上腺髓质系统活动也增强（应急反应），儿茶酚胺的含量也相应增加。此外，机体多种激素，如阿片肽、VP、GH、PKL、胰高血糖素和醛固酮等的分泌也相应增加。以上说明应激反应是以 ACTH 和糖皮质激素分泌增加为主，多种激素共同参与的使机体抵抗力增强的非特异性反应。

（4）其他作用：除上述作用外，糖皮质激素还具有影响神经系统发育和维持神经系统正常兴奋性作用；促进胎儿肺泡发育及表面活性物质的生成，防止新生儿呼吸窘迫综合征发生的作用，药理剂量糖皮质激素还具有抗炎、抗过敏、抗休克和抗免疫排斥反应等作用。

2. 盐皮质激素的作用 醛固酮是人体内最主要的盐皮质激素，主要作用是促进肾远曲小管和集合管上皮细胞对 Na^+ 的重吸收和 K^+ 的排泄，在重吸收 Na^+ 的同时也吸收相应量的水，即保 Na^+、排 K^+、保水，调节机体水盐代谢，从而维持细胞外液量和循环血量相对稳定。醛固酮的靶器官包括肾脏、唾液腺、汗腺和胃肠道外分泌腺体等，其中尤其以肾脏更为重要。醛固酮通过与远曲小管和集合管上皮细胞内相应受体结合，促进上皮细胞管腔膜钠通道的表达和基底侧膜钠泵的表达，使 Na^+ 和水重吸收增加，K^+ 排出增多。醛固酮分泌过多，引起机体高血钠、低血钾、碱中毒和顽固性高血压；醛固酮分泌过少，则可引起低血钠、高血钾、酸中毒和低血压。

此外，盐皮质激素也能增强血管平滑肌对儿茶酚胺的敏感性，即允许作用，且其作用可能比糖皮质激素作用更强。

（三）肾上腺皮质激素分泌的调节

1. 糖皮质激素分泌的调节 糖皮质激素的分泌表现为在生理状态下的基础分泌和在机体应激反应状态下的应激分泌（增量分泌）两种情况。基础分泌是机体日常活动时的一般性分泌。应激分泌是机体根据应激需要而增加的分泌。两者均受下丘脑 - 腺垂体 - 肾上腺皮质轴调节。

（1）下丘脑 - 腺垂体 - 肾上腺皮质轴调节：糖皮质激素的基础分泌和应激分泌都受腺垂体激素 ACTH 的调控。ACTH 的分泌则受下丘脑分泌的 CRH 调节。

1）下丘脑 CRH 调节：CRH 是由下丘脑室旁核和杏仁核神经内分泌小细胞合成和分泌的 41 肽，

受下丘脑的视交叉上核生物钟的影响，CRH 分泌具有昼夜节律。CRH 分泌量清晨觉醒前最高，白天维持在低水平，入睡后逐渐降低，午夜降至最低水平，然后逐渐升高。CRH 经垂体 - 门脉系统作用于腺垂体 ACTH 细胞相应受体，促进腺垂体合成和分泌 ACTH，ACTH 进而促进糖皮质激素分泌。实验研究证明缺乏 CRH，ACTH 分泌量将大大减少。

2）腺垂体 ACTH 调节：ACTH 是腺垂体促肾上腺皮质细胞分泌的含有 39 个氨基酸的多肽。它来源于阿黑皮素原（proopiomelanocortin, POMC）。生理状态下腺垂体中储存的 ACTH 很少，ACTH 日分泌量为 5 ～ 25μg，它在血浆中的浓度为 1 ～ 50ng/L，半衰期为 10 ～ 25min。正常情况下，血浆 ACTH 与糖皮质激素水平相平行。ACTH 的基础分泌呈周期性脉冲式分泌，每 1 ～ 3 个小时为一周期。ACTH 脉冲式分泌与皮质醇脉冲式分泌有着密切的时间关系，集群式短时期的 ACTH 脉冲式分泌可形成一个大的皮质醇脉冲式分泌。此外，受下丘脑 CRH 分泌的昼夜节律控制，ACTH 和糖皮质激素分泌量也呈相应的日周期波动。清晨觉醒前血液中糖皮质激素的浓度最高，午夜时血液中糖皮质激素的浓度最低。

ACTH 的主要作用为增强肾上腺皮质合成与分泌糖皮质激素及促进肾上腺皮质束状带和网状带细胞的增生。切除动物垂体后，糖皮质激素在数分钟内降低到很低水平，24h 内肾上腺皮质开始明显萎缩，给动物补充 ACTH 后，又引起肾上腺皮质增生肥厚，糖皮质激素的分泌量在数分钟内增加数倍。

ACTH 不但刺激糖皮质激素的分泌，大剂量的 ACTH 也促进醛固酮的分泌。ACTH 还有影响中枢和外周神经系统的多方面功能，如行为、记忆和神经元的可塑性等。此外，ACTH 在免疫系统中也具有重要的免疫调节作用。

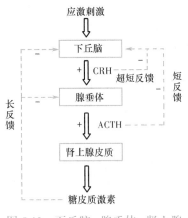

图 5-13　下丘脑 - 腺垂体 - 肾上腺皮质轴

（2）糖皮质激素和 ACTH 的反馈调节：生理情况下，血液中的糖皮质激素分泌增加可反馈作用于下丘脑和腺垂体，抑制下丘脑 CRH 和腺垂体 ACTH 的分泌，使血中糖皮质激素浓度降低，以维持体内糖皮质激素水平的稳态，这种反馈称长反馈。腺垂体分泌的 ACTH 过多时可反馈抑制下丘脑 CRH 的分泌，这种反馈称短反馈。下丘脑 CRH 对 CRH 神经内分泌细胞自身分泌也有负反馈调节作用，称为超短反馈（图 5-13）。但在应激反应中，下丘脑 - 腺垂体 - 肾上腺皮质系统活动加强，ACTH 和糖皮质激素分泌量显著增加，此时 ACTH 和糖皮质激素水平的增加完成不受上述负反馈的影响。此外，ACTH 的昼夜节律性分泌不受糖皮质激素的反馈调节。

临床上长期大量应用外源性糖皮质激素，通过长反馈抑制 ACTH 的合成和分泌，患者常出现肾上腺皮质束状带和网状带萎缩，故在停药时应逐渐减量，使肾上腺皮质逐渐恢复功能，或用药期间间断给予 ACTH，防止肾上腺皮质萎缩，避免因突然停药后糖皮质激素突然减少出现急性肾上腺皮质功能减退而引起的严重后果。

案例 5-7

患者，男，7 岁，因"肥胖 3 年，间歇性下肢水肿 1 年"就诊。患儿 3 年来无明显原因发胖。1 年前出现阵发性腹痛，双膝以下间歇性水肿，气喘，上楼困难。发病以来，智力发育正常，身高增长迟缓。查体：体型肥胖，面色红；前额皮肤可见数个米粒大小痤疮，有细胡须，眉毛浓黑，毳毛较多；颈短粗，肩背皮下脂肪增厚隆起呈"水牛背"，腹隆起呈球形；血胆固醇和三酰甘油均升高。诊断：库欣综合征（原发性肾上腺皮质激素增多症）。

1. 问题与思考

（1）糖皮质激素的对脂肪代谢的作用是什么？

（2）库欣综合征为什么会出现"满月脸、水牛背"等临床表现？

（3）临床上对长期使用糖皮质激素的患者为什么不能骤然停药？

2. 提示　糖皮质激素可促进脂肪的分解。库欣综合征患者因糖皮质激素分泌增多，四肢脂肪分解，并出现脂肪的重新分布，表现为面、颈、躯干和腹部较多沉积而四肢脂肪相对缺乏而产生以面圆、背厚、四肢消瘦、躯干发胖为主要特征的向心性肥胖，其临床形象表现为"满月脸、水牛背"。

临床上长期大量应用外源性糖皮质激素时，通过长反馈抑制 ACTH 的合成和分泌，患者往往出现肾上腺皮质束状带和网状带萎缩，故在停药时应逐渐减量，使肾上腺皮质逐渐恢复功能，或用药期间间断给予 ACTH，防止肾上腺皮质萎缩。避免出现突然停药后糖皮质激素突然减少而出现的急性肾上腺皮质功能减退而引起严重后果。

2. 盐皮质激素分泌的调节 盐皮质激素以醛固酮生物活性最强，醛固酮的分泌主要受肾素 - 血管紧张素 - 醛固酮系统和血 Na^+、血 K^+ 浓度的调节。正常条件下，ACTH 对醛固酮的分泌没有明显的调节作用，但是在应激反应中，血液中 ACTH 的浓度异常高时，对醛固酮的分泌有一定的促进作用。心房钠尿肽可直接抑制醛固酮的分泌。另外，VP、多巴胺、5-HT、SS 等也有微弱的调节作用。

二、肾上腺髓质激素

肾上腺髓质占肾上腺总体积的 10% 左右，其发生于胚胎外胚层，与交感神经节后神经元同源，髓质细胞在功能上相当于交感神经节后神经元，接受交感神经节前纤维的支配，分泌儿茶酚胺类激素，主要以肾上腺素和去甲肾上腺素为主，另外还有少量的多巴胺，所以，肾上腺髓质既属于神经系统又属于内分泌系统。髓质细胞呈多边形，用含铬盐的固定液固定标本，胞质内呈现出黄褐色的嗜铬颗粒，因而髓质细胞又称为嗜铬细胞。

近年来研究发现，肾上腺髓质嗜铬细胞还能分泌一种 52 肽，称为肾上腺髓质素（adrenomedullin，ADM），ADM 作用广泛，它具有扩张血管、降低外周阻力、利尿、利钠、抑制血管紧张素 Ⅱ 和醛固酮分泌的作用。

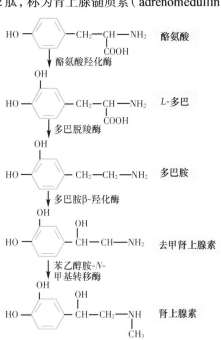

图 5-14 肾上腺髓质激素的合成途径

（一）肾上腺髓质激素的合成与代谢

肾上腺素和去甲肾上腺素都是以酪氨酸为原料衍生的胺类，分子结构中都有邻苯二酚基，故称儿茶酚胺类激素。髓质嗜铬细胞中酪氨酸首先在酪氨酸羟化酶的作用下生成多巴，多巴在多巴脱羧酶的作用下生成多巴胺，多巴胺进一步在多巴胺 β- 羟化酶的作用下生成去甲肾上腺素，后者在苯乙醇胺 -N- 甲基转移酶（phenylethanolamine N-methyl transferase，PNMT）的作用下，甲基化为肾上腺素（图 5-14），这一过程与交感神经节后纤维合成去甲肾上腺素的过程是一致的，所不同的是嗜铬细胞存在大量的 PNMT，嗜铬细胞分泌肾上腺素远多于去甲肾上腺素，比例约为 4：1。神经系统中肾上腺素能神经元细胞内没有 PNMT，故血液中肾上腺素主要来自肾上腺髓质，去甲肾上腺素则可来自肾上腺髓质和肾上腺素能神经纤维末梢。

体内主要有两种途径使儿茶酚胺迅速灭活，一是被交感神经末梢重摄取，二是通过 MAO 与儿茶酚 -O- 甲基移位酶（catechol-o-methyl transferase，COMT）的作用失活。

（二）肾上腺素和去甲肾上腺素的作用

肾上腺髓质激素的作用与靶细胞上的肾上腺素能受体种类有关，肾上腺素能受体有 α 和 β 两型。α 受体和 β 受体又分为多个亚型。去甲肾上腺素和肾上腺素对各器官作用有许多共同点，但由于与不同类型肾上腺素能受体结合能力不同，所表现的效应也不尽相同。肾上腺素与 α、$β_1$ 和 $β_2$ 受体结合能力都很强，去甲肾上腺素主要受 α 受体结合能力较强，$β_1$ 受体次之，而与 $β_2$ 受体结合能力却较弱。去甲肾上腺素和肾上腺素对各组织器官功能活动的重要调节作用将在相关各章述及。在此主要讨论去甲肾上腺素和肾上腺素对物质代谢的调节作用和在应急反应中的作用。

1. 对物质代谢的调节作用 去甲肾上腺素和肾上腺素都可以促进肝糖原分解，促进糖异生，增加胃肠道葡萄糖吸收，抑制胰岛素分泌，使血糖升高；激活 $β_3$ 受体动员脂肪分解和氧化；增加组织耗氧，使机体产热增加，基础代谢率升高。

2. 在应急反应中的作用 在生理状态下，肾上腺髓质激素分泌量很少，几乎不参与机体代谢及功能调节。当机体遭遇恐惧、剧痛、失血、脱水、缺氧、低血糖、低血压、寒冷及剧烈运动等紧急情况时，支配肾上腺髓质的交感神经兴奋，嗜铬细胞被激活，肾上腺髓质激素分泌水平急骤升高，超过基础分泌的最多可达上千倍。此时，去甲肾上腺素和肾上腺素提高中枢神经系统兴奋性，使机体处于清醒和警觉状态；呼吸加深加快，肺通气量增加；心率增快，心肌收缩力增强，心输出量增加，血压升高；内脏血管收缩，脑、心脏、骨骼肌血管舒张，全身血流重新分配，以确保心、脑、骨骼肌得到更多血液供应；肝糖原分解，血糖升高，脂肪分解，葡萄糖、脂肪氧化增强，能量供应急增。总之，尽最大可能动员机体许多器官的潜能，使机体获得充足的能量，提高应对能力暂时度过紧急时刻。这种在紧急情况下发生的交感 - 肾上腺髓质系统活动增强的适应性反应，称为应急反应（emergency reaction）。

应急反应和应激反应常难以截然分开，实质上都是伤害性刺激引起机体神经 - 内分泌调节活动协调而实现的自我保护性反应，以应对并迅速适应急骤的环境变化。一般而论，应急反应在于提高机体对环境骤变的应变能力，应激反应则是增强机体对伤害性刺激的耐受能力。

（三）肾上腺髓质激素分泌的调节

1. 神经调节　肾上腺髓质受交感神经单一支配，交感神经胆碱能节前纤维直接与髓质嗜铬细胞形成突触。交感神经兴奋时，节前纤维末梢释放 ACh，作用于髓质嗜铬细胞上的 N_1 受体，加快肾上腺素与去甲肾上腺素的合成和释放。

2. ACTH 和糖皮质激素的调节　ACTH 直接或通过糖皮质激素间接提高髓质中催化儿茶酚胺合成的有关酶活性，促进儿茶酚胺的合成与分泌。摘除动物垂体后，髓质中酪氨酸羟化酶、多巴胺 β- 羟化酶与 PNMT 的活性降低，补充 ACTH 则能使这三种酶的活性恢复，如给予糖皮质激素可使多巴胺 β- 羟化酶与 PNMT 两种酶活性恢复。

3. 自身反馈调节　嗜铬细胞内的去甲肾上腺素或多巴胺在量增加到一定水平时，可负反馈抑制酪氨酸羟化酶的活性；肾上腺素增多到一定程度时，负反馈抑制 PNMT 的活性，使儿茶酚胺合成减少。嗜铬细胞内肾上腺素与去甲肾上腺素释放入血，胞质内含量减少，解除了对上述的合成酶抑制，儿茶酚胺的合成随即增加，使激素水平保持相对稳定。

第六节　胰　岛

根据细胞组成及其功能的不同，可将胰腺分为外分泌部和内分泌部两部分。外分泌部是由腺泡和导管构成，占据胰腺的大部，分泌胰液通过腺管排入十二指肠，参与食物消化过程。胰腺的内分泌功能主要由散在于外分泌腺泡之间的 100 万～ 200 万个胰岛（pancreatic islet）完成。胰岛约占胰腺总体的 1%，胰岛由多种内分泌细胞组成（图 5-15），按它们的组织学特征及分泌激素的不同可分为以下几种：约占胰岛总数 25% 的 A（α）细胞，分泌胰高血糖素（glucagon）；占胰岛总数 60%～70% 的 B（β）细胞，分泌胰岛素（insulin）；占胰岛总数 10% 的 D（δ）细胞，分泌生长抑素；此外，还有较少的分泌胰多肽（pancreatic polypeptide，PP）的 F（PP）细胞和分泌血管活性肠肽（vasoactive intestinal peptide，VIP）的 D_1（H）细胞。由于有着密切的毗邻结构关系和血液供应，胰腺的内分泌与外分泌功能并不能截然分开，它们从机体的营养提取和细胞的新陈代谢方面共同参与调节机体的能量平衡。

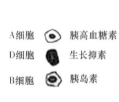
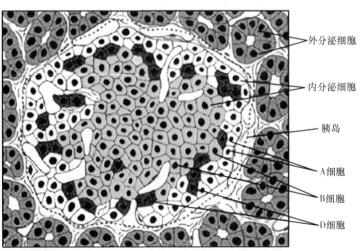

图 5-15　胰岛内的内分泌细胞

一、胰 岛 素

胰岛素由胰岛 B 细胞分泌，由 51 个氨基酸残基组成小分子蛋白质，分子质量约为 5.8kDa。胰岛素由 21 肽的 A 链和 30 肽的 B 链组成，两链之间以 2 个二硫键平行连接（图 5-16）。胰岛素与其他蛋白质的合成过程相似。B 细胞首先在内质网合成前胰岛素原（preproinsulin），然后水解成 86 肽的胰岛素原（proinsulin），随后在高尔基体内，胰岛素原被进一步加工成胰岛素及游离的 C 肽。生成的胰岛素与锌结合成结晶物储存于胰岛 B 细胞内。C 肽没有胰岛素活性，但其合成与释放与胰岛素同步，两者分泌量呈平行关系，因此，血中 C 肽含量，可间接反映 B 细胞的分泌功能。正常成年人胰岛素的分泌量为 1 ～ 2mg/d，空腹状态下血清胰岛素水平约在 40ng/dl，进餐后随血糖水平升高胰岛素的分泌量也升高并达到高峰，之后又随血糖水平降低分泌量迅速下降并恢复到基础水平。血中胰岛素半衰期为 5 ～ 6min，主要在肝内经胰岛素酶灭活，少量在肾和外周组织被灭活。

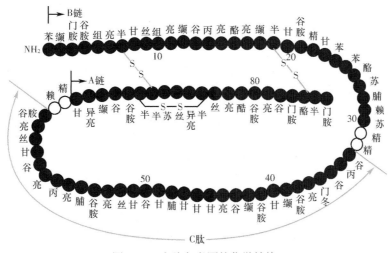

图 5-16　人胰岛素原的化学结构

> **知识链接　　　　　　　　　　　胰岛素的发现**
>
> 　　1920 年 10 月，作为生理学老师的 Banting 在为学生准备糖代谢理论课时，产生一个新的想法：结扎狗的胰腺导管，待腺泡萎缩只剩胰岛后，用从胰岛中分离出的物质治疗糖尿病，具备实验条件的 Macleod 教授同意其在 2 个月假期中使用实验室。1921 年 5 月，大学四年级学生，22 岁的 Best 利用假期协助 Banting 工作。Banting 在女友离他而去和变卖财产筹集研究经费的艰难日子里没有放弃努力。最终，Banting 的设想变为现实：给切除胰腺后患糖尿病的狗注入萎缩胰腺的提取物，狗的糖尿病症状消失。1923 年，Banting 和 Macleod 共享了诺贝尔生理学或医学奖。Banting 把自己所得奖金的一半分给了 Best。近 100 年过去了，仅有 51 个氨基酸的胰岛素，其作用之多样、机制之复杂，至今仍未全盘解开，并且还没有任何药物可以替代胰岛素的作用。1958 年英国 *Nature* 杂志断言"人工合成胰岛素在相当长时间里难以实现"。1965 年，我国科学家成功地用人工方法合成了具有全生物活性的结晶牛胰岛素，为糖尿病患者带来了福音，标志着人类在探索生命科学的征途中向前迈进了重要一步。随后，我国学者应用 X 线衍射法，于 1971 年及 1973 年相继完成了 2.5Å 及 1.8Å 分辨率的猪胰岛素分子三级空间结构的测定，基本搞清了胰岛素晶体的空间结构，为糖尿病相关研究做出了贡献。

（一）胰岛素的生物学作用

胰岛素是促进物质合成代谢、维持血糖浓度稳定的关键激素，与其他激素共同作用，对机体储备能源物质及促进生长发育有重要意义。

1. 对糖代谢的影响　血糖水平对于机体维持正常功能活动十分重要。多种激素从不同角度共同调节血糖水平的稳定，而胰岛素是生理状态下唯一能降低血糖水平的激素。主要机制有：①胰岛素促进组织细胞，特别是肝、肌肉和脂肪组织对葡萄糖的摄取和利用，加速糖的氧化分解；②促进肝糖原和肌糖原的合成及储存，促进葡萄糖转化为脂肪酸储存于脂肪组织；③抑制糖异生，抑制糖原分解。总之，胰岛素增加血糖去路，减少糖的来源，使机体血糖水平下降。当胰岛素缺乏或作用减弱时，由于缺乏降糖代偿机制，血糖浓度将升高，超过肾糖阈时尿中将出现糖，引起糖尿病。

2. 对脂肪代谢的影响　胰岛素可促进脂肪的合成与储存，抑制脂肪的分解和利用，降低血液中脂肪酸水平。主要机制是：①胰岛素促进葡萄糖进入脂肪细胞转化为脂肪酸和 α- 磷酸甘油，合成甘油三酯贮存于脂肪细胞；促进肝细胞利用葡萄糖合成脂肪酸并以甘油三酯形式运到脂肪细胞储存；②通过抑制脂肪酶的活性减少脂肪的分解和动员；③增加机体组织对葡萄糖的利用，减少对脂肪的利用。当胰岛素缺乏时，脂肪代谢紊乱，脂肪分解增强，产生大量的脂肪酸，在肝内氧化生成大量酮体，导致酮血症和酸中毒。

3. 对蛋白质代谢的影响　胰岛素促进蛋白质合成，抑制蛋白质的分解。主要机制是：①与 GH 协同加速氨基酸转运入细胞内的过程，为蛋白质的合成提供原料；②加速核内 DNA 的复制和转录过程；增强核糖体翻译过程，促进蛋白质合成；③抑制蛋白质的分解；④抑制肝利用氨基酸进行糖异生，转为合成蛋白质。

和 GH 一样，胰岛素能促进蛋白质的合成过程，对机体的生长也有促进作用。实验证明，单独的胰岛素或 GH 对动物生长的促进作用并不显著，只有两种激素同时作用时，才能发挥明显的效应，因此，胰岛素和 GH 对机体生长发育有协同作用。

> **知识链接**
>
> 　　胰岛素是全面促进合成代谢的唯一激素，与众多的促分解激素相抗衡，胰岛素缺乏时，代谢调节相关激素的整合作用失去平衡，随之出现的一系列新陈代谢障碍可导致机体功能活动严重后果，如 1 型和 2 型糖尿病。胰岛素主要从三方面影响机体功能：葡萄糖摄取减少、蛋白质分解代谢和脂肪分解作用增强。细胞摄取葡萄糖减少引起血糖水平升高、糖尿、多尿、电解质丢失；蛋白质分解代谢增强导致血浆氨基酸增加、尿氮丢失；脂肪分解作用增强引起脂肪代谢紊乱，最终导致脱水、酸中毒、昏迷、甚至死亡，由此可见胰岛素对机体功能活动调节的重要性。
>
> 　　不同种属动物胰岛素和人胰岛素氨基酸序列差异较小，但生物活性相近似。胰岛素具有抗原性，人体应用动物胰岛素后会产生相应的免疫抗体，出现胰岛素过敏反应，降低所用胰岛素功效；通过生物技术生产出氨基酸排列顺序及生物活性与人体本身胰岛素完全相同的高纯度人胰岛素，已广泛应用于临床。

（二）胰岛素的作用机制

1. 胰岛素受体　胰岛素对靶细胞的作用是通过膜上胰岛素受体介导的细胞内信号转导机制实现的。几乎体内所有细胞膜上都分布胰岛素受体（insulin receptor，IR），不同组织细胞胰岛素受体数量显著不同，如肝细胞或脂肪细胞胰岛素受体可达 20 万个，而红细胞则只有数十个，这就决定了不同细胞对胰岛素敏感性不同。胰岛素受体是由 2 个 α 亚单位和 2 个 β 亚单位构成的四聚体糖蛋白。亚单位之间靠二硫键结合。α 亚单位由 719 个氨基酸残基组成，完全裸露在细胞膜外，是结合胰岛素的部位。β 亚单位由 620 个氨基酸残基组成，分为 3 个结构域：N 端 194 个氨基酸残基伸出膜外；中间是含有 23 个氨基酸残基的跨膜结构域；C 端伸向膜内侧的为酪氨酸蛋白激酶结构域，具有酪氨酸激酶活性。

2. 胰岛素受体介导信号转导　胰岛素的细胞内信号转导机制十分复杂，胰岛素 α 亚单位结合，使 β 亚单位酪氨酸激酶残基发生自我磷酸化而激活，后者进一步磷酸化胞内胰岛素受体底物（insulin receptor substrate，IRS）等多种信号蛋白，由 IRS 等信号蛋白通过一系列级联反应介导下游多种底物蛋白激活，实现胰岛素生物效应。胰岛素受体介导的信号转导某环节发生障碍，使靶细胞对胰岛素敏感性下降，将导致胰岛素抵抗。胰岛素抵抗是导致糖尿病、高血压和高血脂等疾病发生发展的最重要最根本的原因之一。

（三）胰岛素分泌的调节

B 细胞分泌胰岛素受代谢、内分泌、神经及药物等多种因素的影响，但最及时和主要的因素是血糖浓度的变化。

1. 血糖的作用　血糖水平是胰岛素分泌调节中最基本的因素。B 细胞对血糖浓度在生理范围内的变化非常敏感。空腹时，血糖浓度较低（正常为 4.4～5.0mmol/L），胰岛素维持基础分泌；进食后，血糖浓度升高，胰岛素分泌明显增加，血糖浓度降低，当血糖水平降至正常水平，胰岛素分泌也随之恢复到基础水平；当血糖浓度低于 1.7～2.5mmol/L，则胰岛素分泌完成停止。可见，血糖水平与胰岛素分泌之间相互制约，维持血糖和胰岛素水平的稳态。

高血糖钳制试验中持续的高血糖，使胰岛素分泌增多，呈 2 个时间双高峰变化。第一时相为血糖升高后 5min 内，胰岛素分泌量即刻增加，可达基础水平的 10 倍以上，出现第一个峰值，其主要为 B 细胞膜内靠近细胞膜处的成熟分泌颗粒（囊泡）内储存的胰岛素快速释放的结果，由于该类分泌颗粒数量有限，故持续 5～10min 后分泌量快速下降至峰值的 50%。第二时相是为血糖维持在高水平（约 15min 后），胰岛素分泌再度升高，2～3h 后出现第二次高峰，并持续较长时间，此高峰是在葡萄糖的作用下，B 细胞动员新合成的及远离细胞膜的胰岛素分泌颗粒的胰岛素共同释放所致。细胞外葡萄糖的升高还刺激 B 细胞增加胰岛素合成。若高血糖持续 1 周左右，长时间高血糖刺激 B 细胞的增生，胰岛素分泌进一步增加。

2. 氨基酸和脂肪酸的作用 血液中氨基酸刺激胰岛素分泌与血糖刺激胰岛素分泌有协同作用。氨基酸单独作用，只能轻微刺激胰岛素的分泌，但如果血中葡萄糖和氨基酸同时升高时，胰岛素的分泌成倍增加。氨基酸中以精氨酸、赖氨酸刺激胰岛素分泌作用最强。血中游离脂肪酸和酮体大量增加时也可促进胰岛素的分泌。

3. 激素的作用 许多激素都可影响胰岛素的释放。

（1）胃肠激素：胃肠激素中抑胃肽（gastric inhibitory peptide，GIP）促胰岛素分泌作用最为明显，是生理性肠促胰岛素因子。实验证明，口服葡萄糖引起血糖升高和 GIP 分泌增加是平行的，导致胰岛素分泌迅速增加，并强于静脉注射葡萄糖所引起的胰岛素分泌反应；GIP 促进胰岛素分泌对小肠吸收的葡萄糖具有依赖性，所以 GIP 又称为葡萄糖依赖性促胰岛素多肽（glucose-dependent insulinotropic polypeptide），除葡萄糖外，小肠吸收氨基酸、脂肪酸及盐酸等也能刺激 GIP 的释放，再引起胰岛素分泌。

此外，胃肠激素中的促胃液素、促胰液素、缩胆囊素等通过血糖升高间接促进胰岛素分泌。胃肠激素与胰岛素分泌之间的功能关系形成肠 - 胰岛轴（entero-insular axis），其重要的生理意义在于对胰岛素分泌可进行前馈调节，即食物在胃肠消化时，胰岛素分泌已增加，使机体预先做好准备，能及时处理即将被吸收的各种营养成分。

（2）其他激素：胰高血糖素可通过旁分泌直接刺激 B 细胞，也可因其升高血糖而间接引起胰岛素分泌；GH、糖皮质激素、甲状腺激素等通过升高血糖浓度间接刺激胰岛素分泌，故长期大剂量应用这些激素，可能引起 B 细胞衰竭而致糖尿病。此外，VIP、GHRH、TRH、CRH、胰高血糖样肽等促进胰岛素分泌。肾上腺素和去甲肾上腺素既可促进胰岛素分泌（β_2 受体），也可抑制进胰岛素分泌（α_2 受体）。SS、降钙素基因相关肽、胰抑素、瘦素、C 肽及神经肽 Y 等可抑制胰岛素的分泌。

4. 神经调节 胰岛 B 细胞受迷走神经和交感神经双重支配，迷走神经兴奋释放的 ACh 作用于 B 细胞膜上的 M 受体，直接刺激胰岛素的分泌，也可通过刺激胃肠激素释放间接调节胰岛素的分泌。交感神经兴奋时释放去甲肾上腺素，作用于细胞膜上的 α_2 受体，抑制胰岛素的分泌，也可通过作用于 β_2 受体促进胰岛素分泌，但以前者为主。正常情况下神经调节对胰岛素分泌作用不大，但运动时交感神经兴奋可抑制胰岛素分泌，防止低血糖发生。

案例 5-8

患者，男，45 岁，因"多饮、多食、多尿以及体重减轻半年"入院。半年来自述身体消瘦，常感疲乏；尿频，烦渴，饮水量增加；饭量增大，餐后 2～3h 即感觉饥饿。空腹血糖增高，餐后血糖明显增高，血三酰甘油增高，尿糖（++）。诊断：糖尿病。

1. 问题与思考

（1）糖尿病的发病机制是什么？

（2）糖尿病患者为什么会出现饭量增加、饮水量增加、尿量增多和身体消瘦？

（3）机体哪些激素可参与维持血糖的稳定？

2. 提示

（1）胰岛素是维持血糖浓度稳定的主要激素。各种原因引起胰岛素缺乏，血糖浓度将升高，超过肾糖阈时出现尿糖，引起糖尿病。

（2）糖尿病时，尿糖引起的渗透性利尿使尿量增多，后者可使血容量减少，可通过增加饮水量来补充。随着尿糖的排泄，血糖不断损失，为维持较高浓度的血糖水平，必须通过增加饮食和（或）机体的消耗来实现。

（3）胰岛素是体内唯一降低血糖浓度的激素。升高血糖的激素很多，如胰高血糖素、GH、甲状腺激素和糖皮质激素等。

二、胰高血糖素

胰高血糖素（glucagon）是由胰岛 A 细胞分泌的 29 个氨基酸残基构成的直链多肽，分子质量为 3.5kDa。胰高血糖素在血清中浓度为 50 ～ 100ng/L，半衰期为 5 ～ 10min，主要在肝内降解失活，部分在肾内降解。

（一）胰高血糖素的主要作用

胰高血糖素是一种促进分解代谢的激素，具有很强的促糖原分解和糖异生的作用，使血糖明显升高，其靶细胞主要为肝细胞，胰高血糖素与肝细胞膜受体结合通过 cAMP-PKA 等信号转导系统，激活肝细胞糖原磷酸化酶和糖异生有关的酶，加速糖原分解，促进糖异生；抑制肝内蛋白质合成，促进其分解，加速氨基酸糖异生过程；胰高血糖素还可激活脂肪酶，促进脂肪分解，同时又能加强脂肪酸氧化，使酮体生成增多。

此外，胰高血糖素还具有通过旁分泌促进胰岛素和 SS 的分泌，增加心肌收缩力、肾血流量、胆汁分泌，抑制胃液分泌等作用。

（二）胰高血糖素分泌的调节

1. 代谢底物的影响　影响胰高血糖素分泌的因素很多，其中血糖浓度是最主要因素。血糖降低时，胰高血糖素水平迅速升高，血糖升高，抑制胰高血糖素分泌。饥饿时胰高血糖素分泌增加，对维持血糖稳态，保证脑组织的物质代谢和能量供应具有重要意义。氨基酸也是刺激胰高血糖素分泌的重要物质，血中氨基酸增多，一方面促进胰岛素释放，可使血糖降低；另一方面还可刺激胰高血糖素释放，有利于防止低血糖，具有一定生理意义。血浆脂肪酸水平在生理范围内的波动，就可影响人胰高血糖素水平变化，降低时能刺激胰岛 A 细胞分泌胰高血糖素，升高时则抑制其分泌。

2. 其他激素的影响　胃肠激素中的促胃液素、缩胆囊素促进胰高血糖素的分泌，促胰液素则抑制胰高血糖素分泌。胰岛素和 SS 等通过旁分泌方式直接抑制胰岛 A 细胞分泌糖皮质激素；胰岛素通过降低血糖间接促进糖皮质激素分泌。肾上腺素、去甲肾上腺素及多巴胺等儿茶酚胺类激素对胰岛 A 细胞有很强的刺激作用，可促进胰高血糖素的分泌。

3. 神经调节　自主神经对胰岛 A 细胞有调节作用。交感神经兴奋释放去甲肾上腺素与 β_2 受体结合，促进胰高血糖素分泌；副交感神经兴奋通过释放 ACh 作用于 M 受体抑制胰高血糖素的分泌。

此外，体育锻炼、应激刺激均可使胰高血糖素分泌增多。

三、胰岛分泌的其他激素

（一）生长抑素

SS 来源十分广泛，涉及下丘脑、胃肠道和胰岛等，为一种脑肠肽。胰岛 D 细胞分泌 SS，SS 是由 14 个氨基酸残基组成的多肽。SS 在血清中浓度为 80ng/dl，半衰期小于 4min。SS 是机体具有抑制性作用的一种激素，这种广泛的抑制作用有共同的途径，可能是通过影响 cAMP 水平或细胞内 Ca^{2+} 浓度而实现的。

胰岛 D 细胞分泌的 SS 通过旁分泌方式抑制胰岛素、胰高血糖素及胰多肽的分泌，并能抑制所有刺激胰岛素及胰高血糖素分泌的反应。SS 对胃肠道有广泛的抑制作用，抑制多种胃肠激素的分泌，如促胃液素、胃动素、抑胃肽、血管活性肠肽、缩胆囊素等；SS 能抑制胃酸及胃蛋白酶分泌，抑制胰酶分泌，抑制或减缓胃排空和胆囊收缩，抑制糖和脂肪的吸收，减少胃肠道的血液灌注，进而影响胃肠道的吸收功能。SS 从内分泌和外分泌多个环节抑制消化的进程和多种营养物质的吸收，在机体营养功能和能量平衡中与其他因素抗衡，使营养物质的吸收和组织的利用相匹配。下丘脑分泌的 SS 作用于腺垂体，主要抑制 GH 和 TSH 的分泌，对胰岛素则无作用。

刺激胰岛素分泌的因素，如血中葡萄糖、脂肪酸和氨基酸也能刺激 D 细胞分泌 SS；其他激素，如促胰液素、缩胆囊素等胃肠激素也能刺激 SS 分泌。

（二）胰多肽

胰多肽是胰岛 F 细胞分泌由 36 个氨基酸残基组成的直链多肽。脑、自主神经系统和小肠的神经肽 Y 和酪酪肽也属于胰多肽家族。胰多肽在餐后释放，主要作用是抑制胆囊收缩，减少胆汁的排出，抑制胃酸分泌和胃的运动，抑制胰腺消化酶的分泌，因此，胰多肽可影响食物的消化和吸收，在机体的能量平衡等活动中起一定的生理作用。

饥饿、肌肉运动、高蛋白高脂饮食、低血糖及迷走神经兴奋等因素能使胰多肽的分泌增加。SS 和高血糖可抑制胰多肽的分泌。

第七节 其他组织器官的内分泌

除了前述的经典内分泌器官外，体内还存在着一些具有内分泌功能的组织和器官。例如，成年后退化萎缩内分泌器官松果体和胸腺等；具有内分泌功能的脂肪组织、骨骼细胞和骨骼肌细胞、肾脏、心脏、胃肠道和胎盘等组织器官。本节主要介绍这部分组织器官的内分泌功能。

一、松果体的内分泌

松果体（pineal gland）位于丘脑后上方，以柄附于第三脑室顶的后部，形似松果而得名。松果体在儿童时期较发达，一般在 7 岁后逐渐萎缩，成年后不断有钙盐沉着，曾被认为是完全退化的结构。在高等脊椎动物，松果体是一个重要的神经内分泌器官，分泌多种活性物质，主要为褪黑素（melatonin），属于吲哚类化合物，因可使两栖类动物皮肤褪色的作用而得名，对哺乳类动物已经失去这种作用。

褪黑素的分子结构为 N- 乙酰基 -5- 甲氧基色胺，其合成原料是色氨酸。松果体的活动受光照影响，其分泌呈现明显的昼夜节律日周期变化，夜间褪黑激素分泌量比白天多 5 ～ 10 倍，清晨 2 ～ 3 点达到峰值。随年龄增长，由于松果体钙沉积，褪黑素的分泌开始逐渐减少。褪黑素作用于靶细胞特异性受体后，主要通过 AC-cAMP-PKA 和 PLC-IP$_3$/DG-PKC 信号转导通路发挥其生物学效应。

（一）褪黑素的生理作用

研究表明，褪黑素可广泛影响中枢神经系统功能活动，调节生殖系统功能活动，调整机体昼夜节律等多种作用，但褪黑素的作用机制未阐明。

1.对性腺和生殖系统的作用 褪黑素对下丘脑 - 腺垂体 - 性腺轴的活动有抑制作用，调节性腺的发育、性激素的释放及生殖周期。褪黑素可抑制下丘脑 GnRH 的分泌，使 LH 及 FSH 含量降低，进而抑制性腺的活动。正常女性血液中褪黑素水平在月经周期的排卵前夕最低，在黄体期逐渐升高，月经来潮时达到高峰。提示女性月经周期的节律与松果体的节律有关。许多研究结果表明褪黑素对生殖系统的作用是比较明确的。

2.调整生物钟的功能 生物节律是机体适应环境而发生的周期性变化。人体的许多功能都具有昼夜节律。生物钟的功能是由位于下丘脑的视交叉上核来控制的。视交叉上核上有褪黑素受体，褪黑素作为一种内源性因子可直接作用于视交叉上核上的褪黑素受体，调节生物节律，如使紊乱的生物钟重建和时差的恢复。

3.对中枢的抑制作用 褪黑素能抑制中枢神经系统，具有镇静、催眠、镇痛、抗惊厥、抗抑郁等作用。研究表明，褪黑素对动物和人均有催眠作用，是生理性睡眠的诱导剂，有改善各种生物节律性失眠的效应。褪黑素是人体内分泌激素，长期服用也未见明显不良反应，是一个很有希望能够广泛应用的镇静剂。用利舍平诱发大鼠惊厥，褪黑素可降低惊厥持续时间并提高发作阈值。并且该作用可被阿片受体激动剂加强，部分作用可被阿片受体拮抗剂逆转，提示褪黑素与阿片肽在镇痛和抗惊厥作用中有互相协调的作用。抑郁、焦虑和一些精神病发作时外周血液褪黑素浓度降低，给予褪黑素可减轻症状。

4.其他作用 褪黑素是一种有很强的抗氧化物，可清除自由基，延缓衰老。此外，褪黑素可使免疫细胞分裂增殖，体内 IgM 和 IgG 的含量升高，增强机体的免疫力。

（二）褪黑素分泌的调节

松果体褪黑素分泌具有明显的昼夜节律，白天分泌减少，黑夜分泌增加，许多研究表明，松果体的这种节律性分泌受其内源性因素日周期控制中心下丘脑视交叉上核控制，但受重要外部因素环境光照的影响。光 - 暗周期性刺激对松果体活动的影响与视觉及交感神经有关，刺激交感神经可使松果体活动增强，而 β_1 受体阻断剂可阻断交感神经对松果体的刺激作用。例如，毁损视交叉上核，褪黑素的昼夜节律性分泌消失。黑暗条件下光照刺激弱时，视交叉上核发出冲动传到颈上交感神经节，其节后纤维释放的去甲肾上腺素与松果体细胞膜上的 β_1 受体结合，激活腺苷酸环化酶，通过 cAMP-PKA 信息转导系统，增强褪黑素合成酶系的活性，从而使褪黑素合成增加。在光刺激下，视网膜的传入冲动可抑制交感神经的活动，使褪黑素合成减少。

二、胸腺的内分泌

胸腺（thymus）位于胸腔上纵隔前部。胚胎后期及出生时，人胸腺重 10～15g，随年龄增长，胸腺继续发育，到青春期为 30～40g，此后胸腺逐渐退化，淋巴细胞减少，脂肪组织增多，至老年时仅为 15g。

胸腺既是免疫器官又是具有内分泌功能的器官。作为免疫器官，是 T 细胞分化、发育、成熟的场所。作为内分泌器官，胸腺可以分泌多种肽类激素，总称胸腺激素，其中研究较多的是胸腺素（thymosin）。动物实验表明，胸腺素能使去胸腺小鼠部分或接近全部地恢复免疫排异和移植物抗宿主反应，能使萎缩的淋巴组织恢复，淋巴细胞增殖，使幼淋巴细胞成熟，变为有免疫功能的淋巴细胞。胸腺素的可能作用是：①能连续诱导 T 细胞分化发育的各个阶段；②具有调节机体免疫平衡的作用；③能增强成熟 T 细胞对抗原或其他刺激的反应。胸腺素无明显的种属特异性。

胸腺素已被试用于临床，如胸腺发育不全综合征、运动失调性毛细血管扩张症、慢性皮肤黏膜真菌病等免疫缺陷病的治疗。

三、前列腺素

PG 是广泛存在于动物和人体内的组织激素。最早由人类精液提取获得，现已能用生物合成或全合成方法制备，并作为药物应用于临床。

（一）前列腺素的合成与代谢

PG 是由 1 个五碳环和 2 条侧链组成的二十碳的不饱和脂肪酸。根据分子结构的不同，可把 PG 分为 A～I 等主型和多种亚型。

细胞膜上的磷脂在磷脂酶 A_2（phospholipase A_2，PLA_2）的作用下生成 PG 的前体物质花生四烯酸（arachidonic acid，AA）。AA 在环氧化酶（cyclooxygenase，COX）的环氧化活性和过氧化活性作用下，依次转变为 PG 中间代谢产物 PGG_2 和 PGH_2，然后经过下游不同的 PG 异构酶、还原酶和合成酶的作用代谢生成各种有生物活性的 PG。在所有 PG 中，PGA、PGE、PGF 含量最高，作用最为重要。另外，AA 后续活性产物不仅是 PG，还有白三烯和血栓烷 A_2（thromboxane A_2，TXA_2）。PG 在体内代谢极快，在血浆中的半衰期约 1～2min，大多类型主要经过肺和肝降解灭活。除 PGA_2 和 PGI_2 经血液循环作用外，其他 PG 在组织产生和释放后对局部功能进行调节。

（二）前列腺素的生物学作用

体内 PG 的含量极少，但生物学作用广泛而复杂，几乎对机体各个系统的功能活动均有影响。如参与神经、内分泌、消化、呼吸、生殖、血液、心血管、肾等系统和器官的功能调节，以及对糖、脂肪、蛋白质、水和无机盐的代谢均起着重要作用。

不同组织中 PG 的受体分布不同，因而其效应也不同，常相互拮抗，且一种 PG 可产生多种生物效应。PGA_2、PGB、PGD_2、$PGF_{1\alpha}$ 和 PGH 具有缩血管作用，而 PGA_1、PGE_2 和 PGI_2 具有舒血管作用；PGI_2 和 PGE_2 可使支气管平滑肌舒张，而 $PGF_{2\alpha}$ 使支气管平滑肌收缩；血小板产生的 TXA_2，能使血小板聚集和血管平滑肌收缩，而血管内膜产生 PGH_2，却能抑制血小板聚集和使血管平滑肌舒张。PGE_2 除使血管、支气管平滑肌舒张作用外，还可抑制胃酸分泌和保护胃黏膜，还可增加肾血流量，促进肾脏排钠利尿等多种效应。此外，PG 对体温调节、神经系统与生殖功能均有影响。

四、脂肪组织的内分泌

现代医学尤其是分子生物医学的发展表明，脂肪组织的功能已不再是单纯意义上能量储存和热量产生，其内分泌功能日益受到关注。瘦素和脂联素是脂肪组织合成和分泌的重要物质，有着广泛的生物学效应。

笔记栏

（一）瘦素

瘦素（leptin）是肥胖基因（*ob* gene）表达的蛋白质，为146肽，分子质量为16kDa。瘦素主要由白色脂肪组织合成和分泌，其他组织如乳腺上皮细胞、胎盘、胃黏膜上皮细胞也中可检测到。肾脏是清除体内瘦素的主要器官。近年来的研究发现，瘦素除参与机体能量代谢外，还与机体的生长、生殖系统的发育、人类的肥胖和糖尿病等有关联。

1. 瘦素的生物学作用

（1）调节能量代谢：瘦素具有降低食物摄入、增加能量消耗、减轻体重的功能。研究认为，瘦素作为调节能量平衡的重要激素，可通过多种途径发挥作用。瘦素调节能量代谢和脂肪沉积，主要通过以下三种方式：①抑制食欲，减少能量摄取；②增加交感神经活性，导致外周去甲肾上腺素释放增加，激活脂肪细胞膜上的肾上腺素能受体，使大量储存的能量以热能形式释放，增加能量消耗，降低体脂；③瘦素通过抑制脂肪合成酶的限速酶——乙酰辅酶A羧化酶基因的表达，抑制脂肪合成。

目前提出瘦素调节能量代谢与体重的基本路径有两条，即神经肽Y递质系统和黑素肾上腺皮质激素受体系统，分别在低浓度瘦素和高浓度瘦素时发挥作用。体重增加时瘦素分泌增加，作用于下丘脑原阿片黑皮素系统，经黑素肾上腺皮质激素受体，引起一系列对肥胖的反应，即摄食减少，能量释放增加及交感神经功能加强，脂肪得以消耗。同时，瘦素浓度增加，与下丘脑的瘦素受体结合，抑制神经肽Y的释放。神经肽Y减少导致食欲下降，消耗增加，实现其调节体重的作用；相反，若机体处于饥饿或消瘦状态，瘦素分泌减少，作用于下丘脑，使神经肽Y增加，通过Y_5受体引起摄食增加，副交感神经功能增强，耗能减少，体温下降，使脂肪容量得以恢复（图5-17）。

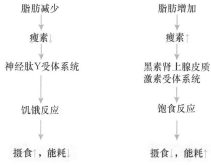

（2）调节发育和生殖：生殖与能量储存和营养状况之间关系十分密切。瘦素作为脂肪分泌的激素，对发育和生殖有重要作用。瘦素能直接或间接地影响下丘脑-腺垂体-性腺轴的功能，影响性腺激素的释放，调节青春期的发育。由于卵巢和睾丸上也存在瘦素受体，瘦素也可以直接作用于卵巢和睾丸，调节生殖器官的生长发育及性激素的释放。脂肪组织对女性生殖功能也是必需的。女性肥胖者（尤其是上身肥胖），瘦素水平增高，导致月经紊乱和不孕，但体内瘦素水平过低的女性，同样会出现不孕，这可能与脂肪储量不足有关。

图 5-17 瘦素调节能量代谢和体重的可能机制

另外，瘦素可以促进白细胞介素2的分泌，诱导外周血单核细胞白细胞介素6和肿瘤坏死因子α的表达，在调节机体免疫和炎症反应过程中发挥一定的作用。

2. 瘦素分泌的调节

（1）节律性分泌：瘦素的分泌为脉冲式分泌，具有昼夜节律性，午夜和清晨为高峰期，中午至下午为低谷期。

（2）体脂水平的影响：大量研究证明，机体的体脂水平是影响血液瘦素水平的重要因素。研究表明，血清瘦素和体脂与脂肪重量高度相关，而且不分男女、胖瘦。

（3）性别的影响：性别是影响瘦素浓度的一个重要因素。通常女性血清中瘦素水平高于男性，这种现象在不同年龄段、不同体脂水平及不同种族之间均可观察到，这可能与性激素、脂肪分布部位有关。女性月经周期中瘦素也有变化，黄体期高于卵泡期约50%。

（4）年龄的影响：在青春期前，尽管男、女血清瘦素的浓度不同，但都随着年龄的增长而升高。进入成年后，血清瘦素水平随年龄变化，但是差异不显著。

（5）胰岛素的影响：胰岛素是调节瘦素基因表达非常重要的激素之一。瘦素与胰岛素之间具有双向调节作用，即瘦素和胰岛素在脂肪组织和B细胞之间建立了一个双向反馈环。一方面，胰岛素可增加瘦素的mRNA表达，增加瘦素的血浆浓度；另一方面，胰岛B细胞上有瘦素受体，瘦素可通过中枢神经系统影响B细胞分泌。换言之，瘦素有抑制胰岛素分泌的作用，而胰岛素可刺激瘦素释放。血浆中瘦素水平与胰岛素水平成正相关。瘦素和胰岛素在不同层面的相互作用可以保持机体能量平衡和体重稳定。此外，饮食、温度、睡眠等都可以影响瘦素的分泌节律性。

3. 瘦素的作用机制
瘦素与通过与其特异性受体结合（ob-R）发挥其生物学作用。现已发现至少有6种ob-R的异型体，分别以a～f来命名。ob-Rb的胞内区最长，主要存在于下丘脑，为效应受体。瘦素通过与 ob-Rb 结合，激活 Janus 蛋白激酶 - 信息转导及转录活化蛋白（JAK-TAT）途径而发挥其调节体重的作用。

（二）脂联素

脂联素（adiponectin，ADPN）是脂肪细胞分泌的一种内源性生物活性多肽或蛋白质。人类脂联素是由 244 个氨基酸残基组成的多肽，分子质量为 30kDa。脂联素受体是一类新型受体，在外周主用通过腺苷酸激活蛋白激酶（AMPK）介导。动物实验证明，脂联素是一种胰岛素增敏激素，能改善小鼠的胰岛素抵抗和动脉硬化症。可见，脂联素对糖代谢和脂代谢发挥重要调节作用，其可增高靶细胞对胰岛素的敏感性，促进外周组织摄取葡萄糖，抑制糖异生，促进血浆中游离脂肪酸氧化等作用。脂联素还具有抗炎症、抗动脉粥样硬化和保护心肌等作用。因此，血浆脂联素水平降低与肥胖、胰岛素抵抗及 2 型糖尿病等代谢疾病的发生密切相关，也与多种心血管疾病的发生发展有关。

（张继红）

小　结

内分泌系统是机体重要的功能调节系统，参与维护组织细胞的新陈代谢，调节生长、发育、生殖及衰老等过程。内分泌系统与神经系统在功能上紧密联系、密切配合，实现对机体各种功能活动的调节及维持内环境的相对稳定。

内分泌系统通过分泌高效能生物活性物质激素，以体液为媒介在细胞之间传递调节信息，对靶细胞产生调节效应。激素是调节和维持机体内环境稳态的重要因素，一旦其含量偏离正常生理范围，就会导致机体发生显著的功能紊乱，机体对激素分泌的调节主要是通过反馈机制，使激素水平维持相对稳定。

下丘脑不仅是重要的神经中枢，而且还是重要的内分泌中枢，是使机体的神经调节与体液调节相互关联的重要高级枢纽。下丘脑与垂体在结构和功能上密切联系，形成下丘脑 - 垂体功能单位。下丘脑促垂体区的小细胞神经元分泌的下丘脑调节肽，能调节腺垂体激素的分泌，构成下丘脑 - 腺垂体系统。腺垂体激素中 TSH、ACTH、FSH 和 LH 四种垂体促激素均作用于各自的内分泌靶腺，分别构下丘脑 - 腺垂体 - 靶腺（甲状腺、肾上腺皮质、性腺）轴三级水平调节；而 GH 和 PRL 等直接作用于靶细胞或靶组织，参与机体生长发育、代谢水平的维持、乳腺和性腺的功能活动的调节。下丘脑视上核和室旁核等部位的大细胞神经元通过下丘脑 - 垂体束与神经垂体构成下丘脑 - 神经垂体系统，合成、分泌 VP 和催产素，发挥重要的调节功能。

甲状腺腺泡上皮细胞合成与释放甲状腺激素，甲状腺激素广泛调节机体生长发育、基础代谢等多方面的活动。甲状腺激素的分泌主要受下丘脑 - 腺垂体 - 甲状腺轴系统的调节。此外，甲状腺还可进行一定程度的自身调节。

甲状旁腺所分泌的甲状旁腺素与甲状腺 C 细胞分泌的降钙素及 1,25- 二羟维生素 D_3，共同调节机体钙、磷与骨代谢，控制机体血钙和血磷水平的稳态。

肾上腺由中央部的髓质和周围部皮质两部分组成。肾上腺皮质激素包括糖皮质激素、盐皮质激素和性激素。糖皮质激素的作用广泛而复杂，在物质代谢、各组织器官活动、免疫反应和应激反应中起重要作用。糖皮质激素的分泌主要受下丘脑 - 腺垂体 - 肾上腺皮质轴和糖皮质激素自身与 ACTH 的反馈调节；盐皮质激素醛固酮的主要作用是保 Na^+、排 K^+、保水，调节机体水盐代谢，从而维持细胞外液量和循环血量相对稳定。肾上腺髓质分泌儿茶酚胺类激素，主要以肾上腺素和去甲肾上腺素为主，对各组织器官功能活动、糖和脂肪代谢有重要的调节作用，且在应急反应中有重要的作用。

胰岛是胰腺的内分泌部分，由多种内分泌细胞组成，分泌多种激素。B 细胞分泌的胰岛素是促进物质合成代谢、维持血糖浓度稳定的关键激素，与其他激素共同作用，对机体储备能源物质及促进生长发育有重要意义。胰岛素的分泌受代谢、内分泌、神经及药物等多种因素的影响，但最及时和主要的因素是血糖浓度的变化。胰岛 A 细胞分泌的胰高血糖素是一种促进分解代谢的激素，具有很强的促糖原分解和糖异生的作用，使血糖明显升高。

此外，体内还存在着一些具有内分泌功能的其他组织和器官，如松果体、胸腺、脂肪组织、骨骼细胞、骨骼肌细胞、肾脏、心脏、胃肠道和胎盘等组织器官。PG 是广泛存在于动物和人体内的组织激素。

第六章 血 液

血液是由血细胞和血浆组成的流体组织，在心脏推动下沿全身血管系统循环流动，发挥着细胞之间、细胞与外环境之间物质交换的中介作用，有重要的运输功能。此外，其还在维持体温、酸碱平衡、机体防御和生理止血等方面扮演着重要的角色。临床上血液还与输血、器官移植及许多疾病的关系十分密切。

第一节 概 述

一、血液的起源

地球上最早出现在远古海洋中的生物是单细胞生物，其在进化为复杂的多细胞生物时，机体内部的大多数细胞是不能和外界的海水直接发生接触的，于是在体内就形成了细胞外液。最开始的细胞外液就是被包裹的海水，也就是一种盐溶液。随着进化，在体内出现了循环系统，细胞外液也分化为血管内的血液和血管外的组织液。组织液依然是盐溶液，而位于血管中的液体，除了盐溶液外，逐渐进化出了各种血细胞、蛋白质和各种其他的物质，最终进化为血液。可见，血液是生物进化的产物。

二、血量和血液的基本组成

血液的总量简称血量（blood volume）。正常人的血量为体重的7%～8%。据此推算，一个体重60kg的人，其血液总量为4200～4800ml，平均为4～5L。血液总量的绝大部分在心血管系统中不断地循环着，这部分血量称为循环血量；另一部分血液则滞留在肝、脾、肺、腹腔静脉及皮下静脉丛等处，流动速率较慢，其中的血浆量较少，红细胞比容较高，这部分血液是作储备之用的，称为储备血量，因此，肝、脾、肺等器官也起着储血库的作用。

血液由血浆（plasma）和混悬于其中的血细胞（blood cell）组成（图6-1）。取一定量的血液与抗凝剂混匀后静置或离心，可以分离出血浆和血细胞。上层淡黄色的液体为血浆，占全血量的50%～55%，中间是一薄层白色不透明的白细胞和血小板（约占总量的1%，在计算容积时常可忽略不计），下层是深红色不透明的红细胞。血细胞在血液中所占的容积百分比称为血细胞比容（hematocrit）。正常成年男性血细胞比容为40%～50%，女性为37%～48%，新生儿约为55%。

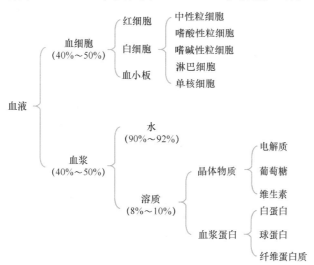

图6-1 血液的组成

三、血液在整体中的作用

血液具有十分重要的作用，如果任何一个器官的血液灌注量不足，可引起严重的代谢紊乱与组织损伤。血液的性质或成分变化也会导致人体器官系统的功能紊乱。血液的主要功能包括以下三方面。

（一）维持内环境稳态

细胞外液是细胞直接生活的环境，为区别于整体生存的外环境，法国生理学家伯纳德（Bernard）将细胞外液称为机体的内环境，并认为内环境化学组成和理化特性的相对稳定是人等高等动物生命存在的基本条件。细胞外液的 4/5 存在于血管外，构成组织液，1/5 在血管内，即血浆。血浆在血管中不断地循环流动，与组织液进行交换，是内环境中最活跃的部分。维持内环境的相对稳定是血液最重要的生理功能。

1. 运输作用 是血液的基本功能。在人体内，只有血液是在全身循环流动的组织，而且各种小分子物质又可通过毛细血管壁进出血液，因此，血液能起到联系机体内外环境和全身各个组织的作用。血液不仅有大量的水分作为溶剂，还有红细胞、血浆蛋白等运输工具，因而血液本身具有极好的运输条件和强大的功能：将 O_2 从肺部带到组织细胞，将组织内的 CO_2 带到肺部排出体外；从消化道等器官将营养物质转运到全身各组织细胞，同时将组织器官的代谢终产物转运到排泄器官排出体外；激素、维生素和酶等各种生物活性物质，也是由血液运输到各靶细胞的；钙离子和铁离子等与血浆蛋白结合，避免了运输途中从肾脏大量流失；一些难溶于水的脂质类物质与血浆蛋白结合后，成为可溶于水的复合物，便于在血浆中运输。

2. 缓冲作用 血液对内环境理化性质的某些变化有一定的缓冲作用。例如，血液中含有高效能的缓冲系统，可缓冲酸性和碱性代谢产物，参与维持血液 pH 的相对稳定。血液中的水比热较大，能吸收代谢过程中过剩的热量，并且水的蒸发热也较大，可散发大量的体热，从而参与维持体温的相对稳定。

3. 传递信息 血液在运输各种激素、生物活性物质、电解质等的同时，可以将信息传递给相应的靶细胞。内环境理化性质的微小变化，可以通过血液直接作用于分布在血管壁上的感受器（如颈动脉体和主动脉体化学感受器），或刺激中枢感受细胞（如下丘脑温度感受器和渗透压感受器），从而引起机体产生一定的适应性反应。

（二）免疫功能

血液中白细胞、淋巴细胞、血浆蛋白、补体和激肽系统等构成机体重要的免疫和防御系统，在清除侵入机体的病原体、异物和衰老死亡的细胞，预防各种疾病（包括肿瘤、艾滋病等）的发生及机体的修复中起着重要的作用。

（三）防御功能

血小板与血浆中各种凝血因子的生理止血作用在保证血管内血流畅通并防止出血方面，也具有重要的自我保护功能。

四、血液的理化特性

（一）血液的相对密度与黏滞度

正常人全血的密度为 1.050～1.060，黏滞度为 4～5（以水的黏滞度为 1 作为标准进行计算），其高低主要取决于血液中红细胞的数量，红细胞数量越多，全血密度越大，黏滞度越高。血浆的密度为 1.025～1.030，黏滞度为 1.6～2.4，其高低与血浆蛋白含量成正比。红细胞密度为 1.090～1.092，与红细胞中血红蛋白含量成正比。

（二）血浆蛋白

血浆蛋白（plasma protein）是血浆中多种蛋白质的总称，含量为 65～85g/L。用盐析法可将血浆蛋白分为三类，即白蛋白（albumin，40～50g/L）、球蛋白（globulin，20～30g/L）和纤维蛋白原（fibrinogen）。用免疫电泳技术，可将血浆蛋白进一步区分为 120 个组分，各种不同血浆蛋白有不同的结构与生理功能。

1. 白蛋白 分子量为 69 000，主要在产生血浆胶体渗透压、转运某些低分子物质及脂溶性物质方面发挥作用。白蛋白和它的钠盐组成的缓冲对还参与维持血浆 pH 的稳定。

2. 球蛋白 用电泳法可将球蛋白再分为 α_1、α_2、β 和 γ 球蛋白等。补体和免疫球蛋白都属于血浆球蛋白，它们是构成机体特异性和非特异性免疫系统的重要成分。一些脂类和糖类物质也可以与球蛋白结合成脂蛋白、糖蛋白而被转运入组织。氨基酸、维生素、激素及药物等也可以通过球蛋白进行转运。

3. 纤维蛋白原 分子量为 400 000，平时溶解于血浆中，是参与血液凝固的重要物质。

（三）血浆渗透压

1. 渗透压的概念 渗透压（osmotic pressure）是溶液中电解质与非电解质类溶质颗粒通过半透膜对水的吸引力。若半透膜两侧为不同浓度的溶液，水将从溶质少的低渗透压一侧向溶质多的高渗透压一侧转移，此现象称为渗透（osmosis）。溶质颗粒数多，渗透压高，对水的吸引力大；反之，则对水的吸引力小。通常以溶质的颗粒浓度 1mmol/L 作为渗透压单位，称为毫渗单位 [mOsm/（kg·H_2O）]。1mmol/L 的葡萄糖溶液的渗透压为 1mOsm/（kg·H_2O）；因为 NaCl 可以在水中解离成为 Na^+ 和 Cl^-，故此，1mmol/L 的 NaCl 溶液形成的渗透压为相同浓度葡萄糖溶液的 2 倍，即为 2mOsm/（kg·H_2O）。

2. 血浆渗透压的组成与正常值 正常血浆渗透压约为 300mOsm/（kg·H_2O），其中蛋白质（以白蛋白为主）形成的胶体渗透压约为 1.5mOsm/（kg·H_2O），由无机盐和其他晶体物质（80% 来自 Na^+ 和 Cl^-）构成的晶体渗透压占血浆总渗透压的 99% 以上。

3. 血浆渗透压的作用 血浆蛋白质的分子量较大，不能透过毛细血管壁，导致血浆中蛋白质含量大大高于组织液，即血浆胶体渗透压高于组织液中的胶体渗透压，水分子被保留在毛细血管内。虽然血浆胶体渗透压仅为 1.5mOsm/（kg·H_2O），但对维持血管内外的水平衡有重要作用。血浆白蛋白减少，血浆胶体渗透压下降，组织液回流减少而滞留于组织间隙形成水肿。例如，肾病患者的血浆蛋白质大量从尿中丢失和肝病患者的血浆蛋白质生成减少，均可引起机体水肿。

血浆中的晶体物质能够自由透过毛细血管壁，所以血浆和组织液中晶体物质的种类和浓度基本相同，即毛细血管内外两侧具有基本相同的晶体渗透压。由于细胞膜对不同离子具有选择通透性，尽管细胞内外两侧总的晶体渗透压是相同的，不同的晶体物质所形成的渗透压，在细胞内外却是不同的。一般来说，决定细胞外液晶体渗透压的主要是钠盐，决定细胞内液晶体渗透压的主要是钾盐，它们形成了相对稳定的晶体渗透压，所以离子移动引起细胞膜两侧出现渗透压差，将导致水分子的移动。如果将红细胞置于等渗 NaCl 溶液（0.9%NaCl 溶液）中，它能保持正常的形态和大小；若置于高渗 NaCl 溶液中，红细胞将因水分渗出而发生皱缩；若置于低渗 NaCl 溶液中，则因大量的水分进入使红细胞发生膨胀，甚至破裂（图 6-2），所以，血浆晶体渗透压对于保持细胞内外水平衡，以维持细胞的正常形态和功能有非常重要的作用。

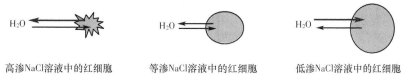

| 高渗NaCl溶液中的红细胞 | 等渗NaCl溶液中的红细胞 | 低渗NaCl溶液中的红细胞 |

图 6-2 不同晶体渗透压对红细胞的作用

（四）血浆的 pH

正常人血浆 pH 为 7.35 ~ 7.45，在血液缓冲系统、肾和肺的共同作用下维持相对稳定。血浆中以 $NaHCO_3/H_2CO_3$ 缓冲对最为重要，其含量多，缓冲力强；红细胞中则以 Hb/HHb 缓冲对最为重要。只要血浆中的 $NaHCO_3/H_2CO_3$ 为 20 : 1，血浆的 pH 即可维持正常。

第二节 血细胞的功能与生理特性

一、红 细 胞

（一）红细胞的正常值

红细胞（erythrocyte, red blood cell）是血液中数量最多的一种血细胞。人类成熟红细胞是体内唯一的无细胞核也无细胞器的细胞，呈双凹碟形，周边稍厚，平均直径为 8μm，红细胞的这种形态既有利于气体的进出，也适应红细胞的可塑变形性。

正常成年男性红细胞数量为（4.5 ~ 5.5）×10^{12} 个 /L，女性为（3.8 ~ 4.6）×10^{12} 个 /L。新生儿红细胞数量较多，可超过 6.0×10^{12} 个 /L，随着新生儿快速发育，每升血液中的红细胞数量将逐渐减少。儿童期的红细胞数量一直较低，到青春期后逐渐增加到接近成年人水平。血红蛋白（hemoglobin, Hb）是红细胞内的主要蛋白质，也是红细胞的功能成分。每个红细胞中含有（2.0 ~ 3.0）×10^6 个血红蛋白分子，每个血红蛋白分子可以结合 4 个氧分子，故血红蛋白在血液的气体运输中有非常重要的作用。成年男性血红蛋白浓度为 120～160g/L，成年女性为 110～150g/L。

（二）红细胞的功能

红细胞有两种主要生理功能，一为运输 O_2 和 CO_2。血液中 98.5% 的 O_2 与血红蛋白结合，以氧合血红蛋白的形式存在并运输。红细胞运输的 O_2 约为溶解于血浆 O_2 的 65 倍。CO 与血红蛋白的亲和力大于 O_2，易形成 HbCO，降低血红蛋白携带 O_2 的能力。煤气中毒实际上是由于大量的 HbCO 形成后所造成的机体严重缺 O_2。血液中的 CO_2 主要以碳酸氢盐和氨基甲酸血红蛋白的形式存在和运输，分别占 CO_2 运输总量的 88% 和 7%。如果红细胞破裂，血红蛋白进入血浆，红细胞就丧失运输气体的能力。红细胞的另一功能是缓冲机体内的酸碱物质，这主要是依赖其中的一些重要的缓冲对实现的。

（三）红细胞的生理特性

1. 渗透脆性　正常情况下，红细胞内的渗透压与血浆的渗透压是相等的，这是保持红细胞形态正常的必要条件之一。0.9% 的 NaCl 溶液之所以被称为生理盐水，就是因为它与红细胞的渗透压相等，所以被称为等渗溶液，红细胞置于其中能保持细胞膜原有张力和红细胞的形态。当溶液的 NaCl 浓度降低时，水将过多地渗入红细胞中，引起膨胀，使红细胞由圆盘形逐渐变为球形。当 NaCl 浓度降低到 0.45% 左右时，有一部分红细胞开始破裂，血红蛋白被释放到血浆中，这种现象称为溶血（hemolysis）。当 NaCl 浓度降低到 0.30%～0.35% 时，红细胞将全部溶解。红细胞在低渗溶液中膨胀乃至破裂的特性称为红细胞渗透脆性（osmotic fragility），简称脆性。脆性越大，表示红细胞膜对低渗透溶液的抵抗力越差。同一个体的红细胞对低渗溶液的抵抗力并不相同。生理情况下，衰老红细胞比初成熟红细胞的脆性大。某些疾病，如遗传性球形红细胞增多症，红细胞的脆性特别大，容易发生溶血。巨幼性球性红细胞增多症，红细胞的脆性特别小。因此，测量红细胞的脆性有助于一些疾病的临床诊断。

除低渗 NaCl 溶液外，多种理化因素和毒素也可引起溶血现象。例如，机械性的强力振荡，突然低温冷冻（使血液温度降低至 -25～-20℃），酸碱性过强，以及乙醇、乙醚、胆碱、溶血性细菌和某些蛇毒，输入血型不合的血液等，均可引起溶血。

2. 悬浮稳定性　红细胞具有在血浆中保持分散悬浮状态而不易下沉的特性，即悬浮稳定性（suspension stability）。一方面红细胞呈双凹碟形具有较大的表面积与体积之比，与血浆的接触面积较大，产生的摩擦力也较大；另一方面，红细胞膜表面带有负电荷，使红细胞间产生同性电荷的排斥作用，因而，正常情况下红细胞间不易发生以凹面相贴而叠连在一起的现象，故其下沉的速度缓慢。

如将抗凝的静脉血置于有刻度的垂直细玻璃管内，红细胞将因重力的作用而下沉。通常将第 1h 末红细胞下沉的距离，称为红细胞沉降率（erythrocyte sedimentation rate，ESR），简称血沉。红细胞沉降率的个体差异很大，男性为 0～15mm/h，女性为 0～20mm/h。健康成年人的血沉较慢，妊娠妇女的血沉加快，某些传染病、肿瘤等患者的血沉也加快。红细胞彼此以凹面相贴，形成一叠红细胞的现象，称为红细胞叠连（rouleaux formation）。实验证明，促使红细胞叠连加速的原因不在红细胞本身，而在于血浆。血浆球蛋白，特别是纤维蛋白原，能促进红细胞叠连而加速血沉；血浆中胆固醇增多，也可加速血沉；而白蛋白和磷脂酰胆碱的作用则反之。妊娠、结核、肿瘤患者血沉之所以加快，与血浆中纤维蛋白原的增加有关。因此，血沉实验对疾病的临床诊断有一定的指导意义。

3. 可塑变形性　红细胞在全身血管中循环运行，常要挤过口径比它小的毛细血管和血窦空隙，这时红细胞将发生卷曲变形，通过后又恢复原状，这种特性称为红细胞的可塑变形性（plastic deformation of erythrocyte）。正常红细胞的直径平均约为 8μm，表面积约为 140μm²，容积约为 90μm³。若红细胞是等容积的球形，其表面积仅为 100μm²，由于红细胞是双凹碟形，其增加的 40μm² 的表面积可允许红细胞有较大的变形能力。红细胞的表面积与体积的比值越大，则其变形能力越大，双凹碟形的红细胞变形能力大于球形红细胞的变形能力。

二、白 细 胞

白细胞（white blood cell 或 leukocyte）是一类无色、有核、不均一的细胞群。根据白细胞的形态和功能可将其分为粒细胞、单核细胞和淋巴细胞，其中粒细胞又根据其胞质颗粒的嗜色性不同而分为中性粒细胞、嗜酸性粒细胞和嗜碱性粒细胞。正常成年人白细胞的数量为（4～10）×10⁹ 个 /L。白细胞数量大于 10×10⁹ 个 /L 时，称为白细胞增多；少于 4×10⁹ 个 /L 时，称为白细胞减少。在白细胞各组分中，中性粒细胞占 50%～70%，嗜酸性粒细胞占 0.5%～5%，嗜碱性粒细胞占 0～1%，单核细胞占 2%～8%，淋巴细胞占 20%～40%。在正常情况下，机体白细胞的总数和分类计数都是相对稳定的。白细胞是机体免疫系统的一个重要组成部分，在机体发生炎症、变态反应或损伤时发挥重要作用。

（一）粒细胞

约有 60% 的白细胞的胞质内具有颗粒，因而称为粒细胞（granulocyte）。粒细胞在血流中停留时间很短，一般是数小时至两天。

1. 中性粒细胞（neutrophil） 是机体抵抗病原体的主要细胞，具有活跃的变形能力、高度的趋化作用和很强的吞噬消化细菌的功能，在血管内停留的时间平均为 6～8h。当病原体侵入机体时，中性粒细胞受到其释放的化学物质的吸引，从毛细血管壁的缝隙中逸出，向病灶部位游走，中性粒细胞这种定向移行特性称为趋化性（chemotaxis）。能够吸引中性粒细胞趋向炎症部位的物质叫趋化因子，如补体系统中的某些成分（C_5a）、白三烯，以及淋巴细胞和嗜碱性粒细胞释放的多肽等，这些趋化因子是在细菌产物、人体细胞的降解产物和某些血浆蛋白（如 IgG）的作用下产生的。中性粒细胞游走到病灶部位，伸出伪足将病原体包围起来，吞入细胞内，并通过细胞内溶酶体所释放的多种蛋白水解酶和多种氧化酶，对吞噬物进行分解和消化，中性粒细胞的这一作用过程称为吞噬（phagocytosis）。血液中衰老或受损的红细胞，以及坏死的组织，也以类似的过程被中性粒细胞吞噬。如果入侵的病原体过多，中性粒细胞所释放的酶量将随之增加，不仅病原体被吞噬消化，中性粒细胞本身也被致死。死亡的中性粒细胞即成为脓细胞，脓细胞连同细菌分解物一起成为脓液的组成部分。炎症时中性粒细胞的百分比若显著增加，表明炎症严重。

2. 嗜酸性粒细胞（eosinophil） 有弱的变形运动和吞噬功能。它的主要生理功能是参与杀伤寄生虫，并通过吞噬抗原抗体复合物来减轻机体的变态反应。嗜酸性粒细胞可以借助其膜表面免疫球蛋白 Fc 片段的受体和补体 C_3 的受体，黏附于寄生虫上，利用过氧化物酶等生物活性物损伤寄生虫虫体，因此在有寄生虫感染、变态反应等情况下，常伴有血中嗜酸性粒细胞增多的现象。

3. 嗜碱性粒细胞（basophil） 在血液中的平均循环时间是 12h，其胞质中含有较大的嗜碱性颗粒，颗粒内含有肝素、组胺、5- 羟色胺、嗜酸粒细胞趋化因子和变态反应慢反应物等具有生物活性的物质。嗜碱性粒细胞释放的组胺和变态反应慢反应物可使平滑肌收缩、毛细血管通透性增加，导致大量血浆渗出，从而引起哮喘、荨麻疹、鼻炎等变态反应性疾病；释放的嗜酸性粒细胞趋化因子可吸引嗜酸性粒细胞聚集于病变局部参与变态反应。

（二）单核细胞

单核细胞（monocyte）胞体较大，直径为 15～30μm，胞质中没有颗粒。单核细胞的功能与中性粒细胞的功能很相似，有趋化性，能进行变形运动和吞噬活动，但其吞噬能力更强。单核细胞在血液中大约循环 72h，然后进入组织，成为组织巨噬细胞，细胞的直径可达 60～80μm。巨噬细胞在不同组织中有不同的名称，如肝脏的 Kupffer 细胞、肺泡的尘细胞，以及脑的胶质细胞等。单核细胞与巨噬细胞的胞质内含有比中性粒细胞更多的非特异性酯酶，在机体防御反应中，表现出更强的吞噬作用。被激活的单核/巨噬细胞还能合成和释放多种细胞因子，如干扰素（IFN-α、IFN-β 等）、白细胞介素（IL-1、IL-3、IL-6 等）、肿瘤坏死因子（TNF-α 等），也能在炎症周围进行细胞分裂，并包围异物。在吞噬较大的异物、坏死组织碎片、病原体时，多个单核细胞与巨噬细胞还能融合成一个大的多核巨噬细胞，显著增强其吞噬能力。

（三）淋巴细胞

淋巴细胞（lymphocyte）主要分为 T 细胞和 B 细胞，以及第三类非 T 非 B 的淋巴细胞，即杀伤细胞（K 细胞）和自然杀伤细胞（natural killer cell，NK 细胞）。淋巴细胞在机体的特异性免疫应答过程中起着非常重要的作用，故又称免疫细胞。在功能上 T 细胞主要与细胞免疫有关。细胞免疫参与癌细胞、病毒和细菌等的杀伤及器官移植中的免疫排斥反应。B 细胞主要与体液免疫有关，B 细胞被抗原激活后将转化为浆细胞，浆细胞合成和分泌大量的抗体，抗体与抗原结合，形成抗原抗体复合物，参与体液免疫过程。K 细胞和 NK 细胞则构成了机体抗病毒感染的重要防线，并对肿瘤细胞有杀伤作用。

三、血 小 板

（一）血小板的形态和正常值

血小板（platelet）是从巨核细胞胞质脱离下来的碎片，体积小，直径为 2～4μm，在循环血中呈圆盘形或椭圆形，在体外与物质表面接触时，可伸出伪足而变成不规则状。正常人血小板的数量为（100～300）×10⁹个/L。血小板数量与其他血细胞一样，随机体情况不同而变化。例如，在餐后和运动后、妇女妊娠期间、组织损伤、外科手术、分娩及各种原因引起的大出血后，血小板数量都增加；但出血性紫癜患者，则表现为血小板数量减少。

（二）血小板的生理特性

血小板主要有黏附、聚集、释放、收缩、吸附和维持血管内皮的完整等生理特性。

1. 黏附　当血管内膜的完整性被破坏时，血小板被暴露出的内膜下胶原纤维激活，可立即黏附其上。黏附是血小板的止血功能和血栓形成的第一步，这可能是血小板膜上的糖苷转换酶和胶原蛋白分子上的氨基相互作用的结果。

2. 聚集　血小板彼此黏着成团的现象称为血小板聚集（platelet aggregation），它发生在血小板黏附之后。血小板聚集分为两个时相：第一时相发生迅速，为血小板可逆性聚集，由受损组织释放的 ADP 引起；第二时相发生缓慢，形成血小板血栓，由血小板释放的内源性 ADP 引起，属于不可逆聚集。促进血小板聚集的物质很多，如肾上腺素、5-羟色胺、组胺、胶原、凝血酶、血栓素 A_2 和前列腺素 E_2 等，抑制血小板聚集的物质有阿司匹林、咪唑类、异丙肾上腺素和前列环素等。小剂量的阿司匹林可抑制血小板的不可逆聚集，所以每天口服小剂量（50～75mg）阿司匹林，对预防冠心病和脑血栓形成有一定的益处。

3. 释放　指血小板发生聚集反应后，将 ADP、ATP、5-羟色胺、儿茶酚胺、Ca^{2+}、K^+ 等活性物质分泌出来的过程，其中 ADP 可使血小板的聚集加强而变为不可逆聚集，ATP 为多种生理活动提供能量，Ca^{2+}、5-羟色胺、儿茶酚胺可使小动脉收缩，Ca^{2+} 还可加强血小板的收缩反应和凝血作用。

4. 收缩　血凝块中的血小板有伪足伸入到血纤维网中，通过收缩蛋白的收缩，使血凝块回缩，挤压出其中的血清而成为坚实的止血栓，牢牢封住血管缺口，所以血清（serum）不同于血浆，它是血液凝固后产生的液体，其中不含纤维蛋白原等凝血因子，但又增添了少量在血液凝固时由血管内皮细胞和血小板所释放的生物活性物质。

5. 吸附　血小板能吸附许多凝血因子于其磷脂表面，促进凝血过程的发生和发展。

6. 维持血管壁内皮的完整性　血小板能沉着于血管壁以添补内皮细胞脱落留下的空隙，而且能融入内皮细胞并对其进行修复。血小板显著减少，将引起毛细血管脆性增加。动物实验结果表明，当人为地大量减少循环血液中的血小板时，红细胞能够穿过毛细血管内皮细胞的窗孔结构到血管外，如果此时输入同种动物的血小板浓缩悬液，可以观察到血小板同血管内皮细胞相互融合。血小板的碎片或血小板的某些成分，如磷脂、血小板因子Ⅲ等，也能改善毛细血管的脆性。这些现象说明血小板对毛细血管内皮的修复具有重要作用。临床实践中也观察到，血小板的数量和质量发生改变，可导致皮肤出现出血性瘀点，称为紫癜（purpura）。紫癜是由血小板减少引起毛细血管脆性增加，以及血管的微小破损所致的。

（宋德懋）

第三节　生理止血与血液凝固

一、生理止血

组织受损伤后，血液从破损的血管流出血管外的现象称为出血（bleeding）。生理止血（hemostasis）是指正常人小血管破损引起的出血自行停止的过程。生理止血是由血管、血小板和凝血因子三者协同作用的结果，包括局部血管收缩、血小板血栓形成和血凝块形成 3 个过程。

1. 局部血管收缩　小动脉或小静脉损伤后，可引起受损血管反射性收缩。若损伤不大，血管收缩可使血管破口封闭，出血暂停；若损伤稍大，血管收缩可使血管破口减小，出血减少。血管损伤后引起的血管收缩，首先是损伤刺激引起的局部缩血管反应，其特点是缩血管反应出现快、持续时间短；其次也有血小板和血管内皮细胞释放的 5-羟色胺、血栓素 A_2 和内皮素等局部缩血管物质的参与，其特点是引起的血管收缩比较缓慢，但持续时间较长。

2. 血小板血栓形成　是血小板发生黏附、聚集、释放反应的结果。初期形成的血小板血栓为灰白色的松软血栓，它可暂时堵塞血管的破损处，起到初步止血的作用，但这种止血是不牢固的，在血压升高或血流增强时，血小板血栓容易脱落，可造成再出血和其他部位的栓塞。

3. 血凝块形成　在血小板发生黏附、聚集、释放和收缩反应的同时，凝血过程也被启动，使血浆中可溶性的纤维蛋白原转变为不溶性的纤维蛋白，纤维蛋白集聚后交织成网，可将血细胞网罗其间，形成牢固的血凝块堵塞创口，实现有效止血。由此可见，止血是伴随出血而发生的生理过程，对机体有保护意义。

在凝血过程启动的同时，受损伤的血管局部还发生抗凝和纤维蛋白溶解的反应，以防止血凝块的不断增大和凝血过程的蔓延。

从血管破损、血液流出血管开始至出血自然停止所需要的时间为出血时间（bleeding time, BT）。正常出血时间用模板法检查应不超过 9min。若出血时间超过 9min 为出血时间延长，可见于血小板数量减少、血小板功能异常或血管舒缩功能异常。

二、血液凝固

血液由流动的液体态变成不能流动的胶冻状的过程称为血液凝固（blood coagulation），简称血凝。血液凝固过程，就是将血浆中可溶性纤维蛋白原转变成不可溶的纤维蛋白的过程。凝血过程需要一系列化学物质的参与，这些来自血管内外、能够促进血液凝固的化学物质就称为凝血因子。

（一）凝血因子

血浆和组织中直接参与血液凝固的物质，统称为凝血因子（coagulation factor, 或 clotting factor）。目前已经知道的凝血因子共有 14 种，其中有 12 种按照其发现的先后顺序用罗马数字进行编号命名，即凝血因子称为 FⅠ～FⅩⅢ，其中，FⅥ是活化的 FⅤa，不再视为独立的凝血因子。习惯上，在激活的凝血因子的罗马字母的右下角标以"a"（active），如 FⅡa 等，以区别于未激活的凝血因子。此外，参与血液凝固的物质还包括前激肽释放酶、高分子激肽原、血小板磷脂等（表6-1）。

表 6-1　按国际命名法命名的凝血因子

因子编号	同义名	因子编号	同义名
FⅠ	纤维蛋白原	FⅨ	血浆凝血激酶
FⅡ	凝血酶原	FⅩ	Stuart-Prower 因子
FⅢ	组织因子	FⅪ	血浆凝血激酶前质
FⅣ	Ca^{2+}	FⅫ	接触因子
FⅤ	前加速素易变因子	F	纤维蛋白稳定因子
FⅦ	前转变素稳定因子		高分子激肽原
FⅧ	抗血友病因子		前激肽释放酶

凝血因子有以下特征：①除 FⅣ（Ca^{2+}）和血小板磷脂外，其余的凝血因子均为蛋白质，有些凝血因子是蛋白酶，具有水解肽键的功能。②除 FⅢ（组织因子）外，其他因子均存在于血浆中，多数在肝脏合成；FⅡ、FⅦ、FⅨ、FⅩ 的生成还需要维生素 K 参与，故又称它们为依赖维生素 K 的凝血因子。③正常情况下，大多数凝血因子都以无活性的酶原形式存在，必须通过其他酶的水解作用，暴露或形成酶的活性中心后才有酶的活性。④凝血因子的分子量较大，不能从肾小球滤过，它们的降解和失活是在肝脏完成的，因此，肝脏有疾病或维生素 K 缺乏，对凝血功能有一定的影响。

（二）凝血过程

凝血过程就是一系列凝血因子按顺序激活的过程。现在比较公认的凝血过程是瀑布学说（cascade or waterfal theory），此学说认为凝血过程的头一个环节一旦被激活，就引起一系列凝血因子相继被激活，并产生逐级的生物放大效应，使凝血反应进行得越来越快，越来越猛烈，直至凝血块生成，凝血反应才会终止。

按照凝血因子的激活途径不同，血液凝固可分为内源性途径（intrinsic pathway）和外源性途径（extrinsic pathway）。内、外源性凝血途径均可划分为凝血酶原激活物形成、凝血酶形成、纤维蛋白形成 3 个阶段（图6-3）。

1. 内源性凝血途径　参与凝血的因子全部来源于血液，没有血管外凝血因子的参与，凝血反应从血液中Ⅻ的活化开始。根据凝血反应的特性不同，凝血过程可以分为 3 个阶段。

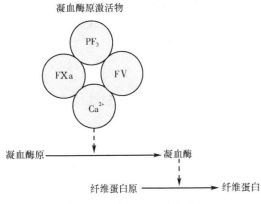

凝血酶原激活物

凝血酶原 → 凝血酶

纤维蛋白原 → 纤维蛋白

图 6-3　血液凝固的基本过程

（1）表面激活阶段：以血液与带负电荷的"异物"表面接触，FⅫ激活为特征。血管壁受损时，暴露出血管内皮细胞下带负电荷的胶原纤维，当血液中的 FⅫ与之接触时被活化，生成 FⅫa。FⅫa生成后，在前激肽释放酶参与下，通过正反馈可生成更多的 FⅫa。活化的 FⅫa可激活 FⅪ成为 FⅪa，同时血浆中的血小板也被激活，释放血小板磷脂，其主要成分是血小板因子 3（platelet factor 3，PF₃）。

（2）磷脂表面阶段：此阶段的凝血反应主要在血小板磷脂表面进行。在 FⅫ、FⅪ相继激活之后，FⅪa在 Ca^{2+} 的参与下激活了 FⅨ，激活的 FⅨa再与 FⅧ和 PF₃ 及 Ca^{2+} 组成复合物，它们协同作用激活 FⅩ。在 FⅧ复合物中，PF₃ 主要是提供一个磷脂吸附表面，Ca^{2+} 的作用是将 FⅨa和 FⅩ连接在磷脂表面，这样 FⅨa就可以激活 FⅩ。当 FⅩa激活后被 Ca^{2+} 连接至 FⅤ上，结合于 PF₃ 表面，形成凝血酶原激活物（FⅩa+Ca^{2+}+FⅤ）。

（3）纤维蛋白形成：以血纤维（纤维蛋白）生成为特征。在上一阶段生成的凝血酶原激活物可以使血浆中的凝血酶原（FⅡ）激活生成凝血酶（FⅡa）。FⅡa是一种蛋白水解酶，可以使纤维蛋白原（FⅠ）四聚体水解为纤维蛋白单体（Ⅰa），在纤维蛋白稳定因子（FⅩⅢa）的作用下，纤维蛋白单体相互聚合形成不溶于水的纤维蛋白多聚体。纤维蛋白多聚体交联成网状，网罗血细胞形成血凝块。

2. 外源性凝血途径　该凝血途径有血管外组织释放的凝血因子（组织因子，亦即 FⅢ）参与，由血液中的 FⅦ与血管外组织释放的 FⅢ接触，形成（FⅦa+FⅢ）复合物开始。（FⅦa+FⅢ）复合物可以直接激活 FⅩ，也可以先激活 FⅨ形成 FⅨa，FⅨa再使 FⅩ激活。FⅩ激活成 FⅩa后，便可以在 Ca^{2+} 的作用下与 FⅤ形成凝血酶原激活物（FⅩa+Ca^{2+}+FⅤ），然后使凝血酶原（FⅡ）激活，生成凝血酶（FⅡa），凝血酶催化纤维蛋白原（FⅠ）形成纤维蛋白。纤维蛋白单体在纤维蛋白稳定因子（FⅩⅢa）的作用下，形成稳定的纤维蛋白多聚体（血纤维），将血细胞网罗其中，形成凝血块，完成凝血过程。

在上述凝血反应过程中，FⅤ、FⅧ都是重要的凝血辅助因子，可以大大加速凝血反应。FⅧ是由血管内皮细胞分泌的一种凝血辅助因子，它能使 FⅨa激活 FⅩ的效应显著增强。没有 FⅧ参与的情况下，FⅩ的激活非常缓慢，凝血过程也非常缓慢。若 FⅧ缺乏，凝血缓慢，甚至微小的创伤也出血不止，临床上称为血友病 A，因此，FⅧ又被称为抗血友病因子。先天性 FⅨ、FⅪ因子缺乏时，凝血速度缓慢，临床表现与血友病 A 相似，分别称为血友病 B、血友病 C。除了 FⅧ之外，血管内皮细胞还分泌另外一种抗血友病因子血管性假血友病因子（von willebrand factor，vWF）。vWF 可防止 FⅧ被分解破坏，因而能明显加强 FⅧ的凝血辅助效应。当 vWF 异常时，FⅧ容易被破坏清除，其凝血辅助功能减弱，会出现与血友病类似的出血情况，称为血管性血友病。

在凝血反应中，有多个步骤都是在血小板提供的磷脂表面上（而不是在血浆中）进行的，这样可以防止凝血因子被血液稀释或被血小板中其他因素抑制。此外，血小板也含有一些凝血因子，如 FⅠ、FⅩ等，血小板的收缩蛋白可使血块回缩，形成牢固的血栓，所以，无论是在止血还是血液凝固过程中，血小板都发挥着重要作用。因多种凝血因子都在肝脏内合成，需要维生素 K 的参与，肝功能障碍或维生素 K 缺乏，也可导致肝源性凝血因子合成不足，引起凝血障碍。此外 Ca^{2+} 浓度、温度、粗糙的表面也会影响血液凝固。

3. 两条凝血途径的区别与联系　内源性凝血途径和外源性凝血途径除了激活 FⅩ的方式及参与因子的不同外，凝血反应的速率也不同。在外伤止血方面，外源性凝血途径的作用比内源性凝血途径更加重要。目前认为，外源性凝血途径在体内生理凝血反应的启动中起关键性作用，组织因子被认为是启动者，组织因子嵌在细胞膜上，可起"锚定"作用，使凝血限于局部。外源性凝血途径一旦启动，一方面可以通过生成的凝血酶来激活内源性凝血因子 FⅨ、FⅤ、FⅧ、FⅪ和血小板，继续促进凝血；另一方面又通过 FⅦa-组织因子复合物直接激活 FⅨ，从而加强内源性凝血途径，维持和巩固凝血过程。在组织损伤情况下，两条凝血途径同时发挥作用并相互促进；血管内皮细胞损伤（感染、缺氧、中毒等情况下），主要激活的是内源性凝血途径；临床上抽取静脉血在体外测定凝血时间，主要反映的是内源性途径。血液凝固的基本过程可用图6-4表示。

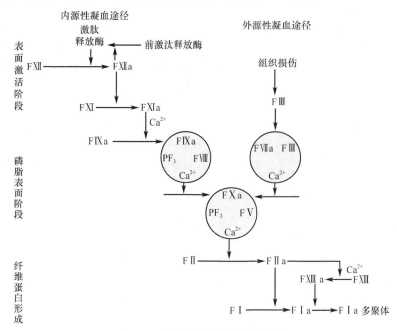

图6-4 血液凝固基本过程示意图

笔记栏

三、抗凝与纤维蛋白溶解

正常情况下，血管内的血液能保持流动状态而不发生凝固，是由于体内存在着抗凝和纤维蛋白溶解（简称"纤溶"）系统。抗凝和纤溶系统的存在，能够防止正常情况下血管内血液凝固，并对凝血反应加以适当的限制和调节。即使组织损伤引起出血，凝血反应也仅限于破损血管局部，并且在出血停止和创口愈合后，血凝块因纤溶作用被逐渐溶解，从而保证了血流畅通。

（一）血液中的抗凝物质

正常情况下血管内血液不凝固，一方面是由于血管内皮细胞的完整光滑，缺乏凝血因子激活的基本条件；另一方面，血管内皮细胞可以合成、分泌一些抗凝物质起到抗凝作用；另外，血液不停地流动，即使有少量激活的凝血因子也可以很快被血液循环稀释，或被血浆中的抗凝物质抑制、灭活。正常情况下血浆主要的抗凝物质有：

1. 抗凝血酶Ⅲ（antithrombin Ⅲ，AT Ⅲ）　是肝脏和血管内皮细胞分泌的抗丝氨酸蛋白酶，其分子上的精氨酸残基与 FⅡa、FⅦa、FⅨa、FⅩa 活性中心的丝氨酸残基相结合，封闭了这些酶的活性中心，使之失活，从而阻断血液凝固过程。AT Ⅲ是血液中最重要的抗凝物质，可以使 60% ～ 70% 的凝血酶（FⅡa）灭活。但在没有肝素存在的情况下，AT Ⅲ的抗凝活性显著下降。

2. 肝素（heparin）　是由肥大细胞和嗜碱性粒细胞产生的一种酸性黏多糖，无论是在体内还是体外都有很强的抗凝作用，它与 AT Ⅲ结合后，可使 AT Ⅲ的作用增加 2000 倍。肝素还可加快 FⅡa 的灭活，增加蛋白质 C 的抗凝活性，刺激血管内皮细胞释放纤溶酶原激活物，增强纤溶，因而是一种广泛应用的抗凝药物。

3. 蛋白质 C（protein C）　由肝脏合成，以酶原的形式存在于血浆中，在 FⅡa 的作用下被激活。蛋白质 C 的作用有：①在磷脂和 Ca^{2+} 存在时，使 FⅤa 和 FⅧa 灭活；②阻碍 FⅩa 与血小板磷脂结合，抑制 FⅩa 对 FⅡ的激活作用；③刺激纤溶酶原激活物的释放，增强纤溶酶的活性。

4. 组织因子途径抑制物（tissue factor pathway inhibitor，TFPI）　主要由血管内皮细胞合成、释放，是外源性凝血途径的主要凝血抑制物，能特异性的与 FⅢ、FⅦ、FⅩa 结合，有效地抑制外源性凝血途径，但是，要凝血系统激活，有大量的 FⅩa 形成后，TFPI 才能发挥抗凝作用，因此，TFPI 并不抑制外源性凝血途径的启动。

（二）影响血液凝固的因素

1. 温度　在一定范围内，温度升高可加速血液凝固；相反，温度降低血液凝固速度减慢。因为许多凝血因子均为酶类，当温度在一定范围内升高时，酶活性增强，反应加快；反之，酶活性降低，反应减慢。

2. 粗糙面　当血小板与粗糙面接触时，血小板发生黏附、聚集、释放反应，也能激活 FⅫ，从而加速血液凝固。外科手术中采用温热生理盐水纱布压迫止血，因为温热生理盐水能提高凝血酶活性，纱布提供粗糙面加速血液凝固。相反，将血液置于涂有液状石蜡或硅胶的容器内，由于光滑的表面可以减弱对凝血因子的激活，因此可以延缓血液凝固，所以输血时所用的管子，都是内壁光滑的硅胶管。

3. Ca^{2+}　在凝血反应中，有多个环节需要 Ca^{2+} 参与，若除去血浆中的游离 Ca^{2+}，血液将不能凝固。草酸铵、草酸钾、乙二胺四乙酸等化学物质均可有效去除游离的 Ca^{2+}，防止血液凝固，但抗 Ca^{2+} 措施一般只能用于体外抗凝。

4. 其他凝血因子　凝血因子 FⅡ、FⅦ、FⅨ、FⅩ 在肝脏合成时依赖于维生素 K 的参与。维生素 K 不足或使用维生素 K 拮抗剂将影响到这些凝血因子的生成，使凝血缓慢。当肝脏有疾病或脂溶性维生素吸收不良时，可产生出血倾向。

（三）纤溶系统与纤溶

血凝块中的纤维蛋白被逐渐溶解的过程，称为纤溶（fibrinolysis）。纤溶是在纤溶系统的作用下发生的。纤溶可以使血管保持通畅，有利于损伤组织的修复、再生。纤溶系统主要包括：①纤溶酶原；②纤溶酶；③纤溶酶原激活物；④纤溶酶抑制物。纤溶过程包括纤溶酶原的激活和纤维蛋白的降解 2 个阶段（图 6-5）。凝血和纤溶是在血液中不断进行着的、既对立又统一的两个方面，凝血作用过强，有血栓形成倾向；纤溶作用过强，则容易产生出血倾向。

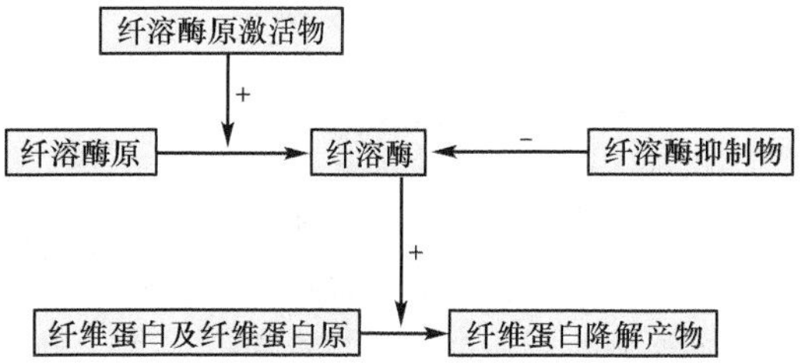

1. 纤溶酶原的激活 血浆中的纤溶酶原主要由肝脏产生，嗜酸性粒细胞也可以产生少量纤溶酶原。纤溶酶原以无活性的酶原形式存在于血浆中，在纤溶酶原激活物的作用下被激活。激活的纤溶酶能分解纤维蛋白和纤维蛋白原，形成小分子的纤维蛋白降解产物。纤维蛋白降解后使血栓液化溶解，血管再通。纤维蛋白原降解后，可以阻止血液凝固的发生。

图 6-5 纤溶系统

图中箭头表示作用方向；+表示促进；−表示抑制

能使纤溶酶原激活为纤溶酶的物质，称为纤溶酶原激活物，主要有以下三类：

（1）血管激活物：由小血管的内皮细胞合成、释放，以维持血浆内激活物浓度在基础水平。当血管内出现血凝块时，沉积在血管内皮细胞表面的纤维蛋白可刺激内皮细胞释放大量纤溶酶原激活物，所释放的激活物大部分吸附于血凝块上，使局部纤溶酶的浓度较高，有利于血凝块的溶解。

（2）组织激活物：存在于很多组织中，以子宫、卵巢、肾上腺、甲状腺、前列腺等处的组织中含量最高，主要是在组织修复、伤口愈合等情况下，在血管外促进纤溶。月经血液不凝，子宫、甲状腺、前列腺等手术后易发生渗血，可能与这些组织激活物含量丰富有关。

（3）依赖于因子Ⅻa的激活物：在内源性凝血途径中，FⅫa 催化前激肽释放酶生成激肽释放酶，后者以正反馈作用于 FⅫ 的同时又激活了纤溶酶原，因此，血管内皮细胞受损后一方面启动了内源性凝血系统，另一方面又激活了纤溶系统，使血液凝固和纤溶互相配合，保持动态平衡。

总之，纤溶酶原激活物的作用是使凝血系统与纤溶系统互相配合，保持动态平衡，既可防止血栓的形成，又在组织修复、伤口愈合中发挥作用。

2. 纤维蛋白及纤维蛋白原的降解 纤溶酶是血浆中活性最强的蛋白酶，它能水解纤维蛋白和纤维蛋白原分子肽链上的赖氨酸和精氨酸键，逐步将大分子的纤维蛋白原、纤维蛋白分解成许多可溶性小肽，这些小肽总称为纤维蛋白降解产物。纤维蛋白降解产物不能再凝固，其中一部分还有抗凝作用。纤溶酶还能水解凝血酶、FⅤa、FⅧa、FⅨa、FⅫa 等凝血因子，使凝血过程减缓。纤溶的生理意义在于使血液保持液态，血流通畅，限制血液凝固的发展，防止血栓形成。

3. 纤溶抑制物及其作用 血液中的纤溶抑制物主要有：①内皮细胞及血小板分泌的纤溶酶原激活物抑制剂 -1，它既能抑制纤溶酶原激活物的作用，也能与纤维蛋白结合，防止纤维蛋白被纤溶酶降解；②补体 C1 抑制物，使 FⅫa 和激肽释放酶失活；③α₂- 抗纤溶酶，主要由肝产生，通过同纤溶酶结合而抑制其活性。

（四）凝血与抗凝的生理意义

正常情况下，血液在血管内通过以下几个方面的共同作用而保持流动状态：①血管内的抗凝物质的作用占优势；②血管内膜光滑，不具备发生凝血的条件；③血流速度快，如果局部有少量凝血因子被激活，很快被血流带走并稀释而不足以发挥凝血作用；④一旦有凝血酶原激活物和纤维蛋白单体形成，可被网状内皮系统吞噬清除；⑤即使在生理止血中形成了凝血块，也会被血浆纤溶系统迅速清除。抗凝系统和纤溶系统防止了血栓的形成，保证了血流的畅通，后者还参与组织损伤后的修复和愈合过程。

当组织损伤出血时，凝血系统的作用占优势，局部发生凝血反应，形成纤维蛋白和血凝块，达到有效止血的目的。同时，凝血过程中激活的 FⅫa 可激活纤溶酶原，使纤溶系统激活；凝血时激活的 FⅡa 能激活抗凝物质蛋白质 C，使 FⅤa、FⅧa 灭活，这样就限制了凝血过程，使之只能在受损的局部血管发生。在伤口愈合过程中，纤溶酶原的激活和纤溶酶的作用居主要地位，纤维蛋白的降解将有利于受损组织的修复。

由此可见，体内存在凝血与抗凝和纤溶两个既对立又统一的功能系统，两个系统相互依存，共同作用，维持动态平衡，从而保持血液的正常状态，使机体既不发生出血，又无血栓形成，一旦这种动态平衡被破坏，就可能导致血栓形成或出血倾向等。

笔记栏

> **知识链接**
>
> 弥漫性血管内凝血（disseminated intravascular coagulation，DIC）是由多种原因导致的临床病理综合征，以凝血系统的广泛激活和微循环内广泛的微血栓形成为基本特征。DIC 最常见的原因是感染。此外，中毒、缺氧、创伤、失血、药物等众多因素都可引起 DIC。DIC 是一个动态发展的过程，早期以凝血系统广泛激活，血液高凝状态为特征；晚期则主要表现为纤溶亢进，以出血倾向为基本特征。由 DIC 引起的全身广泛性血液循环功能障碍和继发性出血，是引起患者器官功能衰竭和死亡的重要原因。
>
> DIC 的临床治疗应准确把握 DIC 不同病程时期。在早期，凝血系统广泛激活，血液处于高凝状态，微血管内有广泛的微血栓形成，此时治疗以抗凝为主（可使用肝素）；在晚期，主要问题是纤溶亢进导致的继发性出血，应以抗纤溶、防止出血为主。

第四节　血型与输血

血液中不同类型的抗原 - 抗体系统即为血型系统。严格地说，血型包括红细胞血型、白细胞血型和血小板血型，但通常说的血型仅指红细胞血型，即红细胞膜上的特异性抗原（凝集原）的类型。同一个体的血液中同时存在不同的血型系统（如 ABO 系统、Rh 系统、MNS 系统等），这些系统之间相互独立，同时并存，与临床关系最密切的是 ABO 和 Rh 血型系统。

白细胞、血小板除有与红细胞相同的血型抗原外，还有它们自己特定的抗原物质。白细胞上表达最强的同种抗原是人类白细胞抗原（human leukocyte antigen，HLA）。在无血缘关系的个体之间，HLA 抗原完全相同的概率极低，因此，HLA 是个体识别的重要标志，可用于法医学、人类学上的个体识别、亲子鉴定、血缘追溯等研究。HLA 也是引起免疫排斥的主要抗原，在器官移植排斥中扮演主要角色，因此也称移植抗原。HLA 抗原不仅存在于白细胞上，而且广泛存在于全身各种组织细胞上。血小板抗原能引起机体免疫反应，输血后机体可产生相应的抗血小板抗体，导致带有相同抗原的血小板破坏，这和输血后血小板减少症有关。

如果将两种不同类型的血液相混合，红细胞可能彼此聚集在一起，成为一簇簇不规则的细胞团，这种现象称为红细胞凝集（red cell agglutination）。红细胞凝集是一种不可逆反应，凝集的红细胞会破裂，血红蛋白会从破裂的细胞中逸出，即溶血。凝集反应的本质是红细胞膜的抗原（凝集原）与血浆中相应抗体（凝集素）相遇时出现的特异性抗原抗体反应。

一、ABO 血型系统

1. ABO 血型抗原与血型　ABO 血型抗原（凝集原）属于多糖类物质，在临床上区分为 A、B 两种。凡是在红细胞膜上只含 A 凝集原的血型为 A 型；只含 B 凝集原的血型为 B 型；含 A、B 两种凝集原的血型为 AB 型；两种凝集原均无的血型为 O 型。A 型血的血液中含有抗 B 凝集素；B 型血的血液中含有抗 A 凝集素；AB 型血的血液中既不含抗 A 凝集素，也不含抗 B 凝集素；O 型血的血液中既含有抗 A 凝集素，也含有抗 B 凝集素。只有某一种凝集原与其相应的凝集素（如 A 与抗 A、B 与抗 B）相遇时，才出现红细胞的凝集反应。

决定 ABO 血型的基因是一对等位基因。在遗传学上，将位于染色体同一位置的不同个体的基因称为等位基因。ABO 血型的等位基因可以控制生成 A、B、H 三种血型抗原。在染色体二倍体的个体上，这三个基因只能出现两个，一个来自母体，一个来自父体，它们共同决定了子代血型的基因型，因此 ABO 血型系统可以有 9 种基因型，由于 A、B 基因是显性基因，O 基因是隐性基因，所以这 9 种基因类型只有 4 种表现型（血型）。红细胞上表现型为 O 血型时（含 H 血型抗原），来自父母的两个基因只可能都是 O 基因；表现型为 A 血型时，其父母基因可以是 AA 或 AO；表现型为 B 血型时，父母基因可以是 BB 或 BO（表 6-2）。

表 6-2　ABO 血型及其遗传

基因型	表现型（血型）
AA，AO	A
BB，BO	B
AB	AB
OO	O

2. ABO 血型抗体与溶血　血液中的血型抗体有天然抗体和免疫抗体两类。天然抗体是由遗传决定的、先天具

有的抗体，为 IgM 型大分子抗体，不能透过胎盘。1 个 IgM 分子上具有 10 个左右抗原结合部位，当与红细胞膜上相应血型抗原产生反应时，可以使多个红细胞聚集成簇。ABO 血型抗体属天然抗体，有抗 A 和抗 B 两种，在出生半年后逐渐出现于血液中。同一个体血液中不存在抗自身红细胞抗原的抗体。

血型免疫抗体是获得性抗体，是在输血、妊娠或分娩或其他情况下，接受了自身不存在的红细胞抗原后刺激机体免疫系统而产生的。免疫抗体属于小分子的 IgG 型抗体，能够通过胎盘进入胎儿体内。若通过胎盘进入胎儿体内的抗体遇到相应抗原，可引起胎儿红细胞凝集，发生溶血。后天接触自身不具有的血型抗原后会产生免疫型 IgG 小分子抗体，这种情况若发生在妊娠妇女，有可能导致新生儿溶血。

案例 6-2

新生儿，男，足月顺产，以"皮肤黄染进行性加重 1 天"为主诉入院。该新生儿于出生后第 2 天出现皮肤发黄并迅速加深。检查见患儿全身皮肤发黄，巩膜黄染。患儿身体健康状况尚好，有轻度嗜睡，拒食。实验室检查：患儿为 A 型血，血胆红素 150mg/L，尿胆红素阳性，血红蛋白 115g/L。该患儿母亲为 O 型血，母体血清 IgG 型抗 A 抗体阳性。诊断：新生儿 ABO 溶血。

1. 问题与思考

（1）该患儿皮肤黄染、血胆红素增高、尿中胆红素阳性、血红蛋白降低说明什么？

（2）该患儿母亲为 O 型血，血清 IgG 型抗 A 抗体阳性，该患儿为 A 型血。这些与患儿的临床表现有何关系？

2. 提示

（1）足月顺产儿，出生后第 2 天出现皮肤发黄、巩膜黄染、轻度嗜睡、拒食；血胆红素 150mg/L，尿中胆红素阳性，血红蛋白 115g/L（新生儿血红蛋白＜145g/L 可诊断为贫血），均提示该患儿有溶血性贫血的表现。

（2）正常情况下，O 型血母亲的血浆中存在天然的抗 A、抗 B 两种抗体，但天然抗体属于大分子 IgM，不能通过胎盘进入胎儿体内，一般不会引起胎儿溶血。本例母亲检出 IgG 型抗 A 抗体，而该患儿血型正好是 A 型，这是引起胎儿溶血的主要原因。因 IgG 型血型抗体属于小分子抗体，可以通过胎盘进入胎儿体内，与胎儿血细胞上的 A 抗原结合，引起溶血反应，导致胎儿红细胞溶解、破坏，胎儿出现溶血性贫血。破坏的红细胞释放出大量的胆红素，超过了肝脏的代谢能力，血液中胆红素增高，导致皮肤、黏膜出现黄染，形成黄疸。

二、Rh 血型系统

Rh 血型系统是独立于 ABO 血型系统之外的另一个重要血型系统，最早因发现人红细胞上带有与恒河猴（Rhesus monkey）红细胞相同的抗原而得名。与 ABO 血型系统不同的是：①Rh 血型系统的抗原有人种差异，不同人种的 Rh 血型抗原带有率不同，黄种人带有率最高（＞99%），白种人较低（＜90%）；②Rh 血型抗体属于免疫型小分子抗体 IgG，在后天接触抗原后才产生，血液中不存在天然的 Rh 抗体；③因 Rh 血型抗原总体带有率较高，不带有 Rh 抗原的 Rh 阴性血型才有重要临床意义。目前已经发现有 40 多种抗原（或称 Rh 因子），抗原性最强的依次为 D、E、C、c、e，因此，临床上一般将含有 D 抗原的定义为 Rh 阳性血型，不含 D 抗原的归列为 Rh 阴性血型。

Rh 血型对输血工作有重要意义。因 Rh 阴性血型的血液中不含天然抗 Rh 抗体，故第一次输入 Rh 阳性血液时不会发生红细胞的凝集反应，但如果输入的血液带有 Rh 凝集原，可刺激 Rh 阴性个体产生抗 Rh 抗体。当再次接受 Rh 阳性的血液时，供血者红细胞膜上 Rh 抗原就会被受血者血液中的抗 Rh 抗体所凝集，发生红细胞的凝集反应导致溶血。

此外，Rh 阴性血型者还可因妊娠而产生 Rh 抗体。由于 Rh 阴性血型的母亲孕育了 Rh 阳性血型的胎儿（胎儿父亲是 Rh 阳性血型，概率极高），胎儿的红细胞由于某种原因（分娩或流产时）进入母体，就可致敏母体免疫系统产生抗 Rh 抗体，当 Rh 阴性的母亲再次孕育 Rh 阳性的胎儿时，这些抗 Rh 抗体就会通过胎盘进入胎儿体内，引起胎儿的红细胞发生凝集、溶解，造成胎儿的死亡或新生儿溶血。如果 Rh 阴性血型的母亲曾经接受过 Rh 阳性的血液输血，其血液中已有抗 Rh 抗体，则 Rh 阳性胎儿的溶血反应可发生在第一胎。

在 Rh 血型系统中，阳性血型的人口比例在不同种族之间是不同的。总体而言，白种人 Rh 阳性率在 85% 左右，黄种人 Rh 阳性率大于 99%。在我国汉族和其他许多民族中，绝大多数（约 99%）是 Rh 阳性血型，他们一般不会因 Rh 血型系统不合而发生输血反应，但在一些 Rh 阴性血型较多的少数民族（Rh 阴性率塔塔尔族为 15.8%，苗族为 12.3%，布依族和乌孜别克族均为 8.7%）中，因 Rh 阴性血型不合引起的临床问题较为多见。

三、输血与交叉配血

输血（blood transfusion）在临床上应用非常广泛。抢救各种原因引起的急性大失血、治疗各种原因造成的重度贫血、补充凝血因子以协助止血等情况均需输血。输血及相关问题不仅是输血反应和新生儿溶血性疾病的原因，也是器官移植、亲子鉴定和人类学研究的一个重要课题。输血应遵循一定的原则进行，严格把握，防止输血滥用。

（一）输血的原则

1. 安全用血原则　血源安全可靠，血液采集、运输、加工、储存条件符合要求，血液质量安全可靠；血源不含细菌、病毒、寄生虫等任何病原体，不会引起传染性疾病；不含致热原，不会引起输血反应。

2. 同血型输血原则　严格的同型输血是指供者、受者的 ABO 血型系统（包括亚型）、Rh 血型系统的血型完全相同，这样供者、受者的血型抗原、抗体完全一致，不会发生输血反应，也不会致敏受血者的免疫系统而产生抗体，为以后的安全用血、安全妊娠都留出了安全空间。同型输血也是安全性原则的基本要求。

3. 救急性原则　当急性大失血危及生命时，在输血条件有限的情况下，为抢救生命赢得时间，可不作严格同型输血要求，可将少量（400ml 以下）的 O 型血输注给其他血型的患者。因为 O 型血供血者的红细胞上既没有 A 抗原，也没有 B 抗原，输入的红细胞不会被受血者血液中的抗 A、抗 B 血型抗体所破坏。尽管 O 型血的血浆中同时含有抗 A、抗 B 两种抗体，输全血时输入的抗体会与受血者的红细胞发生特异性结合，引起红细胞破坏，并产生输血反应，但因输血量少，输入的抗体量少，加之输血速度慢，输入的抗体可被受血者血液稀释，不至于出现严重的输血反应，因而相对是安全的，但应该强调的是，"万能供血者"和"万能受血者"都是不存在的。

4. 需求性原则　"缺什么补什么"是基本原则。传统的输血是输全血，缺乏针对性，不仅浪费血源，还容易引起输血副作用。随着血液制品技术和临床诊疗水平的提高，"成分输血"成为输血需要遵循的基本原则。例如，严重贫血患者主要缺乏具有携氧能力的红细胞，应该输注红细胞；大失血患者全血丢失，应输全血；严重血小板减少者应输注血小板；凝血因子缺乏者应输富含凝血因子的血浆；大面积烧伤时血浆大量丢失，血容量减少、血细胞浓缩，此时应输血浆而不是全血。

（二）交叉配血

为了防止血型不合的输血事故发生，临床上在输血前都要进行严格的交叉配血（cross

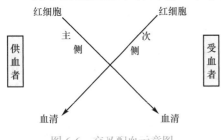

图 6-6　交叉配血示意图

matching）试验（图 6-6）。交叉配血试验是将供血者的红细胞与受血者的血清相混合，称为主侧或直接配血；将受血者的红细胞与供血者的血清相混合，称为次侧或间接配血。主侧、次侧均无凝集反应，则为配血相合，可以安全输血；如果主侧不发生凝集，而次侧发生凝集，则应按输入 O 型血的原则慎重处理，即少量、缓慢地输血，并严密监视输血过程；如果主侧发生红细胞凝集，不管次侧是否发生凝集，都绝对不能输血。

第五节　血细胞的发生及其调控

各种血细胞的寿命都是有限的，它们在执行功能活动中逐渐衰老、破坏和死亡。一个健康成年人每天大约有 1×10^{11} 个红细胞衰老、死亡，同时有相当数量的粒细胞消失。尽管如此，周围血中各种血细胞的数量和质量却保持着相对恒定，这是由于血细胞生成、释放、存活和死亡之间保持着动态平衡，并受到精细调控。若某种因素使血细胞生成和死亡的动态平衡失调，就将导致疾病的发生。

一、造血器官的演变与血细胞的发生

造血器官生成各种血细胞。人类胚胎时期卵黄囊、肝、脾、胸腺和骨髓均有造血功能，出生后红骨髓是主要的造血器官。在人胚胎第 13 ～ 16 天，卵黄囊壁上可形成许多细胞团，称为血岛（blood island），其中央的细胞形成多能造血干细胞。之后，造血干细胞被散播到肝脏，在人胚第 6 周，肝脏开始造血，并持续至第 5 个月。继肝脏造血后，脾脏也出现短暂的造血功能，造血干细胞在肝脏、脾脏内增殖分化为各种血细胞。从胚胎第 4 个月开始至终身，骨髓成为主要造血器官，它产生髓系细胞（包括红细胞、粒细胞、单核细胞与巨核细胞、血小板）和淋巴系细胞（图 6-7）。

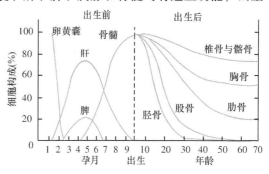

图 6-7　胚胎发育及出生后造血部位的迁移

二、血细胞生成的调控

造血过程（hemopoiesis）是造血干细胞（hemopoietic stem cell，HSC）在造血调节因子和造血微环境的共同作用下增殖分化为各种成熟血细胞的过程。造血干细胞具有高度自我更新（self-renewal）和分化为各系造血祖细胞的潜能（多向分化）。1 个造血干细胞经过不对称有丝分裂形成 2 个子代细胞，其中 1 个仍维持造血干细胞的全部特征，即自我更新。自我更新使得造血干细胞的数量和质量维持不变，因而又称为自我维持（self-maintenance）；另一个子细胞可能由于基因表达模式发生改变而使得细胞特征出现变化，从而走上分化的道路，即逐步分化形成造血祖细胞、形态上可识别的造血前体细胞和成熟血细胞。高度的自我更新和自我维持，决定了造血干细胞在体内能永久地维持造血。

造血干细胞经过分化后可形成定向祖细胞（committed progenitors）。定向祖细胞主要分为两大类别：一类是髓系造血祖细胞，可进一步分化为红细胞、中性粒细胞、单核细胞、嗜酸性粒细胞、嗜碱性粒细胞和血小板；另一类为淋巴祖细胞，可分化为各种淋巴细胞。正常干细胞的分化过程中伴随着成熟，是一个连续不间断的过程，并且是不可逆的，幼稚细胞可以不断成熟分化为成熟细胞，但成熟细胞不可以逆分化为幼稚细胞。造血干细胞的分化发育需要有正向刺激因子和负向抑制作用的抑制因子相互作用（图 6-8）。

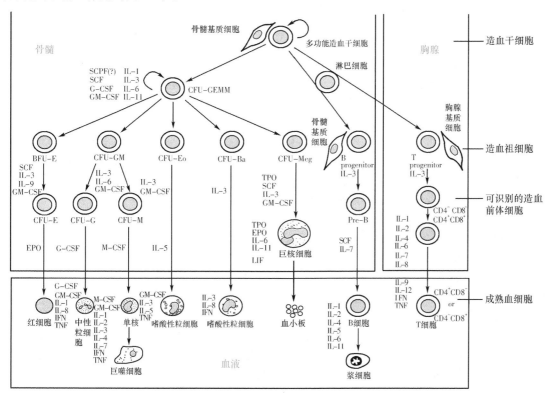

图 6-8　血细胞生成的调控

经过基因组重编程（reprogramming）技术，可以将成熟细胞逆转为具有造血干细胞特性的诱导性多能干细胞（induced pluripotent stem cell，IPSC），具有广阔的运用前景。

（一）红细胞生成的调节

1. 主要细胞因子对红细胞生成的调节

（1）爆式促进激活物（burst promoting activator，BPA）：BPA 是一类糖蛋白，它可以促进红系祖细胞的大量增殖和成熟分化，对髓系造血也有一定的调节作用。

（2）红细胞生成素（erythropoietin，EPO）：是由肾小管管周间质细胞（上皮细胞、成纤维细胞等）产生的一种分子量为 34000 的大分子糖蛋白，主要作用于晚期红系祖细胞和各种发育阶段的红细胞，促进它们的增殖分化和成熟红细胞的血红蛋白合成，加速网织红细胞的成熟与释放。

血浆红细胞生成素的水平与血液血红蛋白的浓度呈负相关。贫血时体内红细胞生成素的增高可促进红细胞生成；红细胞增高时，红细胞生成素的分泌减少，使红系造血活动减缓，这一负反馈调节使血中红细胞数量保持相对稳定。在严重肾脏疾病时，红细胞生成素分泌明显减少，造成红细胞生成和血红蛋白合成减少，引起贫血，临床上称为肾性贫血。

此外，红细胞生成素也受体内氧分压的影响，当大气氧分压下降导致机体缺氧时，体内促红细胞生成素合成、分泌增加，以刺激红系造血，对机体缺氧有代偿意义。在高原地区生活的人由于大气氧分压低，其红细胞数量和血红蛋白含量比低海拔地区的人高，具有抵抗高原缺氧的意义。

（3）性激素的影响：雄激素可以提高血浆中红细胞生成素的浓度，增加红系祖细胞膜上的红细胞生成素受体对红细胞生成素的敏感性，从而促进红细胞的生成；雌激素可降低红系祖细胞对红细胞生成素的敏感性，这可能是男性红细胞高于女性的原因之一。

2. 红细胞生成所需物质　在红细胞生成过程中，需要有足够的蛋白质、铁、叶酸及维生素等营养物质。

（1）叶酸和维生素 B_{12} 的作用：在红细胞的发育、成熟过程中，细胞核的脱氧核糖核酸（DNA）对细胞分裂和血红蛋白合成起着重要作用，叶酸和维生素 B_{12} 是 DNA 合成的重要辅酶，叶酸在体内必须转化为四氢叶酸后才能参加 DNA 的合成，叶酸的转化需要维生素 B_{12} 参与。维生素 B_{12} 缺乏时，叶酸的利用率下降，可引起叶酸的相对不足，因此，缺乏叶酸和维生素 B_{12} 时，红细胞 DNA 合成减少，细胞成熟障碍，体积增大，可出现巨幼细胞性贫血。维生素 B_{12} 主要在回肠被吸收，维生素 B_{12} 的吸收有赖于胃黏膜壁细胞分泌的内因子的存在，若缺乏内因子，也会导致巨幼细胞性贫血。

（2）铁：是合成血红蛋白的基本原料，成人每天需要 20～30mg 铁用于红细胞生成，其中从食物中获取约 5%，另外 95% 来自体内铁的再利用。再利用的铁主要来自被破坏的红细胞。当铁供应不足或吸收障碍，或长期慢性失血导致机体缺铁时，血红蛋白合成减少，可引起小细胞低色素性贫血，即缺铁性贫血。

此外，红细胞的生成还需要蛋白质、氨基酸、多种维生素（维生素 B_2、B_6、C、E）和微量元素（铜、钴、锌等）的共同作用。

3. 红细胞的破坏与清除　红细胞的平均寿命为 120 天。成熟红细胞没有细胞核与核糖体，不能制造任何蛋白质，因此，红细胞代谢所需的各种酶、细胞膜及其骨架的各种蛋白质都不能更新，当红细胞逐渐衰老后脆性增加，可因血流冲击而破损，或在通过微小血管时变形作用减弱而被阻滞和吞噬。脾脏和肝脏内的巨噬细胞具有识别衰老、受损和异常红细胞的能力，衰老、破损的红细胞在肝脏、脾脏内可被吞噬清除。脾功能亢进可使大量红细胞被过度清除而产生贫血。此外，血液中的粒细胞和单核细胞也能吞噬部分衰老的红细胞。红细胞被吞噬消化后的铁可被再利用，而红细胞破坏后形成的血红素则在肝脏中转变为胆色素后被代谢清除。

（二）白细胞生成的调节

1. 主要细胞因子对白细胞生成的调节　白细胞与红细胞、血小板一样，也是由骨髓造血干细胞分化而来的，在发育过程中都经过多能造血干细胞、造血祖细胞、形态上可识别的造血前体细胞和成熟白细胞。在干细胞阶段，粒细胞的生成主要受集落刺激因子（colony stimulating factor，CSF）的调节。目前认为，CSF 包括粒 - 巨噬细胞刺激因子、粒细胞集落刺激因子、巨噬细胞集落刺激因子等，能刺激不同阶段白细胞增殖、分化和成熟。目前用基因工程方法已经获得重组的集落刺激因子，可用于治疗各种原因导致的白细胞减少。此外，乳铁蛋白和转化生长因子 -β 等可以抑制白细胞的生成，与白细胞生成的刺激因子共同维持白细胞的正常生成过程。

2. 白细胞的破坏与清除 白细胞的寿命相差较大。粒细胞和单核细胞主要在组织中发挥作用，中性粒细胞在血液中停留 8h 左右即游出血管进入组织，一般 3 ~ 4 天后衰老死亡。若有细菌侵入，中性粒细胞在吞噬活动中可因释放过多溶酶体而发生自溶，并与破坏的细菌和组织碎片共同构成脓液。单核细胞在血循环中停留 72h 左右，然后进入组织内形成巨噬细胞，构成单核巨噬细胞系统。正常人不但由肝脏、脾脏等处清除大量粒细胞，每天还将从唾液中丢失 10^8 ~ 10^9 个粒细胞，从尿液中丢失 2×10^6 个粒细胞，而且还将从肺、呼吸道和胃肠道渗出大量粒细胞。淋巴细胞则循环于血液 - 组织 - 淋巴之间，而且有增殖、分化能力，因此较难准确判断其寿命。

3. 血小板的破坏与清除 平均约有30%的血小板储存在脾脏内，并与外周血小板数量保持平衡。血小板进入血液循环后，平均寿命为 7 ~ 14 天，但只在进入血液循环的前 2 天具有生理活性。血小板主要由肝脾的单核巨噬细胞系统清除，因此，脾功能亢进时可以有较多的血小板被过度清除，造成血小板减少。此外，血小板也在凝血、止血活动中被消耗。

（周光纪）

小　结

血液由血浆和血细胞组成。血液在心脏舒缩活动的推动下，在心血管系统中不断流动，成为细胞外液中最活跃的部分，它具有运输、缓冲、传递信息、免疫和防御等多种功能，在维持内环境的相对稳定中起着重要作用。

血浆渗透压包括胶体渗透压和晶体渗透压，前者在维持血管内外水平衡中具有重要作用，后者在维持细胞内外水平衡中非常重要。

红细胞的主要功能是运输 O_2 和 CO_2。红细胞具有渗透脆性、悬浮稳定性、可塑变形性等特点。白细胞可分为粒细胞、单核细胞和淋巴细胞。白细胞具有变形、游走、趋化、吞噬和分泌生物活性物质等多种特性，主要是抵抗病原生物的入侵和执行免疫功能。血小板具有黏附、聚集、释放和收缩，并参与维持血管壁内皮的完整性，在生理止血和血液凝固中起着重要作用。

血液中有多种凝血因子，凝血因子激活后可引起血液凝固。血液凝固过程分为两条途径（内源性凝血途径、外源性凝血途径），三个阶段（凝血酶原激活物生成、凝血酶生成、纤维蛋白生成）。纤溶系统可避免纤维蛋白在血管内形成血栓。凝血系统、抗凝系统和纤溶系统处于动态平衡中，以保证血液的正常循环流动。

血型是根据血细胞表面所含的凝集原不同而区分的。重要的人类红细胞血型系统有 ABO 血型系统和 Rh 血型系统。输血前必须做血型鉴定和交叉配血试验，血型相同才能进行输血。

第七章　循环系统

循环系统（circulatory system）包括心血管系统（cardiovascular system）和淋巴系统（lymphatic system）。心血管系统由心脏和血管组成，血液沿心血管系统周而复始地流动称为血液循环（blood circulation）。心脏是血液循环的动力器官，血管是血液运行的管道和物质交换的场所，并具有分配血量的作用。血管分动脉、静脉和毛细血管，其中动脉将血液输送至肺及全身组织，静脉则将肺循环或周围组织的血液运回心脏；毛细血管连接微动脉和微静脉，是组织和血液进行物质交换的场所。淋巴系统由淋巴管道和淋巴器官组成，淋巴系统参与组织液回收和脂肪吸收。血液循环的主要功能是运输体内的营养物质、代谢产物、气体、激素及水等，保证新陈代谢的正常进行。机体内环境的稳态维持和血液防御功能的发挥依赖于血液循环，一旦循环停止，会导致新陈代谢紊乱和器官功能受损，甚至危及生命。

第一节　心脏的生物电活动

心房和心室有规律地进行收缩和舒张交替的活动，是心脏实现泵血功能、推动血液循环的必要条件。而其中心肌细胞的电位变化则是触发心肌收缩和泵血的动因。因此，掌握心脏生物电活动的规律，对于理解心肌的电生理和机械特性有重要意义。

组成心脏的心肌细胞根据其形态特点、电生理特性及功能特征可分为两类：一类是自律细胞（autorhythmic cell），包括窦房结（sinoatrial node）P 细胞（pacemaker cell）和浦肯野细胞（Purkinje cell），具有自律性、兴奋性和传导性，这类细胞含肌原纤维甚少或缺乏，故几乎无收缩功能；另一类是非自律细胞（non-autorhythmic cell），包括心房肌细胞和心室肌细胞，具有兴奋性、传导性和收缩性，执行心脏的泵血功能，故又称工作细胞。心脏的泵血功能是通过以上两类细胞相互配合实现的。自律细胞是特殊分化的心肌细胞，组成心脏的特殊传导系统，是心内发生兴奋和传导兴奋的组织，控制心脏自动而有节律的活动，该系统的活动决定了心脏活动的节律和频率；非自律细胞则在自律细胞发出和传导的兴奋作用下，进行有节律地收缩和舒张，该类细胞的活动决定了心脏的射血能力。

一、心肌细胞的跨膜电位

心肌细胞的跨膜电位变化涉及多种离子运动，其波形和形成机制比神经和骨骼肌的复杂，而且不同类型心肌细胞的跨膜电位也不尽相同（图 7-1、图 7-2）。

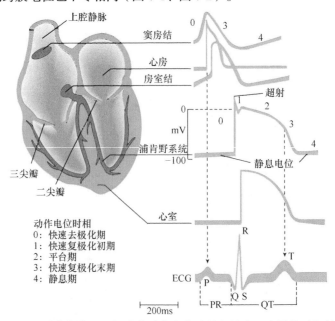

图 7-1　心脏各部位心肌细胞的动作电位及其与体表心电图的时相关系

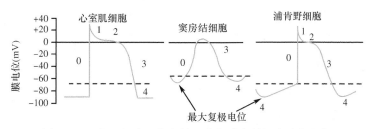

图 7-2 心室肌细胞、窦房结细胞和浦肯野细胞动作电位

心肌细胞的跨膜电位变化是由细胞内外存在的离子浓度梯度（表 7-1）和细胞膜在不同状态下对离子的通透性不同引起的。

表 7-1 心肌细胞内液和外液中几种主要离子的分布

离子	细胞内液浓度（mmol/L）	细胞外液浓度（mmol/L）	平衡电位（mV）
Na^+	10	145	+70
K^+	140	4	-94
Ca^+	1×10^{-4}	2	132
Cl^-	9	104	-65

（一）非自律细胞的跨膜电位及形成机制

下面以心室肌细胞为例，叙述非自律细胞跨膜电位及其形成机制。

1. 静息电位 人和其他哺乳动物心室肌细胞的静息电位为 -90mV，其形成机制与神经元、骨骼肌细胞基本相同。静息时，心室肌细胞膜 I_{K1} 通道开放，K^+ 顺浓度梯度外流，但在静息时心肌细胞膜对 Na^+ 也有一定的通透性，有少量 Na^+ 内流；此外，膜上的生电性 Na^+-K^+ 泵（Na^+-K^+-pump）的活动对静息电位产生一定影响，故心室肌细胞实际测得静息电位的数值是 K^+ 平衡电位、少量 Na^+ 内流和生电性 Na^+-K^+ 泵活动的综合结果。

2. 动作电位 心室肌细胞的动作电位与骨骼肌和神经纤维比较明显不同。骨骼肌细胞动作电位时程很短，复极化速度和去极化速度相近，记录曲线呈升支和降支基本对称的尖锋状。心室肌细胞动作电位特点是复极过程复杂，持续时间长，升降支不对称，它可分为去极化和复极化两个过程，并可进一步分为 0、1、2、3、4 五个时期（图 7-3）。

（1）0 期（去极化和反极化过程）：心室肌细胞受到刺激后，膜上部分钠通道被激活开放，少量 Na^+ 内流，使膜电位从 -90mV 去极化达 -70mV（阈电位水平），引起钠通道开放数量明显增加，大量 Na^+ 顺浓度梯度和电位梯度快速流入细胞，膜内电位迅速升高直至接近 +30mV。钠通道激活开放和失活关闭的速度都很快，开放时间约为 1ms；在膜去极化到 0mV 左右时失活，被称为快钠通道；该通道被河豚毒（tetrodotoxin，TTX）选择性阻断。

（2）1 期（快速复极初期）：此时快钠通道失活，而负载 K^+ 的一过性外向电流（transient outward current，I_{to}）通道开放，引发瞬时性 K^+ 外流，膜内电位从 +30mV 迅速降至 0mV 左右，历时 10ms。I_{to} 通道在膜去极化到 -40mV 时被激活，开放时间为 5 ~ 10ms。

（3）2 期（平台期）：在 2 期膜内电位达 0mV 左右后，复极化过程变得非常缓慢，动作电位图形比较平坦，称为平台期（plateau）。平台期历时 100 ~ 150ms，是心室肌细胞动

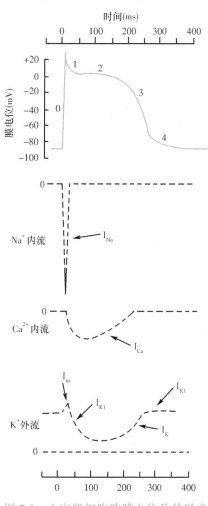

时间（ms）

图 7-3 心室肌细胞跨膜电位及其形成的离子基础

电位持续时间较长的主要原因，也是心室肌细胞动作电位区别于神经和骨骼肌细胞动作电位的主要特征。平台期膜离子流既有外向电流（K⁺外流）又有内向电流（主要为Ca²⁺内流，I_{Ca-L}），开始时外向电流和内向电流趋于平衡状态，在平台期后期，内向电流减弱，外向电流增强，导致膜电位的复极化速度加快。

心室肌细胞膜存在L型钙通道（long-lasting calcium channel），当膜去极化至 -40～-30mV 时，L型钙通道被激活，0期后表现为持续开放，细胞外的 Ca²⁺ 在浓度梯度驱使下缓慢内流，使膜去极化，并伴有少量 Na⁺ 内流。L型钙通道可被 Mn²⁺ 和多种钙通道阻断剂（如维拉帕米等）阻断。

在平台期，K⁺ 通过延迟整流钾通道（I_K 通道）外流。I_K 在膜电位去极化至 -40mV 时激活，但开放速率缓慢，在平台期 K⁺ 外流逐步增加。Ca²⁺ 内流和 K⁺ 外流形成的电流使膜内电位在 0mV 左右维持较长时间，构成平台期。

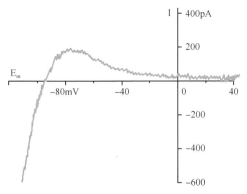

图 7-4　豚鼠心室肌细胞 I_{K1} 通道的电流 - 电压关系曲线

另外一种钾通道，即内向整流钾通道（I_{K1} 通道）与较长的平台期形成有关，I_{K1} 通道对 K⁺ 的通透性因膜的去极化而降低，这一现象称内向整流（inward rectification）。I_{K1} 通道在心室肌细胞膜静息状态时开放，0期去极化中迅速关闭，K⁺ 外流大大减少。在平台期 I_{K1} 电流几乎为零，使膜电位不能迅速复极化（图 7-4）。

（4）3期（快速复极期）：在2期末，L型钙通道失活，Ca²⁺ 内流停止；而 I_{K1} 及 I_K 通道加速开放，形成再生性 K⁺ 外流。膜内电位从 0mV 左右较快地下降至 -90mV，完成复极过程，历时 100～150ms。

从0期去极开始至3期复极完毕的这段时间为动作电位时程。正常情况下，心室肌细胞动作电位时程为 200～300ms。

（5）4期（静息期）：该期是心室肌细胞膜电位恢复并稳定于静息电位水平（-90mV）的时期。此期离子的跨膜转运仍然活跃，细胞需要排出去极化和复极化时进入胞内的 Na⁺ 和 Ca²⁺，并摄入复极化时流出的 K⁺。Na⁺-K⁺泵每次运转可泵出 3 个 Na⁺ 并泵入 2 个 K⁺，因而是生电性的。Ca²⁺ 的转运主要通过细胞膜的 Na⁺-Ca²⁺ 交换体（Na⁺-Ca²⁺exchanger）进行，膜外 3 个 Na⁺ 内流可交换膜内 1 个 Ca²⁺外流，可见 Na⁺-Ca²⁺ 交换也是生电性的。进入细胞的 Na⁺ 再由钠泵排出细胞。此外，膜上少量的钙泵（calcium pump）也可主动排出 Ca²⁺。

心房肌细胞动作电位的形成机制与心室肌细胞大致相同，但时程较短，约 150ms，主要原因是心房肌细胞膜对 K⁺ 的通透性较大，导致 2 期提前结束。

（二）自律细胞的跨膜电位及形成机制

自律细胞与非自律细胞动作电位的最大区别是在 4 期。非自律细胞 4 期膜电位稳定；自律细胞 4 期膜电位不稳定，当 3 期复极化达到最大复极电位（maximal repolarization potential）之后，4 期即开始自动去极化，一旦去极化达到阈电位水平，就爆发一次新的动作电位。

自律细胞根据动作电位 0 期去极速度和产生机制不同，可分为快反应自律细胞和慢反应自律细胞。快反应自律细胞的动作电位 0 期与心室肌细胞相似，去极速度快、幅度高，主要与细胞膜上快钠通道开放、Na⁺ 内流有关。慢反应自律细胞的动作电位 0 期去极速度慢、幅度低，主要与膜上慢钙通道开放、Ca²⁺ 内流有关。

快反应自律细胞包括房室束及束支和浦肯野细胞等；慢反应自律细胞包括窦房结、房结区和结希区的细胞。

1. 窦房结 P 细胞　窦房结 P 细胞的动作电位由 0 期、3 期和 4 期构成，无 1 期和 2 期。最大复极电位约为 -70mV，0 期去极化到 0mV 左右，无明显超射。

（1）0期：当膜电位由最大复极电位去极化达阈电位（-40mV）时，窦房结 P 细胞膜上的 L 型钙通道激活，Ca²⁺ 内流引起 0 期去极化。L 型钙通道激活和失活较缓慢，因此窦房结细胞 0 期去极化速度较缓慢，持续时间较长（约 7ms）。

（2）3期：膜电位去极化达到 0mV 时，钙通道逐渐失活，Ca²⁺ 内流减少。在复极的初期，I_K 通道开放，K⁺ 外流引起 3 期复极。因窦房结 P 细胞最大复极电位仅约为 -70mV，钠通道处于失活状态，故窦房结 P 细胞的 0 期无 Na⁺ 内流参与。

（3）4 期：引起窦房结 P 细胞自动去极化的净内向电流由一种外向电流（I_K）和两种内向电流（I_f 和 I_{Ca-T}）构成。最大复极电位时，I_K 通道逐渐失活而关闭，导致 K⁺ 外流递减，使内向电流超过外向电流。目前认为，钾通道时间依从性关闭造成的 K⁺ 外流进行性衰减是窦房结自动去极化最重要的离子基础。同时，I_f 通道部分激活，允许少量 Na⁺ 呈递增性内流。I_f 是一种主要由 Na⁺ 负载的内向电流，I_f 通道在 3 期复极达到 -60mV 左右时开放，此后开放的数量随膜内负电位增加而渐增。T 型钙通道（transient calcium channel）在去极化到 -50mV 时激活，Ca²⁺ 内流，共同参与 4 期自动去极化后期的形成（图 7-5）。

2. 浦肯野细胞 是一种快反应自律细胞，其动作电位的波形、幅度及形成机制与心室肌细胞相似，分为 0 期、1 期、2 期、3 期和 4 期。两者的差别在于浦肯野细胞 4 期自动去极化。4 期自动去极化的机制包括一种外向电流（I_K）递减和内向电流（I_f）递增，I_K 通道在 0 期去极化时开始开放，3 期复极至 -60mV 左右时开始关闭，至最大复极电位时接近完全关闭，因此，在浦肯野细胞 4 期中由于 I_K 衰减引起的 K⁺ 外

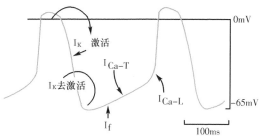

图 7-5 窦房结 P 细胞膜电位的形成机制

流减少对于自动去极化所起的作用较小，而发挥主要作用的是 I_f。I_f 渐增强的同时 I_K 衰减加速，Na⁺ 内流使膜自动去极化达阈电位水平而产生一次新的动作电位。I_f 通道在膜去极化水平达 -50mV 左右时关闭。可见，3 期复极化至一定程度时引起 I_f 的激活和发展，I_f 的渐增强导致 4 期自动去极化，在产生新的动作电位的同时又使 I_f 活动中止。

> 知识链接　　　　　　　　　　浦肯野细胞起搏机制的研究
>
> 　　电生理学专家 Noble 在 1968 年提出 I_{K2} 衰减学说以解释浦肯野细胞的起搏机制，他认为 I_{K2}（I_{K2} 不同于上述的 I_{K1}）进行性衰减和 Na⁺ 内流增多导致自动去极。1980 年，两名年轻学者 Di-Francesco 和 Ojeda 通过实验证明 I_{K2} 是 Noble 在浦肯野多细胞标本上进行实验时，因为采用电压钳制技术造成的实验误差，并提出浦肯野细胞自动起搏是由 I_f 引起的新观点。Noble 用实验证明了 Di-Francesco 的结论并赞其科学精神，认为 I_f 概念的提出是研究起搏离子机制中的一项意义深远的变革。认为 I_f 有趣，便取名 I_f，F 取自 funny（有趣）的首字母。

二、心肌的生理特性

心肌细胞的生理特性包括自律性、兴奋性、传导性和收缩性，其中，前三种属电生理特性，而收缩性为机械特性。

（一）自律性

细胞、组织在无外来刺激的作用下能够自动发生节律性兴奋的特性称为自动节律性，简称自律性（auto rhythmicity）。具有自律性的细胞或组织称为自律细胞或自律组织。心肌的自律性包括自动性和节律性两方面，前者反映心脏在单位时间内活动的频率，后者反映心脏活动的规则程度。自律性高低的衡量指标为自动兴奋的频率。

1. 心脏起搏点 自律细胞广泛存在于心脏特殊传导系统。窦房结 P 细胞、房室交界（结区除外）、房室束、末梢浦肯野细胞的自动兴奋频率分别为每分钟 100、50、40 和 25 次左右。正常情况下，窦房结的自动兴奋频率最高，它产生的节律性兴奋向外扩布，依次激动心房肌、房室交界、房室束、心室内传导组织和心室肌，引起整个心脏的节律性兴奋和收缩。窦房结是主导心脏正常兴奋和跳动的部位，称为正常起搏点（pacemaker）。以窦房结为起搏点的心脏节律称为窦性心律（sinus rhythm）。窦房结的功能活动在生理和病理情况下都可发生变化。成人窦性心律的频率超过 100 次 / 分，称为窦性心动过速（sinus tachycardia），健康人在饮酒或饮咖啡及情绪激动时可发生；而心率低于 60 次 / 分，则称为窦性心动过缓（sinus bradycardia），常见于健康的青年人、运动员和睡眠状态；缺血和缺氧等原因致窦房结功能受损，可出现窦性心律不齐或窦性静止等改变。

窦房结之外的自律组织在正常情况下不表现本身自律性，称为潜在起搏点（latent pacemaker）。异常情况下，窦房结的兴奋因传导阻滞而不能控制其他自律组织的活动或潜在起搏点的自律性提高，

潜在起搏点就可控制部分或整个心脏的活动，称为异位起搏点（ectopic pacemaker）。异位起搏点控制的心脏活动称为异位心律（ectopic rhythm）。窦房结通过两种方式实现对潜在起搏点的控制：①抢先占领（capture），由于窦房结4期自动去极速率较潜在起搏点的快，如窦房结为0.1V/s，浦肯野细胞为0.02V/s，故当潜在起搏点4期自动去极化尚未达到阈电位时，它受自律性最高的窦房结传来的冲动作用而产生动作电位，其自身的自律性不能表现出来。②超速驱动压抑（overdrive suppression），指当更高频率的外来超速驱动停止后，低频率的自律组织不能立即表现其自律性活动。正常情况下，窦房结、房室交界处和浦肯野细胞在单位时间（分钟）内可发出的冲动频率分别为60～100次、40～50次和15～40次。潜在起搏点经常被迫随窦房结的冲动发生节律性兴奋，故自身的起搏能力受到抑制，一旦窦房结发放的冲动停止，会导致全心较长时间的停搏。基于此，在临床对患者行人工起搏时，应逐渐减慢起搏频率后再中断起搏器工作，以避免发生心搏暂停。

2. 影响自律性的因素

（1）4期自动去极化的速度：4期自动去极化的速率与膜电位从最大复极电位达到阈电位水平所需的时间密切相关。4期速度快，到达阈电位所需的时间缩短，单位时间内产生兴奋的次数增多，自律性增高，反之，自律性降低。交感神经释放的去甲肾上腺素可增大窦房结细胞膜上的 I_f 电流和促进 T 型钙通道开放，使 Na^+ 和 Ca^{2+} 内流增多，4期自动去极化速度加快，自律性增高；迷走神经兴奋时末梢释放的 ACh，在提高膜对 K^+ 的通透性，导致4期膜 K^+ 外流增多的同时，还抑制膜上的 I_f 电流和 T 型钙通道开放，故4期自动去极化速度减慢，自律性降低（图7-6）。

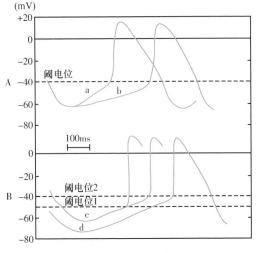

图7-6　影响自律性的因素

A. 去极化速度对自律性的影响。4期去极化速度由b增大到a时，自律性增高；B. 阈电位水平和最大复极电位对自律性的影响。阈电位绝对值变小（阈电位1→阈电位2），自律性降低；最大复极电位绝对值变大（c→d），自律性降低

（2）最大复极电位与阈电位之间的差值：最大复极电位下移（绝对值变大）或阈电位上移（绝对值变小），两者之间的差值增大，到达阈电位所需时间延长，自律性降低；反之，自律性增高

（图7-6）。迷走神经释放的 ACh 可增加细胞膜对 K^+ 的通透性，3期 K^+ 外流增多导致最大复极电位更负，故心率减慢。

（二）兴奋性

兴奋性（excitability）是指组织或细胞受到刺激后产生动作电位的能力。兴奋性主要用阈值来表示。阈值高表示兴奋性低；反之，兴奋性则高。所有心肌细胞都具有兴奋性。

1. 影响兴奋性的因素

（1）静息电位与阈电位之间的差值：静息电位（或最大复极电位）绝对值变小，或阈电位绝对值增大，两者之间的差值减小，引起兴奋所需的刺激阈值变小，兴奋性增高；反之，兴奋性降低。

1）静息电位或最大复极电位的水平：如果阈电位水平不变，静息电位（或最大复极电位）绝对值增大时，与阈电位之间的差距加大，引起兴奋所需的刺激强度增大，兴奋性降低。例如，ACh 增加细胞膜对 K^+ 的通透性，K^+ 外流增多，静息电位绝对值增大，兴奋性降低；反之，静息电位（或最大复极电位）绝对值减小时，与阈电位之间的差距缩小，引起兴奋所需的刺激强度减小，兴奋性升高。例如，轻度血钾升高，细胞膜内外的钾浓度梯度下降，K^+ 外流减少，静息电位绝对值减小，兴奋性增高。但静息电位绝对值显著减小时，由于部分钠通道失活而使阈电位上移，兴奋性反而降低。

2）阈电位水平：如果静息电位或最大复极电位的水平不变，阈电位水平上移，静息电位（或最大复极电位）与阈电位之间的差距增大，兴奋性降低。奎尼丁可抑制钠通道的激活，使阈电位上移，需要更强的刺激才能引发动作电位，兴奋性下降；反之，阈电位下移，则意味着兴奋性升高。

（2）离子通道状态：分别引起快反应自律细胞和慢反应自律细胞产生0期去极化的钠通道和钙通道均有静息（resting）、激活（activation）和失活（inactivation）三种状态。通道处于何种状态取决于当时膜电位水平及产生动作电位后的时间进程。在快反应自律细胞，当膜电位处于静息电位时，

钠通道处在关闭的静息状态,随时可被激活而开放。当膜电位局部去极化达阈电位时,钠通道大量开放,处于激活状态,Na^+内流。钠通道激活后迅速关闭,进入失活状态,任何刺激均不能引起失活通道再次开放。只有膜电位恢复到静息电位水平时,钠通道才可复活至静息状态,即恢复产生兴奋的能力。处于静息状态的钠通道数量越多,膜的兴奋性就越高,反之进入失活状态的钠通道数量越多,膜的兴奋性就越低,当全部钠通道由静息状态进入失活状态后,膜的兴奋性为零。钙通道状态的变化过程与钠通道的相似,只是激活、失活及复活速度较慢,且最大复极电位及激活电位均较小而已。

2. 兴奋性的周期性变化 心肌细胞在发生一次兴奋的过程中,伴随膜电位的变化,钠通道经历激活、失活和复活(备用)等状态的变化,其兴奋性亦发生周期性的变化(图7-7)。

(1)有效不应期:从0期开始到复极达-55mV的时期内,膜兴奋性为零,心肌细胞对任何强度的刺激均无反应,此期称绝对不应期。3期复极过程中,从-55mV复极到-60mV这段时间内,强刺激可引起膜局部去极化,此期称为局部反应期(local response period)。从0期开始到复极达-60mV这一段时间内心肌不能再次产生动作电位,因此将这段时间称为有效不应期(effective refractory period)。此期是因膜电位绝对值过低,钠通道完全失活或复活的数量太少所致。

(2)相对不应期:指3期复极膜电位从-60mV到-80mV这一时期,心肌细胞受到阈上刺激时可产生再次兴奋,称为相对不应期。在此期内,膜电位已接近于静息电位水平,大部分钠通道逐渐复活,但开放能力尚未恢复正常,所以心肌兴奋性虽逐渐恢复但仍低于正常,需阈上刺激才能引起新的动作电位。

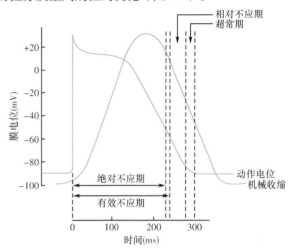

图7-7 心室肌细胞动作电位期间兴奋性的变化及其与机械收缩的关系

(3)超常期:膜电位从-80mV复极到-90mV的时期,称为超常期。此期钠通道已基本复活,且膜电位绝对值小于静息电位值,与阈电位的差距较小,兴奋性高于正常,故阈下刺激亦可引起兴奋。在相对不应期和超常期发生的动作电位,其0期的速度、幅度均低于正常,这是由钠通道尚未完全复活所致(图7-8)。此时动作电位产生的局部电流较小,故兴奋传播速度减慢,易导致心律失常或形成折返。

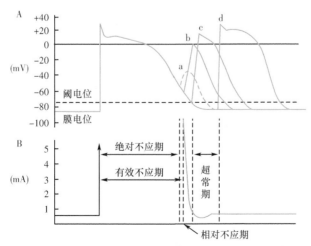

图7-8 心肌细胞动作电位与兴奋性的变化
A. 在复极化的不同时期给予刺激所引起的反应(a为局部反应,b、c和d为0期去极化速度和幅度都减小的动作电位);B. 用阈值变化曲线表示心肌细胞兴奋后兴奋性的变化

3. 兴奋性的周期性变化与心肌收缩活动的关系

(1)不产生强直收缩:与骨骼肌相比,心肌细胞的有效不应期很长,横跨收缩期并延伸至舒

张早期开始后（图7-7）。在此期内任何刺激均不能再次引起动作电位和收缩，故心肌不会发生骨骼肌那样的完全强直收缩，这就确保了心脏必须以收缩和舒张交替的形式进行活动，进而实现泵血功能。

（2）期前收缩与代偿间歇：如果在有效不应期之后、下一次窦房结的兴奋到达之前，心肌受到人工或来自异位起搏点的激动而产生一次提前出现的收缩，称为期前收缩（premature systole）。期前兴奋也有自己的有效不应期，紧接期前兴奋后的一次窦性兴奋传到心室时，刚好落在期前兴奋的有效不应期内，故不能引起心室再次收缩，收缩曲线上出现一次收缩的"脱失"（图7-9）。

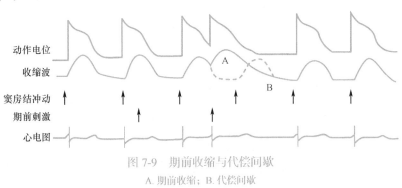

图 7-9　期前收缩与代偿间歇
A. 期前收缩；B. 代偿间歇

因此，在一次期前收缩后常有一段较长的心室舒张期，称为代偿间歇（compensatory pause）。在临床上，频繁或多发的房性或室性期前收缩可由心肌炎、心肌缺血、麻醉、手术及药物和电解质紊乱等因素引起。

（三）传导性

细胞传导兴奋的能力称为传导性（conductivity）。传导性的高低可用动作电位传播的速度来衡量。同其他可兴奋细胞一样，心肌兴奋也是以局部电流的机制传至邻近未兴奋膜，进而引起邻近膜发生动作电位的。心肌细胞之间的低电阻缝隙连接（gap junction）结构有利于局部电流的通过，使兴奋能在细胞之间迅速传播，从而构成心脏功能性合胞体（functional syncytium），保证两心室的同步性收缩，以产生强大的射血力量。

1. 兴奋在心脏内的传播

（1）传播途径：窦房结产生的兴奋传至左右心房肌，同时主要经优势传导通路传播到房室交界，再经房室束、左右束支、浦肯野纤维网传至心室肌（图7-1）。左右房室口周围的纤维环将心房、心室隔开，正常情况下，心房的兴奋必须经房室交界才能传入心室，所以，窦房结起搏的动作电位经一定途径先后引起左右心房和左右心室的兴奋。房室交界自上而下分为三个功能小区，房结区、结区和结希区。房室交界具有自律性（结区除外）。房室束主要含浦肯野细胞，分为左右束支，最后延伸为浦肯野纤维网，连接心室肌细胞。

（2）传播速度：所有心肌细胞均具有传导性，但不同的心肌细胞其传播兴奋的速度不尽相同。一般心房肌的传导速度约为 0.4m/s，优势传导通路的传导速度较快，约为 1m/s，心室内末梢浦肯野纤维网的传导速度最快，可达 2～4m/s，比心室肌的传导速度（约 1m/s）快得多。浦肯野纤维传导速度快，使兴奋能迅速地扩布至两心室，保证两心室同步地进入收缩状态而产生强大的射血力量。房室交界的传导性很低，尤其是结区的传导速度仅为 0.02m/s，主要原因是该处细胞为慢反应细胞，动作电位的 0 期幅度小、速度慢，产生的局部电流较小；该处细胞的直径小，细胞间缝隙连接数量少，不利于局部电流的传播；细胞内糖原含量少代谢低，兴奋性低，故传导兴奋的能力弱。兴奋在房室交界处缓慢传播，耗时可长达 0.1s 的现象称为房室延搁（atrioventricular delay）。房室延搁使心室收缩在心房收缩完成之后才开始，有利于心室在充分充盈后实现其射血功能，但由于传导速度慢，房室交界处较易发生传导阻滞（conduction block）。正常人可因迷走神经的兴奋性增强而引起房室传导时间延长。风湿性心肌炎、冠心病、血钾浓度升高或降低等，均可引起房室传导阻滞。

（3）房室结的过滤作用：房室交界区的细胞传导兴奋的速度缓慢，一次兴奋后的有效不应期持续到复极完毕之后，在心率加快时，不应期缩短也不明显，因此，对高频率的兴奋具有过滤作用（filtration）。在心房颤动时，其兴奋的频率可达 350 次 / 分或以上，但只有不足 1/2 的兴奋能下传到心室，心室率一般在 100～160 次 / 分，这样就使心室有足够的时间充盈血液以利于完成其射血的功能。

2. 影响传导性的因素

（1）心肌细胞的结构：心肌细胞的直径越大，其内阻越小，局部电流向前传播的距离越远，传导速度越快；反之，传导速度则慢。例如，末梢浦肯野细胞的直径最大（如羊的末梢浦肯野细胞直径约为 70μm），传导速度最快；而结区的细胞直径最小（仅 3μm），传导速度最慢。另外，闰盘处缝隙连接的数量和功能状态对传导速度也有明显的影响。在窦房结和房室交界处，缝隙连接数量少，传导速度较慢。心肌细胞受损或细胞内 H^+ 浓度过高可导致细胞间通道关闭，传导速度减慢。

（2）0 期的速度和幅度：0 期去极化引起局部电流的产生。去极化速度愈快及幅度越大，产生的局部电流也就越大，传播距离越远，达到阈电位的速度也越快，导致传导速度加快；反之，传导减慢。静息电位绝对值较大可使钠通道开放的速度增快及开放数量增多，从而提高传导性。例如，代谢障碍或强心苷中毒时，钠泵活动重度抑制，使细胞外 K^+ 浓度升高，两者均可导致静息电位绝对值减小，0 期去极速度减慢，传导性降低。此外，快反应自律细胞与慢反应自律细胞的传导速度差异也是由 0 期去极化的速度和幅度不同引起的。

（3）邻近未兴奋部位膜的兴奋性：兴奋的传导是因局部电流从已兴奋膜传至未兴奋膜而引起的，因此，邻近未兴奋部位膜的兴奋性必然影响兴奋的传导。如前所述，兴奋性与钠通道所处的状态、静息电位和阈电位的差值等有关。静息电位和阈电位的差值增大，兴奋性降低，传导速度减慢；反之，传导速度加快。钠通道若处在静息状态，传导速度快；若处于失活状态，则传导受阻。

（四）收缩性

心肌的收缩性（contractility）是指由参与收缩的心肌细胞共同表现出的一种内在的能力或特性。在收缩的过程中产生的张力大、缩短的速度快和程度大，表明收缩力强，如在支配心的交感神经传出冲动增多时；反之，则表示收缩力减弱，如支配心的迷走神经兴奋时。心脏工作细胞的收缩机制与骨骼肌的相似。当心肌细胞胞质 Ca^{2+} 浓度升高时，肌纤维收缩；Ca^{2+} 浓度降低，心肌舒张，但由于心肌细胞的结构及电生理特性与骨骼肌的不完全相同，心肌收缩时表现有自己的特点。

1. 对细胞外内流 Ca^{2+} 的依赖性较大 心肌细胞收缩时对细胞外 Ca^{2+} 依赖性大，这是因为心肌细胞的肌质网不如骨骼肌发达，储 Ca^{2+} 量少。在心肌动作电位的平台期，细胞外 Ca^{2+} 通过 L 型通道流入，使胞质内 Ca^{2+} 浓度升高，Ca^{2+} 浓度升高再触发肌质网释放大量的 Ca^{2+}，使胞质内的 Ca^{2+} 浓度升高约 100 倍，从而引起心肌收缩，这种由少量 Ca^{2+} 内流引起细胞内 Ca^{2+} 库释放大量 Ca^{2+} 的过程，称为钙致钙释放（calcium-induced calcium release）。当胞质内 Ca^{2+} 浓度升高时，Ca^{2+} 与肌钙蛋白结合，触发粗肌丝上的横桥与细肌丝的肌动蛋白结合并发生扭曲和摆动，导致心肌细胞收缩。如去除细胞外 Ca^{2+}，将发生兴奋 - 收缩脱耦联（excitation-contraction uncoupling）现象，即可见动作电位产生但无心肌收缩。

> **知识链接** 钙的神奇作用
>
> 心肌细胞收缩对细胞外液中 Ca^{2+} 的依赖性是由 Ringer 发现的。他的助手 Fielder 用自来水代替蒸馏水配制蛙心收缩实验的溶液时，发现心脏在其中比在用蒸馏水配制的溶液中跳得更有力且活动更持久。针对这一现象，Ringer 做了进一步研究和分析，发现自来水中存在的 Ca^{2+} 具有增强心肌收缩力的作用，为以后对 Ca^{2+} 的其他生理作用及其病理和药理学功能的研究奠定了基础。

2. "全或无" 式收缩 闰盘缝隙连接使兴奋在心肌细胞之间迅速传播，导致全部心房或心室肌细胞几乎同步参与收缩，表现为功能合胞体的活动。骨骼肌收缩时参与活动的肌纤维数目可因兴奋的神经纤维数目而异。

3. 不发生完全强直收缩 心室肌细胞动作电位 2 期（平台期）持续时间长，可达 100～150ms，是其有效不应期长的主要原因。心室肌细胞有效不应期从收缩期开始持续至舒张的早期，因此，必须待舒张开始后才可能接受刺激而产生再次收缩，故不会发生强直性收缩，而是收缩和舒张交替进行，以保证心脏射血功能的实现。

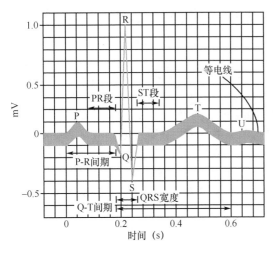

图 7-10　正常人心电模式图

三、体表心电图

在一个心动周期中，由窦房结产生的兴奋，按一定的途径和时程，依次传向心房和心室，引起心脏发生一系列的生物电变化。由于人体是一个导电性能良好的容积导体，心脏的生物电活动可传播到机体的任何部位。若将引导电极安置在体表的特定部位，借助于心电图机就能记录到心脏电活动的波形，即体表心电图（electrocardiogram，ECG）（图 7-10）。心电图是整个心脏从兴奋的产生、传导到恢复过程的综合向量变化。

心电图各波是由爱因托芬（Einthoven）命名的，分别由 P 波、QRS 波群和 T 波构成，偶尔可见 U 波。因所用导联方式不同，心电图各波的形态、幅度亦不同（图 7-11）。

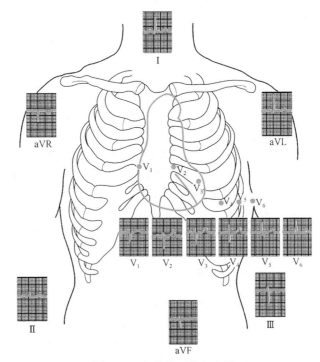

图 7-11　各导联正常心电图

P 波波形小而圆钝，历时 0.08 ～ 0.11ms，波幅不超过 0.25mV，代表左右两心房的去极化过程，其时程反映去极化在整个心房传播所需的时间（图 7-10，表 7-2）。

表 7-2　心电图各波、段（期）的意义及正常值

名称	意义	幅度（mV）	时间（s）
P 波	两心房去极化	0.05 ～ 0.25	0.08 ～ 0.11
QRS 波群	两心室去极化	变化较大	0.06 ～ 0.10
T 波	两心室复极化	0.10 ～ 1.50	0.05 ～ 0.25
P-R 间期	心房开始兴奋到心室开始兴奋所需时间		0.12 ～ 0.20
PR 段	去极化通过房室交界传至心室肌所需的时间	与基线同水平	0.06 ～ 0.14
Q-T 间期	两心室兴奋的总时程		< 0.40
ST 段	两心室处于去极化状态	与基线同水平	0.05 ～ 0.15

QRS 波群代表左右两心室的去极化过程，它包括 3 个顺序相连的电位波动，第 1 个向下的 Q 波，随后向上的 R 波和最后向下的 S 波。正常的 QRS 波群历时 0.06 ～ 0.10s，代表兴奋在心室肌扩布所

需的时间。QRS 各波在不同导联中差异较大。T 波反映左右两心室复极化（3 期）过程中的电位变化，其方向与 QRS 波群主波的方向一致。历时 0.05 ～ 0.25s，波幅为 0.1 ～ 0.8mV。U 波见于 T 波之后，小而低宽，方向一般与 T 波一致，成因及意义不明。P-R 间期（或 P-Q 间期）是指从 P 波起点到 QRS 波起点的时程，代表去极化从窦房结产生并传到心室肌所需的时间，一般为 0.12 ～ 0.20s。房室传导阻滞时，P-R 间期延长。PR 段指从 P 波终点到 QRS 波起点之间的线段，反映去极化通过房室交界、房室束、左右束支及浦肯野纤维网需要的时间，因此时综合电位很小，难以记录，表现为基线水平。Q-T 间期是指 QRS 波起点到 T 波终点的时程，代表心室开始兴奋到完全复极的时间。Q-T 间期的长短与心率成反变关系，心率越快，Q-T 间期越短。ST 段是指从 QRS 波终点到 T 波起点的线段，代表心室各部均处于去极化状态，相当于平台期的时程。正常心电图 ST 段与基线平齐。

案例 7-1

患者，男，3 岁，以"心悸、头晕和乏力 1 天"为主诉入院。患者 1 天前连日加夜班工作后，感觉心悸、头晕和乏力。曾有类似病史。现为诊疗入院。体格检查：体温 36.5℃，脉搏 95 次 / 分，呼吸 20 次 / 分，血压 100/75mmHg，神志清楚，颈静脉无明显充盈，肝 - 颈静脉回流征阴性，颈部未闻及血管杂音，双肺呼吸音清，未闻及干湿啰音。心界不大，心率约为 110 次 / 分，第一心音强度变化不定、心室律极不规则，各瓣膜听诊区未闻及明显病理性杂音。腹平软，无压痛及跳痛，肝脾未及，移动性浊音阴性，双下肢无水肿。心电图：正常 P 波消失，代以大小不等、形态各异的颤动波（f 波），心房活动频率为 350 ～ 450 次 / 分，心室率为 120 ～ 160 次 / 分。诊断：心房颤动。明确诊断后，给予维拉帕米（钙通道阻滞剂）进行治疗。

1. 问题与思考

（1）房室结在兴奋传导过程中有何作用？

（2）患者为何出现心音、心室率和心电图改变？

（3）心房颤动对心室射血有何影响？

（4）维拉帕米在治疗心房颤动中起何作用？

2. 提示

（1）房室结是心脏传导系统中传导速度最慢的部位，有房室延搁作用，保证心房收缩时心室得以舒张。除兴奋传导速度缓慢外，房室结的有效不应期较长，心率加快时，不应期缩短也不明显，故对高频率兴奋具有过滤作用。

（2）心房颤动是临床上常见的心律失常之一，其发生机制可能是心房肌的异位自律性增高或多个小折返激动所致。患者心房率为 350 ～ 450 次 / 分，而心室率只有 120 ～ 160 次 / 分，这是因为大部分心房异位点兴奋在下传心室的过程中，由于房室结的过滤而不能传至心室，使心房纤颤时的心室率能保持相对较慢。

（3）心房颤动对心室射血的影响主要表现在两方面：①使心室率过快。尽管有房室结的过滤作用，但因心室率明显快于窦性心率，心动周期缩短使心舒张期缩短，心室充盈量减少，心搏出量急剧减少。②心房丧失了初级泵功能，使心室充盈量减少 10% ～ 30%，亦使心搏出量减少。心搏出量减少成为矛盾的主要方面，故患者的心输出量减少，不能满足整体代谢的需要而出现头昏和乏力。

（4）心房颤动最初的治疗目的是减慢快速的心室率，恢复窦性心率。房室结是慢反应自律细胞，0 期去极化是由 L 型钙通道开放，Ca^{2+} 内流引起的。维拉帕米能阻滞 Ca^{2+} 内流，使 0 期去极化速度减慢和幅度减小，增强房室结的过滤作用，使更多的心房异位点兴奋不能传导至心室，由此使心室率减慢。

第二节 心脏的泵血功能

心脏由左右心房和心室构成。心房收缩力较弱，起初级泵作用。心室收缩力强，左心室将血液泵入体循环，右心室将血液泵入肺循环。心脏的机械活动是由心肌的电生理特性决定的。心脏的节律性收缩和舒张活动给血液流动提供动力，心脏及血管内瓣膜的单向开启确保了血液在循环系统中的单方向流动。

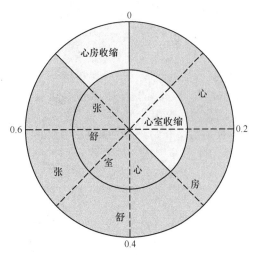

图 7-12　心动周期中心房和心室活动的顺序和
时间关系

外圈：心房收缩期 0.1s，心房舒张期 0.7s；内圈：心室
收缩期 0.3s，心室舒张期 0.5s

一、心脏的泵血机制

（一）心动周期

心房或心室每收缩和舒张一次所经历的时间，称为一个心动周期（cardiac cycle），包括心房的收缩期（systole）与舒张期（diastole）及心室的收缩期与舒张期。在心脏泵血活动中起主要作用的是心室，故心动周期通常指心室的活动周期。心动周期的长短与心率有关。以心率每分钟 75 次计算，一个心动周期占时约 0.8s（图 7-12）。

其中心房收缩期约为 0.1s，舒张期为 0.7s；心室收缩期约为 0.3s，舒张期约为 0.5s。心室舒张期的前 0.4s与心房舒张期的后 0.4s 重叠，称为全心舒张期。心室的舒张期长于收缩期，意义：①使心室工作不易发生疲劳；②有利于血液回心，为心室收缩泵血提供物质基础；③左心室肌的供血主要发生在舒张期，故使自身的供血量增多，代谢活动增强以产生更大的收缩力。而心率加快时，心动周期缩短，以舒张期缩短为主，对心室肌的代谢和功能都会产生影响。

（二）心脏的泵血过程和机制

在一个心动周期中，心室的泵血过程经历了等容收缩期、快速射血期和减慢射血期、等容舒张期、快速充盈期、减慢充盈期和心房收缩期（图 7-13）。

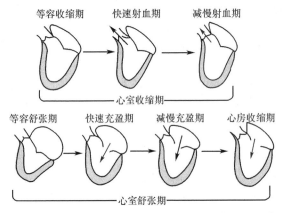

图 7-13　心室收缩和舒张时心瓣膜、血流方向的变化

在一个心动周期中，心脏节律性收缩和舒张，形成心室内压与动、静脉之间的压力梯度；且心脏内部具有朝一个方向开放的瓣膜可以控制血流方向，因此保障了血液在心脏中沿特定的方向流动。左、右心室的射血或充盈几乎同时进行，过程相似。其中，右心室收缩力量较弱，其内压只有左心室的 1/4 ~ 1/6，但因肺循环途径短，血流阻力较体循环小，肺动脉压也较低，故两心室的射血量几乎相等。下面以左心室为例说明一个心动周期中心脏射血和充盈过程。从图 7-12 和图 7-14 上可见。

1. 心室收缩和射血

（1）等容收缩期：心房收缩后，心室立即收缩，心室内压迅速上升，并很快超过心房内压。当心室内压超过心房内压时，心室内血液向心房方向返流，推动房室瓣关闭，阻止血液倒流入心房。此时心室内压仍低于主动脉压，主动脉瓣尚未推开，心室处于密闭状态，同时心室壁的肌肉继续进行着强有力的收缩，挤压心室内的血液，使压力迅速上升。由于这时心室的容积几乎不变，因而称此期为等容收缩期（isovolumic contraction phase）。

（2）射血期：当左室压力上升超过主动脉舒张压时，主动脉瓣被推开，心室内的血液快速、大量射入主动脉。随后心室内压力逐步下降，排入主动脉的血量也逐步减少，从射血开始至心室内压升到顶点的时期为快速射血期（rapid ejection phase），射出血量占总射血量的 60% ~ 80%，心室容积明显缩小。射血期的后一阶段，心室内血液减少及心室肌收缩强度减弱，心室容积的缩小也相应变得缓慢，射血速度逐渐减慢，这段时期称为减慢射血期（reduced ejection phase）。在减慢射血后期，心室内压已低于主动脉压。心室内血液由于受到心室肌收缩的挤压作用而具有较大的动能，依靠其惯性作用，逆着压力梯度继续流入主动脉。

2. 心室舒张和充盈

（1）等容舒张期：心室开始舒张，室内压急速下降，当室内压进一步低于主动脉压时，主动脉内血液返流，冲击主动脉瓣使其关闭。这时室内压仍明显高于心房压，房室瓣依然处于关闭状态，心室又成为封闭腔。此时，心室肌舒张，室内压快速下降，但容积并不改变，从半月瓣关闭直到室内压下降到低于心房压，房室瓣开启时为止，称为等容舒张期（isovolumic relaxation phase）。

（2）充盈期：心室继续舒张，当心室内压低于心房内压时，房室瓣开放，于是血液由心房流入心室。由于心房、心室同时处于舒张状态，房室内压接近于零，此时静脉压高于心房和心室，故血液顺房室压力梯度由静脉流经心房直入心室，使心室逐渐充盈。再加上心室舒张产生的抽吸作用，使室内压迅速降低，血液快速流入心室，称为快速充盈期（rapid filling phase）；随后房室压力梯度减小，故充盈速度渐慢，称为减慢充盈期（reduced filling phase）。

3. 心房收缩
在心动周期中，心房收缩只是在心室舒张末期。由于心房收缩，心房内压升高（约为 10mmHg）。心房内血液被挤入尚处于舒张状态的心室，使心室更加充盈。心房收缩对充盈起辅助作用，使心室舒张末期容积和心肌初长度增加。收缩力增大，对提高泵血功能有协助作用。

通过心室收缩提供的动力完成了心脏的射血功能，实现了全身组织器官的血液灌流，保证了组织细胞功能活动的正常进行。心室通过舒张，同时使心室肌得以休息，并获得血液供应，为下次收缩射血提供了条件。

心室的收缩和舒张是在机体生命活动期间周而复始地发生相互转化的机械过程。心室的收缩促使室内血液泵入动脉，而舒张所致的室内压降低的"泵吸"作用，则是导致外周血液回流入心的主要因素（占 70% 或以上）。

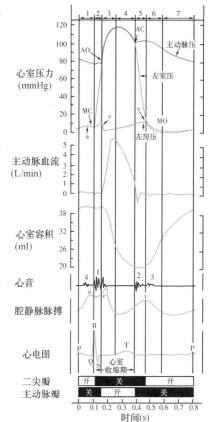

图 7-14　心动周期各时相中左心室内压力、瓣膜开闭和心室容积等的变化
1. 心房收缩期；2. 等容收缩期；3. 快速射血期；
4. 减慢射血期；5. 等容舒张期；6. 快速充盈期；
7. 减慢充盈期；AO 和 AC 分别表示主动脉瓣开启和关闭；MO 和 MC 分别表示二尖瓣开启和关闭

（三）心房在心脏泵血中的作用
在心室收缩时，心房主要发挥接纳和储存从静脉回流的血液的作用。在心室舒张期的大部分时间，心房也处于舒张状态，这时心房只是血液从静脉返回心室的一个通道。在心室舒张的最后一刻，心房通过收缩可使心室增加一部分充盈量，对心室充盈起到辅助作用。可以说，心房收缩起着初级泵的作用，间接影响到心室的射血和静脉回流，因为心房的收缩使心室舒张末期容积增大，心室肌收缩前的初长度增加，肌肉收缩力量加大，从而提高心室的泵血功能；另一方面，心房收缩后房内压下降，有利于静脉回流。当心房发生纤维性颤动而不能正常收缩时，心室充盈量减少。在安静状态下心房收缩对心室泵血功能影响不大，但在心率增快或心室顺应性下降而影响心室舒张期的被动充盈时，心房的初级泵作用将明显影响心室的射血量。

（四）心动周期中心房压力的变化
每一心动周期中，左心房内压力曲线依次出现 a 波、c 波、v 波 3 个较小的正向波（图 7-14）。心房收缩时，房内压力升高，形成 a 波升支，随着血液流入心室和心房舒张，房内压力回降，形成 a 波的降支。当心室收缩时，室内压升高，推动房室瓣关闭并向心房腔凸起，导致房内压略有升高形成 c 波的升支。由于心室射血，房室瓣下移，房内压下降，形成 c 波的降支。此后，由于血液不断从静脉回流入心房，而此时房室瓣仍处于关闭状态，故心房内血液量增加，房内压持续升高，形成 v 波的升支；当心室充盈时，房室瓣开放，血液迅速由心房进入心室，房内压很快下降，形成 v 波的降支。在心动周期中，右心房也有类似的房内压波动，并可逆向传播到腔静脉，使腔静脉内压也发生同样的波动。其中，a 波是心房收缩的标志。一般情况下，心房压力波动的幅度较小。正常成年人取安静平卧位时，左心房压为 2 ～ 12mmHg，右心房压为 0 ～ 5mmHg。

二、心　音

心动周期中，心肌活动、瓣膜关闭、血液流速改变形成的涡流和血液冲击心室壁引起振动等导致心音产生，此时用听诊器在胸壁一定部位听到的这种与心搏相关联的声音，称心音（heart sound）。如用换能器将声音振动能量转换成电信号记录下来，即得到心音图（phonocardiogram）。

正常心脏在一次搏动过程中可产生 4 个心音，分别称为第一、第二、第三和第四心音。正常人只能听到第一和第二心音，在某些健康儿童和青年可听到第三心音。40 岁以上的健康人可能出现第四心音。心脏活动异常和形态变异可以产生杂音或其他异常心音，因此，听取心音和记录心音图对于心脏疾病的诊断具有一定的意义。

第一心音是由于房室瓣关闭、心室收缩时血流冲击房室瓣引起心室振动，以及心室射出的血液撞击动脉壁引起振动而产生的，其音调较低、持续时间较长。第一心音标志着心室收缩开始，主要反映心室收缩和房室瓣的功能。在心尖搏动处（正常成人心尖搏动位于第 5 肋间，左锁骨中线内侧0.5 ～ 1.0cm）听诊最为清楚。

第二心音是因动脉瓣关闭，血流冲击大动脉根部及心室内壁振动而产生的，其音调较高、持续时间较短，标志着心室舒张开始，反映动脉瓣的功能。在胸骨旁第二肋间（主动脉瓣和肺动脉瓣听诊区）听诊最为清楚

第三心音见于心室舒张早期，是一种低频、低振幅的振动。可能与心室舒张早期血液从心房突然冲入心室，使心室壁和乳头肌等发生振动有关。

第四心音见于心室舒张晚期，是由于心房收缩使血液进入心室，引起心室壁振动而产生的，故又称为心房音。

三、心脏泵血功能的评定

在临床医学实践和科学研究工作中，常需要对心脏的泵血功能进行判断或对心脏功能状态做出评价。对心脏泵血功能的评定，通常将单位时间内心脏射出的血量和心脏做的功作为指标。

（一）每搏输出量和射血分数

一侧心室一次收缩射出的血量称为每搏输出量（stroke volume，SV），简称搏出量。成年人安静状态下的搏出量为 60 ～ 80ml。心室舒张末期由于连续的血液充盈，其容量可达约 135ml，称为心室舒张末期容量（end-diastolic volume）。在收缩期末，心室内仍剩余有一部分血液，称为心室收缩末期容量（end-systolic volume），约为 65ml。搏出量占心室舒张末期容量的百分比称为射血分数（ejection fraction，EF）。安静状态时射血分数为 55% ～ 65%。心交感神经兴奋时，心脏收缩力加强，搏出量增多，射血分数增加，但在心室功能减退、心室异常扩大的情况下，射血分数下降。

（二）每分输出量和心指数

一侧心室每分钟射出的血量称为每分输出量，简称心输出量（cardiac output，CO），等于搏出量乘以心率。心率（heart rate，HR）即每分钟的心搏动次数。健康成年男性在静息状态下，若心率为 60 ～ 100 次，则心输出量为 5 ～ 6L/min。心输出量与机体代谢水平相适应。女性的心输出量比同体重男性约低 10%；青年人的心输出量大于老年人；情绪激动时心输出量可增加 50% ～ 100%；剧烈运动时心输出量可比安静时提高 5 ～ 7 倍，高达 25 ～ 35L/min。心输出量是以个体为单位计算的。身材高大者和身材矮小者的新陈代谢水平不同，对心输出量的需求也不同。研究表明，心输出量与体表面积成正比。心指数（cardiac index）是指以每平方米体表面积计算的心输出量。在空腹和静息状态下测定的心指数称为静息心指数。中等身材成年人的体表面积为 1.6 ～ 1.7m^2，安静时心输出量为 5 ～ 6L/min，故静息心指数为 3.0 ～ 3.5L/（min·m^2）。不同年龄的人，由于代谢水平的变化，心指数也不同。10 岁左右的少年，其静息心指数最大，可达 4L/（min·m^2）以上，以后随年龄增长逐渐下降，80 岁时静息心指数仅约为 2L/（min·m^2）。活动、激动、妊娠和进食等可引起心指数增高。

（三）心脏做功量

血液在心血管内流动过程中所消耗的能量是由心脏做功供给的。心脏做功释放的能量，一方面表现为势能，将静脉内较低的血压提升为动脉内较高的血压；另一方面表现为动能，驱使血液向前流动。每搏功（stroke work）是指心室一次收缩所做的功，可以用动能和射出血液所增加的压强能来

表示。压强能等于搏出量乘以射血压力，动能等于 1/2（血液质量 × 流速 ^{2}），故：每搏功 = 搏出量 × 射血压力 + 动能。

在人体处于安静情况下时，心脏射出的血液所具有的动能在整个搏出功中占的比例很小，可以忽略不计。射血压力为射血期左心室内压与心室舒张末压之差，但在实际应用中，以平均动脉压代替射血期左心室内压，以平均左心房压（约为 6mmHg）代替左心室舒张末压，所以，可以用简化公式计算搏功：

$$搏功（J）= 搏出量（L）×（平均动脉压 - 平均心房压）（mmHg）× 13.6（g/cm^3）$$
$$× 9.807 ×（1/1000） \tag{7-1}$$

心室每分钟做的功称为每分功（minute work）。

$$每分功（J）= 搏功（J）× 心率$$

假设搏出量为 70ml，平均动脉压为 92mmHg，平均心房压为 6mmHg，心率为 75 次 / 分，则搏功为 0.803J，每分功为 60.2J。

心脏做功量是较好的评价心泵功能的指标。因为心脏泵血不仅要排出一定量的血液，而且要使这部分血液具有较高的压强能和较快的流速。动脉压越高，心脏所做的功就必须越大才能维持相同的搏出量及心输出量。心肌的耗氧量与心肌做功量相关，心室射血期压力和动脉压的变化对心肌耗氧量的影响常大于心输出量变化对心肌耗氧量的影响。可见，心脏做功量在评价心泵功能方面优于心输出量，尤其是在对动脉压高低不同的个体之间及同一个体动脉压发生变化前后的心脏泵血功能进行比较时更是如此。

在心脏泵血活动中，心脏消耗的能量不仅用于完成每搏功这一机械外功，还用于完成离子跨膜主动转运、室壁张力的产生、克服心肌组织内部的黏滞阻力等内功。内功消耗的能量远大于外功。心脏所做外功占心脏总能量消耗的百分比称为心脏的效率（cardiac efficiency）。正常心脏的最大效率为 20% ～ 25%。不同生理情况下，心脏的效率不同。在一定范围内，动脉血压升高可使心脏效率降低，假如动脉压降低至原来的一半，而搏出量增加一倍；或动脉压升高一倍，而搏出量降低至原来的一半。虽然在两种情况下的搏功都与原来的基本相同，但前者的心肌耗氧量明显小于后者。

案例 7-2

患者，男，65 岁，以"胸闷，活动后气促 2 周"为主诉入院。患者 2 周前无明显诱因出现胸闷，活动后气促，休息后上述症状减轻。既往有高血压病史 25 年，平素血压控制不佳。体格检查：体温 36.3℃，脉搏 93 次 / 分，呼吸 21 次 / 分，血压 160/90mmHg。神志清楚，眼睑无水肿，颈软，颈静脉无怒张，肝颈静脉回流征阴性。胸廓无畸形，双肺呼吸音弱，未闻及干湿啰音，无胸膜摩擦音。心前区无异常隆起，心尖搏动位置正常，心界向左下扩大，心率为 93 次 / 分，节律齐，心音低钝，各瓣膜区未及杂音，无心包摩擦音。腹软，无压痛、反跳痛及肌紧张，肝脾未触及。双下肢轻度水肿。心电图示：窦性心律，左室肥大。B 型钠尿肽前体：486U/L↑。诊断：心功能不全 Ⅱ 级；高血压。

1. 问题与思考

（1）患者左心室肥大的主要原因是什么？

（2）针对该患者的病情，最重要的治疗措施是什么？

2. 提示

（1）患者左心室肥大主要由长期高血压造成。该患者有 25 年高血压病史，平素血压控制不佳，入院体检血压为 160/90mmHg。动脉血压是左心室射血的后阻力。长期高血压，左心室射血阻力增大，使左心室相继出现代偿性的向心性肥大及失代偿后的离心性肥大，发生心肌缺血和心功能不全的风险亦明显升高。

（2）该患者首先要良好控制血压，减轻心脏负担，延缓心功能不全进展。

四、影响心输出量的因素

心输出量取决于心率和搏出量，故凡影响心率和搏出量的因素均可影响心输出量。

（一）搏出量

搏出量取决于心室肌收缩的强度和速度。心肌和骨骼肌一样，其收缩强度与速度也受前负荷、后负荷和心肌收缩能力的影响，此外，还受心室收缩和舒张的同步性影响。

1. 前负荷　心室肌在收缩前所承受的负荷，称为前负荷（preload），它使心室肌在收缩前就具有一定的初长度。心室肌初长度取决于心室舒张末期容积。多数情况下，前负荷也可用心室舒张末期压力来代替。

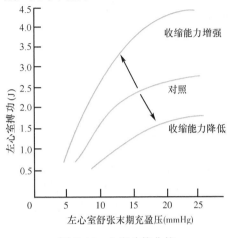

图 7-15　心室功能曲线

前负荷对搏出量的影响可通过心室功能曲线的测定来说明。在实验中逐步改变心室舒张末期压力和容积的情况下测量心室的搏出量或搏功，将对应不同心室舒张末期压力或容积的搏出量或搏功的数据绘制成坐标图，得到心室功能曲线。图 7-15 中，横坐标表示左心室舒张末期充盈压，纵坐标为左心室搏功。心室功能曲线大致可分为三段：①充盈压在不足 15mmHg 时，曲线处于升支阶段，表明搏功随初长度的增加而增加，其中 12～15mmHg 的充盈压是人体心室的最适前负荷；②充盈压在 15～20mmHg 范围内，曲线渐趋平坦，表明此时对心泵功能影响不大；③充盈压高于 20mmHg 后，曲线平坦或轻度下倾，说明随着充盈压的增加，搏功基本不变或仅轻度减少。

初长度对心肌收缩力影响的机制与骨骼肌相似，不同的初长度可改变心肌细胞肌小节粗、细肌丝的有效重叠程度和活化横桥的数目，使心肌收缩产生的张力发生改变。心肌肌小节的最适初长度为 2.0～2.2μm。一般情况下，左心室的充盈压为 5～6mmHg，远低于其最适前负荷，表明心室具有较大的工作潜力，此时左心室活动在心室功能曲线的升支阶段。随着前负荷的增加，左心室肌纤维初长度增长，收缩力量增大，搏出量增多，这种通过心肌本身初长度的改变引起心肌收缩强度变化继而影响搏出量的调节，称为异长自身调节（heterometric autoregulation），又称 Starling 机制（Starling mechanism）。

心室功能曲线表明，当心室充盈增多时，心室肌受牵拉力量增大导致初长度增长，心肌细胞肌小节中粗、细肌丝有效重叠的程度增加，形成横桥连接数目增多，引起心肌收缩的强度增加，这是心室功能曲线上升支产生的主要原因。由图 7-15 可看出，心室功能曲线不出现降支，意味着心肌初长度在超过最适初长度后不再与前负荷呈平行关系，这是因为心肌细胞之间含有大量的胶原纤维和心肌纤维的多种走向及排列方向，使心肌具有较好的抵抗过度延伸特性。当心肌处于最适初长度时，产生的静息张力很大，并超过肌纤维收缩产生的主动张力，从而阻止心肌细胞被继续拉长（图 7-16）。

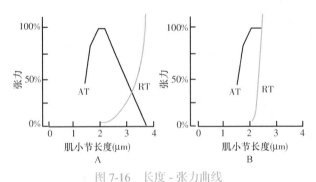

图 7-16　长度 - 张力曲线
A. 骨骼肌；B. 心肌；AT. 主动张力；RT. 静息张力

实验表明，心肌肌小节的初长度一般不会超过 2.25～2.30μm，故心脏不至于在前负荷明显增加时发生搏出量和搏功的下降，这对其完成正常泵血功能具有重要意义。当心肌发生病理变化时，心室功能曲线可出现明显的降支。

心室充盈量是静脉回心血量和心室射血后剩余血量的总和。静脉回心血量取决于：①心室充盈时间，心率减慢，充盈时间长，回心血量增多；心率增快，充盈时间短，回心血量减少。②静脉回流速度，取决于外周静脉压与心房、心室压差，压差大，回流速度快，回心血量增多。心室射血后剩余血量与心室收缩力有关，心肌收缩力减弱，射血量减少，射血后剩余血量增多。静脉回心血量和（或）心室射血后剩余血量增多均可导致心室充盈量增大，使心肌前负荷及初长度增加，心室收缩力量增强，搏出量增多。③心包内压，在有心包积液时，心包内压增高可妨碍心室充盈，使心室舒张末期容积减少，搏出量降低。④心室顺应性，通常用跨壁压力作用下所引起的心室容积变化（$\Delta V/\Delta P$）来表示。心室顺应性降低（如心肌纤维化、心肌肥厚）时，心室舒张期充盈量减小。

异长自身调节的主要作用在于精细地调节搏出量，以维持心输出量和静脉回心血量的平衡。当某种原因导致静脉回心血量增加或心室射血后剩余血量增加时，心室充盈量和充盈压增高，通过异长自身调节增加搏出量。例如，在改变体位时或左右心室的搏出量发生不平衡时，心室的充盈量可以发生微小变化，这种变化可立即通过异长调节机制改变搏出量，使搏出量与回心血量之间重新达到平衡状态，但对持续、剧烈的循环功能变化，这种调节所起的作用有限，此时需要靠心肌收缩力的参与来调节。

2. 后负荷　心室肌的后负荷（afterload）指心室肌开始收缩后才遇到的负荷，即动脉血压。动脉血压的变化可影响心室肌的收缩，从而影响搏出量。在心率、心肌初长及收缩能力不变的情况下，动脉血压升高，等容收缩期室内压发展至高于动脉压的时间延长，故等容收缩期延长而射血期缩短，同时，心室肌缩短的程度减小，射血速度减慢，搏出量减少；反之，动脉血压降低，则搏出量增加。实验表明，正常人主动脉血压变动于 80 ～ 170mmHg 时，心输出量无明显变化，但当动脉血压过高，如超过 170mmHg 时，心输出量将显著减少。

动脉血压的变化在影响搏出量的同时，还会继发性地引起心脏的调节。一方面，动脉血压升高导致搏出量减少，心室内剩余血量增加，如果舒张期静脉回流血量不变或减少不明显，则心室舒张末期容积增大，通过 Starling 机制可使搏出量恢复正常。另一方面，如动脉血压稳定在较高水平，可通过增强心肌收缩能力来维持正常的搏出量。但是若动脉血压长期升高，心室肌将因加强活动而出现心肌肥厚等病理改变，导致心泵功能减退。

3. 心肌收缩能力（myocardial contractility）　指心肌不依赖于前、后负荷而改变其力学活动的一种内在特性。交感神经兴奋或血中儿茶酚胺（catecholamine）增多时，长度 - 张力曲线（心室功能曲线）向左上方移位（图 7-15、图 7-16），表明在同一前负荷条件下，搏出量及搏功增加，这种对心脏泵血功能的调节是通过收缩能力这个与初长度无关的心肌内在功能状态的改变而实现的，称为等长调节（homometric regulation）。

心肌收缩能力受多种因素的影响，尤其是兴奋 - 收缩耦联各个环节，如胞质内 Ca^{2+} 浓度、横桥活动各步骤的速率、活化横桥数目、ATP 酶的活性等。儿茶酚胺通过激活 β 肾上腺素能受体，可增加胞质内 cAMP 的浓度，增加 L 型钙通道的通透性，促进 Ca^{2+} 内流，进而诱导肌质网释放更多的 Ca^{2+}，使胞质内 Ca^{2+} 浓度升高，心肌收缩能力增强。某些钙增敏剂，如茶碱可增加肌钙蛋白对 Ca^{2+} 的亲和力，使活化横桥数目增多，心肌收缩能力增强。甲状腺激素和体育锻炼可提高横桥的 ATP 酶活性，导致心肌收缩能力增强。缺氧和酸中毒均可使 H^+ 浓度增高。H^+ 同 Ca^{2+} 竞争肌钙蛋白结合位点，使 Ca^{2+} 与肌钙蛋白的结合量减少，心肌收缩力减弱，故在治疗心衰时，应及时纠正酸中毒，否则疗效不佳。另外，缺氧时产生的 ATP 减少，亦使心肌的收缩力减弱。

（二）心率

1. 正常心率的变化和对心输出量的影响　正常成人在安静状态下的心率为 60 ～ 100 次 / 分。训练有素的运动员安静时由于体内迷走神经兴奋性增高，心率可减慢到 50 次 / 分；机体在运动和情绪激动时，交感神经系统兴奋，心率加快可达 160 ～ 180 次 / 分，此时伴有心肌收缩力增强。所以，尽管心率加快时舒张期缩短，但心肌收缩力增强致舒张期的泵吸作用增强及外周血管收缩促进血液回心，使回心血量并不减少，搏出量相对不变或有所增多，故心输出量可由安静时的 5L/min 增加至 30L/min。

一般人的心率超过 180 次 / 分时，心输出量开始减少。训练有素的运动员在竞技状态下，心率超过 200 次 / 分才出现心输出量减少。

2. 病理状态下心率过慢或过快对心输出量的影响　心率减慢使心动周期延长，舒张期延长，心室舒张末期容积增大，心肌初长度增加，收缩力增强，搏出量增多。在患有完全性房室传导阻滞所致的室性心律时，心率可慢于 40 次 / 分，此时舒张期长，心室充盈量可达到极限，尽管搏出量有所增加，因心率过慢成为矛盾的主要方面，心输出量仍然减少。心率过快，如室性心动过速的患者，每分可超过 180 次，此时因舒张期过短，心室充盈量严重不足，加之伴有收缩力的减弱，搏出量急剧减少成为矛盾的主要方面，故心输出量亦减少。

3. 影响心率的因素 心率受神经和体液因素的调节。交感神经兴奋，血中肾上腺素、去甲肾上腺素和甲状腺激素水平增高等，均可使心率加快。体温每升高 1℃，心率将增加 12～18 次/分。迷走神经兴奋或 ACh 则使心率减慢。

（三）心室收缩和舒张的同步性

正常情况下，窦房结发放的冲动传入心室，经室内特殊传导系统（房室束和浦肯野纤维）迅速传至左右心室肌，使两心室壁和室间隔的心肌同步进入收缩状态以产生强大的室内压，这种同步性活动使两心室的收缩功能在室间隔的配合下得以协调，由此可能产生相互增强的效应，在实现其射血功能和保持两心室输出量的平衡方面具有重要意义。心室的同步性收缩必然产生同步性舒张，由此导致室内压力迅速降低，以产生更大的"泵吸"作用，使充盈的血量增多。

在整体状态下，交感神经和肾上腺髓质系统兴奋时，由于增强了心肌的收缩力和两心室的同步性活动，心输出量明显增多。在心肌梗死或其他心肌病变致两心室和室间隔的结构和功能发生改变时，缺血心肌和正常心肌间、传导功能正常的心肌同传导阻滞的心肌间兴奋和收缩必然不同步，致两心室的收缩力减弱和协调性降低，故心输出量减少。在整体状态下，各种影响心输出量的因素同时发挥作用，彼此间存在着复杂的相互依存关系。心肌收缩能力、心率和心肌收缩的同步性是由心脏内在的射血能力或特性决定的，属于心脏因素，而静脉血回流入心及其影响的因素及后负荷则是影响心脏射血能力的外部条件，又称为耦合因素，这些因素在不同功能状态下，相互联系和协调，使心输出量同整体代谢水平保持一致。

案例 7-3

患者，男，50 岁，以"持续心前区疼痛 4h"为主诉入院。患者 4h 前，睡眠中突感胸口疼痛，疼痛向左臂放散，伴有严重的呼吸困难，尤以平卧为重。自行服用硝酸甘油，不能缓解疼痛。随即急诊入院。既往有阵发性胸口疼痛病史，服用硝酸甘油可缓解。体格检查：体温 36.8℃，脉搏 70 次/分，呼吸 18 次/分，血压 105/80mmHg。神志清，精神差，痛苦面容，瞳孔对光反射灵敏。颈静脉无明显充盈，颈动脉无异常搏动，双肺呼吸音清，未闻及干湿啰音。心率为 70 次/分，律齐，心音低，各瓣膜听诊区未闻及明显病理性杂音。腹软，无压痛、反跳痛及肌紧张，肝脾未触及肿大。心电图：窦性心律，左室壁心肌梗死。心肌酶谱：肌红蛋白 495U/L ↑，肌钙蛋白 13.2ng/ml ↑。超声心动图：射血分数为 0.35（正常值为 0.55）。诊断：左室壁心肌梗死。

1. 问题与思考

（1）有哪些信息提示患者的心脏泵血功能降低了？

（2）为什么患者躺下时呼吸困难加重？

2. 提示

（1）下列信息提示患者左心室搏出量降低：射血分数降低和脉压减小。射血分数是收缩期心排量占舒张末期心室容量的比例（射血分数＝搏出量/舒张末期心室容量）。射血分数与心肌收缩力有关，心肌收缩力在心衰时通常会降低。该患者的射血分数只有 0.35（35%），而正常值是 0.55（55%）。患者的脉压只有 25mmHg（正常动脉血压是 120/80mmHg，脉压约为 40mmHg），而搏出量是脉压的一个重要决定因素。

（2）平卧时，静脉回流增加。患者左心室射血分数的降低会使左心室余血量增多，增加了左心室和左心房的压力。左心房压力的增高使肺静脉压升高，后者引起肺毛细血管流体静压升高，致血液滤过进入肺间质组织增加，导致患者躺下时呼吸困难加重。

五、心泵功能的储备

心输出量随机体代谢需要而增加的能力，称心力储备（cardiac reserve），又称心泵功能储备。健康成年人安静状态下心输出量约为 5L，剧烈体力活动时心输出量可增加 4～7 倍，达 25～35L，可见心脏有很好的泵血功能储备。心脏每分钟能射出的最大血量称为最大输出量，它反映心脏的健康程度。体育锻炼可提高心力储备。某些心脏病患者在安静情况下的心输出量与健康人无明显差别，而在代谢活动增强，如肌肉运动时，心输出量不能相应增加，心脏最大输出量明显低于正常人，表明其心力储备降低。心力储备主要取决于搏出量和心率可能发生的最大、最适宜的变化，即取决于搏出量储备和心率储备的大小和匹配程度。

（一）搏出量储备

搏出量是心室舒张末期容积与收缩末期容积之差。搏出量储备包括收缩期储备和舒张期储备。与安静状态相比较，心室收缩时射血量的增加，称为收缩期储备。静息状态下，心室舒张末期容积约为135ml，由于心肌伸展性较小，加之心包的限制，心室不能过分扩大，一般只能达到150ml左右，故舒张期储备只有15ml。静息时，左室舒张末期容积为125ml，左室收缩末期容积约为55ml，搏出量为70ml。当心肌做最大收缩时，心室剩余血量减少至15～20ml，使搏出量增加35～40ml。因此，搏出量储备的主要成分是收缩期储备。交感神经兴奋或去甲肾上腺素可通过增强心肌收缩和舒张的能力，同时增加收缩期储备和舒张期储备。

心力储备在很大程度上反映心脏的功能状况。经常进行体育锻炼的人，其心肌内糖原分解代谢酶的活性、ATP酶活性增强，肌球蛋白和肌动蛋白间相互作用的速度加快，心力储备增加，心射血能力增强。如运动员的心输出量可增大到安静时的7～8倍。缺乏锻炼的人，在安静状态下的心输出量能满足代谢的需要，但因心力储备较小，一旦进行剧烈运动，心输出量就不能满足整体代谢的需要而表现为缺血缺氧。所以坚持运动既可增强体质，又可增加心的储备能力。

（二）心率储备

健康成人在安静状态下的心率为60～100次/分，使心输出量增加的最高心率为160～180次/分，充分动用心率储备可使心输出量增加2～2.5倍，这是心率储备的上限。心率超过这一限度时，搏出量会明显减少，心输出量降低。训练有素的运动员在竞技状态下，心率超过200次/分才出现心输出量减少。机体在运动和情绪激动时，交感神经系统兴奋，心率加快的同时伴有心肌收缩力增强。

（高峰 董玲）

第三节　血管生理

一、各类血管的功能及其分类

循环系统中互相串联起来的各种类型血管，主要起着运送血液和物质交换的作用。按照结构和功能特点，可把血管分为以下几类：

1. 弹性贮器血管（windkessel vessel）　是指主动脉和肺动脉主干及其发出的最大分支。这类血管口径粗、管壁厚，弹性纤维成分较多，有明显的可扩张性和弹性。心室射血时主动脉和大动脉被动扩张，容量增大，把一部分血液暂时储存起来。射血停止后主动脉和大动脉弹性回缩，驱使储存的血液向前流动。故主动脉和大动脉起弹性储器的作用。

2. 分配血管（distribution vessel）　是指中动脉，即从弹性贮器血管以后到分支为小动脉前的血管。这类血管中膜的平滑肌较多，管壁收缩性较强，其收缩和舒张可以调节分配到身体各部位器官的血流量。

3. 阻力血管（resistance vessel）　是指小动脉和微动脉。这类血管管径细，血流阻力大，管壁富含平滑肌。平滑肌收缩则阻力大，平滑肌舒张则阻力小。

4. 交换血管（exchange vessel）　是指真毛细血管。其管壁仅由一层扁平内皮细胞构成，外面包裹一薄层基底膜，通透性很大，是血管内外物质进行交换的场所。

5. 容量血管（capacitance vessel）　是指静脉系统。其口径大、管壁薄、可扩张性较大、容量大，容纳60%～70%的循环血液，起血液储存库的作用。

6. 短路血管（shunt vessel）　是指小动脉和小静脉之间的吻合支。其功能主要是参与体温调节活动。

二、血流动力学的若干概念

血流动力学应用物理流体力学理论，研究血流量、血流阻力和血压及它们之间的关系（图7-17）。

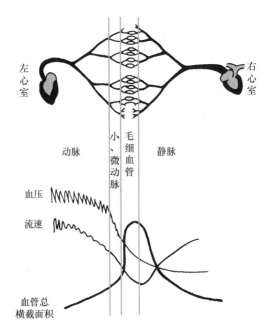

图 7-17　血管系统中压力、流速和总横截面积的关系

（一）血流量和血流速度

1. 血流量　单位时间内流过血管某一截面的血量称为血流量（blood flow），又称容积速度，单位为 ml/min 或 L/min。按照流体力学的一般机制，在一段管道中，单位时间的液体流量与该段管道两端的压力差成正比，与管道内的阻力成反比，这一关系也适用于血流量与血压、血流阻力之间的关系，即血流量（Q）与血管两端的压力差（ΔP）成正比，与血流阻力（R）成反比，即：

$$Q = \Delta P / R \tag{7-2}$$

对一个器官而言，Q 为该器官的血流量，ΔP 为该器官的灌注平均动脉压与该器官静脉压之差，R 为该器官的血流阻力。在一般情况下，不同器官的动脉血压基本相等，故某器官的血流量主要取决于该器官对血流的阻力。

2. 血流速度　血液中的一个质点在血管内移动的线速度称为血流速度，单位为 cm/s。血液在血管内流动时，血流速度与血流量成正比，与血管的横截面积成反比。

（二）血流阻力

血液在血管内流动时所遇到的阻力称血流阻力（resistance of blood flow）。血液流动时，血液内部的摩擦、血液与血管壁之间的摩擦产生阻力，消耗的能量通常表现为热能，这部分热能不能再转换成动能，故压力在驱动血液流动时，因需不断克服阻力而逐渐降低。

根据泊肃叶定律，单位时间内液体的流量（Q）与管道两端的压力差（ΔP）及管道半径（r）的 4 次方成正比，与管道长度（L）成反比，用方程式表示为：

$$Q = K (\Delta P) r^4 / L \tag{7-3}$$

方程式中 K 为常数，等于 $\pi/8\eta$，其中 η 为液体黏滞度。则此方程式可写为：

$$Q = (\Delta P) \pi r^4 / (8\eta L)$$

通过比较泊肃叶定律方程式和 $Q = P/R$ 公式，则可得出计算血流阻力的方程式：

$$R = 8\eta L / (\pi r^4) \tag{7-4}$$

可见，血流阻力与血管长度和血液黏滞度（blood viscosity）成正比，与血管半径的 4 次方成反比。在生理条件下，血管长度和血液黏滞度的变化很小，但血管的口径易受神经 - 体液因素的影响而改变。机体主要通过控制各血管的口径而改变外周阻力，从而有效地调节各器官的血流量。

全血的黏滞度为水的 4～5 倍。血液黏滞度的高低取决于以下几个因素。

（1）血细胞比容：是决定血液黏滞度的最重要因素，血细胞比容越大，血液黏滞度就越高。

（2）血流的切率：血液在血管内流动的方式分为层流（laminar flow）和湍流（turbulent flow）两类。在层流的情况下，液体中每个质点的流动方向都一致，即与血管的长轴平行，但各质点的流速不相同，在血管轴心处流速最快，越靠近管壁，流速越慢。如图 7-18 所示，箭头指示血流的方向，箭的长度表示流速,在血管的纵剖面上各箭头的连线形成一抛物线。相邻两层血液流速的差和液层厚度的比值,称为血流的切率（shear rate）。从图 7-18 可见,切率也就是图中抛物线的斜率。当血液在血管内以层流方式流动时,红细胞有向血管中轴部分移动的趋势,这种现象称轴流（axial flow）。当切率较高时,轴流现象更为明显,红细胞集中在血管的中轴部分,发生的旋转及相互间的撞击都很少,故血液的黏滞度较低;反之,切率较低时,红细胞向血管中轴集中的趋势被红细胞相互间的碰撞所对抗,血液的黏滞度较高。血流速度很低时,红细胞有发生聚集的趋势,特别是血液中纤维蛋白原浓度较高时,这一现象更为明显。

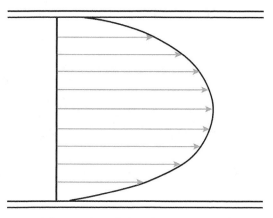

图 7-18 层流状态下各层血液的流速

（3）血液在直径小于 0.3mm 的小动脉流动时,只要切率足够高,则在一定范围内血液的黏滞度随着血管口径的变小而降低,这是因为血液在小血管中的构成情况发生了变化,红细胞集中在血管的中轴,流速较快,而血浆则在红细胞的外周,流速较慢,所以小血管中血液的血细胞比容比较大的动脉和静脉的低,血液黏滞度也就较低。

（4）温度:血液的黏滞度随着温度的降低而升高。人体的体表温度比深部温度低,故血液流经体表部分时黏滞度会升高。如果将手足浸入冰水中,局部血液的黏滞度可增加 2 倍或更高。

（三）血压

血压（blood pressure）是指流动着的血液对血管壁产生的侧压力或压强。存在于动脉、毛细血管和静脉内的血压分别称为动脉血压、毛细血管血压和静脉血压。血压数值习惯上用毫米汞柱（mmHg）为单位。大静脉的压力较低,常以厘米水柱（cmH_2O）为单位。

三、动脉血压

（一）动脉血压的概念

动脉血压（arterial blood pressure）是指血液对单位面积动脉管壁的侧压力。动脉血压一般指主动脉压,通常用肱动脉压来代表。

（二）动脉血压的形成机制

血压的形成是在足够的循环血量的基础上,心脏收缩射血与外周阻力相互作用的结果。

1. 心血管系统内有足够的血量　人体内血液的总量称为血量（blood volume）。成人血量相当于自身体重的 6% ～ 8%,每千克体重有 60 ～ 80ml 血液,中等身材男性的血量为 5 ～ 6L,中等身材女性的血量为 4 ～ 5L。大部分血量在心血管中流动,称为循环血量;其余的滞留在肝、肺和静脉等储存血库中,称为储存血量。在剧烈运动、情绪激动及失血等状态下,储存血量可释放出来使循环血量增多或补充循环血量的不足。

存在于心血管系统的总血量超过循环系统的总容量,故血管得以充盈。在心脏手术使心搏停止或心室纤颤时,由于血液循环停止,此时测得的心血管内各部压力相等,约为 7mmHg,称为循环系统平均充盈压（mean circulatory filling pressure）,该压力是形成血压的基础。

2. 收缩压和舒张压的形成机制　收缩压和舒张压是动脉血压在一个心动周期中发生的规律性变化。

从图 7-14 可见,在射血前动脉内已具有一定压力（舒张压）,该压力构成了心室射血的阻力。在一个心动周期中,心室收缩克服阻力向主动脉射入 70 ～ 80ml 血液;由于存在外周阻力,在射血期只有 1/3（25 ～ 30ml）血液向外周流动,余 40 ～ 50ml 血液便蓄积在大动脉内;由蓄积血液携带的动能使大动脉扩张,伴随大动脉扩张,血中的动能转化为势能贮存于被扩张的管壁内。在射血中期,动脉容积被扩张到最大,管壁产生的张力最大,流动着的血液对管壁的压强也最高,可见,收缩压的形成是由心室射血提供的血流动能与外周阻力共同作用的结果。当心室进入舒张期,被扩张的大动脉管壁弹性回缩,将储存的势能又转化为血流的动能,使血液继续向外周流动。随着动脉管壁的回缩,容积渐减小,在下一个心动周期的心室射血前,容积达最小,动脉壁被扩张的幅度和产生的张力最小，血流作用于管壁的压强最低，此时的血压为舒张压。舒张压是由大动脉弹性回缩提供的血流动能（本质源于心室肌收缩所释放的能量）和外周阻力共同作用所致的。

大动脉的弹性扩张作用，在承纳心室收缩期泵出血量的同时，使收缩压不致过高，从而减轻心的负担；其弹性回缩，储存的部分势能转化为动能，使舒张压不致过低，并促使主动脉瓣关闭以阻挡血液倒流入心，同时将间断的心室射血转化为血管内脉动性的连续血流。

（三）动脉血压的变化和维持稳定的意义

1. 动脉血压的变化 在左心室收缩射血时，主动脉压急剧上升，约在收缩中期达最高值，该血压值为收缩压（systolic pressure）；心室舒张时，主动脉压下降，在心舒末期（更确切地说是在等容收缩期结束时）动脉血压降至最低值，该血压值为舒张压（diastolic pressure）。收缩压与舒张压的差值称为脉搏压（pulse pressure），简称脉压。在一个心动周期中，各瞬时动脉血压的平均值称为平均动脉压（mean arterial pressure），约等于舒张压加 1/3 脉压。我国健康青年人在安静状态时的收缩压为 100 ～ 120mmHg，舒张压为 60 ～ 80mmHg，脉压为 30 ～ 40mmHg，见图

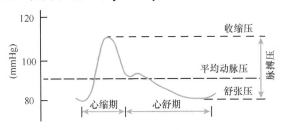

图 7-19 收缩压、舒张压、脉搏压和平均动脉压示意图

4-17、图 7-19。

正常人在同一时段且处于安静状态时的动脉血压是比较稳定的。同一个体在不同时段或不同功能状态下，血压可在一定范围内变化，如在一天中，清晨 6 时和下午 6 时的血压较高，中午较低，凌晨 2 时最低；运动、情绪激动或精神紧张时血压较安静时高；由较长时间的下蹲位突然转为直立时，血压可发生一过性的降低（直立性低血压）。此外，血压还受性别、年龄和健康状况等因素的影响。一般来说，动脉血压随着年龄的增加而渐升高，收缩压的升高比舒张压的升高更为明显。

安静时血压持续地发生以下改变可视为异常：舒张压大于 90mmHg 或收缩压大于 140mmHg，可视为高血压（hypertension）；舒张压低于 60mmHg 和收缩压低于 90mmHg，可视为低血压（hypotension）。生活节奏加快，工作竞争激烈和生活压力增加，尤其是不良生活习惯或嗜好都可能导致血压升高或发展成高血压。在临床上，低血压常见于失血性休克和心脏病变。少数个体可能出现无症状的血压偏低，增强体质有助于血压上升到正常范围或增强整体对血压偏低的适应能力。

2. 动脉血压稳定的意义 动脉血压是心血管功能活动的重要指标，也是衡量整体功能状态的一个重要指标。神经因素和体液因素调节循环血量、心脏功能和外周阻力，维持整体血压的稳定。血压稳定是推动血液循环和保持各组织器官得到足够血液灌注的重要条件之一，只有全身各组织器官得到充足的血液灌注，整体的生命活动才能得以正常进行。

（四）影响动脉血压的因素

凡是与动脉血压形成有关的因素都能影响动脉血压。

1. 搏出量 当搏出量增加时，心室收缩期射入主动脉的血量增多，动脉管壁所承受的张力增大，因而收缩压升高明显。动脉血压升高，血流速度随之加快，心室舒张期流向外周的血量也有所增多，心舒末期存留在大动脉的血量增加不多，故舒张压升高不多，而脉压增大。反之，搏出量减少，血压降低，脉压减小。故在一般情况下，收缩压的高低主要反映心脏搏出量的多少。

2. 心率 心率加快，心舒张期明显缩短，此期流向外周的血液减少，故心舒末期存留在大动脉的血量增多，舒张压升高。动脉血压升高，血流速度随之加快，在心缩期有较多的血液流向外周，留在大动脉内的血量增加不多，故收缩压升高不如舒张压的升高显著，结果脉压减小。反之，心率减慢，舒张压降低的幅度比收缩压降低的幅度大，脉压增大。

3. 外周阻力 外周阻力增加，心舒期中流向外周的血量减少，心舒末期存留在大动脉的血量增多，舒张压明显升高。由于动脉血压升高使血流速度加快，心缩期内较多的血液流向外周，留在大动脉内的血量增加不多，因此收缩压升高的幅度较小，脉压变小。相反，当外周阻力降低时，舒张压降低的幅度比收缩压降低的幅度大，脉压变大。所以，舒张压的高低主要反映外周阻力的大小和

心率的快慢，尤其是前者。

4. 主动脉和大动脉的弹性储器作用　主动脉和大动脉的弹性可缓冲动脉血压的波动。老年人大动脉发生硬化，管壁弹性纤维减少而胶原纤维增多，血管顺应性降低，对血压的缓冲作用减弱，导致收缩压升高而舒张压降低，脉压明显增大。因此，脉压主要反映动脉弹性。

5. 循环血量与循环系统容积的比值　循环血量与循环系统容积的比值决定了循环系统平均充盈压的高低。正常时，循环血量和血管容积是相适应的，循环系统平均充盈压变化不大。如果循环血量减少（如大出血），血管系统的容积改变不大，则循环系统平均充盈压必然降低，导致动脉血压降低。如果循环血量不变而血管系统的容积增加（如大量毛细血管扩张），循环系统平均充盈压也将降低，动脉血压降低。

值得注意的是，在整体功能状态下，只是影响血压的单个因素变化而其他因素不变的情况几乎是不存在的，影响动脉血压的各种因素都可能不同程度地发生变化。因此，应学习和掌握对多因素引起的后果作综合分析的思维方法。正常情况下，大动脉管壁的弹性、血液的黏滞性、血管的长度和循环血量相对不变，对血压的影响不大；心脏的收缩力和活动频率及外周血管的管径，在神经和体液因素的调节下，随机体的不同功能状态，经常性地发生变化，故是影响血压的主要因素。在病理状态下，循环血量才可能成为影响血压的首要因素，但在整体状态下，亦还有其他的因素在同时发挥作用。例如，在机体急性失血且失血量少于 20% 时，若按单因素考虑，循环血量减少，血压应降低，但实际上，在失血 30s 内，体内交感神经广泛兴奋，肾上腺髓质分泌肾上腺素和去甲肾上腺素增多，引起大多数器官的阻力血管收缩，外周阻力增大；使储血库内容量血管收缩，血管容积减小以释放出其中部分血液进入循环状态；以及小动脉和微动脉收缩，毛细血管内压降低，组织液生成减少而回流增多等机制（见后述），在一定程度上相当于补充了循环血量；另一方面，心肌收缩力增强和心率在一定范围内加快，这些因素在一定程度上代偿了因循环血量减少所引起的血压降低，从而保持血压接近正常水平。所以，在临床上遇到血压异常时，首先应弄清其产生的原因，然后采取相应的对策。若因失血而致低血压，则要设法尽快补充血容量；若因心肌收缩力减弱，心输出量减少而致血压降低时，则应增强心肌收缩力或减轻后负荷；若因外周阻力增大而产生以舒张压升高为主的高血压时，则应用扩血管药物进行治疗。

（五）动脉脉搏

1. 动脉脉搏的产生及传播　心脏的舒缩活动导致动脉压发生周期性变化，这种变化引起动脉管壁搏动，称为动脉脉搏（arterial pulse），简称为脉搏。脉搏波可沿管壁传播，手术暴露动脉可直接看到动脉随心跳而搏动，用手指也可触到浅表动脉的搏动。脉搏的传导速度要比血流速度快得多。脉搏传导速度与动脉管壁的弹性有关，管壁的顺应性愈大（弹性愈好），传导速度愈慢。脉搏传导速度在主动脉为 3～5m/s，在较大动脉为 7～10m/s，在小动脉为 15～35m/s。血管硬化时，脉搏的传导速度加快。小动脉和微动脉对血流的阻力很大，故在微动脉以后脉搏波动大大减弱；到毛细血管，脉搏已基本消失。

2. 脉搏波的描记及其波形　由脉搏描记仪记录到的脉搏波形称为脉搏图（sphygmogram）（图 7-20）。正常脉搏图包括一个上升支和一个下降支。下降支中间有一个小波，称为降中波，降中波左侧的切迹称为降中峡。上升支是心室快速射血时动脉血压迅速上升，使管壁骤然扩张所形成。上升支的斜率和幅度可以反映射血速度、心输出量及射血时所遇阻力的大小。射血时遇到的阻力大，射血速度慢，心输出量少，则上升支的斜率小，幅度也低；反之，则上升支较陡，幅度也大。下降支的前段是心室射血后期，射血速度减慢，动脉血管开始回缩所形成的，此时由动脉流向外周的血量已多于进入动脉的血量，动脉血压下降。降中波是由于心室舒张，主动脉瓣突然关闭，血液向瓣膜冲击，引起血流折返，形成一个折返波，使动脉血压小幅上升，动脉血管又一次轻度扩张而形成的。此后，心室继续舒张，血液不断流向外周，动脉血压缓慢下降，形成较平坦的下降支的后段。下降支的波形可大致反映外周阻力的大小，外周阻力较高时，下降支的下降速率较慢，降中峡的位置较高；外周阻力较低时，则下降支的下降速率较快，降中峡的位置较低，其后的下降支较为平坦。

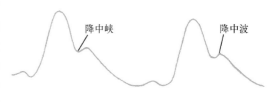

图 7-20　正常颈总动脉脉搏波形

某些心血管病症会导致脉搏波形的异常。例如，主动脉粥样硬化时，顺应性下降，弹性储器作用减弱，动脉血压的波动幅度增大，脉搏波上升支的斜率和幅度也加大；主动脉狭窄时，射血阻力大，上升支的斜率和幅度均较小；主动脉瓣关闭不全时，由于心舒张期主动脉内血液反流，主动脉内血压急剧降低，降支不出现降中峡。

四、静脉血压和静脉回心血量

静脉是血液返回心脏的通道，它易被扩张，又能收缩，起着贮血库的作用并可有效地调节回心血量和心输出量。

（一）静脉血压

1. 外周静脉压　各器官静脉的血压称为外周静脉压（peripheral venous pressure）。由于不断克服阻力，消耗能量，血液经过动脉和毛细血管到达静脉时，血压已降低至 15～20mmHg，而且已不受心室舒缩的影响，故无收缩压和舒张压的波动。

2. 中心静脉压　右心房和胸腔内大静脉的血压称为中心静脉压（central venous pressure，CVP），正常值为 4～12cmH$_2$O。中心静脉压的高低取决于心脏射血能力和静脉回心血量。例如，心脏射血能力强，能及时将回流入心脏的血液射入动脉，则中心静脉压较低；反之，心脏射血能力减弱（如心力衰竭），右心房和腔静脉淤血，则中心静脉压升高。如果心脏射血能力不变而静脉回流量增多（如静脉回流速度加快或心室舒张期延长），中心静脉压也将升高。因此，中心静脉压在临床上可用作判断心功能和指导输液的指标。

（二）影响静脉回心血量的因素

单位时间内静脉回心血量（venous return）的多少取决于外周静脉压与中心静脉压之差，以及静脉对血流的阻力。凡影响外周静脉压、中心静脉压及静脉阻力的因素，都可影响静脉回心血量。

1. 循环系统平均充盈压　是反映血管系统充盈程度的指标。当血量增加或容量血管收缩时，循环系统平均充盈压升高，静脉回心血量增多。反之，血量减少或容量血管舒张时，循环系统平均充盈压降低，静脉回心血量减少。

2. 心脏收缩力量　心脏收缩时将血液射入动脉，舒张时则可从静脉抽吸血液。如果心脏收缩力量强，射血时心室排空较完全，在心舒期心室内压就较低，对心房和大静脉内血液的抽吸力量较大，静脉回心血量增多。反之，射血力量显著减弱（如右心衰竭时），心舒期心室内压就较高，血液淤积在右心房和大静脉内，回心血量减少，此时可见患者出现颈外静脉怒张、肝充血肿大、下肢水肿等体征。左心衰竭时，左心房压和肺静脉压升高，造成肺淤血和肺水肿。

3. 重力与体位改变　由于地球重力场的影响，血管内血液产生一定的静水压，因此身体各部分血管的血压值除由心脏做功形成外，还要加上血管的静水压。各部分血管静水压等于血管与右心房水平之间的垂直距离、血液比重和重力加速度三者的乘积。一般来说，血管位置在右心房水平以下每下降 1cm，静水压就增高 0.77mmHg，而在右心房水平以上的血管，重力的作用使静脉压发生相应降低，故体位发生变化时，重力作用对静脉回流有较大的影响。人体平卧时，全身静脉大体上与心脏处于同一水平，静水压大致相同，对静脉血压和静脉血流不起重要作用。当人体从卧位变为直立位时，足部血管内的静脉压比卧位时明显增高，其增高的部分相当于从足至心脏这样一段血柱高度形成的静水压，约为 90mmHg（图 7-21）。在心脏以上水平的部分，静脉血管压力较卧位时低，如颅顶脑膜矢状窦内压可降到 -10mmHg。静脉壁薄、可扩张性大，其充盈膨胀程度可作较大范围的变动，取决于跨壁压的大小。血管的跨壁压是血管内血液对管壁的压力和血管外组织对管壁的压力之差。

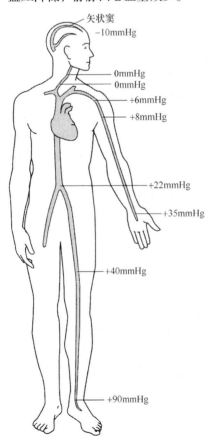

矢状窦
-10mmHg

0mmHg
0mmHg
+6mmHg
+8mmHg

+22mmHg

+35mmHg

+40mmHg

+90mmHg

图 7-21　直立体位对静脉血压的影响

一定的跨壁压是保持血管壁充盈膨胀的必要条件。跨壁压降低时，静脉易塌陷；跨壁压增大时，静脉较充盈。人体处于直立体位时，受重力作用的影响，头颈部静脉跨壁压降低，因而该处静脉几乎是塌陷的。相反，心脏水平以下的静脉跨壁压升高，静脉容积增加，可多容纳约 500ml 血液，回心血量减少；正常人有时候从蹲位突然变为直立位时，出现眼前发黑甚至晕倒的现象，就是由体位的影响，使回心血量减少，心输出量减少和血压暂时性下降所致；反之，从直立位变为卧位时，回心血量增多。

4. 骨骼肌的挤压作用　大部分外周静脉内存在的静脉瓣能够确保血液只能单向流回心脏。肌肉收缩时可挤压肌内和肌间的静脉，使静脉压升高，静脉回流加快；肌肉舒张时，静脉扩张，静脉压下降，有利于毛细血管和微静脉的血液流入静脉，而且血液受静脉瓣阻挡不能倒流，这样，骨骼肌和静脉瓣膜对静脉回流起着泵的作用，称为肌肉泵。所以，肌肉有节奏地收缩舒张可使回心血量增加（图 7-22）。长期站立工作的人，不能充分发挥肌肉泵作用，易引起下肢淤血，甚至形成下肢静脉曲张。

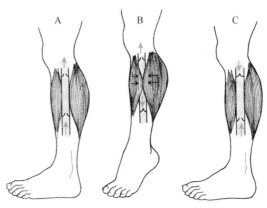

图 7-22　肌肉泵作用示意图

5. 呼吸运动　由于胸内负压的作用，胸腔内大静脉处于扩张状态。吸气时，胸腔容积增大，胸内负压值进一步增大，使胸腔内的大静脉和右心房更加扩张，中心静脉压降低，右心的回心血量增多。反之，呼气时胸内负压值减小，右心的回心血量减少。因此，呼吸运动对静脉回流也起着呼吸泵的作用。但是应当注意，呼吸运动对左心及右心的回心血量影响不同。吸气时，随着肺的扩张，肺部血管被牵拉扩张，容积增大，能潴留较多的血液，因而由肺静脉回流至左心房的血量减少；呼气时的情况则相反。

五、微　循　环

微循环（microcirculation）是指微动脉和微静脉之间的血液循环。实际上，此处的微循环，血液从微动脉流入，由微静脉流出，并未构成环状的血流，故准确地说应是血液在微血管中的流动。

（一）微循环的组成

典型的微循环由微动脉（arteriole）、后微动脉（metarteriole）、毛细血管前括约肌（precapillary sphincter）、真毛细血管（true capillary）、通血毛细血管（thoroughfare capillary）、动 - 静脉吻合支（arteriovenous shunt）和微静脉（venule）等部分组成（图 7-23）。

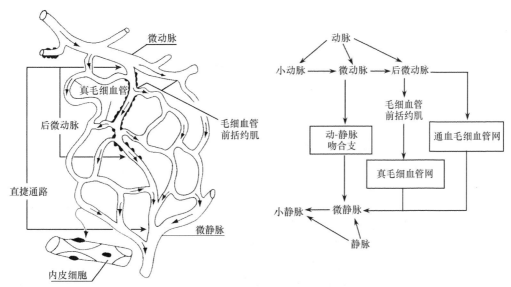

图 7-23　微循环组成模式图

（二）微循环的通路

1. 迂回通路 血液从微动脉经后微动脉、毛细血管前括约肌、真毛细血管网后汇集到微静脉的通路称为迂回通路（circuitous channel）。通路中真毛细血管数量多，横截面积大，血流速度慢；其管壁很薄，通透性大；迂回曲折，吻合成网，穿行于组织细胞之间，是物质交换的场所，又称营养性通路。微动脉管壁有较丰富的平滑肌，接受神经体液因素的控制而舒缩，是控制微循环血流的"总闸门"。真毛细血管的起始端通常有稀疏的平滑肌缠绕，构成毛细血管前括约肌，该括约肌易受局部代谢产物调控，控制进入真毛细血管的血流量，在微循环中起"分闸门"的作用。微静脉是微循环的后阻力血管，构成控制微循环血流的"后闸门"，故微静脉的舒缩状态可影响毛细血管血压，从而影响组织液的生成与回流和静脉回心血量。

2. 直捷通路 血液从微动脉经后微动脉和通血毛细血管进入微静脉的通路称为直捷通路（thoroughfare channel）。直捷通路经常处于开放状态，血流速度较快，其主要功能在于使一部分血液能快速回心，该通路在骨骼肌组织的微循环中较为多见。

3. 动 - 静脉短路 血液从微动脉经动 - 静脉吻合支直接回流到微静脉，此通路称为动 - 静脉短路（arteriovenous shunt）。动 - 静脉吻合支管壁结构类似微动脉，管壁较厚、血流迅速。动 - 静脉短路多见于皮肤微循环，主要参与调节体温。环境温度升高时，动 - 静脉短路开放增多，皮肤血流量增大，皮肤温度上升，散热增多；反之，散热减少。在某些病理状态下，如感染性和中毒性休克时，动 - 静脉短路大量开放，可加重组织的缺氧状况。

（三）毛细血管壁的结构和通透性

毛细血管壁由单层内皮细胞构成，外面有基底膜包围，总的厚度约为 0.5μm，在细胞核的部分稍厚。内皮细胞之间相互连接处存在着细微的裂隙，成为沟通毛细血管内外的孔道。

人体各种组织中毛细血管壁的通透性是不同的。例如，肝脏内的毛细血管壁的裂隙较大，白蛋白分子可自由通过。在脑，毛细血管内皮细胞较高大，细胞之间为紧密连接，水和脂溶性分子可直接通过内皮细胞，许多离子和非脂溶性小分子则必须有特异的载体转运。

（四）毛细血管的数量和交换面积

人体全身约有 400 亿根毛细血管。不同组织器官中毛细血管的密度有很大差异，如在心肌、脑、肝、肾，毛细血管的密度为每立方毫米组织 2500 ～ 3000 根；骨骼肌为每立方毫米组织 100 ～ 400 根；骨、脂肪、结缔组织中毛细血管密度较低。假设毛细血管的平均半径为 3μm，平均长度为 750μm，则每根毛细血管的表面积约为 14 000μm²。微静脉的起始段也有交换功能，故估计每根毛细血管的有效交换面积达 22 000μm²。由此可以估计全身毛细血管（包括有交换功能的微静脉）总的有效交换面积将近 1000m²。

（五）微循环的血流动力学

1. 微循环阻力对微循环血流量的影响 微循环中的血流一般为层流。血液在流经微循环血管网时，血压逐渐降低。在直径为 8 ～ 40μm 的微动脉处，对血流的阻力最大，血压降落也最大。在动物实验中，可以在立体显微镜下将毛细管尖端直接插入毛细血管并测定血压。也可以用这种方法测定人手指甲皱皮下毛细血管的血压。在正常情况下，毛细血管动脉端（即毛细血管的起始端）的血压为 30 ～ 40mmHg，毛细血管静脉端的血压为 10 ～ 15mmHg。毛细血管血压的高低取决于动脉压、静脉压及毛细血管前阻力和毛细血管后阻力的比值。一般来说，当毛细血管前阻力和毛细血管后阻力的比例为 5 : 1 时，毛细血管的平均血压约为 20mmHg。这一比值增大时，毛细血管血压就降低；比值变小时毛细血管血压升高。某一组织中微循环的血流量与微动脉和微静脉之间的血压差成正比，与微循环中总的血流阻力成反比。由于在总的血流阻力中微动脉处的阻力占较大比例，故微动脉的阻力对血流量的控制起主要作用。

2. 组织代谢对微循环血流量的影响 测量一个器官的血流量时，常可见到在一定时间内其血流量是稳定的，但如果在显微镜下观察微循环中单个血细胞的移动速度，则可看到在同一时间内不同微血管中的血流速度是有很大差别的，而且同一血管内血流的速度在不同时间也有较大变化，其原因是后微动脉和毛细血管前括约肌不停地发生每分钟 5 ～ 10 次的交替性收缩和舒张，称为血管运动（vasomotion）。后微动脉和毛细血管前括约肌收缩时，其后的真毛细血管网关闭，舒张时真毛细血管网开放。在安静状态下，骨骼肌组织中在同一时间内只有 20% ～ 35% 的真毛细血管处于开放状态。血管舒缩活动主要与局部组织的代谢活动有关。毛细血管关闭时，该毛细血管周围组织中代谢产物集聚，氧分压降低。代谢产物和低氧都能导致局部的后微动脉和毛细血管前括约肌舒张，于是毛细血管开放，局部组织内积聚的代谢产物被血流清除，随后，后微动脉和毛细血管前括约肌又因其本身的肌紧张和缩血管因素的作用而收缩，使毛细血管关闭，如此周而复始。当组织代谢活动加强时，越来越多的后微动脉和毛细血管前括约肌发生舒张，使越来越多的毛细血管处于开放状态，从而使血液和组织、细胞之间发生物质交换的面积增大，交换的距离缩短，因此，微循环的血流量是和组织的代谢活动水平相适应的。

（六）血液和组织液之间的物质交换

组织、细胞之间的空间称为组织间隙，其中为组织液（interstitial fluid）所充满。组织液是组织、细胞直接所处的环境。组织、细胞通过细胞膜与组织液发生物质交换。组织液与血液之间则通过毛细血管壁进行物质交换。因此，组织、细胞和血液之间的物质交换需通过组织液作为中介。

血液和组织液之间的物质交换主要是通过扩散、滤过和重吸收、吞饮等方式进行的。

1. 扩散（diffusion）　是血液和组织液之间进行物质交换的最主要方式。毛细血管内外液体中的分子，只要其直径小于毛细血管壁的空隙，就能通过管壁进行扩散运动。当血液流经毛细血管时，血液内的溶质分子可以扩散入组织液，组织液中的溶质也可扩散入血液。对于某一种物质来说，其通过毛细血管壁进行扩散的驱动力是该物质在管壁两侧的浓度差，即从浓度高的一侧向浓度低的一侧发生净移动。溶质分子在单位时间内通过毛细血管壁进行扩散的速率与该溶质分子在血浆和组织液中的浓度差、毛细血管壁对该溶质分子的通透性、毛细血管壁的有效交换面积等因素成正比，与毛细血管壁的厚度（即扩散距离）成反比。对于非脂溶性物质，毛细血管壁的通透性（紧密连接内皮除外）与溶质分子的大小有关，分子越小，通透性越大。毛细血管壁孔隙的总面积虽仅占毛细血管壁总面积的约千分之一，但由于分子运动的速度高于毛细血管血流速度数十倍，故血液在流经毛细血管时，血浆和组织液中的溶质分子仍有足够的时间进行扩散交换。脂溶性物质，如 O_2 和 CO_2 等，可直接通过内皮细胞进行扩散，因此整个毛细血管壁都成为扩散面，扩散的速率更高。

2. 滤过和重吸收　当毛细血管壁两侧的静水压不等时，水分子就会通过毛细血管壁从压力高的一侧向压力低的一侧移动。水中的溶质分子，如果分子直径小于毛细血管壁的孔隙，也能随同水分子一起滤过。另外，毛细血管壁两侧的渗透压不等，可以导致水分子从渗透压低的一侧向渗透压高的一侧移动。血浆蛋白质等胶体物质较难通过毛细血管壁的孔隙，因此血浆的胶体渗透压能限制血浆的水分子向毛细血管外移动；同样，组织液的胶体渗透压则限制组织液的水分子向毛细血管内移动。在生理学中，将由管壁两侧静水压和胶体渗透压的差异引起的液体由毛细血管内向毛细血管外的移动称为滤过（filtration），液体向相反方向的移动称为重吸收（reabsorption）。血液和组织液之间通过滤过和重吸收方式发生的物质交换与通过扩散方式发生的物质交换相比，仅占很小一部分，但在组织液的生成中起重要的作用。

3. 吞饮　在毛细血管内皮细胞一侧的液体可被内皮细胞膜包围并摄入细胞内，形成小的囊泡，这一过程称为吞饮（pinocytosis）。囊泡被运送至细胞的另一侧，并被排出至细胞外，因此这也是血液和组织液之间通过毛细血管壁进行物质交换的一种方式。一般认为，较大的分子，如血浆蛋白等，可以由这种方式通过毛细血管壁进行交换。

六、组织液的生成

（一）组织液的生成与回流

组织液存在于组织、细胞的间隙中，绝大部分不能自由流动，呈凝胶状态；极少一部分呈液态，可自由流动。组织液是血浆滤过毛细血管壁形成的，其滤过和重吸收取决于有效滤过压。毛细血管血压和组织液胶体渗透压是促使液体由毛细血管内向血管外滤过的力量，而血浆胶体渗透压和组织液静水压是使液体从血管外重吸收入毛细血管内的力量。滤过力量与重吸收力量的代数和，称为有效滤过压（effective filtration pressure，EFP）。

有效滤过压 =（毛细血管血压 + 组织液胶体渗透压）-（血浆胶体渗透压 + 组织液静水压）　（7-5）

血液在流经微循环血管网时血压逐渐降低。在毛细血管的动脉端血压约为 30mmHg，毛细血管中段血压约为 25mmHg，静脉端血压约为 12mmHg。正常情况下，血浆胶体渗透压为 25mmHg，组织液的胶渗透压和静水压分别为 15mmHg 和 10mmHg（图 7-24）。

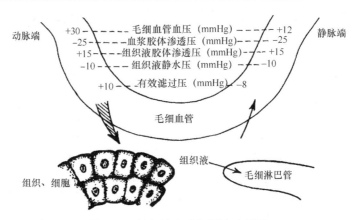

图 7-24　组织液生成与回流示意图

+表示液体滤出毛细血管的力量；－表示使液体吸收回毛细血管的力量

在 4 个因素中，只有毛细血管血压是变量，且是生成组织液的主要动力，血浆胶体渗透压则是促使组织液回流的主要力量。按各种压力数值计算，毛细血管动脉端的有效滤过压为 +10mmHg，液体滤出毛细血管而生成组织液。在毛细血管静脉端，有效滤过压为 −8mmHg，组织液被重吸收。由于血液流经血管时，其压力是逐渐降低的，所以，毛细血管血压下降也是逐渐变化的，这就导致有效滤过压是一个渐变的动态过程，即通过毛细血管发生的滤过和重吸收作用是一个没有明显界线的逐渐移行的过程。在毛细血管全长，每一点都有滤过和重吸收，只是血液由动脉端向静脉端流动的过程中净滤过量逐渐减少，净吸收量越近静脉端越多。总的说来，流经毛细血管的血浆，有 0.5% ～ 2% 在毛细血管动脉端以滤过的方式进入组织间隙，其中约 90% 在静脉端被重吸收回血液，其余约 10% 进入毛细淋巴管，成为淋巴液，这样，就使组织液生成和回流量之间达动态平衡。

（二）影响组织液生成的因素

正常情况下，组织液不断生成又不断重吸收入血，保持动态平衡，故血容量和组织液量维持相对稳定，一旦由于某种原因将这种平衡打破，就可能使组织间隙缺少或潴留过多的液体，临床上称为脱水或水肿。

1. 毛细血管血压　毛细血管血压取决于毛细血管前、后阻力的比值。比值增大，如微动脉收缩加强或微静脉紧张性降低时，毛细血管血压降低，组织液生成减少；反之，比值变小，毛细血管血压升高，组织液生成增多。例如，炎症时，炎症部分的微动脉扩张，毛细血管前阻力减小，进入毛细血管的血量增多，使之血压升高，组织液生成增多，表现为炎性水肿。右心衰竭导致静脉回流受阻，毛细血管血压逆行升高，组织液生成也会增加，严重时产生水肿。在严重的呕吐或腹泻时，体液丧失，血容量减少，毛细血管血流量减少导致动、静脉端压力降低，组织液大量入血，此时因细胞外液容量的大量缩减，机体表现为脱水。

2. 血浆胶体渗透压　血浆胶体渗透压降低，如某些患消化管疾病的患者对蛋白质消化吸收不良，肝功能减退不能合成足够的蛋白质，肾脏病患者的蛋白质从尿中大量排出，这些因素均可使血浆胶体渗透压降低，导致有效滤过压增大，组织液生成增多和回流减少而产生水肿。

3. 毛细血管壁的通透性　毛细血管壁的通透性增加，部分血浆蛋白质滤出，组织液胶体渗透压升高，组织液生成增多，产生水肿。在过敏性疾病时，由于局部组胺大量释放，毛细血管通透性增加，部分血浆蛋白渗出，使血浆胶体渗透压降低，而组织液中胶体渗透压升高，组织液生成增多而回流减少，故在发生过敏反应的局部出现水肿。

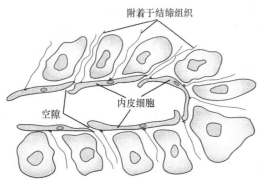

图 7-25　毛细淋巴管首端结构示意图

4. 淋巴回流受阻　约 10% 组织液经淋巴管回流入血，使生成和回流的量保持平衡。毛细淋巴管的盲端始于组织间隙，其管壁由单层内皮细胞组成，管壁外无基质，故通透性极高；内皮细胞边缘呈叠瓦状互相覆盖，形成只向管内开放的单向活瓣（图 7-25），因此，组织液及悬浮于其中的微粒可自由进入毛细淋巴管但不能倒流。淋巴回流受阻，组织液积聚，可导致水肿；淋巴管阻塞时，导致组织液中的蛋白质含量增多，胶体渗透压升高，也可引起组织液生成增多、回流减少而导致水肿。

七、淋巴的生成与回流

（一）淋巴液的生成和回流

未被毛细血管重吸收的组织液进入淋巴管即成为淋巴液（lymph）。组织液和淋巴液的压力差是淋巴液生成的动力。毛细血管血压升高、毛细血管壁通透性增加、血浆胶体渗透压降低、组织液胶体渗透压升高等可导致淋巴液生成增多；肌肉活动及邻近组织的压迫和按摩可促进淋巴液回流。毛细淋巴管汇成集合淋巴管，最后经右淋巴导管和胸导管返回循环系统。

（二）淋巴回流的生理意义

1.回收蛋白质 由毛细血管滤出的少量血浆蛋白，只能经淋巴管运回血液。每天由淋巴液带回到血液的蛋白质多达 75～200g，这对于维持血浆和组织液中蛋白质的正常浓度非常重要。

2.运输脂肪及其他营养物质 消化后的营养物质，如食物中 80%～90% 的脂肪，经小肠黏膜吸收入淋巴液。少量胆固醇和磷脂也经淋巴管吸收。

3.调节体液平衡 淋巴回流障碍，可使血量减少而组织液增多，故淋巴回流在调节血浆量与组织液量的平衡中起重要作用。

4.防御和免疫功能 当组织受损伤时，红细胞、异物、细菌等可进入组织液、淋巴液，被淋巴结的巨噬细胞清除掉。此外，淋巴结还能产生具有免疫功能的淋巴细胞，参与机体的免疫机制。

第四节 心血管活动的调节

人体在复杂多变的环境中从事各项活动，各组织和器官对血量的需求不断变化。机体通过神经、体液和自身等因素对心血管的功能活动进行调节，通过调节心脏活动的增强或减弱来改变心输出量；调节血管的收缩或舒张来维持适宜的外周阻力，进而使心输出量和各组织器官的供血量能满足不同情况下机体代谢的需要。

一、神经调节

心肌和血管平滑肌均接受自主神经支配。机体对心血管活动的神经调节是通过各种心血管反射实现的。

（一）心脏和血管的神经支配

1.心脏的神经支配 支配心脏的传出神经主要为心交感神经（cardiac sympathetic nerve）和心迷走神经（cardiac vagus nerve）。

（1）心交感神经及其作用：心交感神经的节前纤维来自位于脊髓第 1～5 胸段中间外侧柱的神经元，其轴突末梢释放的递质为 ACh，后者激活节后神经元膜上的 N 胆碱能受体。心交感神经节后神经元位于星状神经节或颈交感神经节内，其节后纤维支配心脏各个部分，包括窦房结、房室交界、房室束、心房肌和心室肌。

心交感神经节后纤维末梢释放去甲肾上腺素（norepinephrine），兴奋心肌细胞膜上的 β 型肾上腺素能受体（β_1 受体），激活腺苷酸环化酶，使细胞内 cAMP 的浓度升高，继而激活蛋白激酶和细胞内蛋白质的磷酸化过程，增加 Ca^{2+} 内流及促进肌质网释放，导致心率增快、收缩能力增强、传导速度加快，此即正性的变时变力变传导作用。正性变时作用的机制：去甲肾上腺素能加强窦房结 P 细胞的 4 期内向电流 I_f，使自动去极速度加快，自律性变高，心率加快。正性变传导作用的机制：在房室交界，去甲肾上腺素能增加细胞膜上钙通道开放的概率和 Ca^{2+} 内流，使慢反应自律细胞 0 期的幅度及速度均增大，传导加快。正性变力作用的机制：①平台期 Ca^{2+} 内流增加，促使肌质网释放 Ca^{2+}，心肌收缩力增强。②去甲肾上腺素促进肌钙蛋白释放 Ca^{2+}，并加速肌质网对 Ca^{2+} 的摄取，故能加速心肌舒张。③去甲肾上腺素促进糖原分解，提供更多能量，有利于心肌活动。④交感神经兴奋引起的正性变传导作用可使心肌纤维的收缩更趋同步化，有利于心肌收缩力的加强。

（2）心迷走神经及其作用：支配心脏的副交感神经节前纤维起源于延髓的迷走神经背核和疑核，行走于迷走神经干中，进入心脏后与心内神经节发生突触联系，释放的递质为 ACh。心迷走神经节后纤维支配窦房结、心房肌、房室交界、房室束及其分支，也有少量纤维支配心室肌。两侧心迷走神经对心脏的支配有差别，右侧迷走神经主要影响窦房结，左侧迷走神经主要影响房室交界。

心迷走神经节后纤维末梢释放 ACh，兴奋心肌细胞膜的 M 胆碱能受体，增加 K$^+$ 外流，导致心率减慢、收缩力减弱、传导速度减慢，此即负性变时变力变传导作用。负性变时作用的机制：① ACh 作用于窦房结细胞 M 受体，通过 G$_K$ 蛋白激活细胞膜上的一种钾通道（I$_{KACh}$ 通道），使 3 期 K$^+$ 外流增多，最大复极电位变得更负，4 期自动去极化到达阈电位所需时间延长，故自律性降低，心率减慢。② ACh 减缓 4 期 K$^+$ 外流递减的速度，抑制 4 期的内向电流 I$_f$，故去极速度较慢，心率减慢。负性变力作用的机制：① ACh 促进心肌 K$^+$ 外流，使 2 期缩短，Ca^{2+} 内流减少。② ACh 直接抑制钙通道，使 Ca^{2+} 内流减少。③ M 受体兴奋，抑制腺苷酸环化酶，细胞内 cAMP 水平降低，肌质网释放 Ca^{2+} 减少；细胞外的 Ca^{2+} 内流减少，也可导致钙诱导的钙释放减少。结果，肌质 Ca^{2+} 浓度降低，收缩力下降。负性变传导作用的机制：ACh 抑制钙通道，使 Ca^{2+} 内流减少，房室交界处慢反应自律细胞的 0 期速度和幅度均下降，故房室传导速度减慢。

（3）支配心脏的肽能神经元：心脏中存在多种肽能神经纤维，它们释放的递质有神经肽 Y、血管活性肠肽、降钙素基因相关肽、阿片肽等。目前对于分布在心脏的肽能神经元的生理功能了解不多，已知血管活性肠肽对心肌有正性变力作用和舒张冠状血管的作用，降钙素基因相关肽有加快心率作用。

2. 血管的神经支配　除真毛细血管外，血管壁都有平滑肌分布，小动脉和微动脉较多。绝大多数血管平滑肌都接受自主神经的支配。支配血管平滑肌的神经纤维可分为缩血管神经纤维（vasoconstrictor fiber）和舒血管神经纤维（vasodilator fiber）两大类。

（1）缩血管神经纤维：缩血管神经纤维都是交感神经纤维，故一般称为交感缩血管纤维，其节前神经元位于脊髓胸 1～腰 3 节段灰质的中间外侧柱，节后纤维末梢释放的递质为去甲肾上腺素。血管平滑肌细胞有 α、β$_2$ 两类肾上腺素能受体。α 受体兴奋，血管平滑肌收缩；β$_2$ 受体兴奋，则血管平滑肌舒张。去甲肾上腺素与 α 受体结合的能力比与 β$_2$ 受体结合的能力强得多，故交感缩血管纤维兴奋时主要引起缩血管效应。体内几乎所有的血管平滑肌都受交感缩血管纤维支配，但不同部位的血管中交感缩血管纤维分布的密度不同。皮肤血管中交感缩血管纤维分布最密，骨骼肌和内脏的血管分布次之，冠状血管和脑血管中分布较少。在同一器官中，动脉中交感缩血管纤维的密度高于静脉；微动脉分布密度最高，毛细血管前括约肌则无神经纤维支配。

人体内多数血管只接受交感缩血管纤维的单一支配。在安静状态下，交感缩血管纤维持续发放每秒 1～3 次的低频冲动，称为交感缩血管紧张，这种紧张性活动使血管平滑肌保持一定程度的收缩状态。交感缩血管紧张增强时，血管平滑肌进一步收缩；交感缩血管紧张减弱时，血管平滑肌收缩程度减低，血管舒张。在不同的生理状况下，交感缩血管纤维的放电频率在每秒低于 1 次至每秒 8～10 次的范围内变动，随之引起血管口径在很大范围内发生变化，从而调节不同器官的血流阻力和血流量。支配某一器官血管床的交感缩血管纤维兴奋，可引起该器官血管床的血流阻力增大，血流量减少；同时该器官毛细血管前阻力和毛细血管后阻力的比值增大，使毛细血管血压降低，组织液生成减少而有利于重吸收；此外，该器官的容量血管收缩，静脉回流量增加。

（2）舒血管神经纤维：体内有少部分血管接受舒血管纤维支配。

1）交感舒血管神经纤维：在动物实验中发现，支配骨骼肌微动脉的交感神经中除有缩血管纤维外，还有舒血管神经纤维，其末梢释放 ACh，作用于 M 受体，引起血管舒张，阿托品可阻断其效应。这类纤维的主要意义是在肌肉活动时能为其提供更多的血流量。

2）副交感舒血管神经纤维：软脑膜血管接受来自面神经的副交感舒血管纤维支配，肝血管有来自于迷走神经的副交感舒血管纤维，外生殖器血管有来自盆神经的副交感舒血管纤维。副交感纤维末梢释放 ACh，兴奋 M 受体，引起血管舒张。副交感舒血管纤维的活动主要对局部血流起调节作用，对循环系统总外周阻力的影响很小。

3）脊髓背根舒血管纤维：皮肤伤害性感觉传入纤维在外周末梢处可发出分支。当皮肤受到伤害性刺激时，感觉冲动一方面沿传入纤维向中枢传导，另一方面可在末梢分叉处沿其他分支到达受刺激部位邻近的微动脉，使微动脉舒张，局部皮肤出现红晕，这种仅通过轴突外周部位完成的反应，称为轴突反射。背根舒血管纤维末梢释放的递质还不清楚，免疫细胞化学方法证明脊神经节感觉神经元中有降钙素基因相关肽与 P 物质共存。

4）血管活性肠肽神经元：有些自主神经元内有血管活性肠肽（vasoactive intestinal polypeptide，

VIP）和 ACh 共存，这些神经元兴奋时，其末梢一方面释放 ACh，引起腺细胞分泌，另一方面释放血管活性肠肽，引起舒血管效应，使局部组织血流增加。

（二）心血管中枢

神经系统对心血管活动的调节是通过各种神经反射来实现的。心血管中枢（cardiovascular center）是指与心血管活动有关的神经元胞体集中的部位。控制心血管活动的神经元分布于中枢各级水平，它们各有不同功能，又互相密切联系，使心血管系统的活动协调一致，以适应整体功能活动的需要。

1. 延髓心血管中枢 动物实验中，在延髓上缘横断脑干后，动物的血压并无明显的变化，刺激坐骨神经引起的升压反射也仍存在；而在延髓和脊髓之间横断，动物血压则降低至 40mmHg。可见，延髓是调节心血管活动的基本中枢。

根据延髓心血管神经元对心血管活动调节作用不同，认为延髓心血管中枢包括 4 个功能部位：①缩血管区，位于延髓腹外侧区的前部，包括心交感神经中枢和交感缩血管中枢，这些中枢神经元在平时都有紧张性活动，分别称为心交感神经紧张和交感缩血管紧张。②心抑制区，即心迷走神经中枢，位于延髓迷走神经的疑核和背核，平时也有紧张性活动，称心迷走紧张。③舒血管区，位于延髓腹外侧区的后部，该区的神经元在兴奋时可抑制缩血管区神经元的活动，导致交感缩血管紧张降低，血管舒张。④传入神经接替站，指延髓孤束核通过中继来自各方面的信息而参与心血管活动的调节。孤束核一方面接受来自颈动脉窦和主动脉弓压力感受器、颈动脉体和主动脉体化学感受器、心肺感受器、骨骼肌感受器和肾脏等内脏感受器的传入，以及来自端脑、下丘脑、小脑、脑干其他区域和脊髓等处与心血管调节有关的核团的纤维投射，另一方面发出的纤维投射到心迷走中枢、心抑制和舒血管功能区、脑桥臂旁核和下丘脑室旁核等区域，继而影响心血管活动。

2. 延髓以上部位的心血管中枢 在延髓以上的脑干部分及大脑和小脑中，都存在与心血管活动有关的神经元。它们在心血管活动调节中所起的作用更加高级，表现为对心血管活动和机体其他功能之间的复杂整合作用。例如，下丘脑在机体的体温调节、摄食、水平衡和情绪反应等功能活动的整合中起着重要作用，在这些反应中都包含有相应心血管活动的变化。在动物实验中观察到，电刺激下丘脑的一些区域，可引起躯体肌肉及心血管、呼吸和其他内脏活动的变化，这些变化常是通过精细整合的，在生理功能上是相互协调的。例如，电刺激下丘脑的防御反应区，可立即引起机体的防御反应（defense reaction），表现为骨骼肌肌紧张加强和准备防御的姿势等行为反应，同时出现心率加快、心缩力加强、心输出量增加，皮肤和内脏血管收缩，骨骼肌血管舒张，血压稍有升高等心血管活动的变化，这些心血管反应显然是同当时机体所处的状态相协调的，主要是使骨骼肌有充足的血液供应，以适应防御、搏斗或逃跑等行为的需要。

（三）心血管反射

1. 颈动脉窦和主动脉弓压力感受性反射 血压变化经压力感受器等反射弧活动而维持血压于稳态的反射称为压力感受性反射（baroreceptor reflex），即当动脉血压升高时，引起心率减慢，心肌收缩力降低，心输出量减少，总外周阻力降低，血压回降；反之，血压升高。

（1）压力感受器：压力感受性反射的感受装置是位于颈动脉窦和主动脉弓血管外膜下的感觉神经末梢（图 7-26）。

它属于牵张感受器，直接感受血管壁的机械牵张刺激，对波动的压力变化刺激尤其敏感。当动脉血压升高时，动脉管壁被牵张的程度升高，感受器发放神经冲动增多。在一定范围内，压力感受器的传入冲动频率与动脉管壁的扩张程度成正比（图 7-27）。

（2）传入神经及其与中枢的联系：颈动脉窦压力感受器的传入神经纤维组成颈动脉窦神经；窦神经合并入舌咽神经，进入延髓孤束核。主动脉弓压力感受器的传入神经纤维加入迷走神经干，同样进入延髓孤束核。孤束核接受压力感受器等的传入冲动，经神经通路的信息传递可产生如下作用：①兴奋迷走中枢，使心迷走神经紧张性增强。②抑制心交感中枢和交感缩血管中枢的活动，同时与延髓内其他神经核团及脑干其他部位的神经核团发生联系，使交感紧张减弱。

（3）反射效应：动脉血压升高时，压力感受器传入冲动增多，通过中枢机制使心交感紧张和交感缩血管紧张减弱，心迷走紧张加强，结果心率减慢，搏出量及心输出量减少，外周血管阻力减小，血压回降；反之，血压降低导致反射减弱，血压回升。因此，压力感受性反射的意义在于维持血压稳态。

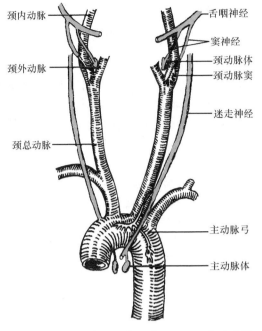

图 7-26　颈动脉窦区和主动脉弓区的压力感受器
与化学感受器

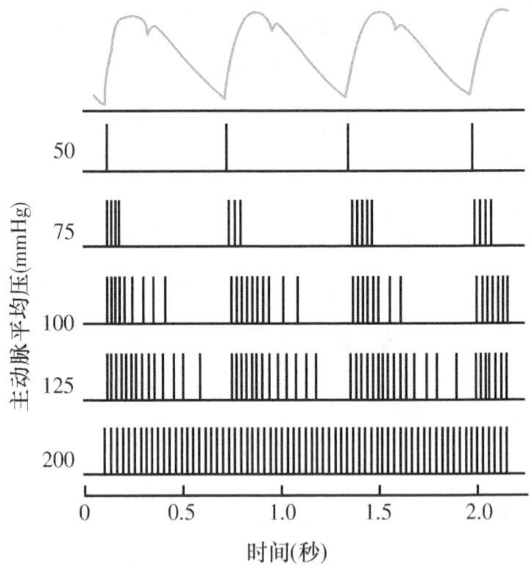

图 7-27　动脉压的高低与颈动脉窦压力感受
器传入冲动频率的关系

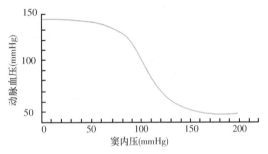

图 7-28　压力感受性反射功能曲线

图 7-28 为压力感受性反射功能曲线,可通过实验结果画出来。在动物实验中可将颈动脉窦区和循环系统其余部分隔离开来,但仍保留它通过窦神经与中枢的联系。在这样的制备中,人为地改变颈动脉窦区的灌注压,就可以引起体循环动脉压的变化,由图 7-28 可见,压力感受性反射功能曲线的中间部分较陡,向两端渐趋平坦,这说明当窦内压在正常平均动脉压水平(大约为 100mmHg)的范围内发生变动时,压力感受性反射最为敏感,纠正偏离正常水平的血压的能力最强;动脉血压偏离正常水平越远,压力感受性反射纠正异常血压的能力越低。

　　由上述压力感受性反射的过程和效应可以理解,压力感受性反射是一种典型的负反馈调节机制。压力感受性反射在心输出量、外周血管阻力、血量等发生突然变化的情况下,对动脉血压进行快速调节的过程中起重要作用,使动脉血压不至发生过大的波动。压力感受性反射对动脉血压的调节设置一定的调定点(set point),作为调节动脉血压的参照水平。在压力感受性反射功能曲线上有一个点,该点在两个坐标上的数值相等,即平均动脉压和窦内压处于相同水平,这个点也就是压力感受性反射的调定点。在正常情况下,调定点的水平就是平均动脉压正常值的水平。在慢性高血压患者或实验性高血压动物中,压力感受性反射功能曲线向右移位,这种现象称为压力感受性反射的重调定(resetting),表现为调定点的上移。换句话说,高血压患者中压力感受性反射仍在行使其功能,但其工作范围发生了改变,使动脉血压维持在一个高于正常的水平。压力感受性反射重调定的机制比较复杂,重调定可发生在感受器的水平,也可发生在反射的中枢部分。

　　2.颈动脉体和主动脉体化学感受性反射　颈动脉分叉处和主动脉弓区域存在颈动脉体(carotid body)和主动脉体(aortic body),这些小体有丰富的血液循环,当动脉血液缺氧、二氧化碳分压、H^+ 浓度过高时,感受器兴奋,其感觉信号分别经窦神经(合并入舌咽神经)和迷走神经传入延髓孤束核,然后使延髓内呼吸神经元和心血管活动神经元的活动发生改变。化学感受性反射的效应主要是使呼吸加深加快,只在低氧、窒息、失血、动脉血压过低和酸中毒等情况下才明显调节心血管的活动,此时的主要意义在于重新分配血流量,优先保证重要器官的供血。

　　3.心肺感受器引起的心血管反射　心房、心室和肺循环大血管壁中存在许多调节心血管活动的心肺感受器(cardiopulmonary receptor),有些感受管壁的牵张刺激,有些感受化学物质(前列腺素、缓激肽、腺苷等）的刺激，传入神经纤维走行于迷走神经干内，也有少数经交感神经进入中枢。在生理情况下，血容量改变是心房壁牵张刺激的主要因素，故心房壁的牵张感受器又称容量感受器（volume receptor）。大多数心肺感受器受刺激时引起的效应是交感紧张减弱，心迷走紧张加强，导致心率减慢、心输出量减少、总外周阻力减小，动脉血压下降。在动物实验中证实，心肺感受器兴奋时对肾交感神经活动的抑制特别明显，使肾血流量增加，肾排水和排钠量增多，这表明心肺感受器引起的反射在对血量及体液的量和成分的调节中有重要生理意义。心 - 肾反射（cardiorenal reflex）是指心肺感受器受到压力或化学因素的刺激后，经迷走神经传入，在中枢整合后，使肾交感神经活动抑制，肾血流量增多，尿量和尿钠排出增多的过程，该反射使心肾两个器官的功能活动在整体功能状态下得以紧密地联系。

4. 躯体感受器引起的心血管反射 刺激躯体传入神经可引起各种心血管反射，反射的效应取决于感受器的性质、刺激强度和频率等因素。用弱至中等强度的低频电脉冲刺激骨骼肌传入神经，常引起降血压效应；而用高强度和高频率电刺激皮肤传入神经，则常引起升血压效应。

此外，刺激躯体传入神经，扩张肺、胃、肠和膀胱等空腔器官及挤压睾丸等，可引起心率减慢和外周血管舒张等效应。脑缺血可引起交感缩血管紧张显著加强，外周血管强烈收缩，动脉血压升高（脑缺血反应）。

二、体液调节

心血管活动的体液调节是指血液和组织液中一些化学物质对心血管活动的调节作用，这些体液因素，有些是通过血液携带的，可广泛作用于心血管系统，属于全身性体液调节；有些则在组织中生成，主要作用于局部的血管，对局部组织的血流起调节作用，属于局部性体液调节。

（一）肾素 - 血管紧张素系统

肾素是由肾近球细胞合成和分泌的一种酸性蛋白酶。肾素可使血浆中来自肝脏的血管紧张素原水解而产生 1 个十肽，称为血管紧张素 I（angiotensin I，A I）。血浆和组织中，特别是在肺循环血管内皮表面，存在有血管紧张素转换酶，可使 A I 水解而产生 1 个八肽，即血管紧张素 II（angiotensin II，A II）。A II 在血浆和组织中的血管紧张素酶 A 的作用下，成为七肽的血管紧张素III（angiotensin III，A III），见图 7-29。

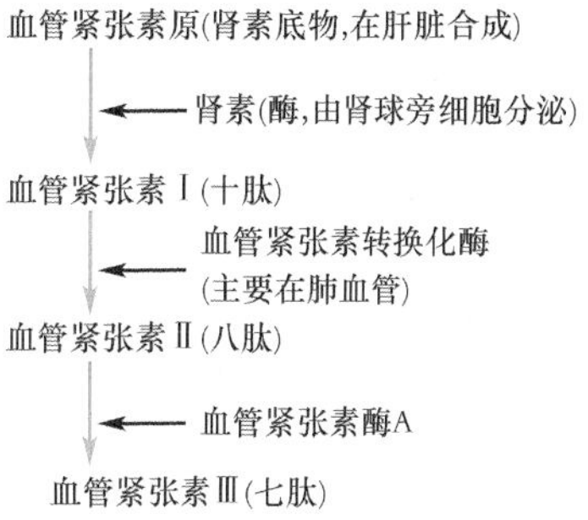

一般而言，A I 作用不明显。A II 有广泛的作用：①兴奋血管平滑肌 A II 受体，使全身微动脉收缩，外周阻力增高；使静脉收缩，回心血量增加，心输出量增多，故动脉血压升高。②作用于脑的某些部位，加强交感缩血管中枢紧张。③作用于交感神经末梢，促进去甲肾上腺素的释放。④刺激肾上腺皮质球状带细胞合成和释放醛固酮，引起保钠保水，血量增多。⑤增强动物渴觉，导致饮水行为，血量增多。总之，A II 的效应均与血压升高有关。A III 的缩血管效应仅为 A II 的 10% ～ 20%，但其刺激肾上腺皮质合成和释放醛固酮的作用则较强。

血管紧张素原(肾素底物,在肝脏合成)
↓ ← 肾素(酶,由肾球旁细胞分泌)
血管紧张素 I (十肽)
↓ ← 血管紧张素转换化酶 (主要在肺血管)
血管紧张素 II (八肽)
↓ ← 血管紧张素酶A
血管紧张素III (七肽)

图 7-29 肾素 - 血管紧张素系统

（二）肾上腺素和去甲肾上腺素

肾上腺素（epinephrine，adrenaline，Adr）和去甲肾上腺素（norepinephrine，NE；noradrenaline，NA）在化学结构上都属于儿茶酚胺（catecholamine）。循环血液中的肾上腺素和去甲肾上腺素主要由肾上腺髓质分泌，其中肾上腺素约占 80%，去甲肾上腺素约占 20%。交感神经末梢释放的递质去甲肾上腺素也有一小部分进入血液循环。

肾上腺素和去甲肾上腺素对心血管的作用取决于它们与相应受体的结合能力和受体的分布。肾上腺素对 β_1 受体的亲和力最大，β_2 受体次之，α 受体最弱；去甲肾上腺素对 α 受体亲和力最大，其次是 β_1 和 β_2 受体。心肌细胞膜上有 β_1 和 β_2 受体（以 β_1 为主），骨骼肌和肝血管平滑肌细胞膜上以 β_2 受体占优势，皮肤、肾和胃肠道的血管平滑肌细胞膜上以 α_1 受体为主。肾上腺素能激活 α 受体和 β 受体。对心脏，肾上腺素兴奋 β_1 受体，产生正性变时变力变传导作用，心输出量增加，临床上用作强心药；对血管，肾上腺素引起 β_2 受体占优势的冠状血管、脑血管和骨骼肌血管舒张，但使 α 受体占优势的皮肤、肾脏和胃肠道等处的血管收缩，故有重新分配血流量的作用，保证在应激状态下重要器官（如心脏和大脑）的血液供应，运动时也增加骨骼肌的供血量。

去甲肾上腺素主要激活 α 受体，也可激活 β_1 受体，但对 β_2 受体的作用较弱。静脉滴注去甲肾上腺素，可使全身血管广泛收缩，血压明显升高，故临床上用作升压药。在去甲肾上腺素引起的升压过程中，血管壁张力增加，加强对颈动脉窦和主动脉弓压力感受器的刺激，通过压力感受性反射使心率减慢的效应大于去甲肾上腺素对心的直接兴奋作用，故可使心率减慢。

（三）其他体液因素

1. 血管升压素 由下丘脑视上核和室旁核的神经元合成，经下丘脑 - 垂体束运送至神经垂体储存，平时少量释放进入血液循环。

血管升压素具有 V_1 和 V_2 两种受体，前者主要分布在血管平滑肌细胞膜上，后者主要分布在肾集合管细胞膜上。V_1 受体兴奋，引起体内血管广泛收缩（脑血管不受影响），致体循环的总外周阻力增大。在正常情况下，血管升压素主要促进肾集合管对水的重吸收而起抗利尿效应，故又称抗利尿激素；在禁水、失血等引起其血液浓度明显升高时，才表现升压效应（图 7-30）。近年研究表明，即使在生理浓度范围内，血管升压素亦通过压力感受性反射参与维持血压的稳定。可见，血管升压素在保持体内细胞外液容量和动脉血压的稳定中都有重要作用。

2. 血管内皮生成的血管活性物质 血管内皮细胞可以合成、释放多种血管活性物质，引起血管平滑肌舒张或收缩。

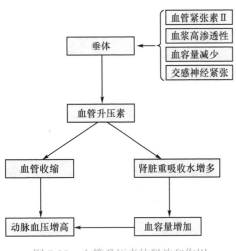

图 7-30　血管升压素的释放和作用

（1）舒血管物质：血管内皮合成的舒血管物质主要有内皮舒张因子、前列环素和内皮超极化因子。

多数人认为，内皮舒张因子（endothelium-derived relaxing factor，EDRF）就是一氧化氮（nitric oxide，NO）。L- 精氨酸在一氧化氮合成酶（nitric oxide synthase，NOS）的作用下合成 NO。NO 可使血管平滑肌内的鸟苷酸环化酶激活，cGMP 浓度升高，Ca^{2+} 浓度降低，血管舒张。此外，NO 还通过以下几个途径实现对交感神经和心血管活动的调节：①在脑内，NO 作用于延髓的心血管神经元，可降低交感缩血管紧张。②在交感神经末梢部分，NO 可抑制递质去甲肾上腺素的释放。③ NO 可介导某些舒血管效应，如在冠状动脉，阻断 NO 的合成后，肾上腺素能受体激动时引起的舒血管效应明显减弱；如果先阻断 NO 的合成，再刺激胆碱能神经，则舒血管效应明显降低。血流对血管内皮的切应力、低氧、一些缩血管物质，如去甲肾上腺素、血管升压素、血管紧张素等可使内皮释放 NO，此外，ATP、ADP、P 物质、组胺、ACh 等也可使内皮释放 NO。

内皮细胞内的前列环素合成酶可以合成前列环素（prostacyclin，也称前列腺素 I_2，即 PGI_2），能够降低平滑肌细胞内 Ca^{2+} 浓度，使血管舒张。

内皮超极化因子（endothelium-derived hyperpolarizing factor，EDHF）促进依赖的钾通道开放，引起血管平滑肌超极化而舒张。

（2）缩血管物质：内皮细胞可生成多种缩血管物质，使血管收缩。其中，内皮素（endothelin，ET）有三种异构体，即 ET_1、ET_2 和 ET_3，均由 21 个氨基酸残基构成，是已知最强烈的缩血管物质。在生理情况下，血流对血管壁的切应力可促进内皮素的合成和释放。

3. 激肽 是一类具有舒血管活性的多肽类物质，最常见的有血管舒张素（kallidin）和缓激肽（bradykinin）。激肽释放酶可分为：①血浆激肽释放酶，使高分子量激肽原水解成为九肽的缓激肽；②组织激肽释放酶，使低分子量激肽原水解成为十肽的血管舒张素，后者可在氨基肽酶作用下脱去 1 个氨基酸而成为缓激肽。激肽可通过内皮释放 NO 而使血管平滑肌舒张，并增加毛细血管通透性，是已知最强烈的舒血管物质；但激肽对其他平滑肌的作用则是引起收缩。

4. 心房钠尿肽（atrial natriuretic peptide，ANP） 是由心房肌等多种组织合成和释放的一类多肽。心房壁受牵拉可引起 ANP 释放。ANP 的作用如下：①对肾脏的作用，ANP 使肾入球小动脉舒张，出球小动脉收缩，肾毛细血管血流增多，血压升高，有效滤过压增大，原尿生成增多。抑制肾集合管对 Na^+ 和水的重吸收，对抗血管升压素和醛固酮对水和 Na^+ 的重吸收作用，因而具有很强的排钠和排水的作用。②对心血管的作用，ANP 刺激心脏感受器，经迷走神经传入中枢，可使心交感神经紧张性降低，心活动减弱。ANP 同血管平滑肌细胞上的受体结合后，激活鸟苷酸环化酶，细胞内 cGMP 升高，进而激活蛋白激酶 C，阻断钙通道和增强钙泵活动使血管舒张；还通过抑制血管紧张素的活性，使 A Ⅱ 生成减少而引起血管舒张，因而产生很强的降压作用。在生理情况下，当血容量增多、取头低足高的体位、身体浸入水中（头露出水面）时，血浆 ANP 浓度都会升高，并引起利尿和尿钠排出增多等效应。ANP 在早期心功能不全的患者血浆中含量增多，作为一种代偿机制，有助于体内 Na$^+$ 和水的排出；心衰患者因心肌细胞各种功能降低，心房肌合成 ANP 减少，导致 Na$^+$ 和水的潴留。

5. 前列腺素　是一族活性强、种类多的二十碳不饱和脂肪酸。全身各部的组织细胞几乎都含有合成前列腺素的前体及酶，因此都能产生前列腺素。前列腺素按其分子结构的差别，可分为多种类型。前列腺素 E$_2$ 和前列环素具有强烈的舒血管作用，而前列腺素 F$_{2\alpha}$ 则使静脉收缩。

6. 阿片肽　体内的阿片肽（opioid peptide）有多种。垂体释放的 β- 内啡肽和促肾上腺皮质激素一起被释放入血液。β- 内啡肽进入脑内，作用于与心血管活动有关的核团，使交感紧张减弱，心迷走紧张增强，血压降低。内毒素、失血等可引起 β- 内啡肽释放，并可能成为引起循环休克的原因之一。脑啡肽也可作用于外周血管壁的阿片受体，引起血管舒张。此外，阿片肽还可作用于交感缩血管纤维末梢的接头前阿片受体，使去甲肾上腺素释放减少。

7. 组胺（histamine）　是由脱羧酶催化组氨酸生成的。许多组织，特别是皮肤、肺和肠黏膜的肥大细胞中含有大量的组胺。组织受到损伤或发生炎症和过敏反应时，都可释放组胺。组胺有强烈的舒血管作用，并能使毛细血管和微静脉管壁的通透性增加，组织液生成增多，导致局部水肿。

8. 血管活性肠肽　可使体内大多数血管扩张，对冠状动脉和脑血管的舒张作用尤为明显，使局部器官血流阻力降低，血流量明显增多。

9. 降钙素基因相关肽（calcitonin-gene-related peptide）　是一种神经多肽，现研究表明该物质具有强烈的扩张血管的作用。

10. 肾上腺髓质素　可由血管内皮细胞和血管平滑肌细胞合成与分泌。近期研究表明，肾上腺髓质素具有强大的舒张外周血管、刺激 NO 的生成和释放、抑制内皮素和血管紧张素 Ⅱ 的缩血管作用，使外周阻力减小，血压降低。

三、自身调节

心脏的自身调节已于前述。同理，在没有外来神经和体液因素的作用下，局部血管依赖自身舒缩活动而实现对局部血流量的调节，称为血管的自身调节，一般认为主要有以下两类。

（一）代谢性自身调节

局部组织中，多种代谢产物（如 CO$_2$、H$^+$、腺苷、ATP、K$^+$ 等）积聚或氧分压降低，使局部血管舒张，血流量增多，由此，组织获取了较多的氧，代谢产物被血流带走，局部血管又转为收缩，如此周而复始，形成负反馈自身调节，这种效应不仅决定了局部组织在同一时间处在开放状态的真毛细血管占其总数的百分比值，还决定了局部组织的血液灌流量。各组织器官代谢活动越强，耗氧越多，血流量也就越多。

（二）肌源性自身调节

许多血管平滑肌本身经常保持一定的紧张性收缩，称为肌源性活动。血管平滑肌还有一个特性，即当被牵张时其肌源性活动加强，因此，当供应某一器官的血液灌注压突然升高时，血管跨壁压增大，血管平滑肌受到牵张刺激而使其收缩活动增强，这种现象在毛细血管前阻力血管特别明显，其结果是增大器官的血流阻力，使器官的血流量不致因灌注压升高而增多，以保持器官血流量的相对稳定。肌源性自身调节在肾血管表现得最为明显，在脑、心、肝、肠系膜和骨骼肌的血管也能看到，但在皮肤血管一般没有这种表现。

四、动脉血压的短期调节和长期调节

动脉血压的神经反射调节主要是对在短时间（数秒至数分钟）内发生的血压变化起调节作用。例如，当人从平卧位突然改变为直立位时，静脉回心血量突然减少，心输出量也减少，这种变化立即通过压力感受性反射使交感神经紧张活动加强，引起心率加快，外周血管收缩，因此血压不会降低。如果压力感受性反射的敏感性降低，则从平卧位快速变为直立位时会发生直立性低血压（orthostatic hypotension），严重时可发生晕厥。除压力感受性反射外，化学感受性反射也是一种短期的血压调节机制。在血压的短期调节中，也有一些机制属于前馈调节，如肌肉运动开始时及防御反应时的心率加快和骨骼肌血管舒张，这些变化发生在肌肉代谢增强之前，所以属于前馈调节。此外，在短期调节中也有可能对压力感受性反射进行重调定的情况。例如，在防御反应时出现血压升高和心率加快，就是由于压力感受性反射发生重调定，心率不会因血压升高而减慢。

对血压在较长时间内（数小时，数天，数月或更长）的调节，需要体液因素和交感神经系统的共同作用。例如，在较长时间内循环血液中 A Ⅱ 的水平高于正常，可使交感神经活动的水平持续增强，血压长期维持在较高的水平。循环血液中的 A Ⅱ 的水平升高时，可以激动室周器（如穹隆下器）处的血管紧张素受体，使下丘脑室旁核一些神经元的活动增强，引起渴觉、饮水、血管升压素释放和交感神经活动加强，因此血压升高；室旁核神经元的活动还可以影响延髓孤束核神经元的活动，使压力感受性反射的敏感性降低。

另外，肾脏在动脉血压的长期调节中起重要的作用。具体地说，肾脏可以通过对体内细胞外液量的调节而对动脉血压起调节作用。有人将这种机制称为肾 - 体液控制机制（renal-body fluid mechanism），此机制对血压的调控过程如下：当体内细胞外液量增多时，血量也就增多，血量和循环系统容量之间的相对关系发生改变，使动脉血压升高；而动脉血压升高，能直接导致肾脏排水和排钠增加，使体内细胞外液总量减少，从而使血压恢复到正常水平。体内细胞外液量减少时，发生相反的过程，即肾脏排水和排钠减少，使体液量和动脉血压恢复。肾 - 体液控制机制也受体内一些因素的影响，其中较重要的是血管升压素和肾素 - 血管紧张素 - 醛固酮系统。血管升压素能促进肾集合管对水的重吸收。血量减少时，血管升压素释放增加，肾脏排水量减少，有利于血量的恢复；当血量增加时，血管升压素释放减少，肾脏排水增多，也有利于血量的恢复。A Ⅱ除引起血管收缩，血压升高外，还能促使肾上腺皮质分泌醛固酮。醛固酮能使肾小管对 Na^+、水的重吸收增加，并分泌 K^+ 和 H^+，故细胞外液量增加，血压升高。

从上可见，心血管中枢、传出神经和多种体液因素相互联系和制约，共同构成一个复杂的整合系统，从正、反两方面调节心和血管的活动，使其同整体的功能协调一致。

（谢　露）

第五节　器官循环

体内各器官的血流量，与该器官的动、静脉压之间的压力差成正比，与该器官的血流阻力成反比。不同的器官内部的血管有各自的生理特征和结构特点，因而，其血流量的调节除服从前述的一般规律外，还各具特色。本节主要讨论冠状动脉循环、肺循环和脑循环。

一、冠状动脉循环

（一）解剖特点

冠状动脉循环（coronary circulation）是指供应心脏自身的血液循环。心脏的血液供应来自左、右冠状动脉。冠状动脉主干走行于心脏的表面，其小分支常以垂直于心脏表面的方向穿入心肌，并在心内膜下层分支成网，这种分支方式使冠状动脉血管容易在心肌收缩时受到压迫。多数人的左冠状动脉主要供应左心室的前部，由冠状窦回流入右心房；右冠状动脉主要供应左心室的后部和右心室，经较细的心前静脉回流入右心房。心肌的毛细血管网极为丰富，毛细血管数和心肌纤维数的比例为 1∶1，有利于心肌与冠状动脉血液进行物质交换。心肌肥厚，毛细血管数目不能相应增加，则容易导致心肌供血不足。吻合冠状动脉之间的侧支较细小，血流量很少，因而当冠状动脉突然阻塞时，不易很快建立侧支循环，可导致心肌梗死，但如为慢性阻塞，侧支逐渐扩张，可有较好的侧支代偿。

（二）生理特点

1. 途径短，血压高　冠状动脉直接开口于主动脉根部，且冠状动脉循环的途径短，故血压高，血流快，循环周期只需几秒即可完成。

2. 血流量大　在安静状态下，人冠状动脉血流量为每百克心肌每分钟 60 ～ 80ml，总的冠状动脉血流量约为 225ml/min，占心输出量的 4% ～ 5%。当心肌活动加强，冠状动脉血流量可增加到静息时的 4 倍，每百克心肌每分钟血流量可增至 300 ～ 400ml。足够的冠状动脉血流量是心泵功能的基本保证，一旦冠状动脉血流量不足，则可导致心肌缺血，心功能出现严重障碍。

3. 心肌摄氧能力强 一般情况下，100ml 动脉血含氧量为 20ml，经过组织换气后，动脉血变为静脉血，含氧量降低。不同器官从血液中摄取和利用氧的速度和数量不同，故血液流经不同器官后动、静脉血氧差有所不同。安静状态下，动脉血流经骨骼肌后，100ml 静脉血含氧量为 15ml，意味着骨骼肌从 100ml 血液中摄取了 5ml 氧。心肌摄氧率比骨骼肌摄氧率高约一倍。同样条件下，100ml 动脉血流经心脏后，静脉血含氧量仅为 8ml，其中 65% ～ 70% 的氧被心肌摄取，因此，当机体活动增强、耗氧量增多时，心肌靠提高从单位血液中摄取氧的潜力较小，心肌需要更多的 O_2 时主要依赖增加血流量。冠状动脉循环供血不足时，极易出现心肌缺氧的现象。

4. 血流量受心肌收缩的影响 冠状动脉循环的阻力血管主要分布于心肌纤维之间，心肌收缩时冠状动脉受压，血流阻力增大，血流量会减少；心肌舒张时，冠状动脉受到的压迫解除，血流量会增加，这种情况在左冠状动脉表现非常明显，形成了心舒期冠状动脉血流量大于心缩期的特点。左心室肌厚度大，在等容收缩期，对左冠状动脉产生强烈压迫，使左冠状动脉血流急剧减少，甚至出现血液倒流；在左心室快速射血期，主动脉压急剧升高，冠状动脉血压随着升高，冠状动脉血流量增加；到减慢射血期，主动脉压有所下降，冠状动脉血流量也有所下降；在等容舒张期，心肌对冠状动脉血管压迫骤然解除，对血流阻力急剧减小，此时主动脉压仍较高，故冠状动脉血流量突然增加，到舒张早期达到高峰，然后随主动脉压下降而逐渐回降。右冠状动脉血流量也随右心室的舒缩活动而发生变化，只是由于右心室肌较薄，对冠状动脉血流的影响不如左心室明显。在安静状态下，右心室收缩期的血流量与舒张期相近，甚或略多于舒张期。总之，在整个心动周期中，心舒期冠状动脉血流量大于心缩期。可见，主动脉舒张期血压的高低和心脏舒张期的长短是决定冠状动脉血流量的重要因素（图 7-31）。

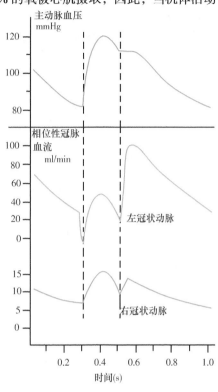

图 7-31 一个心动周期中左、右冠状动脉血流变化情况

（三）冠状动脉血流量的调节

影响冠状动脉血流量的因素主要是心肌代谢水平。交感神经和副交感神经也支配冠状动脉，但它们的调节作用是次要的。

1. 心肌代谢水平对冠状动脉血流量的影响 冠状动脉血流量和心肌代谢水平成正比，切断心的神经支配及没有激素作用的情况下，此关系依然存在。心肌收缩的能量来源几乎完全依靠有氧代谢，心肌代谢增强时，冠状动脉血流量可突然增多，最多时可增至原来血流量的 5 倍以上，此时冠状动脉扩张、冠状动脉血流量增多主要是心肌代谢产物的作用。在肌肉运动、精神紧张时，心肌代谢增强，耗氧量增加，局部组织中 O_2 分压降低，ATP 分解为 ADP 和 AMP，后者进一步分解产生腺苷。腺苷可强烈地舒张小动脉，其他代谢产物如 H^+、CO_2、乳酸、缓激肽和前列环素 E 等也有舒张冠状动脉的作用。

2. 神经调节 冠状动脉受迷走神经和交感神经的双重支配。迷走神经兴奋时，可通过激活冠状动脉平滑肌 M 受体引起冠状动脉舒张，但同时也可通过激活心肌 M 受体使心率减慢，心肌代谢减弱，抵消其直接舒张冠状动脉的作用。心交感神经兴奋，激活冠状动脉平滑肌的 α 和 $β_2$ 受体，以血管收缩为主，但此时心率加快，心肌收缩加强，耗氧量增加，代谢产物增多，交感神经收缩冠状动脉的作用被代谢产物舒张冠状动脉的作用所掩盖，故总作用表现为冠状动脉舒张，冠状动脉血流量增加。

3. 体液调节 肾上腺素、去甲肾上腺素可增强心肌代谢，使冠状动脉舒张，冠状动脉血流量增加，也可直接作用于冠状动脉 α 和 $β_2$ 受体，引起冠状动脉的收缩或舒张。甲状腺激素增多时，心肌代谢增强，可使冠状动脉扩张，血流量增多；NO 和降钙素基因相关肽具有较强的舒张冠状动脉的作用，使冠状动脉血流量增加。大剂量血管升压素、血管紧张素可使冠状动脉收缩，冠状动脉血流量减少。总之，在冠状动脉血流量调节中，代谢因素是主要的，心肌代谢水平的高低决定着冠状动脉血流量的多少。

二、肺 循 环

肺循环的功能是使血液在流经肺泡时与肺泡气之间进行气体交换。呼吸性小支气管以上的呼吸道由体循环的支气管动脉供血。肺循环与支气管动脉末梢之间有吻合支沟通，一部分支气管静脉血可经吻合支直接进入肺静脉和左心房，从而使主动脉血中混入 1%～ 2% 的未经气体交换的静脉血。

（一）肺循环的生理特点

1. 血流阻力小、血压低 肺动脉的分支短而粗，管壁薄，易于扩张，总横截面积大，且肺循环血管全都位于胸膜腔负压环境中，故肺循环的血流阻力很小。肺动脉压为主动脉压的 1/6～ 1/5，平均肺动脉压约为 13mmHg，因而右心室的收缩力远较左心室的弱。肺毛细血管的压力（7mmHg）低于血浆胶体渗透压，故肺组织基本上没有组织液。左心衰竭时，肺静脉压及肺毛细血管压升高，组织液生成增多而形成肺水肿。

2. 血容量变化大 肺部平静时的血容量约为 450ml，约占全身血量的 9%。肺组织和肺血管的可扩张性大，故肺部血管容量变动较大，有储血库的作用。肺血容量在用力呼气时可减少至约 200ml，而在深吸气时可增加到约 1000ml。在每一个呼吸周期中，肺循环的血容量发生周期性变化，并对左心室输出量和动脉血压发生影响。

（二）肺循环血流量的调节

1. 神经调节 肺循环血管受交感神经和迷走神经的双重控制。刺激交感神经直接引起肺血管收缩和血流阻力增大，但在整体情况下，因体循环的血管收缩，将一部分血液挤入肺循环，肺循环血容量增加。刺激迷走神经可使肺血管轻度舒张，肺血流阻力稍下降。

2. 肺泡气的 O_2 分压 肺泡气 O_2 分压可显著地影响肺血管的舒缩活动。当一部分肺泡气的 O_2 分压降低时，肺泡周围的微动脉收缩，CO_2 有协同作用，低氧的这种效应使肺泡血流量得到有效地分配，即通气不好的肺泡血流量减少，而通气好、O_2 分压高的肺泡血流量增加，提高肺换气效率。当吸入气中 O_2 分压过低时，如在高海拔地区，可引起肺循环微动脉广泛收缩，肺血流阻力加大，肺动脉压明显升高，常发引肺动脉高压甚至右心肥厚。

3. 血管活性物质对血管的影响 肾上腺素、去甲肾上腺素、A II、血栓素 A_2、组胺、5- 羟色胺、前列腺素 $F_{2\alpha}$ 等能使肺循环的微动脉收缩；而前列环素、ACh 等可引起肺血管舒张。

三、脑 循 环

脑的血液供应来自颈内动脉和椎动脉，它们在颅底形成 Willis 环，然后各自发出分支营养脑组织。一部分毛细血管形成脉络丛伸入脑室内，分泌脑脊液。脑毛细血管血液和脑脊液最后都汇入静脉系统。

（一）脑循环的特点

1. 血流量大，耗氧量多 脑的重量虽仅占体重的 2%，但其血流量却占心输出量的 15% 左右，约达 750ml/min；脑耗氧量占整个机体耗氧量的 20%。脑组织代谢水平高，耗氧量大，但脑的能量储存极为有限，必须依赖血中的葡萄糖供能，因此对血流的依赖程度大。脑对缺氧或缺血极为敏感，脑血流中断 10s 可导致意识丧失，中断 5min 将引起不可逆性脑损伤。

2. 血流量变化较小 脑位于坚硬的颅腔内，容积较为固定。因脑组织的不可压缩性，脑血管的舒缩程度受到相当的限制，血流量的变化较小。

3. 存在血 - 脑脊液屏障和血 - 脑屏障 致使许多物质不易进入脑组织。

（二）脑血流量的调节

1. 自身调节 脑血流量与脑动、静脉之间的压力差成正比，与脑血管阻力成反比。影响脑血流量的主要因素是颈动脉压。动脉血压降低或颅内占位性病变等引起的颅内压升高，都可引起脑血流量减少。通常，当平均动脉压变动于 60～ 140mmHg 范围时，通过脑血管的自身调节即可保持脑血流量的相对恒定。平均动脉压低于 60mmHg 时，脑血流量明显减少，引起脑功能障碍。平均动脉压高于 140mmHg 时，脑血流量显著增加，容易导致脑水肿。

2. CO_2 分压和 O_2 分压的影响　血液 CO_2 分压升高时，使细胞外液 H^+ 浓度升高而引起脑血管扩张，血流量增加。过度通气时，CO_2 呼出过多，动脉血 CO_2 分压过低，脑血流量减少，可引起头晕等症状。脑血管对 O_2 分压很敏感，低氧能使脑血管舒张；而 O_2 分压升高可引起脑血管收缩。

3. 脑代谢对脑血流的影响　在同一时间内，脑不同部位的血流量不尽相同。各部分的血流量与该部分组织的代谢活动成正比。例如，脑某一部位活动加强时，该部分的血流量就增多，这可能是通过代谢产物，如 H^+、K^+、腺苷的聚积及 O_2 分压降低等，引起脑血管舒张。

4. 神经调节　脑血管接受去甲肾上腺素能神经、胆碱能神经和血管活性肠肽神经纤维的支配，但神经对脑血管活动的调节作用很小。在多种心血管反射中，脑血流量一般变化都很小。

5. NO　血液中一些活性物质，如 ACh、缓激肽、组胺、ATP 等，可以通过使脑血管内皮产生 NO 而引起脑血管舒张。

（三）脑脊液的生成与吸收

脑脊液存在于脑室系统、脑周围的脑池和蛛网膜下腔内，相当于脑和脊髓的组织液和淋巴。成人脑脊液总量约为 150ml，主要由脑室脉络丛上皮细胞和室管膜细胞分泌，亦有少量来自软脑膜血管和脑毛细血管滤出的液体。脑脊液主要通过蛛网膜绒毛进入硬膜静脉窦的血液。每天生成与吸收的脑脊液量为 800ml。正常人取卧位时，脑脊液压平均为 10mmHg。当脑脊液吸收发生障碍时，脑脊液压升高，可影响脑血流和脑的功能。

脑脊液的功能有：①保护作用。当头部受到外力冲击时，可因脑脊液的缓冲而大大减少脑的震荡。②作为脑和血液之间进行物质交换的媒介。③浸泡着脑。因浮力作用而使脑的重量减轻到仅 50g 左右，减轻了脑对颅底部神经及血管的压迫。④回收蛋白质。由于脑组织中无淋巴管，由毛细血管壁漏出的少量蛋白质可随脑脊液回流入血液。

（四）血-脑脊液屏障和血-脑屏障

脑脊液与血浆的成分不同。脑脊液中含蛋白质极少，葡萄糖含量为血浆的 60%，K^+、HCO_3^- 和 Ca^{2+} 的浓度比血浆中的低，但 Na^+ 和 Mg^{2+} 的浓度较血浆中的高，提示脑脊液是通过主动转运过程形成的，而且血中的一些大分子物质难以进入脑脊液，可见，在血液与脑脊液之间存在一道血-脑脊液屏障，此屏障的结构基础由无孔的毛细血管壁和脉络丛中的特殊载体系统组成，对不同物质的通透性不同，O_2、CO_2 等脂溶性物质可很容易通过屏障，但离子的通透性很低。血液与脑组织之间也有一道屏障，可限制物质在血液和脑组织之间的自由交换，称为血-脑屏障，其结构基础是毛细血管内皮细胞、基底膜和星状胶质细胞的血管周足。脂溶性物质如 CO_2、O_2、某些麻醉药和乙醇等，很容易通过此屏障，而不同的水溶性物质其通透性则不同，葡萄糖和氨基酸的通透性较高，而甘露醇、蔗糖及许多离子的通透性则很低，甚至不能通透，可见血脑之间的物质交换也是主动转运过程。

血-脑脊液屏障和血-脑屏障可防止血中有毒物质侵入脑组织，对于保持脑组织周围环境的稳定有重要意义。脑损伤、脑肿瘤等可导致毛细血管的通透性增高，引起脑脊液的理化性质、血清学和细胞学特性的改变，可以根据这些改变来进行病变部位的诊断。例如，体内注射同位素标记的白蛋白，这些蛋白质进入正常脑组织的速度很慢，但较易进入脑肿瘤组织，因此可用这种方法来检查脑肿瘤位置。临床用药时，应考虑这些屏障的存在，如不易通过血-脑屏障的药物可直接注入脑脊液，使之能较快地进入脑组织。

（林默君）

小　结

心室肌动作电位的特点：①不对称，有平台；②复极缓慢；③离子机制复杂。自律细胞的膜电位不稳定。心肌细胞自律性、兴奋性、收缩性和传导性形成机制复杂，其中影响自律性、兴奋性和传导性的共同因素是静息电位和与阈电位之间的差距。

每个心动周期中，心脏的舒缩、压力、瓣膜启闭、血流方向和容积变化相互影响。心室的收缩、舒张是心室压力变化的主要动力，而心脏瓣膜有序和开放的方向性保证血液流动的单方向。

影响心脏做功的因素包括前负荷、后负荷、心肌的收缩能力和心率。血压是指流动着的血液对血管壁产生的侧压力或压强。动脉血压形成的机制是在足够的循环血量的基础上，心脏收缩射血提供的血流动力和外周阻力这一对矛盾在血管内运动和相互作用的结果。影响动脉血压的因素有：每搏输出量、心率、外周阻力、主动脉和大动脉的弹性贮器作用、循环血量与循环系统容积的比值。

静脉是血液返回心脏的通道，起着贮血库的作用并可有效地调节回心血量和心输出量。各器官静脉的血压称为外周静脉压，右心房和胸腔内大静脉的血压称为中心静脉压。静脉回心血量受循环系统平均充盈压、心脏收缩力量、重力与体位改变、骨骼肌的挤压作用以及呼吸运动的影响。

机体通过神经、体液和自身等因素对心血管的功能活动进行调节。心交感神经节后纤维释放去甲肾上腺素，兴奋心肌细胞膜上的 β_1 受体，产生正性的变时变力变传导作用。心迷走神经节后纤维释放 ACh，兴奋心肌细胞膜上的 M 受体，产生负性的变时变力变传导作用。交感缩血管神经纤维释放去甲肾上腺素，作用于血管平滑肌的 α 受体，产生缩血管效应。在安静状态下，血管受交感缩血管紧张性支配，交感缩血管紧张性增强时，血管平滑肌进一步收缩；反之相反。体内只有少部分血管接受舒血管纤维支配。

血液和组织液中一些化学物质参与心血管活动的调节。肾素 - 血管紧张素系统中起主要效应的成员是 A Ⅱ，其调节血压升高的作用有：①兴奋血管平滑肌 A Ⅱ 受体，使全身微动脉收缩，外周阻力增高；使静脉收缩，回心血量增加，心输出量增多。②加强交感缩血管中枢紧张。③作用于交感神经末梢，促进去甲肾上腺素的释放。④刺激肾上腺皮质球状带细胞合成和释放醛固酮，引起保钠保水，血量增多。⑤增强动物渴觉，导致饮水行为，血量增多。肾上腺素兴奋心脏 β_1 受体，使心输出量增加，临床上用作强心药。去甲肾上腺素主要作用于对 α 受体，可使全身血管广泛收缩，血压明显升高，故临床上用作升压药。血管升压素主要促进肾集合管对水的重吸收而起抗利尿效应。血管内皮细胞合成、释放多种血管活性物质，引起血管平滑肌舒张或收缩。舒血管物质主要有 NO、前列环素、内皮超极化因子；缩血管物质主要有内皮素。局部血管依赖自身舒缩活动而实现对局部血流量的调节。

动脉血压的神经反射调节主要是对在短时间（数秒至数分钟）内发生的血压变化起调节作用。肾脏可以通过对体内细胞外液量的调节而对动脉血压起长期调节作用（肾 - 体液控制机制），其中较重要的是血管升压素和肾素 - 血管紧张素 - 醛固酮系统。

冠状动脉循环特点是途径短，血压高，血流量大，心肌摄氧能力强，血流量受心肌收缩的影响。冠状动脉血流量的调节主要受心肌代谢水平的影响。

肺循环生理特点是血流阻力小，血压低，血容量变化大。肺循环血流量的调节除神经调节外，还受肺泡气的 O_2 分压、血管活性物质的影响。

脑循环的特点是血流量大，耗氧量多，血流量变化较小，存在血 - 脑脊液屏障和血 - 脑屏障。脑血流的调节除通过自身调节保持脑血流量的相对恒定外，还受到血液 CO_2 分压、O_2 分压、局部代谢水平及 NO 水平的影响。

第八章　呼　吸

机体与环境之间的气体交换过程称为呼吸（respiration）。在物质代谢过程中，细胞在消耗 O_2 的同时，产生 CO_2。机体通过呼吸从外环境摄取代谢所需要的 O_2，排出代谢产生的多余的 CO_2。正常成年人体内的 O_2 储存量约为 1550ml。在基础状态下，成年人的耗 O_2 量约为 250ml/min，窒息时体内储存的 O_2 仅能维持 6min 的代谢，因此，呼吸是维持机体生命活动所必需的。呼吸一旦停止，生命随之终结。呼吸的功能是在血液循环系统的密切配合下完成的。

在人和其他高等动物，呼吸的全过程包括：①外呼吸（external respiration），即肺毛细血管血液与外界环境之间的气体交换过程。外呼吸包括肺通气（pulmonary ventilation）和肺换气（gas exchange in lung）。肺通气即肺与外界环境之间的气体交换过程。肺换气即肺泡与肺毛细血管血液之间的气体交换过程。②气体在血液中的运输，即血液将 O_2 从肺运输到组织，将 CO_2 从组织运送到肺的过程。③内呼吸（internal respiration），也称组织换气（gas exchange in tissue），即组织毛细血管血液通过组织液与组织细胞之间的气体交换过程，有时也将细胞内的生物氧化过程包括在内（图 8-1），这 3 个环节相互衔接并同时进行，其中肺通气是整个呼吸过程的基础。

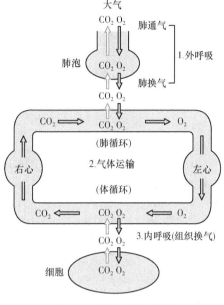

图 8-1　呼吸过程示意图

第一节　肺　通　气

肺通气是指肺与外界环境之间进行气体交换的过程。实现肺通气的器官包括呼吸道、肺泡和胸廓等。呼吸道是肺通气时气体进出肺的通道，同时还具有加温、加湿、过滤和清洁吸入气体及引起防御反射（咳嗽反射和喷嚏反射）等保护作用；肺泡是肺换气的主要场所；胸廓则是实现肺通气的动力器官。

一、肺通气的机制

气体进出肺是气流动力与气流阻力间相互作用的结果。动力必须克服阻力才能实现肺通气。

（一）肺通气的动力

1. 肺内压的变化　气体进出肺脏取决于肺泡内压与外界环境气压之间的压力差。肺泡内的压力称为肺内压（intrapulmonary pressure）。肺内压与大气压之间的压力差是推动气体进出肺的直接动力。当肺内压低于大气压时，气体进入肺泡，这一过程称为吸气（inspiration）；而当肺内压高于大气压时，气体出肺泡，这一过程称为呼气（expiration）。在一定的海拔高度，大气压是相对恒定的，此时，要实现肺通气，只有通过肺内压的主动升降才能形成肺内压与大气压之间的压力梯度，从而推动气体流动。

在生理条件下，呼吸过程中肺内压的周期性变化是由肺容积的周期性扩大和缩小所致的。当肺扩大，肺泡容积增大时，肺内压降低至低于大气压的水平，气体入肺，引起吸气。若以大气压为零，则吸气开始时，肺内压为负值，随着气体吸入，肺内压逐渐升高，至吸气末时，肺内压等于大气压，吸气停止；当肺缩小，肺泡容积减小时，肺内压增高至正值，高于大气压，气体出肺，引起呼气，随着肺内气体的呼出，肺内压逐渐下降，至呼气末时，肺内压等于大气压，呼气停止（图 8-2A）。在呼吸过程中，肺内压变化的幅度与呼吸的深浅和气道通畅程度有关。在平静呼吸时，肺内压变化的幅度较小，一般为 1～2mmHg，但在用力呼吸或气道不够通畅时，肺内压变化的幅度显著增高。

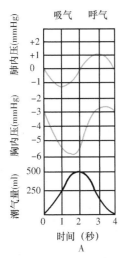

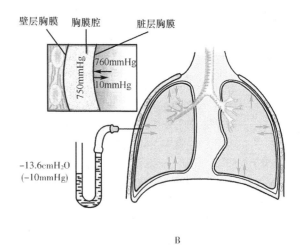

图 8-2　呼吸过程中肺内压、胸膜腔内压及呼吸气容积的变化和胸膜腔内压的测定

A. 吸气和呼气时，肺内压、胸膜腔内压及呼吸气容积的变化；B. 胸膜腔内压直接测量示意图

由此可见，正是由于肺内压的周期性升降，造成肺内压和大气压之间的压力差，这一压力差成为推动气体进出肺脏的直接动力。人工呼吸（artificial respiration）就是根据呼吸的机制，用人为的方法改变肺内压，在肺内压与大气压之间造成压力差，以维持肺通气。人工呼吸分为正压法和负压法，口对口人工呼吸为正压通气；不同类型的人工呼吸机可对患者实施正压通气或负压通气。

2. 呼吸运动　呼吸肌的收缩和舒张引起胸廓节律性地扩大和缩小称为呼吸运动（respiratory movement），包括吸气运动和呼气运动。由于肺脏本身不具有主动扩张和缩小的能力，它的扩大和缩小是由胸廓的扩大和缩小引起的。可见，肺泡与外界环境之间的压力差是肺通气的直接动力，呼吸肌收缩和舒张引起的节律性呼吸运动则是实现肺扩大和缩小的原因，是肺通气的原动力。

（1）呼吸肌：主要的吸气肌是膈肌和肋间外肌，主要的呼气肌为肋间内肌和腹肌。此外，还有一些辅助吸气肌，如斜角肌、胸锁乳突肌等。

（2）呼吸运动的过程：平静呼吸时，吸气运动（inspiratory movement）主要是由吸气肌，即膈肌和肋间外肌的收缩实现的，是一个主动过程。膈肌是最重要的吸气肌，静息时向上隆起，形似钟罩状。收缩时隆起的中心下移，从而增大胸腔的上下径，膈顶下移 1cm，胸腔容积增大 250ml。膈顶下降的幅度决定于膈肌收缩的程度。平静呼吸时，膈肌下降 1～2cm。深吸气时，膈顶可下降 10cm。肋间外肌分布于两肋之间，肌纤维起自上一肋骨的下缘，斜向前下方走行，止于下一肋骨的上缘。脊柱的位置固定，而肋骨和胸骨可以上下移动，所以当肋间外肌收缩时，肋骨和胸骨上举，同时肋骨下缘向外侧偏转，从而增大了胸腔的前后径和左右径。随膈肌和肋间外肌收缩，胸腔的上下径、前后径和左右径都增大，胸腔和肺的容积亦增大，使肺内压降低，当肺内压低于大气压时，外界气体进入肺内，肺内压开始回升，在肺内压与大气压相等时，吸气停止，这就是吸气（inspiration）的过程。平静呼吸时的呼气运动（expiratory movement）并不是由呼气肌收缩引起的，而是由膈肌和肋间外肌舒张所致的。膈肌和肋间外肌舒张时，肺依靠其自身的回缩力而回位，并牵引胸廓使之缩小，从而引起胸腔和肺的容积减小，肺内压升高，当肺内压高于大气压时，肺内气体被呼出，肺内压回落，在肺内压和大气压相等时，呼气停止，这就是呼气（expiration）的过程。

用力吸气时，除膈肌和肋间外肌加强收缩外，辅助吸气肌也参与收缩，使胸廓进一步扩大，肺内压降得更低，因此能吸入更多的气体。用力呼气时，除吸气肌舒张外，还有呼气肌肋间内肌参与收缩。肋间内肌的走行方向与肋间外肌相反，收缩时使肋骨和胸骨下移，同时肋骨还向内侧旋转，使胸腔的前后径和左右径进一步缩小，腹肌收缩可压迫腹腔脏器，推动膈肌上移，同时也牵拉下部肋骨向下向内移位，从而胸腔容积更加缩小，以呼出更多的气体（图 8-3）。

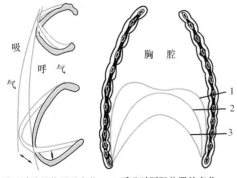

图 8-3　呼吸肌活动引起的胸腔容积变化示意图

1. 平静呼气；2. 平静吸气；3. 深吸气

（3）呼吸运动的形式：由膈肌收缩和舒张引起腹腔内脏器官的位移，造成腹部的起伏，这种以膈肌舒缩活动为主的呼吸运动称为腹式呼吸（abdominal breathing）。肋间外肌收缩和舒张时主要表现为胸部的起伏，因此，以肋间外肌舒缩活动为主的呼吸运动称为胸式呼吸（thoracic breathing）。婴幼儿的肋骨倾斜度小，位置趋于水平，主要表现为腹式呼吸。一般情况下，成年人的呼吸运动是腹式和胸式混合式呼吸。

正常人在安静时进行平稳而均匀的呼吸运动，称为平静呼吸（eupnea），每分钟 12～18 次，其吸气动作是主动的，由膈肌和肋间外肌收缩所致。膈肌和肋间外肌的收缩引起胸廓和肺的容积扩大，肺内压下降，低于大气压，气体进入肺泡而发生吸气。当膈肌和肋间外肌舒张时，胸廓和肺依靠其自身的弹性回缩力而回位，从而引起肺容积的减小，肺内压的升高，高于大气压时使肺内气体排出而发生呼气。因此，平静呼吸的呼气动作是被动的，无须呼气肌参与。机体在进行运动、吸入 CO_2 含量增加、O_2 含量减少时，或通气阻力增高时，呼吸运动加深加快，吸气过程还有斜角肌、胸锁乳突肌等辅助吸气肌的参与，使吸气运动增强。呼气过程也有腹肌和肋间内肌的收缩，促进胸腔容积缩小以加强呼气，此时呼气也成为主动的过程，这种形式的呼吸运动称为用力呼吸（forced breathing）或深呼吸（deep breathing）。

案例 8-1

患者，男，64 岁，以"车祸后呼吸困难 1h"为主诉入院。患者 1h 前，车祸后右胸部疼痛，呼吸困难。遂急诊入院。体格检查：体温 36.1℃，脉搏 96 次 / 分，呼吸 20 次 / 分，血压 82/54mmHg。神志清楚，面色苍白，呼吸困难，声音微弱。右胸部大面积皮下瘀斑，右侧胸廓饱满。胸廓挤压试验阳性，右侧胸壁有明显触痛，未触及明显骨擦感，双肺叩诊呈清音，右肺呼吸音较弱，未闻及干湿啰音及胸膜摩擦音。心前区无隆起，心尖搏动位置正常，心浊音界无扩大，心率为 96 次 / 分，律齐，各瓣膜听诊区未闻及病理性杂音。腹平软，无压痛、反跳痛，肝脾未及，移动性浊音阴性，双下肢无水肿。胸部 X 线检查：右锁骨粉碎性骨折，右第 1～5 肋骨骨折，右肺部分萎陷，右胸腔少量积血，纵隔向左移。诊断：右锁骨和右肋骨（第 1～5 肋骨）骨折；闭合性气胸。

1. 问题与思考

（1）胸内负压的形成机制是什么？

（2）气胸患者的呼吸和循环功能会发生哪些改变？为什么？

（3）患者整体功能活动有哪些改变？

2. 提示

（1）正常情况下，密闭胸膜腔内无气体，少量浆液使胸膜壁层和脏层紧密相贴。肺的天然容积小于胸廓，肺处于被动扩张状态，产生一定的回缩力，部分抵消胸膜腔的压力，致使胸膜腔内压低于肺内压。

（2）发生气胸后，胸内负压变为正压，肺容积减少、肺活量减少、最大肺通气量减少、通气 / 血流比例减少、低氧血症。静脉回心血流受阻，心脏充盈减少、心搏出量减少、心跳增快、血压下降。

（3）骨折导致剧烈疼痛、皮下挤压伤及肋间血管和肺血管损伤致出血、肺萎陷致摄入 O_2 减少等因素，使整体处于应激状态。

3. 胸膜腔内负压 是维持肺扩张状态的主要因素。

（1）胸膜腔结构：脏层胸膜覆盖于肺脏表面，壁层胸膜紧贴于胸廓内壁，两者在肺门处相互延续，形成一个密闭的腔隙，称胸膜腔（pleural cavity）。正常情况下，胸膜腔内的压力为负压。胸膜腔为潜在的腔隙，其内没有空气，仅有一层厚约 10μm 的少量浆液。胸膜腔内的薄层浆液在两层胸膜之间起润滑作用，在呼吸运动过程中既可减少摩擦，又使两层胸膜可以互相滑动，同时浆液分子间的相互吸引，使得两层胸膜紧紧地贴附在一起而不易被分开，因此，密闭的胸膜腔把肺与胸廓两个弹性结构偶联在一起，从而使不具有主动张缩能力的肺可以自如地随着胸廓的容积变化而扩大和缩小。

（2）胸膜腔内负压的形成机制：胸膜腔内负压的形成主要取决于两方面因素的相互作用（图 8-2B）。

1）胸膜腔的密闭性：在胸膜腔密闭时，肺处于扩张状态。外伤使胸膜壁层破坏或肺部疾病使脏层胸膜受损，胸膜腔与大气相通呈正压的同时，肺组织萎陷回到其自然容积。

2）扩张的肺组织具有回缩力：个体出生后，随着第一声啼哭和开始的呼吸运动，肺组织处于扩张状态，即使在用力呼气末，肺的容积也大于其自然容积。由于在发育期间，胸廓的生长速度大于肺，肺被牵张，肺容积增大。同时，处于扩张状态的肺，由于肺泡内的表面张力和肺泡间弹性组织的作用，总表现出回缩到自然容积的趋势。由此，胸膜腔受到两种力的作用，一是使肺泡扩张的肺内压；二是使肺泡缩小的肺回缩力，故胸膜腔内压＝肺内压－肺的回缩力。在吸气末和呼气末，肺内压与大气压相等，因此，胸膜腔内压＝大气压－肺的回缩力。将大气压视为零，则胸膜腔内压＝－肺的回缩力。

3）胸膜腔内压的测定和正常值：胸膜腔内压的测定可采用直接法和间接法两种。直接法是将与检压计相连接的注射针头刺入胸膜腔内，直接测定胸膜腔内压力（图 8-2B），其缺点是操作太复杂，需要有一定经验的人进行，因为有刺破胸膜腔脏层的危险。间接法是用食管内压代表胸膜腔内压。食管在胸内介于肺和胸壁之间，管壁薄而软，在呼吸过程中食管内压与胸膜腔内压的变化值基本一致，所以可以通过食管插管测量呼吸过程中食管内压的变化来间接反映胸膜腔内压的变化。

胸膜腔内负压在呼吸过程中动态变化，在吸气过程中，肺容积渐增大，回缩力和胸膜腔内负压亦渐增大；呼吸过程中，肺容积渐缩小，回缩力和胸膜腔内负压亦减小。正常成人，在平静呼气末期，胸膜腔内压为 -5 ～ -3mmHg，吸气末期为 -10 ～ -5mmHg 或更大，关闭声门用力呼气时，胸膜腔内压由负值变为正值，可达 +90mmHg 或更大。

（3）胸膜腔内负压的作用：①使肺维持扩张状态，保证肺通气和肺换气。②胸膜腔内负压作用于壁薄、可扩张性大的腔静脉和胸导管，使之扩张而有利于静脉和淋巴的回流。此外，胸膜腔内负压与腹内压间存在压差，在呼吸过程中胸膜腔内负压呈周期性变化，促进静脉血和淋巴液的回心，以保证正常的心输出量。可见，在整体内，呼吸系统和循环系统之间的功能是紧密联系的。

（4）气胸及其后果：气胸（pneumothorax）是由于胸膜的壁层或脏层损伤，空气进入胸膜腔内造成的。临床上常见的有外伤性气胸和自发性气胸，前者是各种外伤损伤胸膜，后者系由于肺气肿的气肿泡破裂或肺组织的疾病使胸膜遭到破坏。此时胸膜腔的密闭性丧失，胸膜腔内压等于大气压，肺将因其自身的内向回缩力的作用而塌陷，不再随胸廓的运动而节律性扩张和缩小。在气胸时，患者除有呼吸困难外，由于胸膜腔内压升高，胸腔内大血管受压，静脉回心血量骤减，心输出量减少，可出现休克，如不及时抢救则可危及生命。

（二）肺通气的阻力

肺通气必须在动力克服阻力的条件下才能实现。通气阻力增大是临床上肺通气障碍最常见的原因。肺通气的阻力有两种：一是弹性阻力，包括肺的弹性阻力和胸廓的弹性阻力，约占总通气阻力的 70%；二是非弹性阻力，包括气道阻力、惯性阻力和组织的黏滞阻力，约占总通气阻力的 30%，其中以气道阻力为主。

1. 弹性阻力 弹性体在外力作用下发生变形时，产生对抗外力作用的力，称为弹性阻力（elastic resistance）。弹性阻力大者不易发生变形，弹性阻力小者易变形。一般用顺应性来度量弹性阻力的大小。顺应性（compliance）是指弹性体的可扩张性（distensibility），它反映弹性体在外力作用下发生变形的难易程度。在空腔器官，顺应性可用腔内压与腔外压的差值即单位跨壁压（transmural pressure）的变化（ΔP）所引起的容积变化（ΔV）来表示，单位是 L/cmH$_2$O，如下式。

$$C = \frac{\Delta V}{\Delta P} \ (L/cmH_2O) \tag{8-1}$$

顺应性（C）与弹性阻力（R）成反变关系。肺和胸廓均为弹性组织，也具有弹性阻力，其弹性阻力的大小亦可用顺应性来表示。

（1）肺的弹性阻力和顺应性：肺在被扩张时产生弹性回缩力，回缩力的方向与肺扩张的方向相反，因而是吸气的阻力，即肺的回缩力构成了肺扩张的弹性阻力。肺的弹性阻力可用肺顺应性表示。

$$肺顺应性（C_L）= \frac{肺容积的变化（\Delta V）}{跨肺压的变化（\Delta P）} \ (L/cmH_2O) \tag{8-2}$$

式中跨肺压是指肺内压与胸膜腔内压之差。

1）肺静态顺应性曲线：测定顺应性时，进行分步吸气（或打气入肺）或分步呼气（或从肺内抽气），每步吸气或呼气后，在被测者屏气并保持气道通畅的情况下测定肺容积和胸膜腔内压，因为这时呼吸道没有气体流动，肺内压等于大气压，所以只需测定胸膜腔内压，就可算出跨肺压。根据每次测得的数据绘制得到的压力-容积曲线（pressure volume curve）就是肺的顺应性曲线（图8-4）。因为测定是在屏气即呼吸道无气流的情况下进行的，所以测得的顺应性是肺的静态顺应性（static compliance）。曲线的斜率反映不同肺容量下顺应性或弹性阻力的大小。曲线斜率大，表示肺顺应性大，弹性阻力小；反之，曲线斜率小，表示肺顺应性小，弹性阻力大。正常成人在平静呼吸时，肺顺应性约为0.2L/

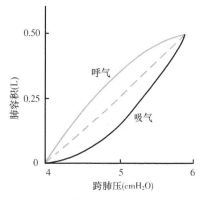

图8-4 肺静态顺应性曲线

cmH_2O，位于曲线中段斜率最大的部分，故平静呼吸时肺的弹性阻力小，呼吸省力。由图8-4还可以看出，呼气或吸气时的肺顺应性曲线并不重叠，这种现象称为滞后现象（hysteresis）。滞后现象的产生主要与肺泡液-气界面的表面张力有关。由于存在滞后现象，所以测定人的肺顺应性时常以呼气时的肺顺应性曲线为准。

2）比顺应性：肺顺应性还受肺总量的影响。肺的总量较大，其顺应性就较大；反之，肺总量较小，则顺应性也较小。例如，用$5cmH_2O$的压力将1L气体注入一个人的两肺，计算得出全肺顺应性为$0.2L/cmH_2O$。如果左、右两肺的容积和顺应性都相同，每侧肺容量仅增加0.5L，每侧肺的顺应性只有$0.1L/cmH_2O$，而不是$0.2L/cmH_2O$，这是因为吸入相同容积的气体，肺总量较大者肺的扩张程度较小，因此回缩力也较小，仅需较小的跨肺压变化，故顺应性较大；在肺总量较小者，肺的扩张程度大，因此回缩力较大，需较大的跨肺压变化，故顺应性较小。不同个体间肺总量存在着差别，在比较其顺应性时应排除肺总量的影响，所以可测定单位肺容量的顺应性，即比顺应性（specific compliance），用于比较不同大小个体的肺组织弹性阻力。由于平静吸气从功能残气量开始，所以，肺的比顺应性可用下式计算得到：

比顺应性 = 平静呼吸时测得的肺顺应性（L/cmH_2O）/ 肺的功能残气量（L）

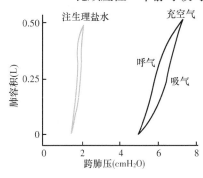

图8-5 充空气和注生理盐水时肺的顺应性曲线

3）肺弹性阻力：来源于肺组织本身的弹性回缩力和肺泡内面的液体层与肺泡内气体之间的表面张力所产生的回缩力。

肺组织本身的弹性阻力主要来自弹性纤维和胶原纤维等弹性成分。当肺被扩张时，这些纤维被牵拉而倾向于回缩。肺扩张程度越大，其牵拉作用愈强，肺的回缩力和弹性阻力便越大；反之，就越小。

图8-5显示离体的肺在充气和注入生理盐水时各自的顺应性曲线。可见以气体扩充肺比注入生理盐水扩充肺所需的跨肺压大，前者约为后者的3倍，这是因为充气时在肺泡内衬液和肺泡气之间存在液-气界面，从而产生表面张力。球形液-气界面的表面张力方向是指向中心的，倾向于使肺泡缩小，产生弹性阻力。

注入生理盐水时，没有液-气界面，因此没有表面张力的作用，只有肺组织本身的弹性成分所产生的弹性阻力起作用。由此可见，肺组织本身的弹性成分所产生的弹性阻力仅约占肺总弹性阻力的1/3，表面张力约占2/3。

根据Laplace定律，$P=\dfrac{2T}{r}$，式中P是肺泡液-气界面的压强（单位为N/m^2），引起肺泡回缩；T是肺泡液-气界面的表面张力系数，即单位长度的表面张力（单位为N/m）；r是肺泡半径（单位为m）。如果表面张力系数T不变，则肺泡的回缩力与肺泡半径r成反比，即小肺泡的回缩力大，大肺泡的回缩力小。若不同大小的肺泡彼此连通，则小肺泡内的气体将流入大肺泡，引起小肺泡的进一步塌陷而大肺泡则进一步膨胀，肺泡将失去稳定性（图8-6），但是，因为肺泡内面液-气界面上存在肺表面活性物质，所以实际上这些情况不会发生。

肺表面活性物质（pulmonary surfactant）是复杂的脂蛋白混合物，主要成分是二棕榈酰卵磷脂

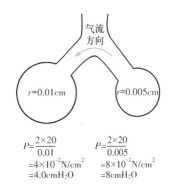

图 8-6　相连通的不同肺泡的内压及气流方向示意图

（dipalmitoyl phosphatidyl choline，DPPC）和表面活性物质结合蛋白（surfactant associated protein，SP），前者约占 60% 以上，后者约占 10%。DPPC 由肺泡的 II 型细胞及呼吸性细支气管的 Clara 细胞合成并释放，分子的一端是非极性疏水脂肪酸，另一端是极性的，易溶于水。DPPC 分子垂直排列于肺泡的液 - 气界面，极性端插入液体层，非极性端朝向肺泡腔，形成单分子层分布在肺泡液 - 气界面上，其密度随肺泡的张缩而改变。

SP 也主要是由肺泡 II 型细胞合成和释放的，已经证明有四种 SP，即 SP-A、SP-B、SP-C 和 SP-D，它们在维持 DPPC 的功能和 DPPC 的分泌、清除及再利用等过程中具有重要作用。

肺表面活性物质的作用是降低肺泡液 - 气界面的表面张力而使肺泡的回缩力减小，具有重要的生理意义：①增高肺的顺应性，肺泡表面活性物质可使肺泡表面张力降低达 80% ～ 90%，从而降低吸气阻力，使肺的顺应性增大，吸气做功减少。②有助于维持肺泡的稳定性，因为肺泡表面活性物质的密度随肺泡半径的变小而增大，或随半径的增大而减小，所在小肺泡或呼气时，表面活性物质的密度大，降低表面张力的作用强，肺泡表面张力小，可以防止肺泡塌陷；在大肺泡或吸气时，表面活性物质的密度减小，肺泡表面张力增加，可以防止肺泡过度膨胀，这样就保持了肺泡的稳定性（图 8-7）。③减少肺间质和肺泡内的组织液生成，防止肺水肿的发生，肺泡表面张力的合力指向肺泡腔内，对肺泡间质产生"抽吸"作用，使肺泡间质静水压降低，组织液生成增加，可能导致肺水肿。肺表面活性物质降低肺泡表面张力，减小肺泡回缩力，从而减弱对肺泡间质的"抽吸"作用，防止肺水肿的发生。④降低吸气阻力，减少吸气做功。

在妊娠 22 ～ 24 周时，胎儿的肺 II 型细胞已能合成 SP，但量不多，也极少分泌至肺泡表面。随着胎龄的增长，SP 合成分泌量逐渐增多。在妊娠 25 ～ 30 周，肺泡腔内开始出现 SP，以后分泌量逐渐增加，至分娩时（40 周）达高峰，直到妊娠晚期 SP 才大量合成和分泌，故在早产儿易发生新生儿呼吸窘迫综合征（neonatal respiratory distress syndrome，NRDS），导致死亡。由于肺泡液与羊水相沟通，现在已采用抽取羊水，检查其表面活性物质含量的方法，协助判断发生这种疾病的可能性，以便采取措施，加以预防。如果肺表面活性物质缺乏，则可延长妊娠时间或用药物（糖皮质类固醇）促进其合成；出生后也可给予外源

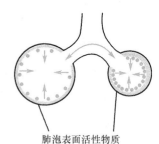

肺泡表面活性物质

图 8-7　肺泡表面活性物质在大小肺泡内的分布示意图

性肺表面活性物质进行替代治疗，预防新生儿呼吸窘迫综合征的发生。成人患肺炎、肺血栓等疾病时，也可以因为肺表面活性物质减少而发生肺不张。

总之，在肺充血、肺组织纤维化或肺表面活性物质减少时，肺的顺应性下降，弹性阻力增加，患者表现为吸气困难；而在肺气肿时，肺弹性成分被大量破坏，肺回缩力减小，顺应性增大，弹性阻力减小，患者表现为呼气困难，这些情况都会导致肺的通气功能降低。

（2）胸廓的弹性阻力和顺应性：胸廓的弹性阻力来自胸廓的弹性成分。胸廓处于自然位置时，肺容量约为肺总量的 67% 左右（相当于平静吸气末的肺容量），此时胸廓无变形，不表现出弹性阻力。肺容量小于肺总量的 67%（如平静呼气或深呼气）时，胸廓被牵引向内而缩小，其弹性阻力向外，是吸气的动力，呼气的阻力；肺容量大于肺总量的 67%（如深吸气）时，胸廓被牵引向外而扩大，其弹性阻力向内，成为吸气的阻力，呼气的动力。所以胸廓的弹性阻力既可能是吸气或呼气的阻力，也可能是吸气或呼气的动力，视胸廓的位置而定，这与肺的情况不同，肺的弹性阻力总是吸气的阻力。胸廓的弹性阻力可用胸廓的顺应性（C_{chw}）表示：

$$胸廓的顺应性（C_{chw}）= \frac{胸腔容积的变化（\Delta V）}{跨胸壁压的变化（\Delta P）}（L/cmH_2O） \qquad (8-3)$$

式中跨胸壁压为胸膜腔内压与胸壁外大气压之差。正常人胸廓的顺应性也是 $0.2L/cmH_2O$。胸廓顺应性可因肥胖、胸廓畸形、胸膜增厚和腹腔内占位性病变等而降低，但因此而引起肺通气障碍的

情况较少，所以临床意义相对较小。

（3）肺和胸廓的总弹性阻力和顺应性：肺和胸廓呈串联排列，总弹性阻力是两者弹性阻力之和。弹性阻力是顺应性的倒数，可用下式计算：

$$\frac{1}{C_{L+chw}} = \frac{1}{C_L} + \frac{1}{C_{chw}} = \frac{1}{0.2} + \frac{1}{0.2} （L/cmH_2O） \tag{8-4}$$

如以顺应性来表示，式中 C_L 为肺顺应性，C_{chw} 为胸廓顺应性，已知肺顺应性和胸廓顺应性均为 0.2L/cmH$_2$O，以上式计算，则肺和胸廓的总顺应性（C_{L+chw}）为 0.1L/cmH$_2$O。

平静呼气时，吸气肌舒张，肺的内向回缩力大于胸廓的外向弹性回缩力，胸廓被牵拉而缩小。随着胸廓容积的缩小，胸廓的外向弹性回位力逐渐增大，当其等于肺的内向回缩力时，呼气终止，此时的肺容量即为功能余气量，约占肺总量的40%，因此，肺和胸廓在平静呼气末的位置和肺容量的大小取决于肺内向回缩力和胸廓外向弹性回位力之间的平衡状态。当肺内向回缩力下降时（如肺气肿），平衡位置向外移位，胸廓容积增大，向外扩张呈桶状，胸膜腔负压减小，功能余气量增大；当肺内向回缩力增高时（如肺纤维化），平衡位置向内移位，胸廓容积缩小，胸膜腔负压增大，功能余气量降低。平静吸气时，在吸气肌收缩和胸廓外向弹性回位力（以前者为主）作用下，克服逐渐增大的肺内向回缩力，引起胸廓容积扩大。吸气末，胸廓回到其自然容积位置，为肺总量的67%（图8-8）。

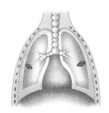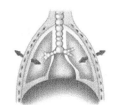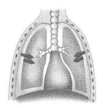

平静吸气末　　　　　　　平静呼气末　　　　　　　深吸气时

图 8-8　不同情况下肺与胸廓弹性阻力的关系

2. 非弹性阻力（inelastic resistance）　包括惯性阻力、黏滞阻力和气道阻力。惯性阻力（inertial resistance）是气流在发动、变速、换向时因气流和组织惯性所产生的阻止肺通气的阻力。平静呼吸时，呼吸频率低、气流速度慢、惯性阻力小，可忽略不计。黏滞阻力（viscous resistance）来自呼吸时组织相对位移所发生的摩擦，亦较小。气道阻力（airway resistance）来自气体流经呼吸道时气体分子间和气体分子与气道壁之间的摩擦，是非弹性阻力的主要成分，占80%～90%。非弹性阻力是在气体流动时产生的，并随流速加快而增加，故为动态阻力。下面进一步讨论气道阻力。气道阻力可用维持单位时间内气体流量所需要的压力差表示：

$$气道阻力 = \frac{大气压与肺内压之差(cmH_2O)}{单位时间内气体流量(L/s)} \tag{8-5}$$

（1）气道阻力的分布：健康人平静呼吸时，总气道阻力为1～3cmH$_2$O/（L/s），主要发生在鼻（约占总阻力的50%）、声门（约占25%）及气管和支气管（约占15%）等部位，仅10%发生在口径小于2mm的细支气管，这主要是因为小气道的总横截面积远超过大气道的横截面积，而且小气道内气流的线速度较慢。但是，在慢性阻塞性肺病患者，总气道阻力的增加却主要源自小气道阻力的增加。

（2）影响气道阻力的因素：气道阻力受气流速度、气流形式和气道管径大小的影响。气流流速快，阻力大；流速慢，阻力小。气流形式有层流和湍流，层流阻力小，湍流阻力大。气流太快和管道不规则容易发生湍流。例如，气管内有黏液、渗出物或肿瘤、异物等，可用排痰、清除异物、减轻黏膜肿胀等方法减少湍流，降低阻力。气道管径大小是影响气道阻力的另一重要因素。流体的阻力与管道半径（r）的4次方成反比，即 $R \propto \frac{1}{r^4}$，管径缩小时，气道阻力增加。气道管径大小主要受以下四方面因素的影响。

1）跨壁压：是指呼吸道内外的压力差。呼吸道内压力高，跨壁压增大，管径被动扩大，阻力变小；反之则增大。

2）肺实质对气道壁的外向放射状牵引作用：小气管的弹性纤维和胶原纤维与肺泡壁的纤维彼此穿插，它们像帐篷的拉线一样对气道壁发挥牵引作用，以保持那些没有软骨支持的细支气管的通畅。

3）神经调节：呼吸道平滑肌接受迷走神经和交感神经支配。迷走神经末梢释放 ACh 作用于气道平滑肌的 M 受体，使气道平滑肌收缩。ACh 还可使气道黏膜腺体分泌增多，不利于气道的通畅。安静时，支配气道的迷走神经具有紧张性活动，使气道平滑肌处于一定的收缩状态。切除迷走神经或给予 M 受体阻断剂可使气道阻力降低。交感神经末梢释放去甲肾上腺素，作用于 β_2 受体，引起气道平滑肌舒张。临床上常用拟肾上腺素能药物解除支气管痉挛，缓解呼吸困难。此外，支配气道的自主神经纤维还可释放血管活性肠肽和速激肽（tachykinin）等，分别引起气管平滑肌的舒张和收缩。

4）体液调节：儿茶酚胺类物质可引起气道平滑肌舒张。组胺、过敏性慢反应物质可使气道平滑肌收缩。吸入气中 CO_2 浓度增加可刺激支气管的某些感受器，反射性地引起支气管收缩。此外，气道上皮细胞释放的上皮松弛因子（epithelial derived relaxing factor，EDRF）和前列腺素 E_2 及前列腺环素使气管平滑肌松弛，当气道上皮受损时，这些物质的分泌减少，气道反应性增高，可能参与哮喘的发作。

上述四种因素中，前三种均随呼吸发生周期性变化，因而气道阻力也随之出现周期性改变。吸气时，胸膜腔负压增大，跨壁压增大，肺的扩展使弹性成分对小气道的牵引作用增强，以及交感神经紧张性活动增强等，都使气道口径增大，气道阻力减小；呼气时则相反，气道口径变小，气道阻力增大，这也是哮喘患者呼气比吸气更为困难的主要原因。

二、肺通气功能的评价

肺通气是实现肺换气的基础。肺通气过程受呼吸肌收缩活动、肺和胸廓的弹性及气道阻力等多种因素的影响。呼吸肌麻痹、肺和胸廓的弹性发生改变、气胸和呼吸道阻塞等可造成肺通气障碍，其中呼吸肌麻痹、肺和胸廓的弹性改变、气胸可引起肺的扩张受限，发生限制性通气不足（restrictive hypoventilation）；支气管平滑肌痉挛、气道内异物、气管和支气管黏膜腺体分泌过多及气道外肿瘤压迫引起气道半径减小或呼吸道阻塞时，可出现阻塞性通气不足（obstructive hypoventilation）。对患者肺通气功能的测定，不仅可以明确是否存在肺通气功能受损及其损伤程度，还可以鉴别肺通气功能降低的类型，从而为临床上对不同类型的疾病进行治疗提供依据。

（一）肺容积和肺容量

1. 肺容积（pulmonary volume）　是指肺内气体的容积。在呼吸运动过程中，肺容积呈周期性的变化。通常将肺容积分为潮气量、补吸气量、补呼气量和残气量四种互不重叠的基本肺容积（图 8-9）。

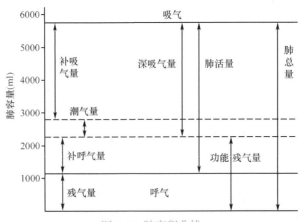

图 8-9　肺容积曲线

（1）潮气量（tidal volume，TV）：是指每次呼吸时吸入或呼出的气体量。正常成年人在平静呼吸的情况下，潮气量为 400～600ml。运动时潮气量增大，最大可达肺活量。潮气量的大小取决于呼吸中枢所控制的呼吸肌收缩的强度和胸廓、肺的机械特性。

（2）补吸气量或吸气储备量：在平静吸气末再尽力吸气所能吸入的气体量为补吸气量（inspiratory reserve volume，IRV）。正常成年人的补吸气量为 1500～2000ml。补吸气量可反映吸气的储备量。

（3）补呼气量或呼气储备量：在平静呼气末再尽力呼气所能呼出的气体量为补呼气量（expiratory reserve volume，ERV）。正常成年人的补呼气量为 900～1200ml。补呼气量可反映呼气的储备量。补呼气量的个体差异较大，同时也因体位的不同而变化。

（4）残气量（residual volume，RV）：是指在最大呼气末尚存留于肺内不能再被呼出的气体量。正常成年人的残气量为 1000～1500ml。残气量的存在可避免肺泡在低肺容积条件下发生塌陷。一旦肺泡发生塌陷，则需要极大的跨肺压才能使肺再次扩张。支气管哮喘和肺气肿患者的残气量会增加。

2. 肺容量（pulmonary capacity） 是指肺容积中两项或两项以上的联合气体量，包括深吸气量、功能残气量、肺活量和肺总量四种指标（图 8-9）。

（1）深吸气量：从平静呼气末做最大吸气时所能吸入的气体量，称为深吸气量（inspiratory capacity，IC）。深吸气量等于潮气量与补吸气量之和，是衡量最大通气潜力的一个重要指标。胸廓、胸膜、肺组织和呼吸肌等发生病变时可使深吸气量减少而降低最大通气潜力。

（2）功能残气量：平静呼气末尚存留于肺内的气体量，称为功能残气量（functional residual capacity，FRC）。功能残气量等于残气量与补呼气量之和，在正常成年人约为 2500ml。功能残气量可因体位的改变而发生变化。正常成年人从直立位转为仰卧位时，腹腔内脏器的压迫，使膈肌被推向胸腔方向，使功能残气量平均约减少 800ml。功能残气量的生理意义是缓冲呼吸过程中肺泡内气体成分的过度变化，使氧分压（PO_2）和二氧化碳分压（PCO_2）能保持相对稳定。同时由于功能残气量的稀释作用，吸气时肺泡内 PO_2 不致突然升得太高，PCO_2 不致降得太低；反之，呼气时则 PO_2 不会降得太低，PCO_2 不会升得太高，因此肺泡气和动脉血液的 PO_2 和 PCO_2 就不会随着呼吸而发生大幅度的波动，以利于肺换气。肺气肿患者的功能残气量增加，肺实质性病变时功能残气量降低。

（3）肺活量：在尽力吸气后，从肺内所能呼出的最大气体量称为肺活量（vital capacity，VC）。肺活量是潮气量、补吸气量与补呼气量三者之和，其大小有较大的个体差异，与身材、性别、年龄、体位、呼吸肌功能的强弱等因素有关。正常成年男性的肺活量平均约为 3500ml，女性约为 2500ml。肺活量的测定方法简单，重复性好，可反映一次通气的最大能力，是肺功能测定的常用指标。

测定肺活量时不限制呼气的时间，在某些肺组织弹性降低或呼吸道狭窄的患者，虽然通气功能已经受到损害，但是如果延长呼气时间，所测得的肺活量仍可以正常。因此，肺活量难以充分反映肺组织的弹性状态和气道通畅程度等变化，不能充分反映通气功能的状况。若在测定肺活量时，要求被试者做最大深吸气后尽力地呼气，所能呼出的最大气体量称为用力肺活量（forced vital capacity，FVC）（图 8-10）。正常情况下，用力肺活量与肺活量相近，但在气道阻力增高时，用力肺活量低于肺活量。若在最大深吸气后再尽力尽快呼气，在一定时间内所能呼出的气体量，称为用力呼气量（forced expiratory volume，FEV），过去称为时间肺活量（timed vital capacity），在 1s、2s、3s 内呼出的气体量分别称为 1s 用力呼气量（FEV_1）、2s 用力呼气量（FEV_2）和 3s 用力呼气量（FEV_3）。为排除肺容积差异可能造成的影响，用力呼气量通常以它所占用力肺活量的百分数表示（FEV_1/FVC）（图 8-10A）。正常情况下，第 1s 的 FEV_1/FVC 约为 83%，第 2s 的 FEV_2/FVC 约为 96%，第 3s 的 FEV_3/FVC 约为 99%。在肺纤维化和肺部炎症等限制性肺疾病患者，FEV_1 和 FVC 均下降，但 FEV_1/FVC 可正常甚至超过 83%；在支气管哮喘和肺气肿等阻塞性肺疾病患者，FEV_1 的降低比 FVC 更明显，因而 FEV_1/FVC 也降低，需要较长时间才能呼出相当于肺活量的气体（图 8-10B）。

（4）肺总量（total lung capacity，TLC）：是指肺所能容纳的最大气体量，等于肺活量与残气量之和。其大小因性别、年龄、身材、运动锻炼情况和体位改变等因素而异，成年男性平均约为 5000ml，女性约为 3500ml。在限

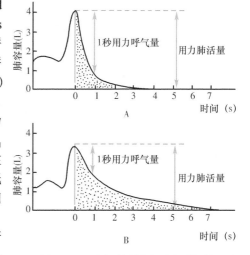

图 8-10 用力肺活量和用力呼气量
A. 正常人；B. 气道狭窄患者；纵坐标的"0"等于残气量

制性通气不足时肺总量降低。

在临床肺功能测定中，肺活量、残气量、功能残气量、肺总量是重要指标，潮气量、深吸气量和补吸气量是辅助指标，一般不用作肺容量异常的依据。肺活量低于正常为异常；而残气量、功能残气量、肺总量低于或高于正常皆为异常。

（二）肺通气量和肺泡通气量

1. 肺通气量（pulmonary ventilation）　指每分钟吸入或呼出的气体总量，等于潮气量和呼吸频率的乘积。正常成年人平静呼吸时，呼吸频率为每分钟 12 ～ 18 次，潮气量为 500ml，故肺通气量为 6 ～ 9L。肺通气量因性别、年龄、身材和活动量的不同而有差异。为便于比较，应在基础条件下测定，并以每平方米体表面积的肺通气量为单位来计算。

因为在劳动或运动时肺通气量增大。在实验条件下，令被测者尽力做深而快的呼吸时，每分钟所能吸入或呼出的最大气体量，称为最大随意通气量（maximal voluntary ventilation）。最大随意通气量反映单位时间内充分发挥全部通气能力所能达到的通气量，是估计个体能进行最大运动量的生理指标之一。在测定最大随意通气量时，通常只测量 10s 或 15s 的最深最快的呼出或吸入气量，再换算成每分钟的最大通气量。最大通气量一般可达 150L。比较平静呼吸时的每分通气量与最大通气量的差异，可以了解通气功能的储备能力，通常用通气储量百分比表示。

$$通气储量百分比 = \frac{最大通气量 - 每分平静通气量}{最大通气量} \times 100\% \qquad (8\text{-}6)$$

通气储量百分比正常值等于或大于 93%。任何降低肺或胸廓顺应性，降低呼吸肌收缩力量或增大气道阻力的因素均可减小最大随意通气量。

2. 无效腔和肺泡通气量　在通气过程中，每次吸入的气体并非完全进入肺泡内。安静状态下潮气量中近 1/3 留在呼吸性细支气管以前的气道内，不能参与肺泡和血液之间的气体交换，这部分呼吸道容积称为解剖无效腔（anatomical dead space）或死腔。解剖无效腔与体重的大小相关，约为 2.2ml/kg。体重为 70kg 的成年人解剖无效腔约为 150ml。进入肺泡的气体，也可因某些肺泡得不到足够的血液供应而不能都与血液进行气体交换，未能发生交换的这一部分肺泡的容量称为肺泡无效腔（alveolar dead space）。肺泡无效腔与解剖无效腔一起合称为生理无效腔（physiological dead space）。健康人在取平卧体位时，生理无效腔等于或接近于解剖无效腔。

由于无效腔的存在，每次吸入的新鲜空气不能全部到达肺泡与血液进行气体交换，因此，真正有效的气体交换量应以肺泡通气量为准。肺泡通气量（alveolar ventilation）是指每分钟吸入肺泡的新鲜空气量，即：

$$肺泡通气量 = （潮气量 - 无效腔气量）\times 呼吸频率 \qquad (8\text{-}7)$$

如潮气量为 500ml，无效腔气量为 150ml，则每次吸入肺泡的新鲜空气为 350ml。若功能残气量为 2500ml，则每次吸入肺泡的量约占肺泡内总气体量的 1/8（350/2850ml），即使肺泡内的气体更新约 1/8。当潮气量减半和呼吸频率加倍或潮气量加倍而呼吸频率减半时，肺通气量虽保持不变，但肺泡通气量却可因固定容量的解剖无效腔而发生明显的变化（表 8-1），因此，从肺泡气更新效率的角度看，适度的深而慢的呼吸比浅而快的呼吸更有利于气体交换。

表 8-1　不同呼吸频率和潮气量时的肺通气量和肺泡通气量

呼吸频率（次/分）	潮气量（ml）	肺通气量（ml/min）	肺泡通气量（ml/min）
16	500	8000	5600
8	1000	8000	6800
32	250	8000	3200

近年来，在某些情况下（如配合支气管镜检查、治疗呼吸衰竭等），临床上使用一种特殊形式的人工通气，即高频通气。通常采用接近或低于解剖无效腔的脉动气流以高速通过细套管向患者气道内喷射气流，其频率可为每分钟 60 ～ 100 次或更高，潮气量小于解剖无效腔，但却可以保持有效的通气和换气，这似乎与上述浅快呼吸不利于气体交换的观点矛盾。实际上高频通气的通气机制与通常情况下的通气机制不尽相同，其机制尚待进一步阐明，有人认为它和气体对流的加强及气体分子扩散加速有关。

（三）最大呼气流速 - 容积曲线

2mm 以下的小气道管壁薄，管腔小，主要依赖肺组织的弹性纤维牵拉而维持其开放状态，炎症时易被分泌物或渗出物阻塞。小气道总横截面积大，气道阻力小，仅约占总气道阻力的 10%，因而常规肺功能检查不易发现小气道病变。由于小气道阻力受肺组织弹性和小气道病变双重影响，所以当小气道阻力增高时，只有排除肺组织弹性减退才能认为是小气道本身病变所致。

临床上，让受试者尽力吸气后，再尽力尽快呼气至余气量，同时记录呼出的气量和流速，即可绘制成最大呼气流速随肺容积变化而变化的关系曲线，即最大呼气流速 - 容积（maximum expiratory flow volume，MEFV）曲线，肺容积变化常用肺容积所占肺活量的百分比（% 肺活量）表示。MEFV 曲线的升支较陡，在肺容积较大时，呼气流速随呼气肌用力程度的增加而增大。MEFV 曲线的降支下降缓慢，表示呼气过程中不同肺容积时的最大呼气流速，可用于诊断气道阻塞的情况。在小气道阻力增高时，在某一给定的肺容积，其最大呼气流速降低，且 MEFV 曲线降支下移（图 8-11）。

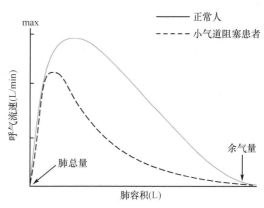

图 8-11 正常人和小气道阻塞患者的最大呼气流速 - 容积曲线

（四）呼吸功

在一次呼吸过程中呼吸肌为实现肺通气所做的功，称为呼吸功（work of breathing）。呼吸做功用于克服肺和胸廓的弹性阻力和非弹性阻力，通常以一次呼吸过程中的跨壁压变化乘以肺容积变化来表示。功的单位是焦耳（J），如果跨壁压的单位用 cmH_2O，肺容积的单位用 L，则 1J=10.2L·cmH_2O。正常人平静呼吸时，每一次呼吸做的功很小，仅约 0.25J。呼吸加深，潮气量增大时，呼吸做功增加。在病理情况下，弹性阻力或非弹性阻力增大时，呼吸功都可增大。单位时间所做的功，即功率，用瓦（W）作单位。正常人平静呼吸的频率如果是 12 次 / 分（即每次呼吸历时 5s），则呼吸的平均功率为 0.25J÷5s=0.05W，即 50mW。

平静呼吸时，呼吸耗能仅占全身总耗能的 3%～5%。剧烈运动时，呼吸耗能可升高 25～50 倍，但由于全身总耗能也增大数十倍，所以呼吸耗能仍只占总耗能的很小一部分。

第二节 肺换气和组织换气

肺换气是与肺通气过程伴随进行的。在肺通气过程中，进入到肺泡内的新鲜空气随即通过很薄的组织层与流经肺泡的毛细血管中的血液进行气体交换。肺泡气与肺毛细血管血液之间的这种气体交换过程称为肺换气，组织毛细血管血液与细胞之间的气体交换过程称为组织换气。肺换气和组织换气是通过呼吸气体以单纯扩散的方式实现的。机体通过不断的肺通气使肺泡气的 PO_2 和 PCO_2 保持相对稳定，为气体交换提供了条件。

一、气体交换的机制

（一）气体的扩散及影响因素

气体分子不停地进行着非定向的运动，当不同区域之间存在分压差时，气体分子将从分压高处向分压低处发生净转移，这一过程称为气体扩散（diffusion）。O_2 和 CO_2 在各自的分压差推动下进行扩散。根据 Fick 定律，气体在通过薄层组织时，单位时间内气体扩散的容积与组织两侧的气体分压差成正比，与扩散的距离（组织的厚度）成反比，与该气体的扩散系数成正比。通常将单位时间内气体的扩散量称为气体扩散速率（diffusion rate，D）。从下式可见，气体扩散速率受多种因素的影响。

$$D \propto \frac{\Delta P \cdot T \cdot A \cdot S}{d \cdot \sqrt{MW}} \tag{8-8}$$

式中 ΔP 为扩散气体的分压差；T 为温度；A 为气体扩散的面积；S 为气体分子的溶解度；d 为气体扩散的距离；MW 为气体的分子量。

1. 气体分压差 分压（partial pressure）是指在混合气体中每种气体分子运动所产生的压力。分压差是气体分子得以扩散的动力。Dalton 定律指出，混合气体所产生的总压力等于各组成气体分压之和。在温度恒定时，每一气体的分压取决于它自身的浓度和气体总压力，而与其他气体无关。气体分压可按下式计算：

一种气体的分压 = 混合气体的总压力 × 该气体在混合气体中的容积百分比

气体的分压差（ΔP）是气体扩散的动力，分压差越大，扩散速率越大；反之，分压差越小，则扩散速率越小。

2. 气体分子的扩散系数 Graham 定律指出，气体分子相对的扩散速率与气体分子量（MW）的平方根成反比，因此，质量轻的气体扩散较快。如果扩散发生于气相和液相之间，则扩散速率还与气体在溶液中的溶解度成正比。溶解度（S）是单位分压下可溶解于单位容积溶液中的气体量。一般以 1 个大气压，38℃时，每 100ml 液体中溶解气体的毫升数来表示气体的溶解度。溶解度与分子量平方根之比（$S/\sqrt{MW}$）称为扩散系数（diffusion coefficient），它取决于气体分子本身的特性。O_2 和 CO_2 在血浆中的溶解度分别为 2.14ml/100ml 和 51.5ml/100ml，也即 CO_2 在血浆中的溶解度为 O_2 的 24 倍。O_2 和 CO_2 的分子量分别为 32 和 44，两者分子量平方根之比为 0.85，所以 CO_2 的扩散系数是 O_2 的 20 倍。

3. 扩散面积、扩散距离和温度 气体扩散速率与扩散面积（A）成正比，与扩散距离（d）成反比。气体分子的运动随温度的升高而加速，因此，气体扩散速率与温度（T）成正比。在人体，体温相对恒定，温度因素可忽略不计。

（二）吸入气和人体不同部位气体的分压

1. 吸入气和肺泡气的成分和分压 人体吸入的气体是空气。空气的主要成分为 O_2、CO_2 和 N_2，其中具有生理意义的是 O_2 和 CO_2。空气中各气体的容积百分比一般不因地域不同而异，但分压却因总大气压的变动而变化。高原地区大气压降低，各气体的分压也相应降低。吸入的空气在呼吸道内被水蒸气饱和，所以呼吸道内吸入气的成分不同于大气，各种气体成分的分压也发生相应的变化。呼出气是无效腔内尚未交换的吸入气和部分已经完成气体交换的肺泡气的混合气体。肺泡气是可以与血液进行交换的气体。肺泡气的成分在呼吸过程中得到更新，肺泡通气量越大，更新率越高。其中 PO_2 提高，PCO_2 降低。

上述各部分气体的成分和分压如表 8-2 所示。

表 8-2　海平面各呼吸气体的容积百分比（ml%）和分压（mmHg）

	大气		吸入气		呼出气		肺泡气	
	容积百分比	分压	容积百分比	分压	容积百分比	分压	容积百分比	分压
O_2	20.84	158.40	19.67	149.50	15.70	119.30	13.60	103.40
CO_2	0.04	0.30	0.04	0.30	3.60	27.40	5.30	40.30
N_2	78.62	597.50	74.09	563.10	74.50	566.20	74.90	569.20
H_2O	0.50	3.80	6.20	47.10	6.20	47.10	6.20	47.10
合计	100.00	760.00	100.00	760.00	100.00	760.00	100.00	760.00

注：N_2 在呼吸过程中并无增减，只是因为 O_2 和 CO_2 百分比的改变，使 N_2 的百分比发生相对改变

2. 血液气体和组织气体的分压 气体与液体相遇时，气体分子可在其分压的作用下溶解于液体中，溶解于液体中的气体也可以从液体中逸出，溶解的气体从液体中逸出的力称为气体的张力（tension），其数值与分压相同。表 8-3 示血液和组织中的 PO_2 和 PCO_2 不同。在同一组织，它们还受组织活动水平的影响，表中反映的仅为安静状态下大致的 PO_2 和 PCO_2 值。

表 8-3　血液和组织中气体的分压（mmHg）

	动脉血	混合静脉血	组织
PO_2	97 ~ 100	40	30
PCO_2	40	46	50

（三）呼吸膜

肺泡（alveolus）是支气管树终末盲端的膜性囊状结构，被肺循环系统的毛细血管所包绕，是肺内气体交换的主要部位。在成人，两肺的肺泡总数约为 3 亿，总面积可达 70m²。肺泡的大小与肺的扩张程度呈正比。在肺处于功能残气量时，肺泡的平均直径约为 0.2mm。

肺泡气与肺毛细血管的血液之间只隔有极薄的膜性结构，在电子显微镜下，其典型结构可分为 6 层，自肺泡腔向血液依次为：含肺表面活性物质的极薄的液体层、肺泡上皮细胞层、肺泡上皮基底膜层、组织间隙、毛细血管的基底膜层和毛细血管内皮细胞层（图 8-12），这 6 层结构组成肺泡 - 毛细血管膜，简称呼吸膜（respiratory membrane），它构成了肺泡气与血液之间进行气体交换的气 - 血屏障。呼吸膜的总厚度平均约为 0.6μm，有的部位只有 0.2μm，气体易于扩散通过。肺毛细血管的平均直径为 5μm，因此，红细胞膜通常能接触到毛细血管壁，气体分子扩散距离短，交换速度快。

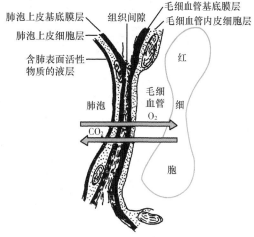

图 8-12　呼吸膜结构示意图

二、肺　换　气

（一）肺换气的过程

如图 8-13 所示，当混合静脉血流经肺毛细血管时，肺泡气中的 PO_2 为 102mmHg，比血液的 40mmHg 高，O_2 便在分压差的作用下向血液发生净扩散；混合静脉血的 PCO_2 为 46mmHg，肺泡气的 PCO_2 为 40mmHg，CO_2 即发生向相反方向的净扩散，血液的 PO_2 迅速上升，PCO_2 迅速下降，静脉血转变为动脉血。正常情况下，此过程只需 0.25s 即可完成。通常情况下，血液流经肺毛细血管全长的时间约为 0.75s，所以当血液流经肺毛细血管全长的 1/3 时，已经基本上完成肺换气过程，因此，肺换气有很大的储备能力。

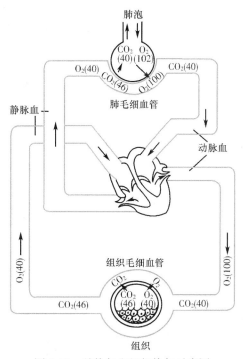

图 8-13　肺换气和组织换气示意图

数字为气体分压（mmHg）

（二）影响肺内气体交换的因素

影响肺内气体交换的主要因素有呼吸膜的厚度和面积及通气 / 血流比值。

1. 呼吸膜的厚度　肺泡气体通过呼吸膜与血液气体进行交换。整个肺的呼吸膜面积约为 70m²，肺毛细血管总血量为 60～140ml，因而血液层很薄。肺毛细血管平均直径约为 5μm，这样，红细胞需要挤过肺毛细血管，因此，红细胞膜通常能接触到毛细血管壁，O_2 和 CO_2 不必经过血浆层就可到达红细胞或进入肺泡，扩散距离短，交换速度快。任何使呼吸膜增厚或扩散距离增加的疾病，如肺纤维化、肺水肿等，都会降低扩散速率，减少扩散量。

2. 呼吸膜的面积　正常成人两肺总扩散面积达 70m²。安静状态下，用于气体扩散的呼吸膜面积仅为 40m²，因此有相当大的储备面积。运动时，由于肺毛细血管开放的数量和开放程度增加，扩散面积也大大增加。肺实变、肺气肿、肺叶切除或肺毛细血管关闭和阻塞，均使呼吸膜面积减小，进而影响肺换气。

3. 通气 / 血流比值　实现肺内的气体交换需要有足够的肺泡通气量（$\dot{V}_A$）和肺血流量（$\dot{Q}$）。每分钟肺泡通气量（$\dot{V}_A$）和肺血流量的比值（$\dot{Q}$），称为通气 / 血流比值（ventilation/perfusion ratio，$\dot{V}_A/\dot{Q}$）（8-14）。正常成年人在安静时，$\dot{V}_A$ 约为 4.2L/min，$\dot{Q}$ 约为 5L/min，$\dot{V}_A/\dot{Q}$ 约为 0.84。该比值反映了肺泡通气量与肺毛细血管血液灌注量之间相互匹配的程度。通气 / 血流的不匹配可导致肺换气效率降低。

如图 8-14 所示，如果 $\dot{V}_A/\dot{Q}$ 比值增大，就意味着通气过度，血流相对不足，部分肺泡气体未能与血液气体充分交换，致肺泡无效腔增大。反之，$\dot{V}_A/\dot{Q}$ 比值下降，则意味着通气不足，血流相对过多，部分血液流经通气不良的肺泡，混合静脉血中的气体不能得到充分更新，未能完全成为动脉血就流回入心脏，犹如发生了功能性肺动 - 静脉短路。由此可见，无论 $\dot{V}_A/\dot{Q}$ 比值增大或减少，都会妨碍有效的气体交换，导致机体缺氧和 CO_2 潴留，其中主要是缺氧。表现为缺氧的原因在于：①动、静脉血液之间 PO_2 差远大于 PCO_2 差，所以肺动 - 静脉短路时，动脉血 PO_2 下降的程度大于 PCO_2 升高的程度。②CO_2 的扩散系数是 O_2 的 20 倍，所以 CO_2 扩散比 O_2 快，不易潴留。③动脉血 PO_2 下降和

PCO_2升高时，可以刺激呼吸，增加肺泡通气量，有助于CO_2的排出，却几乎无助于O_2的摄取，这是由O_2解离曲线和CO_2解离曲线的特点所决定的。在临床上，肺气肿是造成肺换气功能障碍最常见的一种病症，患者因肺泡壁的大量破坏和支气管阻塞，上述两种$\dot{V}_A/\dot{Q}$比值异常的情况都可能发生，致使肺换气效率受到极大影响，这是造成肺换气功能异常最常见的原因。因此，$\dot{V}_A/\dot{Q}$比值可作为衡量肺换气功能的指标。

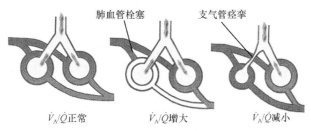

图8-14　$\dot{V}_A/\dot{Q}$及其变化示意图

健康成人肺总的$\dot{V}_A/\dot{Q}$比值约为0.84，但是，肺泡通气量和肺毛细血管血流量在肺内的分布是不均匀的，各个局部的通气/血流比值并不相同。例如，人在直立位时，由于重力等因素的作用，从肺尖部到肺底部，肺泡通气量和肺毛细血管血流量都逐渐增加，以血流量的增加更为显著，所以肺尖部的$\dot{V}_A/\dot{Q}$比值较大，可高达3.3，肺底部的比值较小，可低至0.63（图8-15）。虽然正常情况下存在着肺泡通气和血流的不均匀，但从总体上来说，由于呼吸膜面积远超过肺换气的实际需要，所以并未明显影响O_2的摄取和CO_2的排出。在运动时，肺血流量增大，尤其肺上部的血流增多，可使全肺的$\dot{V}_A/\dot{Q}$得以改善。

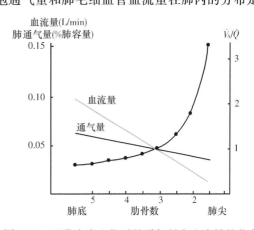

图8-15　正常人直立位时肺通气量和血流量的分布
$\dot{V}_A/\dot{Q}$：通气/血流比值

（三）肺扩散容量

在单位分压差（0.1333kPa，1mmHg）的作用下，每分钟通过呼吸膜扩散的气体毫升数称为肺扩散容量（diffusing capacity of lung，DL），如下式。

$$DL = \frac{V}{|\bar{P}_A - \bar{P}_C|} \tag{8-9}$$

式中，V代表每分钟通过呼吸膜扩散的气体量（ml/min），$\bar{P}_A$代表肺泡气中该气体的平均分压，$\bar{P}_C$代表肺毛细血管血液内该气体的平均分压。肺扩散容量是衡量呼吸气体通过呼吸膜能力的一项指标。正常成年人安静时，O_2的DL平均约为20ml/（min·mmHg），CO_2的DL约为O_2的20倍。运动时DL增大，这是由参与肺换气的呼吸膜面积和肺毛细血管血流量的增加及通气、血流的不均匀分布得到改善所致的。在有些肺部疾病的情况下，DL可因有效扩散面积减小或扩散距离增加而降低。

三、组织换气

组织换气的机制和影响因素与肺换气相似，不同的是气体的交换发生于液相（血液、组织液、细胞内液）介质之间。由于组织细胞在有氧代谢中不断消耗O_2并产生CO_2，所以PO_2可低至30mmHg以下，PCO_2可高达50mmHg以上。动脉血液流经组织毛细血管时，O_2便顺着分压差从血液向组织液和细胞扩散（图8-13）。动脉血因失去O_2和得到CO_2而变成静脉血。

组织气体交换过程受多种因素影响：①与毛细血管的距离，随着组织细胞离毛细血管的距离增大，气体在组织中的扩散距离增大，扩散速率减慢，换气减少。②组织的血流量，当组织的血流量减少时，毛细血管血液与组织之间的气体分压差减少，O_2和CO_2的扩散速率也将减慢，从而导致局部缺氧和CO_2增多。③组织的代谢率，当组织的代谢率增高时，耗O_2量和CO_2产量增加，组织PO_2降低，PCO_2增高，驱动气体扩散的分压差增大，组织换气增多；由于组织活动增强引起局部理化因素改变，局部血流量增加，气体扩散距离缩短，同时血红蛋白和O_2的亲和力降低，有利于红细胞中O_2的释放。

（于　航）

第三节 气体在血液中的运输

血液是运输 O_2 和 CO_2 的媒介。经肺换气摄取的 O_2，必须通过血液循环运输到机体各组织器官供细胞利用；由细胞代谢产生的 CO_2 经组织换气进入血液后，也必须经循环系统运输到肺部排出体外。

一、O_2 和 CO_2 在血液中存在的形式

O_2 和 CO_2 均以物理溶解和化学结合两种形式存在于血液中。

气体在溶液中溶解的量与其分压和溶解度成正比，与温度成反比。温度为 38℃时，1 个大气压（101.325kPa）下，O_2 和 CO_2 在 100ml 血液中溶解的量分别是 2.36ml 和 48ml。按此计算，静脉血 PCO_2 为 46mmHg，每 100ml 血液含溶解的 CO_2 为 2.9ml；动脉血 PO_2 为 100mmHg，每 100ml 血液含溶解的 O_2 为 0.31ml。在安静状态下，正常成年人的心输出量平均为 5L/min，因此，物理溶解于动脉血液中的 O_2 量仅约为 15ml/min，物理溶解于静脉血液中的 CO_2 量约为 145ml/min。然而，安静时，机体的耗 O_2 量为 250ml/min，CO_2 的生成量约为 200ml/min。显然，单靠物理溶解的形式来运输 O_2 和 CO_2 不能适应机体的代谢需要。实际上，机体在进化过程中形成了非常有效的 O_2 和 CO_2 的化学结合运输形式。如表 8-4 所示，血液中的 O_2 和 CO_2 主要以化学结合的形式存在，物理溶解的 O_2 和 CO_2 所占的比例极小；化学结合可使血液对 O_2 的运输量增加 65～140 倍，使 CO_2 的运输量增加近 20 倍。

表 8-4　血液中 O_2 和 CO_2 的含量（ml/100ml 血液）

		物理溶解	化学结合	合计
动脉血	O_2	0.31	20.00	20.31
	CO_2	2.53	46.40	48.93
混合静脉血	O_2	0.11	15.20	15.31
	CO_2	2.91	50.00	52.91

虽然血液中以溶解形式存在的 O_2 和 CO_2 很少，但却极为重要，因为，必须先有物理溶解才能发生化学结合。在肺换气或组织换气时，进入血液的 O_2 或 CO_2 都是先溶解在血浆中，提高各自的分压后，再发生化学结合；O_2 或 CO_2 从血液释放时，也是溶解的先逸出，分压下降，然后结合的 O_2 和 CO_2 再分离出来，补充血浆中失去的溶解的气体。物理溶解和化学结合两者之间处于动态平衡。下面讨论 O_2 和 CO_2 以化学结合形式的运输。

二、O_2 的运输

（一）血液中 O_2 的运输形式

血液中以物理溶解形式运输的 O_2 量，仅约占血液总 O_2 含量的 1.5%，其余 98.5% 则以化学结合的形式运输。O_2 的化学结合形式是氧合血红蛋白（oxyhemoglobin，HbO_2）。血红蛋白（hemoglobin，Hb）的分子结构特征使之成为有效的运 O_2 工具。此外 Hb 还参与 CO_2 的运输。故在气体运输方面，Hb 占有极为重要的地位。

（二）Hb 是运输 O_2 的工具

1. Hb 的分子结构 Hb 分子由 1 个珠蛋白和 4 个血红素（又称亚铁原卟啉）组成（图 8-16）。每个血红素又由 4 个吡咯基组成 1 个环，中心为 1 个 Fe^{2+}。每个珠蛋白有 4 条多肽链，每条多肽链与 1 个血红素相连接，构成 Hb 的单体或亚单位。Hb 是由 4 个单体构成的四聚体。不同 Hb 分子的珠蛋白多肽链组成不同。成人的 Hb（HbA）由 2 条 α 链和 2 条 β 链组成，为 $α_2β_2$ 结构。胎儿的 Hb（HbF）由 2 条 α 链和 2 条 γ 链组成，为 $α_2γ_2$ 结构。出生后不久，HbF 即为 HbA 所取代。多肽链中氨基酸的排列顺序已被研究清楚，每条 α 链含 141 个氨基酸残基，每条 β 链含 146 个氨基酸残基。血红素基团中心的 Fe^{2+} 连接在多肽链的组氨酸残基上，这个组氨酸残基若被其他氨基酸取代，或其邻近的氨基酸有所改变，都会影响 Hb 的功能。

Hb 的 4 个亚单位之间和亚单位内部由盐键连接。Hb 与 O_2 的结合或解离将影响盐键的形成或断裂，使 Hb 四级结构的构型发生改变，Hb 与 O_2 的亲和力也随之而发生变化，这是 Hb 氧解离曲线呈"S"形和波尔效应的基础。

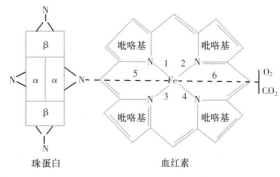

图 8-16　血红蛋白组成示意图

2. Hb 与 O_2 结合的特征　血液中的 O_2 主要以 HbO_2 的形式运输。O_2 与 Hb 的结合有以下一些重要特征。

（1）反应快，可逆，不需酶的参与，受 PO_2 的影响。O_2 与 Hb 的结合反应是可逆的，反应的方向取决于 PO_2 的高低。当血液流经 PO_2 高的肺部时，Hb 与 O_2 结合，形成 HbO_2；当血液流经 PO_2 低的组织时，HbO_2 迅速解离，释放出 O_2，成为去氧 Hb。这一特点决定了 Hb 是 O_2 的良好运载工具。如下式所示：

$$Hb + O_2 \underset{PO_2低}{\overset{PO_2高}{\rightleftharpoons}} HbO_2$$

（2）O_2 与 Hb 结合的过程是氧合过程。Fe^{2+} 与 O_2 结合后，其离子价仍然是二价，故 O_2 与 Hb 的结合过程是氧合（oxygenation）反应，而不是氧化（oxidation）反应，结合了 O_2 的 Hb 称为氧合 Hb（HbO_2）。同样，HbO_2 释放 O_2 的过程是去氧（deoxygenation）过程，而不是还原（reduction）反应；没有结合 O_2 或释放了 O_2 的 Hb 称为去氧 Hb（deoxyhemoglobin，Hb），因此 Hb 既可以是血红蛋白的一般称谓，也可以是指去氧 Hb。

（3）一分子 Hb 可结合四分子 O_2。每一 Hb 分子含有 4 个血红素，每个血红素含有 1 个能与 O_2 结合的 Fe^{2+}，故 1 分子 Hb 可以结合 4 分子 O_2。成年人 Hb 的分子量为 64 458，因此在 100%O_2 饱和状态下，理论上 1g Hb 可以结合的最大 O_2 量为 1.39ml。正常情况下，红细胞中含有少量不能结合 O_2 的高铁 Hb（methemoglobin，$HbFe^{3+}OH$）及其他能影响 Hb 与 O_2 结合的因素（如少量 HbCO），故 1g Hb 实际结合的 O_2 量低于 1.39ml，通常按 1.34ml 计算。100ml 血液中，Hb 所能结合的最大 O_2 量称为 Hb 氧容量（oxygen capacity of Hb），而 Hb 实际结合的 O_2 量称为 Hb 氧含量（oxygen content of Hb）。Hb 氧含量与 Hb 氧容量的百分比，称为 Hb 氧饱和度（oxygen saturation of Hb）。例如，血液中 Hb 浓度为 15g/100ml 时，Hb 的氧容量为 $1.34 \times 15 = 20.1$（ml/100ml 血液），如果 Hb 的氧含量是 20.1ml（如动脉血液），则 Hb 氧饱和度是 100%；如果 Hb 的氧含量是 15ml（如静脉血液），则 Hb 氧饱和度为 $15/20 \times 100\% = 75\%$。通常血浆中溶解的 O_2 极少，可忽略不计，因此，Hb 氧容量、Hb 氧含量和 Hb 氧饱和度可分别视为血氧容量（oxygen capacity of blood）、血氧含量（oxygen content of blood）和血氧饱和度（oxygen saturation of blood）。

（4）氧解离曲线呈"S"形。Hb 有两种构型：去氧 Hb 为紧密型（tense form，T 型）、HbO_2 为疏松型（relaxed form，R 型）。R 型 Hb 对 O_2 的亲和力高，大约为 T 型的 500 倍。在 O_2 与 Hb 结合或解离过程中，Hb 的构型会因变构效应而发生相应的转换。当 O_2 与 Hb 中的 Fe^{2+} 结合后，Hb 分子中的盐键逐步断裂，其分子构型逐步由 T 型变为 R 型，对 O_2 的亲和力逐步增加；反之，当 HbO_2 释放 O_2 时，Hb 分子由 R 型逐步变为 T 型，Hb 对 O_2 的亲和力逐步降低。也就是说，Hb 的 4 个亚单位无论结合 O_2 或释放 O_2 时，彼此间都有协同效应。例如，Hb 的 1 个亚单位与 O_2 结合后引起变构效应，使其他亚单位更易与 O_2 结合；反之，当 HbO_2 的 1 个亚单位释出 O_2 后，其他亚单位更容易释放 O_2。此特点决定了 Hb 氧解离曲线呈特殊的"S"形（sigmoid shape）。

（5）HbO_2 和去氧 Hb 的颜色不同。HbO_2 呈鲜红色，去氧 Hb 呈紫蓝色。当血液中的去氧 Hb 含量达 5g/100ml 血液以上时，皮肤、黏膜呈暗紫色，这种现象称为发绀（cyanosis）。出现发绀常表示机体缺氧，但也有例外，如在红细胞增多时（如高原性红细胞增多症），去氧 Hb 含量可达 5g/100ml 血液以上，机体可出现发绀但并不一定缺氧。相反，严重贫血患者，去氧 Hb 含量不易达到 5g/100ml 血液以上，此时机体因贫血而缺氧，但并不一定出现发绀；煤气中毒时，CO 与 Hb 形成一氧化碳血红蛋白（carboxyhemoglobin，HbCO），可使机体产生严重缺氧，但口唇呈樱桃色，而不出现发绀。

（三）氧解离曲线

血液 PO_2 与 Hb 氧饱和度关系的曲线，称为氧解离曲线（oxygen dissociation curve），或 HbO_2 解离

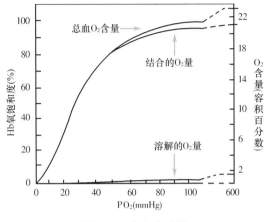

图 8-17　氧解离曲线

测定条件：温度 37℃，血液 pH7.4，PCO_2 40mmHg，Hb 浓度 15g/100ml

曲线（oxyhemoglobin dissociation curve）（图 8-17）。该曲线表示在不同 PO_2 下 O_2 与 Hb 的结合和解离情况。根据氧解离曲线的 "S" 形变化趋势和功能意义，可人为地将曲线分为三段。

1. 氧解离曲线的上段　氧解离曲线的上段（右段）相当于血液 PO_2 在 60～100mmHg 时的 Hb 氧饱和度。这段曲线是反映 Hb 与 O_2 结合的部分，其特点是曲线比较平坦，表明血液 PO_2 在这个范围内发生变化时，对 Hb 氧饱和度或血氧含量的影响不大。例如，PO_2 为 100mmHg（相当于动脉血的 PO_2）时，Hb 氧饱和度 97.4%，血氧含量约为 19.4ml/100ml 血液。如果将吸入气的 PO_2 提高到 150mmHg，Hb 氧饱和度最多为 100%，只增加了 2.6 个百分点；血氧含量约为 20.0ml/100ml 血液，增加不到 1ml，这也可

以解释为何 V_A/Q 不匹配时，增加肺泡通气量几乎无助于 O_2 的摄取。相反，当 PO_2 从 100mmHg 下降到 60mmHg 时，Hb 氧饱和度仍可达 90%；血氧含量约为 18.0ml/100ml 血液，减少不到 2ml。

可见，只要肺泡内的 PO_2 介于 60～100mmHg，PO_2 降低对 HbO_2 的生成量影响很小，这就为机体在不同的 PO_2 下能摄入足够的 O_2 量提供了较大的安全系数。例如，生活在高海拔地区的人，吸入气中 PO_2 低，肺泡和动脉血中的 PO_2 有所降低，但只要在 60～100mmHg 范围内，HbO_2 的生成量就不会有明显的减少。同样，患有呼吸系统疾病的患者，即使动脉血 PO_2 下降到 60mmHg，血氧饱和度仍能达到 90%，每 100ml 动脉血中仍有约 18ml 的 O_2。氧解离曲线的这一特性有利地保证了组织的氧供应，但容易掩盖疾病所致的早期缺氧，以致病情进一步发展或恶化时，血 PO_2 下降很少就转入氧解离曲线的陡直部分，动脉血氧饱和度急转直下，使患者出现严重的缺氧。

2. 氧解离曲线的中段　氧解离曲线的中段较陡，相当于血液 PO_2 在 40～60mmHg 时的 Hb 氧饱和度，反映了机体在通常状态下 HbO_2 释放 O_2 的变化。PO_2 为 40mmHg 时（相当于混合静脉血的 PO_2），Hb 氧饱和度约为 75%，血氧含量约 14.4ml/100ml 血液，即每 100ml 血液流经组织时释放 $5mlO_2$。血液流经组织时释放出的 O_2 容积占动脉血氧含量的百分数称为氧利用系数（utilization coefficient of oxygen），静息时为 25% 左右。机体处于安静状态时，以心输出量为 5L 和每 100ml 血液流经组织时释放 5ml O_2 计算，人体每分钟耗 O_2 量约为 250ml。因此，氧解离曲线中段反映了机体在安静状态下血液 Hb 对组织的供氧情况。

3. 氧解离曲线的下段　氧解离曲线的下段（左段）相当于血液 PO_2 在 15～40mmHg 时的 Hb 氧饱和度。这段曲线通常反映机体在功能状态增强时，血液将进一步增加 O_2 的释放以满足机体代谢的需要。该段曲线陡峭，表明血液 PO_2 发生较小变化即可引起 Hb 氧饱和度或血氧含量的明显改变。在组织活动加强（如运动）时，组织中的 PO_2 可降至 15mmHg，HbO_2 进一步解离，释放出更多的 O_2，Hb 氧饱和度也随之明显降低，血氧含量仅约为 4.4ml/100ml 血液。在这种情况下，每 100ml 血液能供给组织 15ml O_2，O_2 的利用系数可提高到 75%，是安静时的 3 倍，从而满足机体对 O_2 需求的增加。当环境中的 PO_2 较低（如在高原）时，也可通过这一途径维持对机体组织的氧供。氧含量低的静脉血液流经肺部时，PO_2 轻度升高就可使 Hb 氧饱和度明显增加，因此血液可携带较多的 O_2。可见，这段曲线反映了 Hb 对组织 PO_2 波动的缓冲作用及很强的 O_2 储备能力。

（四）影响 O_2 运输的因素

O_2 的运输障碍可导致机体缺氧。多种因素均可使 Hb 对 O_2 的亲和力发生变化，使氧解离曲线的位置发生偏移，从而影响 O_2 的运输。通常用 P_{50} 来表示 Hb 对 O_2 的亲和力。P_{50} 是使 Hb 氧饱和度为 50% 时血液的 PO_2，正常值为 26.5mmHg。如图 8-18 所示，P_{50} 增大表示 Hb 对 O_2 的亲和力降低，即需更高的 PO_2 才能使 Hb 的氧饱和度达到 50%，表现为氧解离曲线右移；P_{50} 降低表示 Hb 对 O_2 的亲和力增加，达 50%Hb 氧饱和度所需的 PO_2 降低，氧解离曲线左移。用 P_{50} 作为反映 Hb 与 O_2 亲和力的指标，是因为在该区段氧解离曲线较为陡直，对影响 Hb 与 O_2 亲和力的因素更为敏感，变化较明显，便于观察和分析。影响 Hb 与 O_2 亲和力的因素有血液的 pH 和 PCO_2、温度、有机磷化合物、一氧化碳、Hb 的质和量等。

1. 血液 pH 和 PCO_2 的影响 血液 pH 降低或 PCO_2 升高时，Hb 对 O_2 的亲和力降低，P_{50} 增大，曲线右移；pH 升高或 PCO_2 降低时，Hb 对 O_2 的亲和力增加，P_{50} 降低，曲线左移（图 8-18）。1904 年，Bohr 首次报道 PCO_2 升高可以降低 Hb 对 O_2 的亲和力，因此，后来将酸度对 Hb 氧亲和力的这种影响称为波尔效应（Bohr effect）。酸度增加时，H^+ 与 Hb 多肽链上某些氨基酸残基结合，促进盐键形成，使 Hb 分子向 T 型转变，从而降低 Hb 对 O_2 的亲和力；酸度降低时，则促使盐键断裂放出 H^+，使 Hb 向 R 型转变，对 O_2 的亲和力增加。此外，Hb 与 O_2 的结合也受 PCO_2 的影响。一方面，PCO_2 改变时，可通过 pH 的改变产生间接效应；另一方面，可通过 CO_2 与 Hb 结合而直接影响 Hb 与 O_2 的亲和力，但效应较弱。

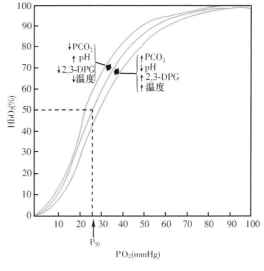

图 8-18 影响氧解离曲线位置的主要因素

波尔效应既有利于肺毛细血管血液的氧合，又有利于组织毛细血管血液释放 O_2，因而具有重要生理意义。当血液流经肺时，CO_2 从血液向肺泡扩散，血液 PCO_2 随之下降，H^+ 浓度也降低，两者均使 Hb 对 O_2 的亲和力增大，血液 O_2 含量增加。当血液流经组织时，CO_2 从组织扩散进入血液，血液 PCO_2 和 H^+ 浓度随之升高，Hb 对 O_2 的亲和力降低，促进 HbO_2 解离，为组织提供 O_2。

2. 温度的影响 温度升高时，氧解离曲线右移，促进 O_2 的释放；温度降低时，曲线左移，不利于 O_2 的释放而有利于结合（图 8-18）。温度对氧解离曲线的影响，可能与温度变化会影响 H^+ 的活度有关。温度升高时，H^+ 的活度增加，可降低 Hb 对 O_2 的亲和力；反之，则增强其亲和力。

组织代谢活动增强时，局部组织温度的升高，CO_2 和酸性代谢产物增加，都有利于 HbO_2 解离，组织可获得更多的 O_2 以适应代谢增加的需要。临床上进行低温麻醉手术时，低温有利于降低组织的耗氧量。然而，当组织温度降低到 20℃时，即使 PO_2 为 40mmHg，Hb 氧饱和度仍能维持在 90% 以上，此时由于 HbO_2 对 O_2 的释放减少，可导致组织缺氧，而血液因含氧量较高却呈红色，因而容易疏忽组织缺氧的情况。

3. 红细胞内 2,3- 二磷酸甘油酸 红细胞中含有丰富的有机磷化合物，如 2,3- 二磷酸甘油酸（2,3-diphosphoglycerate，2,3-DPG）、ATP 等，其中 2,3-DPG 在调节 Hb 与 O_2 的亲和力中起着重要作用。2,3-DPG 浓度升高时，Hb 对 O_2 的亲和力降低，P_{50} 增大，氧解离曲线右移；2,3-DPG 浓度降低时，Hb 对 O_2 的亲和力增加，P_{50} 降低，曲线左移（图 8-18）。其机制可能是 2,3-DPG 与 Hb 的 β 链形成盐键，促使 Hb 向 T 型转变。此外，2,3-DPG 可以提高细胞内 H^+ 浓度，通过波尔效应降低 Hb 对 O_2 的亲和力。

2,3-DPG 是红细胞无氧糖酵解的产物。在慢性缺氧、贫血、高原低氧等情况下，糖酵解加强，红细胞内 2,3-DPG 增加，使氧解离曲线右移，有利于释放更多的 O_2，从而改善组织的缺氧状态。在血库中用抗凝剂枸橼酸 - 葡萄糖液保存 3 周后的血液，糖酵解停止，红细胞内 2,3-DPG 的含量下降，导致 Hb 与 O_2 的亲和力增加，O_2 不容易解离出来，如果改用枸橼酸盐 - 磷酸盐 - 葡萄糖液作抗凝剂，这种影响就会较小。因此，临床上给患者输入大量经长时间储存的血液时，应考虑到这样的血液在组织中释放的 O_2 量可能会较少。

4. 一氧化碳的影响 一氧化碳（CO）是一种无色、无味、无刺激性的气体。CO 可与 Hb 结合，占据 Hb 分子中与 O_2 结合的位点，使 Hb 氧饱和度和血氧含量显著下降，严重影响血液对 O_2 的运输能力。CO 与 Hb 的亲和力约为 O_2 的 250 倍，这意味着在极低的 PCO 下，CO 就可以取代 O_2 与 Hb 的结合位点。例如，当肺泡气 PCO 为 0.4mmHg（正常肺泡气 $PO_2$100mmHg 的 1/250）时，CO 便可与 O_2 等量地竞争结合 Hb，使 Hb 氧饱和度下降到 50%，血氧含量显著减少。此外，当 CO 与 Hb 分子中 1 个血红素结合后，将增加其余 3 个血红素对 O_2 的亲和力，使氧解离曲线左移，妨碍 O_2 解离。所以 CO 中毒既妨碍 Hb 与 O_2 的结合，又妨碍 Hb 对 O_2 解离，危害极大。吸入气中 CO 浓度为 0.1% 时（此时肺泡气 PCO 约为 0.6mmHg）即可致人死亡。给 CO 中毒的患者吸入纯 O_2，有助于快速置换与 Hb 结合的 CO；吸入含 5% CO_2 混合气体将刺激呼吸中枢增加肺泡通气，也有助排出 CO，用这些措施可以使 CO 的排出速度加快约 10 倍。

5. 其他因素 Hb 与 O_2 的结合还受其自身性质和含量的影响。如果 Hb 因其分子中的 Fe^{2+} 氧化成 Fe^{3+} 而形成高铁 Hb，便会失去携 O_2 的能力。HbF 与 O_2 的亲和力较高，有助于胎儿血液流经胎盘时从母体摄取 O_2。珠蛋白多肽链中氨基酸的变异也会影响 Hb 的运 O_2 能力，如果 α 链第 92 位的精氨酸被亮氨酸取代，Hb 与 O_2 的亲和力就会增加数倍，从而导致组织缺氧。贫血患者血红蛋白量减少，血液总的运 O_2 能力降低，机体在安静状态下可能不会出现缺氧，但在活动增强时可发生供 O_2 不足。

案例 8-3

患者，女，25 岁，以"被人发现意识不清 3h"为主诉入院。患者于 3h 前被室友发现意识不清，叫不醒，无恶心、呕吐、肢体抽搐，无大小便失禁。随即将患者送入院。因天气寒冷，用煤球生火，关窗取暖，室内有浓烈煤烟味。体格检查：体温 36.7℃，脉搏 62 次/分，呼吸 28 次/分，血压 96/63mmHg。口唇呈樱桃红色，张口呼吸，呼吸节律不齐。对针刺反应弱，瞳孔对光反射和角膜反射迟钝，睫毛反射减弱。辅助检查：血液 HbCO 30%。脑电图：弥漫性低波幅慢波。诊断：中度 CO 中毒。

1. 问题与思考

（1）根据患者的临床症状和检查结果，请提出你的诊断依据。

（2）面对该中毒患者，应采取哪些急救措施？

2. 提示

（1）该患者有吸入较高浓度 CO 史，入院时处于昏迷状态，口唇呈樱桃红色，血液 HbCO 30%，脑电图呈现弥漫性低波幅慢波。结合病史、临床症状和相关检查，诊断为 CO 中毒。

（2）CO 中毒主要引起组织缺氧；CO 与 Hb 的亲和力比 O_2 与 Hb 的亲和力大 250 倍，吸入较低浓度 CO 即可产生大量 HbCO；HbCO 的存在能使氧解离曲线左移，血氧不易释放，给组织造成缺氧；脑组织细胞对缺氧较其他组织细胞更加敏感。因此，该患者首选高压氧舱治疗，以迅速纠正组织缺氧和排出 CO。还需注意减轻脑水肿，积极防治其他并发症和后发症。

三、CO_2 的运输

（一）CO_2 的运输形式

成年人在安静状态下，机体代谢过程中每分钟大约产生 200ml CO_2。经组织换气扩散进入血液的 CO_2，以物理溶解和化学结合两种方式运输，其中物理溶解的 CO_2 约占 CO_2 总运输量的 5%，化学结合的约占 95%。化学结合的形式主要是碳酸氢盐（bicarbonate）和氨基甲酰血红蛋白（carbaminohemoglobin，HHbNHCOOH 或 $HbCO_2$），前者约占 CO_2 总运输量的 88%，后者约占 7%。表 8-5 显示血液中各种形式的 CO_2 含量（ml/100ml 血液）和释出量（动、静脉血 CO_2 含量差值）及其各自所占的百分比（%）。

表 8-5 血液中各种形式 CO_2 的含量（ml/100ml 血液）和释出量及其各自所占的百分比（%）

	动脉血		静脉血		动、静脉血含量差值	释出量所占百分比（%）
	含量	（%）	含量	（%）		
CO_2 总量	48.5	100.00	52.5	100.00	4.0	100.00
溶解的 CO_2	2.5	5.15	2.8	5.33	0.3	7.50
HCO_3^- 形成的 CO_2	43.0	88.66	46.0	87.62	3.0	75.00
HHbNHCOOH 形式的 CO_2	3.0	6.19	3.7	7.05	0.7	17.50

（二）CO_2 运输中的化学结合形式

1. 在血浆中主要以 $NaHCO_3$ 形式运输 从组织扩散入血的 CO_2，首先溶解于血浆，其中小部分溶解的 CO_2 与水结合生成 H_2CO_3，H_2CO_3 又解离成 HCO_3^- 和 H^+。HCO_3^- 主要与血浆中的 Na^+ 结合，生成 $NaHCO_3$，H^+ 被血浆缓冲系统缓冲，故血浆 pH 不发生明显变化。由于血浆中缺乏碳酸酐酶，所以这一反应过程较为缓慢，需要数分钟才能达到平衡。

溶解的 CO_2 也能与血浆蛋白的游离氨基发生反应，生成氨基甲酰血浆蛋白，但形成的量极少，而且动脉血与静脉血中的含量很接近，表明血浆蛋白质在 CO_2 的运输中所起的作用不大。

2.在红细胞中主要以 $KHCO_3$ 和 HHbNHCOOH 形式运输 溶解于血浆中的 CO_2 绝大部分扩散进入红细胞内，以 $KHCO_3$ 和 HHbNHCOOH 形式运输（图8-19）。

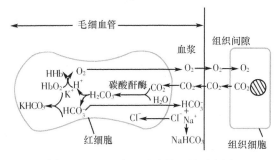

图 8-19 CO_2 在血液中的运输示意图

（1）$KHCO_3$ 形式的运输：血浆中的 CO_2 进入红细胞内，与 H_2O 发生反应，生成 H_2CO_3，H_2CO_3 再解离成 HCO_3^- 和 H^+，如下式：

$$CO_2 + H_2O \xrightleftharpoons[]{\text{碳酸酐酶}} H_2CO_3 \rightleftharpoons HCO_3^- + H^+$$

由此生成的 HCO_3^- 少部分与 K^+ 结合，生成 $KHCO_3$，H^+ 主要与 Hb 结合而被缓冲。红细胞内含有较高浓度的碳酸酐酶（carbonic anhydrase），在其催化作用下，CO_2 迅速与 H_2O 结合生成 H_2CO_3，其反应速率可增加 5000 倍，不到 1s 即可达到平衡状态。在这一反应过程中，红细胞内 HCO_3^- 的浓度不断增加，大部分 HCO_3^- 顺着其浓度梯度通过红细胞膜扩散进入血浆生成 $NaHCO_3$，红细胞内负离子因此而减少。由于红细胞膜不允许正离子自由通过，而允许小的负离子通过，所以 Cl^- 便由血浆扩散进入红细胞，这一现象称为氯转移（chloride shift）（图8-19）。

在红细胞膜上有特异的 HCO_3^- 和 Cl^- 载体，可运载这两种离子进行跨膜交换，这样，HCO_3^- 不会在红细胞内堆积，有利于上述反应的进行和 CO_2 的运输。在组织中，随着 CO_2 进入血液，红细胞内的渗透压由于 HCO_3^- 或 Cl^- 的增多而升高，因此，H_2O 进入红细胞以保持其渗透压平衡，并使静脉血中的红细胞发生轻度的"肿胀"。同时，因为动脉血的一部分液体经淋巴而不是经静脉回流，所以静脉血的红细胞比容比动脉血的红细胞比容高 3% 左右。

上述 CO_2 与 H_2O 的化学反应是可逆的。在肺部，该反应向相反方向进行（图8-19）。由于肺泡气的 PCO_2 比静脉血的低，故血浆中溶解的 CO_2 扩散入肺泡，而血浆中的 $NaHCO_3$ 则不断产生 CO_2，溶解于血浆中。红细胞内的 $KHCO_3$ 解离出 HCO_3^-，进而与 H^+ 生成 H_2CO_3，碳酸酐酶又加速 H_2CO_3 分解成 CO_2 和 H_2O，CO_2 从红细胞内扩散入血浆，血浆中的 HCO_3^- 则进入红细胞以补充消耗了的 HCO_3^-，Cl^- 则扩散出红细胞。这样，以 $NaHCO_3$ 和 $KHCO_3$ 形式运输的 CO_2 在肺部被释放出来，进入肺泡并被排出体外。

（2）HHbNHCOOH 形式的运输：进入红细胞的 CO_2，一部分与 Hb 的氨基结合，生成 HHbNHCOOH，这一反应无需酶的催化，而且迅速、可逆，其反应方向取决于 PCO_2：

$$HbNH_2O_2 + H^+ + CO_2 \xrightleftharpoons[\text{在肺}]{\text{在组织}} HHbNHCOOH + O_2$$

影响这一反应的主要因素是氧合作用。HbO_2 与 CO_2 结合形成 HHbNHCOOH 的能力比去氧 Hb 小。在组织，部分 HbO_2 解离释放出 O_2，HbO_2 变成去氧 Hb，去氧 Hb 与 CO_2 结合生成 HHbNHCOOH。此外，去氧 Hb 的酸性比 HbO_2 弱，易与 H^+ 结合，也能促进上述反应向右进行，并缓冲血液 pH 的变化。在肺部，HbO_2 的生成增多，促使 HHbNHCOOH 解离，释放 CO_2 和 H^+，反应向左进行。氧合作用的调节有重要意义，从表 8-5 可以看出，虽然以 HHbNHCOOH 形式运输的 CO_2 仅约占总运输量的 7%，但在肺部排出的 CO_2 中却有大约 17.5% 是从 HHbNHCOOH 释放出来的。

（三）CO_2 解离曲线

表示血液中 CO_2 含量与 PCO_2 关系的曲线称为 CO_2 解离曲线（carbon dioxide dissociation curve）。由图 8-20 可见，与氧解离曲线相似，血液中 CO_2 的含量随 PCO_2 的升高而增加，但与氧解离曲线不同的是，CO_2 解离曲线接近线性而不是呈"S"形，而且血液中 CO_2 含量没有饱和点。因此，CO_2 解离曲线的纵坐标不用饱和度而用浓度表示。

图 8-20 中的 A 点是 PO_2 为 40mmHg、PCO_2 为 45mmHg 的静脉血中 CO_2 的含量，约为 52ml/100ml 血液；B 点是 PO_2 为 100mmHg、PCO_2 为 40mmHg 的动脉血中 CO_2 的含量，约为 48ml/100ml 血液。可见，血液流经肺部时，每 100ml 血液可释出 4ml CO_2。

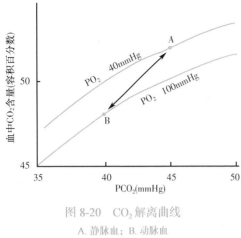

图 8-20　CO$_2$解离曲线

A. 静脉血；B. 动脉血

（四）影响 CO$_2$ 运输的因素

Hb 是否与 O$_2$ 结合是影响 CO$_2$ 运输的主要因素。Hb 与 O$_2$ 结合可促使 CO$_2$ 的释放，去氧 Hb 则容易与 CO$_2$ 结合，这一现象称为何尔登效应（Haldane effect）。从图 8-20 可以看出，在相同的 PCO$_2$ 下，动脉血（HbO$_2$ 含量较多）携带的 CO$_2$ 比静脉血（去氧 Hb 含量较多）少。因为 HbO$_2$ 酸性较强，而去氧 Hb 酸性较弱，所以去氧 Hb 容易与 CO$_2$ 结合，生成 HHbNHCOOH，也容易与 H$^+$ 结合，使 H$_2$CO$_3$ 解离过程中产生的 H$^+$ 被及时中和，有利于提高血液运输 CO$_2$ 的量。因此，在组织中，由于 HbO$_2$ 释放出 O$_2$ 而成为去氧 Hb，通过何尔登效应可促使血液摄取并结合 CO$_2$；反之，在肺部，因 Hb 与 O$_2$ 结合，何尔登效应可促进 CO$_2$ 释放。可见，O$_2$ 和 CO$_2$ 的运输不是孤立进行的，而是相互影响的。CO$_2$ 通过波尔效应影响 O$_2$ 的运输，而 O$_2$ 又通过何尔登效应影响 CO$_2$ 的运输。

第四节　呼吸运动的调节

呼吸运动是整个呼吸过程的基础，它既是一种随意运动，又是一种自动的节律性活动。呼吸运动的深度和频率随着机体内外环境的变化而发生相应的变化，以适应机体物质代谢的需求。例如，肌肉活动时代谢增强，呼吸加深加快，肺通气量增大，以摄取更多的 O$_2$，排出更多的 CO$_2$。此外，机体在完成其他功能活动（如说话、唱歌、吞咽）时，呼吸运动也将受到相应的调控，使机体得以实现其他功能活动。

一、呼吸中枢

呼吸中枢（respiratory center）是指中枢神经系统内产生和调节呼吸运动的神经细胞相对集中的部位，分布在大脑皮层、间脑、脑桥、延髓和脊髓等各级中枢部位。各级中枢相互协调、密切联系，共同完成对节律呼吸运动的形成和调节。

（一）脊髓

脊髓中有支配呼吸肌的运动神经元，其胞体位于第 3～5 颈段（支配膈肌）和胸段脊髓前角（支配肋间肌和腹肌等）。在相应脊髓前角运动神经元的支配下，呼吸肌发生节律性收缩和舒张，引起呼吸运动。在动物实验中，如果在延髓和脊髓之间做一横切，呼吸运动便立即停止，该现象说明，脊髓本身及支配呼吸肌的运动神经元不能产生节律性呼吸运动，脊髓只是联系高位呼吸中枢和呼吸肌活动的中继站。

（二）低位脑干

1. 低位脑干是呼吸节律的起源部位　低位脑干是指脑桥和延髓，正常节律性的呼吸运动产生于脑桥和延髓。延髓是呼吸运动的基本中枢，脑桥存在调整呼吸节律的神经结构，亦称为呼吸调整中枢。

低位脑干的作用是通过动物脑干横断实验发现的。1923 年，英国生理学家拉姆斯登（Lumsden）用横切猫脑干的方法观察到，在不同平面横切脑干可使呼吸运动发生不同的变化，从而证明基本呼吸节律产生于低位脑干。在中脑和脑桥之间（图 8-21，A 平面）横断脑干后，动物的呼吸节律不发生明显的变化，但在延髓和脊髓之间（图 8-21，D 平面）横切后，则呼吸运动立即停止，这些实验结果表明，呼吸节律产生于低位脑干，而高位脑对节律性呼吸运动的产生不是必需的。如果在脑桥的上、中部之间（图 8-21，B 平面）横切，呼吸将变深变慢；如果再切断双侧迷走神经，吸气动作便大大延长，仅偶尔为短暂的呼气所中断，这种形式的呼吸称为长吸式呼吸（apneusis），这一结果提示，脑桥上部有抑制吸气活动、促进吸气转换为呼气的中枢结构，称为呼吸调整中枢（pneumotaxic center）；脑桥下部有长吸中枢（apneustic center）；来自肺部的迷走神经传入冲动也有抑制吸气转换为呼气的作用。当延髓失去来自脑桥上部和迷走神经传入这两方面的抑制作用后，吸气活动便不能及时被中断，于是出现长吸式呼吸。如果再在脑桥和延髓之间（图 8-21，C 平面）横切，不论迷走神经是否完整，长吸式呼吸消失，出现喘息样呼吸（gasping），表现为不规则的呼吸节律，这些结果表明，在脑桥下部可能存在着能兴奋吸气活动的长吸中枢。

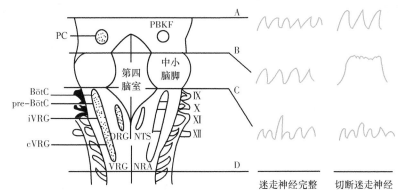

图 8-21　脑干呼吸有关核团（左）和在不同平面横切脑干后呼吸的变化（右）示意图

BötC：包钦格复合体；cVRG：尾段腹侧呼吸组；DRG：背侧呼吸组；iVRG：中段腹侧呼吸组；NRA：后疑核；NTS：孤束核；
PBKF：臂旁内侧核和 KF 核；PC：呼吸调整中枢；pre-BötC：前包钦格复合体；VRG：腹侧呼吸组；Ⅸ、Ⅹ、Ⅺ、Ⅻ分别为第 9、
10、11、12 对脑神经；A、B、C、D 分别为脑干不同平面横切

根据以上研究资料，Lumsden 提出了所谓的三级呼吸中枢学说，即在延髓内有喘息中枢（gasping center），产生最基本的呼吸节律；在脑桥下部有长吸中枢，对吸气活动产生紧张性易化作用；在脑桥上部有呼吸调整中枢，对长吸中枢产生周期性抑制作用，三者共同形成正常的呼吸节律。后来的研究肯定了关于延髓有呼吸节律基本中枢和脑桥上部有呼吸调整中枢的结论，但未能证实脑桥下部存在长吸中枢。

2. 呼吸神经元在低位脑干的分布和功能　在中枢神经系统内，有的神经元呈节律性放电，并且其节律性与呼吸周期相关，这些神经元被称为呼吸相关神经元（respiratory related neuron）或呼吸神经元（respiratory neuron）。呼吸神经元有不同的类型，就其自发放电相对于呼吸的时相而言，在吸气相放电的神经元为吸气神经元（inspiratory neuron），在呼气相放电的为呼气神经元（expiratory neuron），在吸气相开始放电并延续到呼气相的为吸气 - 呼气神经元，在呼气相开始放电并延续到吸气相的为呼气 - 吸气神经元，后两类神经元均被称为跨（呼吸）时相神经元。在低位脑干，呼吸神经元主要集中分布于左右对称的 3 个区域（图 8-21）。

（1）背侧呼吸组（dorsal respiratory group，DRG）：神经元分布在延髓的背内侧部，相当于孤束核的腹外侧部，该部位主要含吸气神经元，其作用是使膈肌收缩，引起吸气。

（2）腹侧呼吸组（ventral respiratory group，VRG）：神经元分布在延髓的腹外侧区，从尾端到头端，相当于后疑核、疑核和面神经后核及它们的邻近区域，含有多种类型的呼吸神经元，其主要作用是引起呼气肌收缩，产生主动呼气，还可调节咽喉部辅助呼吸肌的活动及延髓和脊髓内呼吸神经元的活动。20 世纪 90 年代初以来，有学者发现，VRG 中相当于疑核头端的平面存在着一个被称为前包钦格复合体（pre-Bötzinger complex）的区域（图 8-21），该区可能是哺乳动物呼吸节律起源的关键部位。

（3）脑桥呼吸组（pontine respiratory group，PRG）：神经元分布在脑桥头端的背侧部，相当于臂旁内侧核（nucleus parabrachial medials，NPBM）和与其相邻的 Kölliker-Fuse（KF）核，两者合称为 PBKF 核，即呼吸调整中枢所在的部位，主要含呼气神经元，其作用是限制吸气，促使吸气向呼气转换。

在脑损伤、脑脊液压力升高、脑膜炎等病理情况下，可出现比奥呼吸（Biot breathing）。比奥呼吸是一种病理性的周期性呼吸，表现为一次或多次强呼吸后，继以长时间呼吸停止，之后又再次出现数次强呼吸，其周期变动较大，短则 10s，长则可达 1min。比奥呼吸常是死亡前出现的危急症状，其发生原因尚不清楚，可能是疾病已侵及延髓，呼吸中枢受损所致。

（三）高位脑中枢

呼吸运动还受脑桥以上高位脑中枢的调节，如大脑皮层、边缘系统、下丘脑等，特别是大脑皮层，可通过皮层脑干束和皮层脊髓束在一定程度上随意控制低位脑干和脊髓呼吸神经元的活动，以保证其他与呼吸运动相关的重要活动的完成，如说话、唱歌、哭笑、咳嗽、吞咽、排便等。在一定限度内的随意屏气或加深加快呼吸也是靠大脑皮层的控制实现的。如果说大脑皮层的呼吸运动调节

系统是随意的呼吸调节系统，那么低位脑干的呼吸运动调节系统则是不随意的自主呼吸节律调节系统，这2个系统的下行通路是分开的，临床上有时可以观察到自主呼吸和随意呼吸发生分离的现象。例如，在脊髓前外侧索下行的自主呼吸通路受损后，自主节律性呼吸运动出现异常甚至停止，但患者仍可通过随意呼吸或依靠人工呼吸机来维持肺通气，否则患者一旦入睡，呼吸运动就会停止。

二、呼吸节律的形成

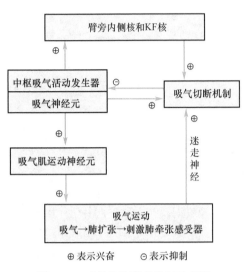

⊕ 表示兴奋　⊖ 表示抑制

图 8-22　呼吸节律形成机制示意图

近年提出的吸气活动发生器和吸气切断机制学说，有助于说明在安静时中枢的呼吸节律主要是吸气活动的节律（图 8-22）。吸气切断机制被三方面的冲动激活：①吸气活动发生器，在延髓内有一些神经细胞的活动与整体吸气发动相关，称之为吸气活动发生器。②位于脑桥的呼吸调整中枢。③吸气过程中引起的肺牵张反射，随着吸气过程的进行，来自这三方面的冲动均逐渐增强，当达到吸气切断机制的阈值时，相关神经细胞兴奋并发出冲动，抑制吸气活动发生器的活动，于是吸气停止而转为呼气，但有关吸气活动发生器和吸气切断机制的确切神经结构尚未得到证实。

近年研究表明，在延髓的前包钦格复合体中有自发的节律活动，这些自发放电的细胞可能是形成呼吸节律的"起搏细胞"，它们的活动受到呼吸神经功能网络中兴奋性或抑制性突触的影响，这些"起搏细胞"的活动还受体表和体内感受器的反馈影响及高位神经中枢的调节，从而产生一定频率和规律的呼吸运动。

三、呼吸的反射性调节

节律性呼吸活动虽然起源于脑，但受到来自呼吸器官本身及血液循环等其他器官系统感受器传入冲动的反射性调节，下面讨论几种重要的呼吸反射。

（一）化学感受性呼吸反射

化学因素通过反射活动对呼吸运动进行调节。这里的化学因素是指动脉血液、组织液或脑脊液中的 O_2、CO_2 和 H^+。机体通过呼吸运动调节来维持血液中 O_2、CO_2 和 H^+ 水平的稳定，而动脉血中 O_2、CO_2 和 H^+ 水平的变化又通过化学感受性反射调节呼吸运动，从而维持了机体内环境中这些因素的相对稳定。

1. 化学感受器　化学感受器（chemoreceptor）的适宜刺激是 O_2、CO_2 和 H^+ 等化学物质。参与呼吸运动调节的化学感受器因其所在部位的不同，分为外周化学感受器（peripheral chemoreceptor）和中枢化学感受器（central chemoreceptor）。

（1）外周化学感受器：位于颈动脉体和主动脉体，在调节呼吸运动和心血管活动中具有重要作用。外周化学感受器在动脉血 PO_2 降低、PCO_2 或 H^+ 浓度升高时受到刺激，引起传入神经纤维放电活动增加。颈动脉体和主动脉体的传入神经纤维分别在窦神经（舌咽神经的分支）和迷走神经干中进入延髓呼吸中枢，反射性地引起呼吸运动加深加快和心血管活动的变化。虽然颈动脉体和主动脉体两者都参与呼吸运动和循环功能的调节，但颈动脉体主要参与呼吸调节，而主动脉体在循环调节方面更为重要。由于颈动脉体的解剖位置有利于研究，所以对外周化学感受器的研究主要集中在颈动脉体（图 8-23）。

记录游离颈动脉体的传入神经单纤维的动作电位，观察改变颈动脉体灌流液成分时动作电位频率的变化，可以了解颈动脉体所感受的刺激性质和刺激与反应之间的关系。结果表明，当灌流液的 PO_2 下降、PCO_2 升高或 H^+ 浓度升高时，传入神经纤维的动作电位频率增加，呼吸运动增强增快，肺通气量增加。

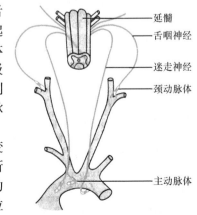

延髓
舌咽神经
迷走神经
颈动脉体
主动脉体

图 8-23　外周化学感受器

笔记栏

颈动脉体和主动脉体的血液供应非常丰富，每分钟流经它们的血量大约是各自重量的20倍，即每100g组织的血流量约为2000ml/min（每100g脑组织每分钟血流量约为54ml），它们的动脉与静脉之间血液PO_2的差几乎为零，即在一般情况下，外周化学感受器基本上始终处于动脉血液（而不是静脉血液）环境之中。如果保持灌流液的PO_2在100mmHg，仅减少灌流量，其传入冲动频率也增加，因为当血流量减少时，颈动脉体从单位体积血液中摄取的O_2量相对增加，故细胞外液的PO_2因供O_2少于耗O_2而下降，但在贫血或CO中毒时，血液O_2含量虽然下降，但其PO_2仍正常，只要血流量充分，化学感受器的传入冲动并不增加，因此，当机体缺氧时，外周化学感受器所感受的刺激是动脉血液PO_2的下降，而不是动脉血O_2含量的降低。

当血液中PCO_2或H^+浓度升高时，外周化学感受器还可因H^+进入其细胞而受到刺激，引起传入神经动作电位频率增高，进而兴奋呼吸运动。CO_2容易扩散进入外周化学感受器细胞，使细胞内H^+浓度升高；而血液中的H^+不易进入细胞，H^+浓度升高时，感受器细胞内的H^+浓度变化较小，因此，相对而言，CO_2对外周化学感受器的刺激作用比H^+强。

在实验中还可以观察到，上述三种因素对外周化学感受器的刺激作用有相互增强的现象，两种因素同时作用比单一因素的作用强，这种协同作用具有重要的意义，因为机体发生循环或呼吸衰竭时，PO_2降低、PCO_2升高及H^+浓度升高常同时存在，它们的协同作用可加强对外周化学感受器的刺激，从而共同促进代偿性呼吸增强反应。

（2）中枢化学感受器：摘除动物外周化学感受器或切断其传入神经后，吸入CO_2仍能引起肺通气增加；增加脑脊液中CO_2和H^+的浓度，也能刺激呼吸。最初认为这是由于CO_2直接刺激呼吸中枢所致。后来大量动物实验研究表明，在延髓存在着一些不同于呼吸中枢但可影响呼吸活动的化学感受区，这些区域被称为中枢化学感受器。

20世纪60年代初，米歇尔（Mitchell）等发现将酸性人工脑脊液、尼古丁或ACh置于猫的延髓腹外侧表面的局限区域时，可引起动物的肺通气增加，而应用局部麻醉药或使局部冷却时，则肺通气减少。延髓腹外侧浅表区就是中枢化学感受器所在的部位。中枢化学感受器位于延髓腹外侧表面大约200μm，左右对称，可分为头端区、中间区、尾端区3个区（图8-24A）。头端区和尾端区都有化学感受性；中间区不具有化学感受性，但局部阻滞或损伤中间区，可以使动物的通气量降低，并使头端区、尾端区受刺激时引起的通气量增加的反应消失，提示中间区可能是头端区和尾端区传入冲动向脑干呼吸中枢投射的中继站。应用胆碱能受体激动剂和拮抗剂进行研究的结果表明，在中枢化学感受器信息传递环节中可能有胆碱能机制参与。

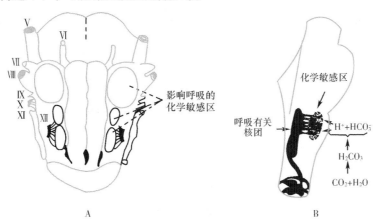

图8-24　中枢化学感受器

A. 延髓腹外侧的3个化学敏感区；B. 血液或脑脊液PCO_2升高刺激性呼吸的中枢机制

中枢化学感受器的适宜刺激是脑脊液和局部细胞外液中的H^+，而不是CO_2。但血液中的CO_2能迅速自由地通过血-脑屏障，使中枢化学感受器细胞外液中的H^+浓度升高，从而刺激中枢化学感受器，进而引起呼吸中枢兴奋（图8-24B）。由于脑脊液中碳酸酐酶的含量很少，CO_2与水的水合反应进行得很慢，所以中枢对CO_2的反应有一定的时间延迟。血液中的H^+几乎不能通过血-脑屏障，故血液pH的变化对中枢化学感受器的刺激作用较小，而且也很缓慢。

当体内CO_2增多时，在最初数小时内，CO_2对呼吸运动的兴奋作用很明显，但是若CO_2持续增多，在随后的 1～2 天内，对呼吸的作用逐渐减弱到开始时的 1/5 左右，即存在适应现象。这是因为：①肾脏对血液 pH 具有调节作用。②血液中的 HCO_3^- 也可缓慢透过血 - 脑屏障和血 - 脑脊液屏障，降低 H^+ 浓度，减弱 H^+ 对呼吸运动的刺激作用。由于存在着这些调节机制，血液中 CO_2 对呼吸运动的急性驱动作用较强，而慢性作用时效应较弱。

中枢化学感受器与外周化学感受器不同，它不感受缺氧的刺激，但对 H^+ 的敏感性比外周化学感受器高，反应潜伏期较长。中枢化学感受器的生理功能可能主要是调节脑脊液的 H^+ 浓度，使中枢神经系统有一个稳定的 pH 环境；而外周化学感受器的作用则主要是在机体发生低 O_2 时反射性地使呼吸运动加强，以改善缺氧状态。

2. CO_2、H^+ 和低氧对呼吸运动的调节

（1）CO_2 对呼吸运动的调节：在麻醉动物或人，当动脉血液的 PCO_2 降到很低水平时，可出现呼吸暂停。因此，一定水平的 PCO_2 对维持呼吸中枢的基本活动是必要的。CO_2 是调节呼吸运动的最重要的生理性化学因素。吸入气中 CO_2 含量增加时，肺泡气的 PCO_2 升高，动脉血 PCO_2 也随之升高（称为高碳酸血症），引起呼吸运动加深加快，肺通气量增加（图 8-25）。肺通气的增加可以增加 CO_2 的排出，肺泡气和动脉血 PCO_2 重新接近正常水平。当吸入气 CO_2 含量超过 7% 时，肺通气量不再相应增加，致使肺泡气和动脉血的 PCO_2 显著升高，CO_2 过多可抑制中枢神经系统包括呼吸中枢的活动，引起呼吸困难、头痛、头昏，甚至昏迷，出现 CO_2 麻醉。可见，动脉血 PCO_2 在一定范围内升高时，加强对呼吸运动的刺激作用，但超过一定限度则抑制呼吸活动。

CO_2 刺激呼吸运动是通过两条途径实现的，一是通过刺激中枢化学感受器进而兴奋呼吸中枢；二是刺激外周化学感受器，传入冲动经窦神经和迷走神经进入延髓再刺激呼吸中枢。两者均反射性地使呼吸运动加深加快，肺通气量增加。实验发现，去除外周化学感受器的作用后，CO_2 引起的通气反应仅下降约 20% 左右。动脉血 PCO_2 只需升高 2mmHg 即可刺激中枢化学感受器，引起肺通气增强；而刺激外周化学感受器，动脉血 PCO_2 则需升高 10mmHg。可见，中枢化学感受器在 CO_2 引起的通气反应中起主要作用，但由于中枢化学感觉器反应较慢，故当动脉血 PCO_2 突然增高时，外周化学感受器在引起快速呼吸反应中起重要作用。此外，当中枢化学感受器受到抑制、对 CO_2 的敏感性降低或产生适应后，外周化学感受器则发挥主要作用。

临床上，心力衰竭或脑干损伤可引起呼吸中枢的反应增强，使肺通气量增加，呼出的 CO_2 增多，使血液 PCO_2 下降，此时呼吸中枢因缺少足够 CO_2 刺激而受到抑制，于是呼吸变慢变浅甚至停止；呼吸抑制又使 CO_2 排出减少，血液 PCO_2 升高，又刺激呼吸中枢，引起呼吸运动变快变深，再使 PCO_2 下降，呼吸运动又受到抑制。如此周而复始，出现病理性的周期性呼吸，这种形式的呼吸称为陈 - 施呼吸（Cheyne-Stokes breathing）。陈 - 施呼吸的特点是，呼吸运动逐渐增强增快，然后逐渐减弱减慢甚至暂停，每个周期约 45s 至 3min。

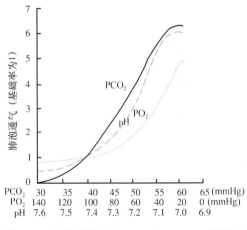

图 8-25　改变动脉血液 PCO_2、PO_2、pH 三因素之一而维持另外两个因素正常时的肺泡通气反应

（2）H^+ 对呼吸运动的调节：动脉血液 H^+ 浓度升高（如呼吸性或代谢性酸中毒），导致呼吸运动加深加快，肺通气量增加；H^+ 浓度降低时（如呼吸性或代谢性碱中毒），呼吸运动受到抑制，肺通气量降低（图 8-25）。H^+ 对呼吸运动的调节也是通过外周化学感受器和中枢化学感受器实现的。中枢化学感受器对 H^+ 的敏感性较外周化学感受器高（约 25 倍），但是 H^+ 通过血 - 脑屏障的速度较慢，限制了它对中枢化学感受器的作用。因此，血液中的 H^+ 主要通过刺激外周化学感受器兴奋呼吸运动。只有脑脊液中的 H^+ 才是中枢化学感受器最有效的刺激物。

（3）低氧对呼吸运动的调节：当吸入气中 O_2 含量降低时，动脉血液的 PO_2 也随之降低，结果呼吸运动加深加快，肺通气量增加；反之，则肺通气量减少（图 8-25）。通常在动脉血 PO_2 下降到 80mmHg 以下时，肺通气量才出现可觉察到的增加，可见，动脉血 PO_2 的变化对正常呼吸运动的调节作用不大，但在特殊情况下，低氧刺激具有重要意义，如在严重的肺气肿、肺心病患者，由于肺换气功能障碍，机体慢性缺氧和 CO_2 潴留，长时间的 CO_2 潴

留能使中枢化学感受器对 CO_2 的刺激作用产生适应，而外周化学感受器对低氧刺激的适应很慢，在此情况下，低氧对外周化学感受器的刺激成为驱动呼吸运动的主要刺激因素。因此，给慢性肺通气或肺换气功能低下的患者吸入纯 O_2，解除了低氧的刺激作用，反而引起呼吸运动暂停，故在临床氧疗时应予高度注意。

低氧对呼吸运动的刺激作用完全是通过外周化学感受器实现的。切断动物外周化学感受器的传入神经后，急性低氧对呼吸运动的刺激效应全部消失。低氧对中枢的直接作用是抑制性的。一定程度的低氧通过外周化学感受器对呼吸中枢的兴奋作用，可以对抗其对中枢的直接抑制作用。但是在严重缺氧时，外周化学感受器的反射效应不足以克服低氧对中枢的直接抑制作用，将导致呼吸运动的抑制。

3. CO_2、H^+ 和低氧在呼吸运动调节中的相互作用 图 8-25 显示 CO_2、H^+ 和 O_2 三个因素中，只改变一个因素而保持其他两个因素不变时的肺通气效应。由图中可见，三者引起的肺通气反应的程度大致接近。然而，在自然呼吸情况下，不可能只有一个因素变化而其他因素不变，往往一种因素的变化会引起另外一种或两种因素相继改变或几种因素同时变化。图 8-26 为一种因素变化而对另外两种因素不加控制时的情况。可以看出，CO_2 对呼吸运动的刺激作用最强，而且比其单因素作用时更明显（图 8-25）；H^+ 的作用次之；低氧的作用最弱。PCO_2 升高时，H^+ 浓度也随之升高，两者的作用发生总和，使肺通气反应比单纯 PCO_2 升高时更强。H^+ 浓度增加时，因肺通气增加而使 CO_2 排出增加，导致 PCO_2 下降，H^+ 浓度也有所降低，因此可部分抵消 H^+ 的刺激作用，使肺通气量增加的幅度比单纯 H^+ 浓度升高时小。PO_2 降低时，也因肺通气量增加，呼出较多的 CO_2，使 PCO_2 和 H^+ 浓度降低，从而减弱缺氧的刺激作用。

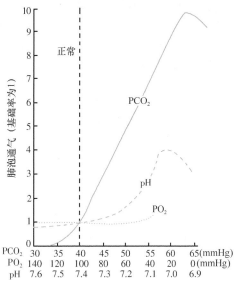

图 8-26 改变动脉血液 PCO_2、PO_2、pH 三因素之一而不控制另外两个因素时的肺泡通气反应

案例 8-4

患者，男，60 岁，以"咳嗽、咳痰 20 年，气短半年"为主诉入院。患者慢性咳嗽近 20 年，排较多白色黏液痰。近半年，稍微活动即感气短，双下肢轻微水肿。体格检查：体温 36.3℃，脉搏 110 次 / 分，呼吸 20 次 / 分，血压 110/80mmHg。神志清楚，慢性病容，桶状胸，双肺叩诊呈过清音，双肺呼吸音低。心浊音界缩小；肺下界和肝浊音界下移；听诊心音遥远，肺动脉瓣区第二心音亢进，呼吸音减弱，呼气延长，肺部有湿啰音。剑突下出现心脏搏动。X 线检查：胸廓扩大，肋间隙增宽，肋骨平行；膈降低且变平，两肺野透明度增大；肺血管纹理外带纤细、稀疏，内带的血管纹理增粗和紊乱；右心室肥大。呼吸功能检查：第一秒用力呼气量占用力肺活量比值（$FEV_1/FVC\%$）＝ 50%，最大通气量低于预计值的 80%，残气量占肺总量比值＞ 40%。动脉血气分析：PO_2 54mmHg，PCO_2 62mmHg。诊断：慢性肺源性心脏病。

1. 问题与思考 慢性支气管炎、阻塞性肺气肿及慢性肺源性心脏病的动态发展过程。

2. 提示 慢性支气管炎是指气管、支气管黏膜及其周围组织的慢性非特异性炎症。支气管黏膜充血、水肿或分泌物积聚于支气管管腔内而引起咳嗽、咳痰。

夜间睡眠后管腔内蓄积痰液，加以副交感神经兴奋，支气管分泌物增加，因此，起床后或体位变动引起刺激排痰，常以清晨排痰较多，痰液一般为白色黏液或浆液泡沫性。

支气管的慢性炎症，使管腔狭窄，形成不完全阻塞，吸气时气体容易进入肺泡，呼气时由于胸膜腔内压增加使气管堵塞；残留肺泡的气体过多，使肺泡充气过度。慢性炎症破坏小支气管壁软骨，失去支气管正常的支架作用，吸气时支气管舒张，气体尚能进入肺泡，但呼气时支气管过度缩小，陷闭，阻碍气体排出，肺泡内积聚多量气体，使肺泡明显膨胀和压力升高。肺部慢性炎症使白细胞和巨噬细胞释放蛋白分解酶增加，损害肺组织和肺泡壁多个肺泡融合成肺大泡或气肿。随着病情发展，肺组织弹性日益减退，肺泡持续扩大，回缩障碍，残气量及残气量占肺总容积百分比增加。

由于肺动脉高压、肺循环阻力增加，右心发挥其代偿功能，以克服肺动脉压升高的阻力而发生右心室肥大。心浊音界常因肺气肿而不易叩出。心音遥远，但肺动脉瓣区可有第二心音亢进，提示有肺动脉高压。剑突下亦出现心脏搏动，提示右心室肥大。

（二）肺牵张反射

1868 年，Breuer 和 Hering 发现，在麻醉动物，肺扩张或向肺内充气可引起吸气活动的抑制，而肺萎陷或从肺内抽气则可引起吸气活动的加强。切断迷走神经后，上述反应消失，说明上述反应是由迷走神经参与的反射性活动，这种由肺扩张引起的吸气抑制或由肺萎陷引起的吸气兴奋的反射称为肺牵张反射（pulmonary stretch reflex）或黑 - 伯反射（Hering-Breuer reflex）。肺牵张反射包括肺扩张反射和肺萎陷反射两种表现形式。

1. 肺扩张反射（pulmonary inflation reflex） 是肺扩张时抑制吸气活动的反射。感受器分布于从气管到细支气管的平滑肌中，属于牵张感受器，其阈值低，适应慢，又称为慢适应感受器。肺扩张时，呼吸道受到牵拉，使呼吸道扩张，于是牵张感受器兴奋，传入冲动沿迷走神经进入延髓，经延髓和脑桥呼吸中枢的作用，促使吸气转为呼气。刺激这类牵张感受器还能引起气道平滑肌舒张和心率加快。肺扩张反射的生理意义在于加速吸气过程向呼气过程的转换，使呼吸频率增加。在动物实验中，将两侧迷走神经切断后，动物的吸气过程延长，吸气加深，呼吸变得深而慢。

肺扩张反射的敏感性有种属差异性，兔的敏感性最高，人的敏感性最低。人在出生 4～5 天后，该反射的敏感性显著减弱。成年人，潮气量大于 1500ml 才能引起该反射。在平静呼吸时，肺扩张反射一般不参与呼吸运动的调节。而病理情况下，肺顺应性降低，肺扩张时对气道的牵张刺激较强，可引起该反射，使呼吸变浅变快。

2. 肺萎陷反射（pulmonary deflation reflex） 是肺萎陷时增强吸气活动或促进呼气转换为吸气的反射。感受器也位于气道平滑肌内，但其性质尚不清楚。肺萎陷反射一般在较大程度的肺萎陷时才出现，所以它在平静呼吸时并不发挥调节作用，但对防止过深的呼气及肺不张等情况可能起一定的作用。

（三）呼吸肌本体感受性反射

肌梭是骨骼肌的本体感受器。肌梭受到牵张刺激时，可以反射性地引起其所在骨骼肌的收缩，这种反射称为骨骼肌牵张反射（muscle stretch reflex），属于本体感受性反射（proprioceptive reflex）。在麻醉猫，切断双侧迷走神经，并在第 7 颈段平面横切脊髓，以排除相应传入冲动的影响后，牵拉膈肌可引起膈肌肌电活动增强；切断动物的胸段脊神经背根后，呼吸运动减弱。在人体，呼吸肌负荷增加时，呼吸肌本体感受性反射可发挥较明显的调节作用；此外，在人进行运动时，呼吸肌本体感受性反射也参与引起肺通气增加。

（四）防御性呼吸反射

人体主要的防御性呼吸反射包括咳嗽反射和喷嚏反射。

1. 咳嗽反射（cough reflex） 是常见的防御性呼吸反射。咳嗽反射的感受器位于喉、气管和支气管的黏膜。大支气管以上部位的感受器对机械刺激敏感，二级支气管以下部位对化学刺激敏感。传入冲动经迷走神经传入延髓，触发咳嗽反射。

咳嗽时，先发生一次短促的或较深的吸气，继而声门紧闭，呼气肌强烈收缩，肺内压和胸膜腔内压急剧上升，然后声门突然开放，由于肺内压很高，气体便由肺内高速冲出，将喉以下呼吸道内的异物或分泌物排出。剧烈咳嗽时，可因胸膜腔内压显著升高而阻碍静脉回流，使静脉压和脑脊液压升高。

2. 喷嚏反射（sneeze reflex） 是类似于咳嗽的反射，不同的是刺激作用于鼻黏膜的感受器，冲动经三叉神经传入中枢，反射性引起腭垂下降，舌压向软腭，而不是声门关闭，呼出气主要从鼻腔喷出，以清除鼻腔中的刺激物。

除上述反射性调节外，呼吸运动还受其他多种感受器的传入性影响，但是它们的调节作用一般较弱，生理意义有限。例如，在肺毛细血管充血或肺泡壁间质积液时，肺毛细血管旁感受器（juxtapulmonary capillary receptor，简称 J 感受器）受到刺激，冲动经迷走神经无髓鞘纤维传入延髓，引起反射性呼吸暂停，继以呼吸浅快、血压降低、心率减慢。J感受器在呼吸调节中的作用尚不清楚，可能与运动时呼吸加快和肺充血、肺水肿时呼吸急促的发生有关。此外，颈动脉窦、主动脉弓、心房、心室等处的压力感受器受到刺激时，可反射性抑制呼吸运动。

（张　量）

小　结

呼吸是机体与外界环境之间的气体交换过程，它包括外呼吸（肺通气和肺换气）、气体在血液中运输及内呼吸（组织换气）3个过程。呼吸运动是实现肺通气的原动力，而肺内压与大气压之间的压力差是肺通气的直接动力。肺通气的阻力包括弹性阻力和非弹性阻力。弹性阻力主要来自肺泡表面张力，而非弹性阻力主要是气道阻力。肺表面活性物质可以降低肺泡表面张力，以防止肺水肿，维持大小肺泡的稳定。胸腔负压主要是由肺弹性回缩力造成的，其作用在于维持肺扩张、促进静脉血和淋巴液回流。

肺容量是指肺所容纳的气量，衡量指标有潮气量、补吸气量、补呼气量、残气量与功能残气量、肺活量和时间肺活量，肺通气包括每分通气量和每分肺泡通气量。

气体交换的动力是分压差。在肺换气和组织换气时 O_2 或 CO_2 总是从分压高的地方向分压低的地方扩散。

O_2 和 CO_2 在血液中的运输是以物理溶解和化学结合两种形式进行的，其中主要是化学结合。O_2 是以 HbO_2 形式运输，而 CO_2 主要是以碳酸氢盐形式运输。

呼吸运动受呼吸中枢的调控，延髓和脑桥是保证呼吸节律正常的主要部位。血中 CO_2、O_2、H^+ 浓度的变化可以通过化学感受器反射性调节呼吸节律。

笔记栏

第九章 消化和吸收

第一节 概 述

消化系统由消化道和消化腺组成,其主要功能是为机体提供水、电解质及各种营养物质,以满足机体新陈代谢的需要。这一功能的实现涉及以下几方面的活动:①将摄入的食物进行研磨并同消化液混合形成食糜,并使消化道内容物向前推进;②消化液的分泌和对营养物质的消化;③各种营养物质的吸收;④消化活动的调节。食物中小分子营养物质(如水、维生素和无机盐等)可被机体直接吸收,但大分子的蛋白质、脂肪和糖类等物质均不能被机体直接吸收,须在消化道内被分解为小分子物质后,才能被机体吸收利用。食物在消化道内被分解成可吸收的小分子物质的过程称为消化(digestion)。消化道内水、维生素、无机盐及其他营养物质透过消化道黏膜上皮细胞进入血液和淋巴液的过程称为吸收(absorption)。消化又可分为两种形式:①机械性消化(mechanical digestion)是指食物经过口腔的咀嚼、吞咽和胃肠肌肉的活动,由大块变得碎小,并与消化液充分混合而形成食团或食糜,同时从口腔向肛门方向推移的过程;②化学性消化(chemical digestion)则是指消化腺分泌的消化酶将食物分解成小分子物质的过程。机械消化和化学消化同时进行并相互配合,为消化道内各种营养物质分解为可吸收状态创造有利条件。

消化道是由口腔、咽、食管、胃、小肠、大肠和肛门共同组成的肌性管道。除了消化道两端(口腔和肛门)为骨骼肌外,其余均为平滑肌。机械性消化主要是由胃肠平滑肌的收缩活动来完成的。临床上,由胃肠运动障碍引起的胃肠功能紊乱(functional gastrointestinal disorders,FGID)十分常见(表9-1)。各段消化道的运动既有普遍性,又有特征性。消化道不同部位的运动形式与其结构和功能特点密切相关。通过消化道平滑肌的舒缩活动,将消化道内的食物磨碎、使食糜和消化液充分混合、并使肠内容物与消化管腔黏膜表面充分接触,以及将食糜向消化道的远端推送。消化道内未被消化和吸收的食物残渣,最后经大肠以粪便的形式排出体外。

消化腺包括消化道黏膜上的腺体和消化道外的唾液腺、肝脏和胰腺。

表 9-1 常见胃肠动力障碍性疾病的类型、病因及临床表现

类型	主要病因	主要表现
胃食管反流病	食管下括约肌张力减弱,同时胃排空延迟等因素,导致胃内容物(如胃酸)反流至食管或咽喉,反复刺激引起	表现为反酸、胃灼热等,部分患者可发生食管炎、咽喉炎等
功能性消化不良	胃张力和胃蠕动减弱,使胃的排空明显延迟	为一组临床综合征,表现为上腹痛、上腹胀、早饱、食欲不佳、恶心、呕吐等,经检查排除引起这些症状的器质疾病(如溃疡病、胃癌、胃炎等)后可确诊
肠易激综合征	肠道对某些刺激的敏感性异常增高,但肠道无炎症或其他病理病变	常见症状有腹痛、腹胀、大便习惯改变和大便性状异常、黏液便、排便费力或排便不尽等不适,可持续存在或反复发作,经检查排除可引起这些症状的器质性疾病(如肿瘤、肠道炎症等)后可确诊
功能性便秘	主要由排便反射异常(敏感性降低)所致,无肠道器质性疾病	大便不通或粪便坚硬、有便意而排出困难,或排便间隔时间延长,一般在2～3天以上排便1次

一、胃肠平滑肌的生理特性

(一)一般生理特性

胃肠平滑肌兴奋性较骨骼肌为低,收缩缓慢而持久;具有较大的伸展性,有利于容纳食物;对电刺激不敏感,但对化学、温度及机械性牵张等刺激十分敏感。例如,消化道机械性梗阻会引起胃肠平滑肌强烈收缩,导致阵发性腹部绞痛。胃肠平滑肌经常处于持续微弱的收缩状态,称为紧张性收缩(tonic contraction),这是胃肠其他形式运动产生的基础。紧张性收缩的作用是使胃和肠保持一定的形状和位置,维持一定的压力,有利于消化液同胃肠内容物充分混合并将食糜进一步挤压磨碎,同时使肠内容物与肠黏膜保持密切接触，促进营养物质的吸收。

（二）电生理特性

消化道平滑肌可自动地产生节律性兴奋，但频率较低且不稳定。消化道平滑肌的电活动形式要比骨骼肌复杂些，包括静息电位、慢波电位和动作电位三种形式。平滑肌的电生理特性与其收缩特性密切相关。

1.静息电位 胃肠平滑肌的静息电位不稳定（波动在 $-60 \sim -50\text{mV}$），其产生主要与 K^+ 外流有关，此外 Na^+、Cl^-、Ca^{2+} 及生电性钠泵活动也参与其中。静息电位水平受到多种因素的影响，机械牵张、迷走神经兴奋、ACh 及某些胃肠激素等可使静息电位水平升高，而交感神经兴奋、肾上腺素和去甲肾上腺素则引起静息电位水平降低。

2.慢波或基本电节律 在静息电位基础上，平滑肌细胞可自发地产生节律性的电位波动（波动幅度 $5 \sim 15\text{mV}$），称为慢波（slow wave）或基本电节律（basic electrical rhythm，BER）。慢波可使静息电位去极化接近阈电位水平并引起动作电位。各段消化道的慢波频率可变动在 $3 \sim 12$ 次/分，其中胃体 3 次/分，十二指肠 12 次/分，末端回肠 $8 \sim 9$ 次/分。分布于肠道纵行肌和环行肌间的 Cajal 间质细胞（interstitial cells of Cajal，ICC）是肠道慢波的起步细胞，该细胞可通过缝隙连接将电活动快速传给平滑肌细胞。Cajal 间质细胞功能变化与胃肠动力紊乱性疾病有关，如消化道动力性疾病（如糖尿病性胃轻瘫、结肠动力迟缓等）与 Cajal 间质细胞数目异常减少有关。

3.动作电位与平滑肌的收缩 慢波去极化达阈电位水平（约 -40mV）时触发动作电位，其频率为每秒 $1 \sim 10$ 次，每个动作电位持续 $10 \sim 20\text{ms}$。慢波是平滑肌收缩节律的控制波。动作电位所引发的平滑肌收缩波的节律、扩布方向和速度取决于慢波的节律、扩布的方向和速度。肌肉的收缩力则取决于动作电位的数目和频率，动作电位数目越多，肌收缩时产生的张力和幅度就越大；频率较大的动作电位引起的平滑肌

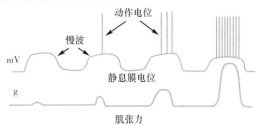

图 9-1 胃肠平滑肌的生物电和收缩活动

收缩也较强。平滑肌存在一个机械阈，当慢波去极化达到机械阈时，细胞内钙的增加足以引起细胞收缩，而不一定引起动作电位（图 9-1）。与骨骼肌不同的是，胃肠平滑肌的动作电位去极相的产生主要是由慢钙通道开放、Ca^{2+} 及少量 Na^+ 内流引起。Ca^{2+} 内流触发肌丝滑行而引起肌肉收缩。复极相产生机制与骨骼肌相同，主要与 K^+ 外流有关。

二、消化液的分泌

化学性消化是通过各种消化腺分泌的消化液而实现的。消化腺包括唾液腺、胃腺、肝脏、胰腺和肠腺等，分别分泌唾液、胃液、胆汁、胰液、小肠液和大肠液。每天消化液分泌的总量高达 $6 \sim 8\text{L}$。消化液的成分包括水、无机物（如 H^+、HCO_3^-）和有机物（各种消化酶）。消化液的主要功能：①提供胃和小肠内的消化酶发挥作用所需 pH 环境；②消化酶分解食物中的大分子营养物质（糖、蛋白质、脂肪等），使其降解为小分子物质以利吸收；③稀释食糜使其渗透压与血浆相等，以利于其中营养物质的吸收；④消化液中的黏液、抗体和大量的液体可保护消化道黏膜免受物理性和化学性损伤。

三、消化道活动的调节

（一）消化活动的神经调节

消化器官受交感神经和副交感神经（统称外来神经）的双重支配（图 9-2）。外来神经与消化道的肠神经系统构成一个完整的调节系统，共同调节消化道平滑肌运动、消化腺体分泌及消化器官的血流量。

1.外来神经支配及其作用

（1）交感神经：源于脊髓第 5 胸段至第 2 腰段的侧角，在腹腔神经节和肠系膜神经节换元后，节后纤维终止于壁内神经丛中的胆碱能神经元，抑制其释放 ACh；少量节后纤维止于胃肠道平滑肌、血管平滑肌和胃肠道腺体。交感神经兴奋时，节后纤维末梢释放去甲肾上腺素，并刺激肾上腺髓质释放肾上腺素和去甲肾上腺素。肾上腺素和去甲肾上腺素均可兴奋胃肠平滑肌细胞膜 β_2 受体，使细胞内 cAMP 浓度升高，钙泵活动增强，降低细胞内 Ca^{2+} 浓度，减弱胃肠平滑肌活动。消化道括约肌

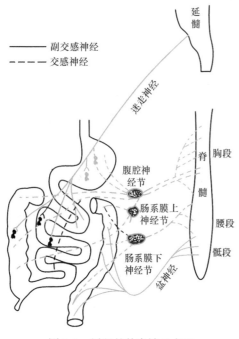

图 9-2　胃肠的外来神经支配

α受体兴奋时则产生收缩效应。交感神经兴奋引起胃肠道的血管收缩，血流量减少，同时胃液和胰液等分泌减少。机体处于紧张状态时交感神经强烈兴奋，消化活动受到明显抑制。

（2）副交感神经：除了支配口腔和咽部的少量纤维外，支配消化道的副交感神经纤维主要行走于迷走神经和盆神经中。迷走神经纤维分布至横结肠及其以上的消化道，盆神经纤维则分布至降结肠及其以下的消化道。副交感神经的节前纤维进入消化道壁后，主要与肌间神经丛和黏膜下神经丛的神经元形成突触，再发出节后纤维支配胃肠平滑肌、血管平滑肌及分泌细胞。副交感节后纤维主要为胆碱能纤维，少量为非胆碱能和非肾上腺素能纤维。迷走神经兴奋时，末梢释放 ACh 与胃肠平滑肌和消化腺细胞膜 M 受体结合，使细胞内 cGMP 浓度升高，Ca^{2+} 内流增加，胃肠运动加强，同时胃液、胰液和胆汁分泌增多（以胃蛋白酶原和胰酶含量增多为主），胆囊收缩及括约肌舒张。在迷走神经传出纤维中，还有少量抑制性肽能纤维。胃肠壁各层内还分布有丰富的肽能神经元，它们释放血管活性肠肽和生长抑素等，对胃肠运动和消化腺分泌产生抑制性作用。在进食和消化期间，通过条件反射和非条件反射，使迷走神经传出冲动增多，而交感神经传出冲动相对减少，结果迷走神经活动占优势，消化活动增强。在非消化期，交感神经和迷走神经活动处于动态平衡状态。睡眠时，迷走神经活动占优势，胃肠血流量增加、运动增强，消化腺分泌旺盛，有利于食物的消化和吸收。在机体剧烈运动时，则交感神经的活动占优势，胃肠运动减弱，血流减少，部分血液被重新分配至运动着的骨骼肌，以适应整体代谢变化的需要。

2. 胃肠道内在神经丛　内在神经丛（intrinsic plexus）是指消化道壁的壁内神经丛（intramural plexus），分为位于纵行肌与环行肌之间的肌间神经丛（myenteric plexus）及环行肌与黏膜层之间的黏膜下神经丛（submucosal plexus）。肠神经系统神经元可按不同功能分为 4 种类型。

（1）运动神经元：传出神经元或效应神经元控制胃肠壁或血管壁平滑肌紧张性。

（2）分泌神经元：调节胃肠内分泌和外分泌效应。

（3）感受神经元：这类神经元组成传入通路，把感受信息传至中枢神经系统。感受神经元有不同类型，分别对特定的刺激起反应，如牵张（张力感受器）、酸度（化学感受器）、渗透压（渗透压感受器）、温度（温度感受器）、葡萄糖（葡萄糖感受器）和氨基酸（氨基酸感受器）等。

（4）中间神经元：肠中间神经元连接肠壁神经元，在肠神经系统的传入 - 传出之间组成了肠神经系统网络，参与肠运动、分泌等复杂功能的调节。

神经丛内部及不同神经丛之间都存在纤维联系，使各种感受器及效应细胞与神经元互相连接在一起，共同组成消化道内在的肠神经系统（enteric nervous system）。肠神经系统是存在于胃肠壁内的、相对独立于外来神经系统的完整神经功能网络，起着感知、启动及调控胃肠运动和分泌的功能。临床多种胃肠动力障碍性疾病与肠神经元异常有密切关系。肠神经系统可释放多种递质和调质，如 NO、ACh、5- 羟色胺、多巴胺、GABA，还有许多肽类物质，如脑啡肽、血管活性肠肽和 P 物质等。黏膜下丛主要参与调节消化道腺体和内分泌细胞的分泌、肠内物质吸收及局部血流量；肌间神经丛则主要参与消化道运动的调控。但在整体情况下，内在神经丛的活动受外来神经的调控和中枢神经系统活动的影响（图 9-3）。肠神经系统的缺乏或功能异常，将导致胃肠道功能的紊乱。

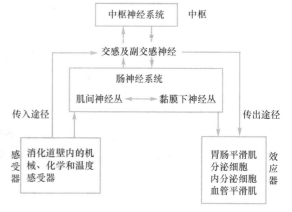

图 9-3　胃肠道的神经联系

3. 消化活动的反射调节　消化器官的反射性调节分为条件反射和非条件反射。条件反射由食物的有关信息对头部感受器的刺激引起；而非条件反射由食物（糜）的机械性和化学性刺激直接作用于口咽、胃和小肠内的感受器引起。通过反射性活动，消化系统各个部分的功能被有机地联系在一起，同时也使消化器官活动与整体活动相协调。

（二）消化活动的体液调节

1. 胃肠激素的作用

（1）胃肠激素的概念：在消化器官活动的体液调节中起主导作用的是胃肠激素（gut hormones，gastrointestinal hormones，表9-2）。胃肠激素主要为肽类物质，由散在分布于胃肠黏膜层和胰腺中的内分泌细胞、旁分泌细胞分泌，也可由胃肠壁的神经末梢释放。这些激素通过远距分泌或旁分泌方式调节消化道和消化腺活动。迄今已发现和鉴定的胃肠肽多达20多种，其中5种激素对胃肠具有重要的生理性调节作用，即促胃液素（gastrin）、缩胆囊素（cholecystokinin，CCK）、促胰液素（secretin）、抑胃肽（gastric inhibitory peptide，GIP）和胃动素（motilin）。胃肠内分泌细胞属于胺前体摄取和脱羧（amine precursor uptake decarboxylation，APUD）细胞，能摄取胺前体进行脱羧生成肽类或活性胺。现在已经知道，APUD细胞在中枢神经系统内也有存在，产生的肽类物质在中枢神经系统内也有重要的功能，由此揭示中枢神经系统和消化系统之间的活动必然具有内在的联系，这类物质被称为脑-肠肽。初步研究表明，脑-肠肽参与消化管的运动和消化腺的分泌、摄食活动和细胞保护等功能的调节。例如，缩胆囊素在大脑皮层和下丘脑内的浓度都很高，该激素在发挥机械性和化学性消化作用的同时，还引起饱感和抑制机体的摄食行为。由此不难理解脑-肠肽在营养物质的摄取、消化吸收和体内物质代谢平衡等方面具有整合性的调节作用。

表9-2　主要胃肠激素的种类、来源及生理作用一览表

激素的种类	分泌的刺激因素	分泌的部位和细胞	生理作用及其机制
促胃液素	迷走神经兴奋、食物扩张胃、蛋白质分解产物等	胃窦、十二指肠内的G细胞	刺激胃壁细胞分泌大量的盐酸和主细胞分泌少量的胃蛋白酶原；刺激消化管平滑肌产生动作电位和收缩；加强胃肠蠕动；刺激胃泌酸部和十二指肠黏膜的RNA和DNA合成，促进蛋白质合成和黏膜生长；促进胰岛素释放
胃动素	迷走神经兴奋、盐酸和脂肪等	胃、小肠上段Mo细胞	刺激消化管平滑肌产生强烈的电活动和收缩活动
促胰液素	盐酸、脂肪酸、蛋白质分解产物等	十二指肠黏膜内的S细胞	刺激胰腺导管细胞分泌大量的水和HCO_3及腺泡细胞分泌少量的酶；促进胆汁分泌和胆囊收缩；抑制胃酸分泌和胃、小肠的蠕动；促进胰岛素分泌
缩胆囊素	蛋白质分解产物、脂酸钠、盐酸、脂肪	十二指肠和空肠上段黏膜内的I细胞	促进胆囊收缩和胰腺腺泡细胞分泌各种酶；加强促胰液素的作用；增强胃肠运动；促进胰腺内RNA、DNA和蛋白质合成增加，促进胰腺外分泌组织的生成；促进胰岛素分泌
肠胰高血糖素	葡萄糖和脂肪分解产物	回肠L细胞	使胆汁分泌和使其中的水和HCO_3的排出增多；抑制胃液和胰液的分泌，抑制胃肠和胆囊运动；促进糖原分解和糖异生，促进脂肪分解；促进胰岛素释放
抑胃肽	葡萄糖、脂肪和氨基酸	小肠上段K细胞	抑制胃酸分泌和胃的运动；对抗迷走神经、促胃液素和组胺引起的胃液分泌；刺激胰岛素释放
生长抑素	葡萄糖、氨基酸、乙酰胆碱和盐酸等	胃肠胰内的D细胞	抑制胃肠运动和胆囊收缩；抑制胃液和胰液释放；抑制促胃液素、促胰液素、胰岛素和胰高血糖素等的分泌
血管活性肠肽	迷走神经兴奋、盐酸、脂肪和高渗溶液等	胃肠、胰内的D_1细胞	抑制胃的收缩；抑制胃酸、胃蛋白酶原和促胃液素的分泌；抑制基础状态下的胆囊收缩和由缩胆囊素所刺激的胆囊收缩

（2）胃肠激素的作用：胃肠激素的生理作用是多方面的（表9-2），①促进消化道的运动和消化腺的分泌；②刺激胃、肠、肝和胰等组织器官的血管扩张使其血流量增多，以促进其代谢和生长及受损上皮细胞的修复，因而具有营养和保护作用；③刺激其他激素的释放，如抑胃肽、促胃液素和缩胆囊素均可刺激胰岛素的释放。

2. 局部因素的作用

（1）组胺：由胃黏膜的肥大细胞和肠嗜铬样细胞（enterochromaffin-like cell，ECL）合成和释放。胃黏膜内也有很多组胺酶，可破坏组胺。组胺是以旁分泌的方式作用于邻近壁细胞组胺H_2受体

而发挥作用的。组胺能刺激胃酸的分泌，同时还具有加强 ACh 和促胃液素刺激胃酸分泌的作用。ECL 细胞膜上还分布有促胃液素受体和 M 型胆碱能受体，因而促胃液素及 ACh 也可刺激组胺的释放。应用组胺 H_2 受体对抗剂（如西咪替丁）可消除组胺的作用，显著减少胃酸的分泌，因而具有治疗消化性溃疡的作用。组胺、促胃液素和 ACh 可共同作用于壁细胞，并产生协同效应（图 9-4）。组胺能加强促胃液素和 ACh 对壁细胞的作用，ACh 能加强促胃液素对壁细胞的作用。一般来说，刺激壁细胞分泌 HCl 的因素也可刺激主细胞分泌胃蛋白酶原。因此，胃腺 HCl 和胃蛋白酶原的分泌活动是相互联系的。ACh 是主细胞分泌胃蛋白酶原的强刺激物，而促胃液素也可直接作用于主细胞，刺激胃蛋白酶原的分泌。

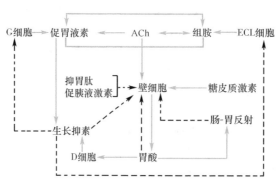

图 9-4　组胺、促胃液素和 ACh 的协同效应及胃酸分泌的调节示意图
实箭头示促进作用或作用方向；虚箭头示抑制作用；双箭头示往返作用；凡连线能至箭头处示有该作用

（2）前列腺素：体内绝大多数细胞都可产生前列腺素（prostaglandin，PG）。黏膜前列腺素的作用主要有：①抑制胃酸的分泌，刺激胃黏膜表面上皮细胞分泌黏液和 HCO_3^-；②增加胃黏膜血流量，加强胃酸的分泌；③对胃肠黏膜具有细胞保护作用。

第二节　口腔内消化

一、口腔的运动

食物消化过程从口腔开始，口腔的运动主要为咀嚼和吞咽。食物在口腔内经过咀嚼被切割、磨碎并经咀嚼运动和舌的活动使食物与唾液混合形成食团。食物在口腔中经过短暂停留后，再经吞咽进入胃内进行消化。

（一）咀嚼

口腔通过咀嚼（mastication）运动对食物进行机械性消化。咀嚼是由各咀嚼肌有序收缩构成的复杂反射动作。咀嚼肌收缩使下颌产生多向运动，上、下牙列之间产生很大的压力以磨碎食物。食物经切割、磨碎、混合和润滑而形成食团，使之易于吞咽和消化；同时还可减少大块或粗糙食物对食管和胃肠黏膜的机械性损伤。

（二）吞咽

吞咽（deglutition）是食团由口腔入胃的过程，为食团刺激软腭、咽部和食管等处感受器而引起的一系列复杂的反射动作。整个吞咽过程共分为三个阶段，除第一阶段可随意控制外，第二、三阶段均为不随意的反射动作。

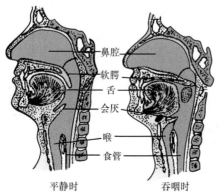

平静时　　吞咽时

图 9-5　吞咽动作示意图

第一阶段，食团由口腔到咽部。舌尖和舌后部依次上举，抵触硬腭，然后舌后缩，将食团推向软腭后方而至咽部。食团被送到咽部后，吞咽动作自动进入下一阶段。

第二阶段，食团由咽到食管上段，此期历时短于 2s。食团刺激咽部的触觉感受器，传入冲动到达吞咽中枢（位于延髓和脑桥下端），触发一系列快速反射动作：软腭上举，咽后壁向前突出，封闭鼻咽通路；声带合拢，声门关闭，喉上举并前移，紧贴会厌，盖住喉口，封闭咽与气管的通路，呼吸暂停；咽-食管括约肌舒张，咽上缩肌收缩，食团被推入食管上段（图 9-5）。

第三阶段，食团通过食管的蠕动（peristalsis）沿食管下移进入胃内。蠕动是食管平滑肌的顺序收缩形成的一种向前推进的波形运动。食管蠕动时，紧随食团之后的收缩波起推动作用，而食团前面则出现舒张波（图9-6）。蠕动波起源于咽上缩肌，在吞咽的第二阶段传到食管上端，再沿食管向胃的方向传播，通常经8～10s便可到达胃。当第一次（原发性）蠕动波未能将食团推入胃中使食团暂时滞留在食管内或当胃内容物反流入食管时，食物对食管的扩张刺激可通过局部肌间神经丛及迷走-迷走反射发动第二次（继发性）蠕动，

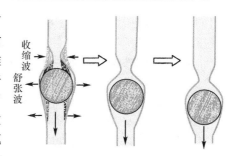

图9-6　食管的蠕动

将留在食管中或反流的食物推入胃内。由于壁内神经丛参与继发性蠕动的调控，因而切断迷走神经不会影响食管的继发性蠕动。此外，食物到达胃的速度还受重力及食物性状的影响，当人取直立位吞咽流体食物时，食物可先于蠕动波而进入胃内。

二、唾液的分泌、作用及调节

唾液（saliva）不含重要的消化酶，食物在口腔中的停留时间很短，仅有15～20s，然后被吞咽入胃。

（一）唾液的性质和成分

唾液是由腮腺、颌下腺和舌下腺及许多小唾液腺分泌的混合液，无味而黏稠，呈弱酸性（pH约6.0～7.0）。每日分泌量为1.0～2.0L。唾液中水分占99%，有机物主要为黏蛋白、免疫球蛋白、唾液淀粉酶（salivary amylase）、溶菌酶、激肽释放酶和血型物质等，无机物的种类与血浆大致相同。

（二）唾液的作用

唾液的作用：①湿润、清洁口腔，溶解、软化食物，便于咀嚼、吞咽和引起味觉。②唾液淀粉酶可将食物中的淀粉分解为麦芽糖，最适pH为7.0。在食团入胃后，唾液淀粉酶活性仍可维持一段时间，直至胃酸浸入食团，使其pH降低到4.5以下。③唾液可清除口腔中的食物残渣，同时稀释、中和进入口腔的有害物质。④唾液中的溶菌酶、IgA、硫氰酸盐、乳铁蛋白等具有杀菌或抑菌作用，缺乏时易患龋齿。⑤溶解食物，有利于产生味觉。

（三）唾液分泌的调节

唾液分泌的调节完全依赖神经反射，包括非条件反射和条件反射。非条件反射是指在进食过程中，食物对口腔黏膜产生直接的机械、温度和化学性刺激引起的唾液分泌。条件反射是指进食前，食物的形状、颜色、气味及与进食有关的环境刺激甚至对食物的联想引起的唾液分泌，它是在非条件反射的基础上建立起来的。"望梅止渴"即为条件反射的结果。唾液分泌的最强刺激物是酸和辛辣味食物。此外，咀嚼、吸烟及恶心等也能增加唾液的分泌。在睡眠、疲劳或失水时，唾液分泌中枢的活动受到抑制，因而唾液分泌减少。条件反射传入纤维在第Ⅰ、Ⅱ、Ⅷ对脑神经中，而非条件反射传入纤维在第Ⅴ、Ⅶ、Ⅸ、Ⅺ对脑神经中。唾液分泌的初级中枢位于延髓（上涎核和下涎核），高级中枢分布在下丘脑、皮质的味觉及嗅觉感受区。支配唾液的传出神经为副交感神经纤维（在第Ⅶ、Ⅸ对脑神经中）和交感神经纤维，以前者的作用为主。副交感神经兴奋时末梢释放ACh，引起唾液腺血管的扩张和大量稀薄唾液的分泌（有机物较少）。阿托品可阻断ACh的作用，使唾液分泌减少，从而引起口干。支配唾液腺的交感神经由脊髓胸1～2节段发出，在颈上神经节换元，节后纤维支配唾液腺腺泡及其血管。交感神经节后纤维释放去甲肾上腺素，兴奋β肾上腺素能受体，引起黏稠、含酶丰富的唾液分泌；唾液腺血管因其α受体兴奋而先收缩，然后由于局部代谢产物的作用而舒张。

第三节　胃内消化

一、胃的运动

胃具有储纳、转运和消化食物的功能。进食过程中，胃壁反射性舒张以便容纳食物，并出现节律性的蠕动。

（一）胃的运动形式

1.容受性舒张　头区（胃底和胃体）胃壁比较薄，收缩少而弱，其主要作用是暂时储纳食物。空

胃容积仅为 50ml，胃内压约 0.67kPa。进食时可反射性引起头区平滑肌舒张而容积增大（可达 1.5L），此反射过程称为容受性舒张（receptive relaxation）。容受性舒张是胃的特征性运动形式，其生理意义在于，当大量食物涌入胃内后，胃内压变化很小，因而有利于食物的暂时储存。

2. **紧张性收缩** 是消化道平滑肌共有的运动形式，可以使胃腔内维持一定的压力，不仅可使胃保持一定形状和位置，防止胃下垂，还有助于胃液渗入食物内部，促进化学性消化。

3. **移行性复合运动** 空腹时胃通常无明显收缩活动，但胃的尾区（胃下端和胃窦）和上段小肠可产生移行性复合运动（migrating motility complex，MMC）。胃的移行性复合运动始于胃体中部并推向尾区，频率为 1 次 /90 分，每次持续 3 ～ 5min。进食后移行性复合运动消失。移行性复合运动可将上次进食后遗留在胃内的食物残渣和积聚的黏液推送到十二指肠，为再次进食做好准备。

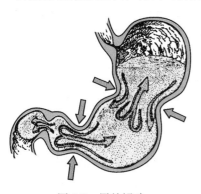

图 9-7　胃的蠕动

4. **蠕动** 是尾区的另一种运动形式（图 9-7）。进食后胃开始蠕动（始于胃的中部），并有节律地向幽门方向推进。蠕动的频率约 3 次 / 分，每次约需 1min 到达幽门。蠕动波开始较小，但在推进过程中其波幅和波速逐渐增大，因而蠕动波可超越大部分胃内容物。幽门括约肌此时处于开放状态，在蠕动波及由此产生的压力作用下，胃窦内少量（数毫升）食糜被排入十二指肠。当蠕动波到达幽门后，幽门括约肌随即收缩以阻止胃内食糜进一步进入十二指肠。胃蠕动还可对食糜产生回推（retropulsion）作用。胃窦内高压可使大部分食糜返回至近侧胃窦和胃体，在下一蠕动波作用下又向幽门方向推进，如此反复。回推作用可使食物与胃液充分混合，以促进食物的机械和化学性消化。尾区的蠕动由起源于胃体中部的慢波控制，并受神经和体液因素的调控。

（二）胃排空

胃排空（gastric emptying）是指胃蠕动推动食糜由胃排入十二指肠的过程。胃排空的速度因食物的种类、性状和胃的运动情况而异。颗粒较小的食物比大块的食物排空快。液体食物排空远比固体食物快。等张盐溶液排空比高张或低张盐溶液要快。在三大食物成分中，糖类排空最快，蛋白质次之，脂类最慢。混合食物由胃完全排空通常需要 4 ～ 6h。胃和十二指肠的压力差是胃排空的动力，十二指肠内的酸、脂肪和高渗状态能抑制胃排空。

（三）胃运动的调节

在进食过程中，食团刺激咽和食管等处的感受器，通过迷走 - 迷走反射引起胃的头区舒张——容受性舒张，以便容纳咽下的食物。迷走反射的节后传出神经纤维末梢释放血管活性肠肽或一氧化氮。CCK 对容受性舒张也有易化作用。胃尾区的蠕动受胃平滑肌的慢波控制，也受神经和体液因素的影响。迷走神经兴奋、促胃液素和胃动素可增强胃的蠕动；交感神经兴奋、促胰液素、生长抑素和抑胃肽的作用则相反。

胃排空的动力来自于胃的运动造成的幽门两侧（胃内与十二指肠内）的压力差。当胃内压大于十二指肠内压时，食物即由胃排入十二指肠。而十二指肠内容物则抑制胃运动，从而减慢胃排空。显然，胃排空的速度受到来自胃和十二指肠两方面因素的控制。

1. **胃内容物促进胃排空** 胃内容物的容量与胃排空的速度呈线性关系。胃内食糜对胃壁的机械扩张刺激，通过迷走 - 迷走反射和壁内神经丛反射，使胃的运动增强、胃的排空加快。胃迷走神经切断术后的患者，胃尾区的收缩减弱，对固体食物排空减慢。人的情绪也可影响胃的运动和排空。情绪高涨时排空加速，而忧虑、悲伤及疼痛时排空减慢。胃内容物（尤其是蛋白质消化产物）可引起促胃液素释放，后者增强胃体和胃窦的收缩，同时也增强幽门括约肌的收缩，故其综合效应为延缓胃的排空。

2. **十二指肠内容物抑制胃排空** 十二指肠内食糜中的盐酸、脂肪及蛋白质消化产物、高渗溶液和机械性扩张刺激可引起肠 - 胃反射和刺激小肠上段黏膜释放促胰液素和抑胃肽等，从而抑制胃的排空。另一方面，当十二指肠内的酸性食糜被中和、渗透压降低及食物消化产物被吸收后，对胃运动的抑制性作用即被消除，胃运动又增强起来，一部分食糜又被推送进入十二指肠。由此可见，胃的排空是间断进行的，这有利于小肠内食糜的充分消化和吸收。

二、胃液的分泌、作用及调节

胃黏膜中外分泌腺有三种。①贲门腺：属黏液腺。②泌酸腺：主要由壁细胞（parietal cell）、主细胞（chief cell）和颈黏液细胞（mucous neck cell）组成，分别分泌盐酸（hydrochloric acid）、胃蛋白酶原（pepsinogen）和黏液（mucus）。此外，壁细胞还分泌内因子（intrinsic factor）。③幽门腺：含有黏液细胞和 G 细胞，前者可分泌黏液、HCO_3^- 及胃蛋白酶原，后者可分泌促胃液素。

（一）胃液的性质和成分

纯净胃液（gastric juice）为无色、酸性液体，pH 为 0.9～1.5。成人每日分泌胃液 1.5～2.5L。胃液的成分除水外，主要有盐酸、胃蛋白酶原、黏液、HCO_3^- 和内因子等。

案例 9-1

患者，女，52 岁，因"间断胸骨后烧灼感、反酸 1 年"入院。患者 1 年前无明显诱因出现间断胸骨后烧灼感、反酸，多于餐后 30min 至 1h 出现，仰卧位加重；行胃镜检查提示：食管下段可见红色纵行条状糜烂带，最长径大于 5mm，不融合；食管测压检查提示：食管下括约肌压力降低；24h 食管 pH 监测提示：食管病理性酸反流；给予患者埃索美拉唑、达喜治疗，患者上述症状明显缓解。病来饮食及二便正常，夜眠好，体格检查：体温 36.0℃，脉搏 70 次 / 分，呼吸 14 次 / 分，血压 120/70mmHg。神志清楚。双肺呼吸音清，未闻及干湿啰音。心律齐，心率 70 次 / 分，各瓣膜听诊区未闻及杂音。腹软，无压痛，肝脾未触及。双下肢无水肿。诊断：反流性食管炎。

1. 问题与思考

（1）胃液的主要成分是什么？这些成分对食物的消化有何作用？

（2）胃液中的黏液有何特点？有何生理作用？

（3）胃酸分泌过多对机体有何危害？

（4）胃黏膜通过什么机制保护自身免受胃酸和胃蛋白酶的侵蚀？

2. 提示　胃食管反流病（GERD）是指胃十二指肠内容物反流入食管引起胃灼热等症状，根据内镜下是否存在食管黏膜糜烂、溃疡，分为反流性食管炎（RE）及非糜烂性反流病（NERD）。胃食管反流病的病因有：抗反流屏障结构和功能异常、食管清除作用降低、食管黏膜屏障功能降低、食管感觉异常、胆汁反流、幽门螺杆菌等。

GERD 与幽门螺杆菌感染的关系：幽门螺杆菌与胃食管反流病的关系，目前还没有明确的定论，有研究发现，胃内 HP 感染，可使最大泌酸量（MAO）及基础泌酸量（BAO）明显增高，胃内酸性增强，反流入食管的胃酸性内容物将导致食管黏膜上皮损害。

（二）胃液的分泌及作用

1. 盐酸　盐酸由壁细胞分泌。胃液中的盐酸称为胃酸（gastric acid），有游离酸和结合酸（与蛋白质结合）两种形式，两者在胃液中的总浓度称为胃液的总酸度。盐酸的分泌是持续性的。胃液中的盐酸含量通常以单位时间内分泌的毫摩尔（mmol）数表示，称为盐酸排出量。正常人空腹时的盐酸排出量为 0～5mmol/h，称为基础酸排出量。在食物或某些药物的作用下，盐酸排出量明显增加，最大排出量可达 20～25mmol/h。胃黏膜壁细胞的数目及功能状态是影响盐酸排出量的主要因素。

壁细胞分泌盐酸的机制如图 9-8 所示。壁细胞基底侧膜上分布有钠泵（Na^+/K^+-ATP 酶），在由顶端膜内陷形成的分泌小管膜上镶嵌有 H^+ 泵或质子泵（即 H^+/K^+-ATP 酶）和 Cl^- 通道。此外，壁细胞内还含有丰富的碳酸酐酶（CA），能催化细胞内 CO_2 与 H_2O 反应生成 H_2CO_3，后者再解离为 H^+ 和 HCO_3^-。细胞内的 H^+ 被分泌小管膜上的 H^+ 泵主动泵入分泌小管腔，然后 H^+ 进入腺泡腔内；K^+ 则进入细胞内。基底侧膜通过 Cl^-/HCO_3^- 逆向转运体进行 HCO_3^- 与 Cl^- 的交换，HCO_3^- 被转运出细胞，并进入血液，而 Cl^- 则进入细胞内，再通过分泌小管的 Cl^- 通道进入小管腔和腺泡腔内，与 H^+ 形成 HCl。另一

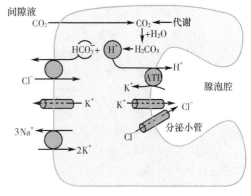

图 9-8　壁细胞分泌盐酸的基本过程

方面，壁细胞基底侧膜上的 Na^+/K^+-ATP 酶将细胞内的 Na^+ 泵出，维持细胞内的低 Na^+ 浓度；进入细胞内的 K^+ 则可经分泌小管膜及基底侧膜上的 K^+ 通道扩散出细胞。进食后，壁细胞分泌胃酸增多，大量 HCO_3^- 被转运入血液，引起血和尿 pH 升高，此现象称为餐后碱潮（postprandial alkaline tide）。胃酸的主要功能有：

（1）参与蛋白质消化的作用：使蛋白质变性易于分解，使无活性的胃蛋白酶原转变为有活性的胃蛋白酶，并为胃蛋白酶提供适宜作用的酸性环境。

（2）刺激小肠内消化的作用：胃酸作为一种刺激物，有参与小肠内消化和刺激肠 - 胃反射以使胃排空与小肠内消化吸收相协调的作用。胃酸进入小肠后，刺激促胰液素的释放，从而增加胰液和胆汁的分泌。胃酸直接作用于小肠壁，刺激小肠液的分泌。胰液、胆汁和小肠液均为弱碱性消化液，三者使小肠内的 pH 上升至 7.0 ～ 8.0，为小肠内各种酶发挥其消化作用创造了有利的条件。

（3）促进 Ca^{2+} 和 Fe^{2+} 吸收的作用：胃酸增加钙的溶解性和使高铁还原成亚铁，因而具有促进 Ca^{2+} 和 Fe^{2+} 在小肠内吸收的作用。

（4）保护性作用：作为胃内生理上的防御屏障，胃酸对随食物进入胃内的病原体有强烈的杀灭或抑制作用。胃酸还通过促进上皮细胞分泌 HCO_3^-，刺激黏膜下血管扩张，增加胃黏膜血流，以促进胃黏膜的代谢更新，进而使胃黏膜抗损伤能力得以提高。

2. 胃蛋白酶原（pepsinogen） 由主细胞和黏液细胞分泌。在 pH 小于 5.0 的酸性环境中，胃蛋白酶原被激活为胃蛋白酶（pepsin），其最适 pH 为 1.8 ～ 3.5。当 pH 升至 5.0 以上时，该酶即出现不可逆的变性。被激活的胃蛋白酶又可反过来催化胃蛋白酶原的激活（即自身激活）。胃蛋白酶能初步分解食物蛋白质，主要作用于蛋白质及多肽分子中含苯丙氨酸或酪氨酸的肽键，使其分解成际和胨、少量多肽及氨基酸。在慢性胃炎、慢性胃扩张或慢性十二指肠炎等疾病时，常出现胃蛋白酶分泌减少，但胃蛋白酶缺乏一般不影响食物蛋白质的消化。研究发现，主细胞还分泌人胃脂肪酶（human gastric lipase），该酶具有消化脂肪的作用。

3. 黏液和 HCO_3^- 胃黏膜细胞可分泌两种黏液。①可溶性黏液：与胃液其他成分混合在一起，起润滑食糜的作用。这种黏液是在迷走神经兴奋和 ACh 刺激下，由颈黏液细胞分泌的。②凝胶状黏液：其分泌由食物对表面黏液细胞的化学和（或）机械刺激引起，不与胃液混合，而是覆盖于胃黏膜的表面。在胃黏膜表面，凝胶状黏液形成厚 0.5 ～ 1.0mm 的非流动黏液保护层，此黏液层与胃表面黏液细胞分泌的 HCO_3^- 一起，共同构成黏液 - 碳酸氢盐屏障（mucus bicarbonate barrier）（图 9-9）。该屏障层的生理作用在于：①减小胃黏膜表面的摩擦力，使胃免受食物擦伤，并有助于食物的滑动。

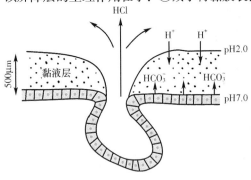

②黏液的黏稠度很大，可阻止胃蛋白酶及高浓度的酸与胃黏膜细胞接触，并显著减慢离子在黏液层的扩散速度，避免胃酸和胃蛋白酶对胃黏膜本身产生损害。实验证明，尽管胃腔内的 pH 小于 2.0，但胃黏膜表面部分的 pH 仍可接近 7.0。此外，胃上皮细胞顶端膜及细胞之间的紧密连接（tight junction）对 H^+ 相对不通透，也可阻止胃腔内的 H^+ 反向扩散进入黏膜层内，对胃黏膜也起重要保护作用。紧密连接与黏液 - 碳酸氢盐屏障共同构成胃黏膜屏障（gastric mucosal barrier），保护胃黏膜免受胃酸和胃蛋白酶的损害。

图 9-9 胃黏液 - 碳酸氢盐屏障示意图

胃黏膜还能合成和释放大量前列腺素。前列腺素通过抑制胃酸和胃蛋白酶原的分泌，刺激黏液和碳酸氢盐分泌，扩张胃黏膜微血管、增加血流，有助于保护和修复胃黏膜，故对胃黏膜具有细胞保护作用。此外，胃黏膜上皮不断更新，胃腺颈区干细胞分化产生的新细胞不断取代脱落的受损上皮细胞。由此可见，机体内存在多种生物学机制，以保护使胃黏膜免受胃酸和胃蛋白酶的损害。某些因素（如乙醇、阿司匹林类药物及幽门螺杆菌感染等）可损坏或削弱胃黏膜屏障，使胃黏膜易受损伤，从而导致胃炎或胃溃疡。

胃黏膜经常处在食物成分、胃酸、胃蛋白酶及反流的胆汁等构成的弱刺激中，因此能不断合成和分泌前列腺素等物质，保护胃黏膜免受较强刺激的损伤，具有十分重要的意义。临床上大量服用吲哚美辛、阿司匹林等药物可引起胃出血和形成胃溃疡，其重要原因之一就是抑制了前列腺素合成酶，使胃黏膜前列腺素含量减少。

4. 内因子 为壁细胞所分泌的一种糖蛋白（分子量为 55 000），有两个活性部位，一个活性部位可与进入胃内的维生素 B_{12} 结合形成内因子 - 维生素 B_{12} 复合物，使维生素 B_{12} 不被蛋白酶水解而破坏。另一个活性部位可与回肠黏膜上的特异性受体结合，当内因子 - 维生素 B_{12} 复合物运至回肠末端时，促进维生素 B_{12} 吸收。各种刺激胃液分泌的因素均可增加内因子的分泌。在广泛性萎缩性胃炎或胃酸缺乏的患者，可出现内因子分泌减少或缺乏，引起维生素 B_{12} 的吸收障碍，引起红细胞发育障碍而导致巨幼细胞性贫血（megaloblastic anemia）。

■ **（三）胃液分泌的调节**

消化间期（空胃）时，胃液的分泌量很少（每小时数毫升），且几乎无酸，主要含有黏液和少量蛋白酶。但强烈的情绪刺激可使消化间期的胃液分泌明显增加（可达 20ml/h），其特点为酸度和胃蛋白酶含量高。进食后，通过神经和体液调节，引起大量胃液的分泌，称为消化期胃液分泌。

进食后胃液分泌的调节，可按食物及有关感受器的所在部位分为头期、胃期及肠期三个时相（图 9-10），三者是部分重叠的。头期及胃期的胃液分泌约占整个消化期胃液分泌量的 90%。

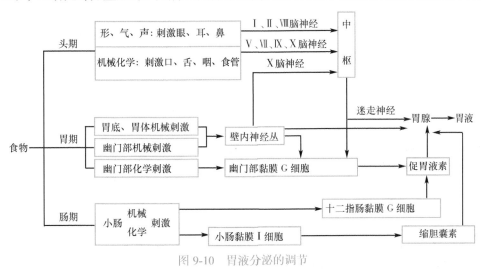

图 9-10 胃液分泌的调节

1. 头期胃液分泌 分泌量约占整个消化期分泌量的 30%，胃液酸度和胃蛋白酶含量均很高。头期胃液的分泌主要受情绪和食欲两个因素的影响。头期胃液的分泌机制如下。

（1）条件反射：食物的形象、气味、声音等刺激作用于视、嗅、听感受器，分别由第 I、II、VIII对脑神经传入中枢。还可通过联想喜爱的食物，引起胃液分泌。

（2）非条件反射：在咀嚼和吞咽食物过程中，食物刺激口、咽、喉等处的感受器，经由第 V、VII、IX、X 对脑神经传入而引起的胃液分泌。反射中枢位于延髓、下丘脑、边缘系统及大脑皮层，传出神经为迷走神经。迷走神经兴奋后可直接刺激壁细胞，引起胃液的分泌，同时还可刺激 G 细胞及 ECL 细胞分别释放促胃液素和组胺，间接促进胃液的分泌。迷走神经节后纤维通过释放 ACh 作用于壁细胞及 ECL 细胞，其作用可被阿托品阻断；支配 G 细胞的迷走神经节后纤维的递质是促胃液素释放肽（gastrin-releasing peptide，GRP），阿托品不能阻断其作用。

头期分泌机制的经典研究方法是假饲（sham feeding）实验（图 9-11）。1889 年，俄国生理学家巴甫洛夫成功地实施了著名的假饲实验（即把狗的食管在颈部切断造瘘，喂食后食物从瘘管流出而不能进入胃内）。发现假饲后消化腺分泌大量增加，而将迷走神经切断后，假饲便不再引起消化腺分泌增加。证实了迷走神经是重要的支配消化腺分泌的神经，而且还发现从食物进入口腔到消化液分泌之间存在一个"反射过程"。假饲时食物并未到达胃内，不能像正常消化过程那样对胃壁产生机械和化学作用，故还不完全等同于正常的消化过程。在真正进食时，进入胃的食物又与唾液、胃液混合，不能得到纯净的胃液。为解决这个问题，德国生理学家海登海因（Heidenhain）曾首先进行过尝试，将胃壁分成大小两个部分各自缝合，大胃（主胃）可以进行正常的消化过程，食物不进入小胃，从小胃可以得到纯净的胃液进行研究，同时将分布到小胃的迷走神经也完全切断，只有部分交感神经随血管进入小胃，这种小胃称为无神经支配的小胃或海登海因小胃（Heidenhain pouch）。显然，海登海因小胃由于缺乏完整的神经支配，不能反映整体情况下消化液分泌的调节过程。

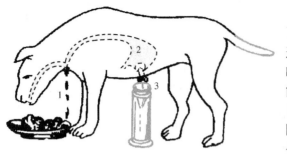

图 9-11 动物假饲实验示意图
1. 食物从食管切口流出；2. 胃；3. 从胃瘘收集胃液

巴甫洛夫经过长期潜心研究，终于成功地制作了"巴氏小胃"。食物仅通过大胃而不进入小胃，这种小胃由于保留了迷走神经的支配，能准确地反映主胃的活动，当主胃接受食物开始消化活动时，能从小胃瘘管获得相同成分的胃液。利用"巴氏小胃"，巴甫洛夫证明了胃腺（及唾液腺、胰腺等）随食物的数量、种类和性质的变化可灵敏地调整其分泌活动和所分泌的成分。巴甫洛夫还发现并研究了消化腺的"心理性兴奋"，即动物仅仅看到食物就可引起各种消化腺的分泌，并以此为基础创立了著名的"条件反射学说"。

2. 胃期胃液分泌 分泌量大，约占整个消化期分泌量的 60%，其特点为胃液的酸度高，但其胃蛋白酶的含量不如头期。

进食后食物的机械和化学刺激作用于胃部感受器，继续引起胃液的分泌。胃期分泌的主要机制：①食物机械性扩张刺激胃底、胃体部和幽门部的感受器，通过迷走 - 迷走神经反射（vago-vagal reflex），直接或间接引起促胃液素的释放。迷走 - 迷走神经反射是由食糜对胃肠的刺激触发，冲动由迷走神经传入，经中枢整合后再由迷走神经传出，引起胃肠运动增强和消化液分泌增多。②扩张幽门部，通过局部神经丛反射，使 G 细胞释放促胃液素。③蛋白质消化产物（肽和氨基酸）直接作用于 G 细胞，使后者释放促胃液素。促胃液素直接作用于壁细胞，刺激胃液的分泌。此外，组胺也具有刺激胃酸分泌的作用。消化期间内源性胃酸分泌刺激物（如 ACh、促胃液素和组胺）发挥协同作用，引起胃酸大量分泌；内源性的胃酸分泌抑制物（如生长抑素、前列腺素和上皮生长因子）的作用则相对较弱。随消化的进行，胃酸分泌的抑制作用逐渐占优势，而刺激分泌的作用减弱，这对防止胃酸过多和避免胃黏膜的损伤具有重要的意义（图 9-8）。

3. 肠期胃液分泌 食糜在十二指肠内仍可刺激胃液的分泌，但其分泌量只占整个胃液分泌总量的 10%。肠期胃液分泌的主要机制：食物机械扩张刺激及消化产物刺激十二指肠黏膜释放促胃液素、肠泌酸素（entero-oxyntin），促进胃液分泌；小肠内的蛋白消化产物（氨基酸）被吸收入血后，再作用于胃腺，也可刺激胃液分泌。

4. 胃液分泌的抑制性调节 在胃液分泌的头期和胃期，随着胃液分泌的增加，胃内酸度增高，pH 降低。胃窦 pH 降至 2.0 以下时，可通过负反馈机制而抑制胃酸的分泌，其作用机制为：胃内 pH 过低时，HCl 可直接作用于壁细胞、抑制 G 细胞释放促胃液素和刺激 D 细胞释放生长抑素，从而防止胃酸过度分泌。此外，迷走神经兴奋和促胃液素通过刺激胃黏膜合成和释放前列腺素，也可抑制胃液的分泌。

排入十二指肠内的食糜量增多可抑制胃液分泌。十二指肠及上段空肠内的盐酸、脂肪消化产物及高渗溶液都是抑制胃液分泌的重要因素。十二指肠内酸性溶液对胃酸分泌的抑制作用，是通过迷走 - 迷走神经反射、局部神经丛反射及刺激十二指肠球部黏膜释放促胰液素和球抑胃素（bulbogastrone）实现的。促胰液素通过远距分泌方式抑制胃窦 G 细胞释放促胃液素，并降低壁细胞对刺激的反应；球抑胃素则可直接抑制壁细胞分泌。脂肪消化产物通过刺激上段小肠释放肠抑胃素（enterogastrone），抑制胃酸分泌。此外，小肠黏膜分泌的抑胃肽也可抑制胃液分泌。不过，肠抑胃素可能并非一种独立的激素，而是数种抑制胃酸分泌的激素混合物。高渗溶液可刺激小肠的渗透压感受器，通过肠 - 胃反射及刺激小肠黏膜释放肠抑胃素而抑制胃液分泌。随着消化产物的吸收，肠内盐酸、高渗溶液被胰液、胆汁中和及稀释，肠内抑制胃液分泌的因素又被消除，胃液分泌又开始增多。

上述各种因素不仅可抑制胃液分泌，也能抑制胃的运动和排空。可见，小肠内因素对胃液分泌和胃运动的抑制作用，既可保证胃内食糜排入小肠的速度与小肠的消化和吸收能力相适应，又可防止胃酸过高和高渗溶液对十二指肠黏膜造成损伤。

（王 伟 黄海霞）

第四节　小肠内的消化

一、小肠的运动

（一）小肠的运动形式

1. 紧张性收缩　是肠壁平滑肌经常处于一定程度的缓慢持续收缩状态，是小肠进行其他运动的基础，并使小肠保持一定的形状和位置。小肠的紧张性收缩在空腹时即已存在，进餐后明显加强。

2. 分节运动　当小肠被食糜充盈时，肠壁受到牵张刺激，引起该段肠管环行肌以一定间隔距离同时收缩，将小肠分成许多邻接的小节段；随后，原来收缩的部位舒张，而原来舒张的部位则收缩。如此反复进行，使小肠内食糜不断地被分割和混合（图 9-12），称为分节运动（segmentation contraction）。这是小肠的特征性运动形式，其作用在于促进食糜与消化液充分混合并与肠壁紧密接触，有利于消化和吸收。

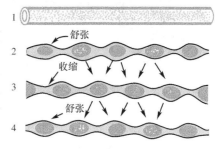

图 9-12　小肠的分节运动

3. 蠕动　可发生在小肠任何部位。蠕动波传播速度较慢，仅为 0.5～2.0cm/s。蠕动波一般在小肠上段传播较快，在小肠下段较慢，传播距离一般为 3～5cm，极少超过 10cm。故蠕动推动食糜在小肠内移动的速度很慢（约为 1cm/min）。还有一种强烈而快速的蠕动——蠕动冲（peristaltic rush），可在数分钟内将食糜从小肠上段推送到结肠，有助于迅速清除食糜中的有害刺激物或缓解肠管的过度扩张。蠕动冲可由进餐后食糜对胃和十二指肠的扩张刺激或肠黏膜受到的其他强烈刺激（如肠梗阻或肠道感染等）而引起。此外，在十二指肠和回肠末端还可见与蠕动方向相反的运动，称逆蠕动（antiperistalsis），其作用是使食糜产生往返移动，有助于小肠内食糜的消化和吸收。

4. 移行性复合运动　是非消化期小肠的主要运动形式，起源于胃的下部（60～90min 一次），向肛门方向缓慢移行，经 60～90min 达回肠末端。移行性复合运动的主要作用：①将肠道内上次进食后遗留的食物残渣、脱落上皮细胞及细菌等清除干净。②阻止结肠内的细菌迁移到终末回肠。如果移行性复合运动减弱，则肠道内细菌可过度繁殖，引起腹胀或腹泻。

（二）小肠运动的调节

1. 内在神经丛的作用　肌间神经丛在小肠运动的调节中起重要作用。小肠内容物引起的机械性和化学性刺激及肠管扩张，都可通过局部神经丛反射而刺激小肠的蠕动。

2. 外来神经的作用　一般是通过小肠的壁内神经丛实现的。通常，副交感神经兴奋可增强小肠运动，交感神经兴奋则抑制小肠运动。

3. 体液因素的作用　促胃液素、缩胆囊素、胃动素、胰岛素和 5-羟色胺均可增强小肠的运动。移行性复合运动可能是由胃动素发动的。促胰液素和胰高血糖素均可抑制小肠的运动，肠神经系统释放的活性肠肽和一氧化氮则可引起小肠舒张。

二、小肠内消化液的分泌及作用

（一）胰液

1. 胰液的性质和成分　胰液（pancreatic juice）由胰腺腺泡细胞及小导管细胞分泌，为无色、透明的碱性液体，pH 约为 8.0，每日分泌 1.2～1.5L，渗透压与血浆相等。胰液中的成分包括水、无机物和有机物。无机物主要为 Na^+、K^+、Cl^- 和 HCO_3^- 等离子，由小导管上皮细胞分泌。其中 HCO_3^- 的主要作用在于中和进入十二指肠内的胃酸，使肠黏膜免受酸的侵蚀，并为小肠内的消化酶提供适宜的 pH 环境。有机物主要为各种消化酶，包括蛋白水解酶、淀粉酶和脂肪酶，对食物的消化发挥极为重要的作用。

2. 胰液的作用

（1）蛋白水解酶：胰液中的主要蛋白水解酶有胰蛋白酶（trypsin）、糜蛋白酶（chymotrypsin）、弹性蛋白酶（elastase）和羧基肽酶（carboxypeptidase），它们均以酶原的形式储存和分泌。这些无活性的蛋白水解酶原随胰液排入肠腔后，在小肠液中肠激酶（enterokinase）的作用下，胰蛋白酶原（trypsinogen）转变为有活性的胰蛋白酶。已被激活的胰蛋白酶也可催化胰蛋白酶原自身的活化。活

笔记栏

化的胰蛋白酶还能激活糜蛋白酶原、弹性蛋白酶原及羧基肽酶原。胰蛋白酶和糜蛋白酶同时作用于蛋白质，产物为多肽和氨基酸，多肽则被羧基肽酶和弹性蛋白酶进一步分解。此外，胰液中还含有核酸酶，以分解 RNA 和 DNA。

（2）胰脂肪酶（pancreatic lipase）：主要为三酰甘油水解酶（triacylglycerol hydrolase），以活性形式分泌，最适 pH 为 8.0，能水解中性脂肪为脂肪酸、一酰甘油和甘油。辅脂酶（colipase）的存在可使胰脂酶的水解作用大为增强，因为辅脂酶可将脂肪酶紧密附着于油 - 水界面，以便于脂肪酶充分发挥作用。胰液中还含有胆固醇酯水解酶（cholesterol ester hydrolase）和磷脂酶 A_2（phospholipase A_2），分别水解胆固醇酯、磷脂和卵磷脂。

（3）胰淀粉酶（amylopsin）：也以活性形式分泌，最适 pH 为 7.0。胰淀粉酶对生、熟淀粉都有作用，可将淀粉、糖原及大多数其他碳水化合物水解为二糖和少量三糖。食物纤维素不被淀粉酶所消化。

案例 9-2

患者，男，37 岁，因"上腹部疼痛 8h"入院。自诉 8h 前在饱餐及饮酒后突然发作上腹疼痛，呈持续性伴阵发性加重，并向后腰背放射，取前倾位可减轻疼痛；伴有恶心和呕吐，吐出物含有胆汁。体格检查：体温 37.8℃，脉搏 90 次/分，呼吸 18 次/分，血压 130/70mmHg。轻微黄疸。双肺呼吸音清，未闻及干湿啰音。心律齐，心率 90 次/分，各瓣膜听诊区未闻及杂音。中度腹胀，腹壁紧张，但腹式呼吸尚存。上腹部有压痛和反跳痛。肝浊音界可以叩出，肠鸣音减少。双下肢无水肿。辅助检查：血白细胞总数增高，中性粒细胞比例明显增大；尿淀粉酶和血清淀粉酶增高；超声检查发现胰腺中度增大，胰腺周围可见渗出阴影。诊断：急性水肿性胰腺炎。

1. 问题与思考

（1）为什么说消化液中胰液的作用最重要？

（2）胰液中的蛋白消化酶均以酶原形式储存和分泌，其意义是什么？

（3）为什么急性胰腺炎发病与胆结石、胆囊炎、暴饮暴食和酗酒等因素有关？

2. 提示　急性胰腺炎是多种病因导致胰酶在胰腺内被激活后引起胰腺自身消化、水肿、出血甚至坏死的炎症反应。临床以急性上腹痛、恶心、呕吐、发热和血胰酶增高等为特点。常见病因有胆石症、胆囊炎、大量饮酒和暴饮暴食。胆结石和胆囊炎可致胰液排出不畅或受阻，造成大量胰液淤积于胰腺组织中，引起胰腺炎；饮酒和暴饮暴食等可短时间刺激胰液大量分泌，且由于十二指肠乳头水肿和 Oddi 括约肌痉挛导致胰液排泄不畅，引起胰腺炎。

胰液中含有能消化食物中三种主要营养成分的全部消化酶，因此胰液是最重要的消化液。如果胰液分泌障碍，即使其他消化液分泌正常，也会导致营养物质的消化不良，特别是蛋白质和脂肪的消化和吸收发生障碍。由于大量的蛋白质和脂肪随粪便排出而产生胰性腹泻。脂肪吸收障碍还可影响脂溶性维生素的吸收，引起相应的维生素缺乏症。

正常情况下，胰蛋白水解酶不会对胰腺组织本身产生消化作用，因为胰蛋白酶是以酶原的形式被储存和分泌的，在胰液进入十二指肠腔以前不被激活，同时胰腺腺泡细胞还分泌胰蛋白酶抑制物，从而防止腺细胞、腺泡和胰导管内的胰蛋白酶原被激活。由于胰蛋白酶还能激活其他蛋白水解酶原，因而抑制胰液中的胰蛋白酶就使其他蛋白水解酶原也不能被激活。这是机体的一种自我保护机制，它可使胰腺组织免受胰液中各种蛋白酶的消化作用。

3. 胰液分泌的调节　与胃液分泌相似，胰液的分泌也分为头期、胃期和肠期，受神经和体液因素的调节（图 9-13）。头期主要为神经调节，而胃期和肠期主要是体液调节。

（1）头期胰液分泌：头期胰液的分泌量约占消化期胰液分泌量的 20%。给动物假饲或让人假吃（仅咀嚼食物而不吞咽），均可引起含酶多但液体量少的胰液分泌。这是由食物直接刺激口咽部和头部的感受器，通过非条件反射和条件反射所引起的，传出纤维为迷走神经，末梢释放 ACh，主要作用于胰腺腺泡细胞，对导管细胞的作用较弱。因此，迷走神经兴奋时引起的胰液分泌，具有水分和 HCO_3^- 较少但酶很丰富的特点。此外，迷走神经还可通过刺激胃窦黏膜释放促胃液素间接引起胰液分泌，但这一作用较弱。

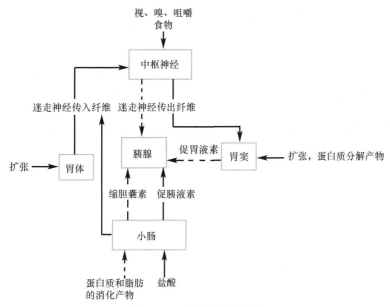

图 9-13 胰液分泌的调节

实线表示引起水分和 HCO_3^- 较多的胰液分泌；虚线表示引起酶很丰富的胰液分泌

（2）胃期胰液的分泌：此期胰液的分泌只占消化期胰液分泌的 5%～10%。食物扩张胃的刺激，可通过促进胃黏膜释放促胃液素和迷走 - 迷走神经反射，引起含酶多但液体量少的胰液分泌。

（3）肠期胰液的分泌：此期胰液的分泌量最大，占整个消化期胰液分泌量的 70%，其中碳酸氢盐和酶的含量都很高。在十二指肠和上段空肠内，食糜中的某些成分可刺激小肠黏膜释放促胰液素和缩胆囊素，引起胰液分泌。

1）促胰液素：食糜中的盐酸可刺激小肠黏膜 S 细胞分泌促胰液素。引起促胰液素释放的 pH 阈值为 4.5，当 pH 降至 3.0 时，即可引起促胰液素大量分泌。高浓度长链脂肪酸也可引起促胰液素的释放，后者作用于胰腺导管上皮细胞，引起水多和富含碳酸氢盐的胰液分泌。碳酸氢盐的作用在于中和进入十二指肠内食糜的盐酸，保护小肠黏膜免受酸侵蚀，并为肠内胰酶的作用提供适宜 pH 环境。

2）缩胆囊素：肠内蛋白质的消化产物（肽、氨基酸）及脂肪分解产物（脂肪酸、一酰甘油）可刺激十二指肠及上段小肠黏膜 I 细胞释放缩胆囊素，后者通过远距分泌方式作用于胰腺腺泡细胞，使胰腺分泌富含酶的胰液。该作用与迷走神经兴奋的效应类似，但作用更强。上述消化产物还可刺激十二指肠黏膜，通过迷走 - 迷走神经反射引起胰液分泌。

缩胆囊素和促胰液素具有协同作用：缩胆囊素可加强促胰液素对胰腺导管的作用，促胰液素则可加强缩胆囊素对胰腺腺泡细胞的作用。

（二）胆汁

1. 胆汁的性质和成分 胆汁是一种有色、味苦、较稠的液体。由肝脏初分泌的肝胆汁呈金黄色，透明清亮，pH 约为 7.4；在胆囊储存的胆汁因被浓缩而呈棕绿色，并因 HCO_3^- 在胆囊中被吸收，呈弱酸性（pH 约为 6.8）。成年人每日分泌胆汁 0.8～1.0L。胆汁中除水分及 Na^+、K^+、Ca^{2+}、HCO_3^- 等无机物外，还含有胆盐（bile salts）、卵磷脂、胆固醇和胆色素等有机物。胆汁的有机成分中含量最高的是胆盐，对脂肪和脂溶性维生素的消化和吸收具有重要作用；胆色素主要是血红素的代谢产物，是决定胆汁颜色的主要成分；胆固醇是肝脏脂代谢的产物。

2. 胆汁的作用 胆汁的主要作用是促进脂肪的消化和吸收。

（1）促进脂肪的消化：胆汁中的胆盐、卵磷脂和胆固醇等均可对脂肪产生乳化作用（emulsification），通过降低脂肪的表面张力，使脂肪乳化成微滴分散于水溶液而形成混悬液，增加胰脂肪酶作用的面积，从而使脂肪易于被分解消化。

（2）促进脂肪和脂溶性维生素的吸收：在小肠绒毛表面覆盖有一层不流动的静水层，脂肪分解产物不易穿过静水层到达肠黏膜表面。因为胆盐为双嗜性分子，可在水溶液中形成圆筒形的微胶粒（micelles）。胆汁中的胆固醇、磷脂及食物中的脂肪酸和脂溶性维生素均可渗入微胶粒的内部，共同形成混合微胶粒（mixed micelles）。混合微胶粒使不溶于水的脂肪酸、一酰甘油和脂溶性维生素等处于溶解状态，并被转运到小肠黏膜纹状缘而被吸收。

因而当胆道被阻塞时，胆汁不能进入十二指肠，饮食中的脂肪将有40%不能被消化和吸收，从而引起脂肪泻。

（3）中和胃酸，保护小肠黏膜：弱碱性的胆汁进入十二指肠后，有助于中和食糜中的部分胃酸，从而保护十二指肠黏膜免受酸侵蚀，并提供小肠内消化酶所需的pH环境。

3. 胆汁分泌和排出的调节　肝细胞能持续分泌胆汁。在消化期，胆汁经肝管和胆总管直接排入十二指肠；在消化间期，肝脏分泌的胆汁经胆囊管进入胆囊储存起来。进食时，食物可通过神经调节和体液调节机制刺激胆汁的分泌和排出，其中以高蛋白食物刺激作用最强，高脂肪和混合食物次之，而糖类食物作用最弱。

（1）神经调节：进食动作或食物对胃、小肠黏膜的刺激均可通过迷走神经兴奋、末梢释放ACh，直接作用于肝细胞和胆囊，引起肝胆汁分泌略增加，胆囊收缩轻度加强。此外，迷走神经也可通过促进促胃液素的释放，间接引起胆汁分泌增加。

（2）体液调节：胃肠激素对胆汁的分泌和排出具有重要的调节作用。

1）缩胆囊素：是最强的促进胆囊收缩的激素。小肠内蛋白质和脂肪的分解产物可有效刺激缩胆囊素的释放，通过血液循环到达胆囊，引起胆囊强烈收缩、壶腹括约肌舒张，促使胆汁排出。

2）促胰液素：主要作用是促进胰液分泌，但对胆汁的分泌也有一定刺激作用，主要是促进胆管上皮分泌大量的水和HCO_3^-，而刺激肝细胞分泌胆盐的作用不显著。

3）促胃液素：可通过血液循环作用于肝细胞和胆囊，促进肝胆汁分泌和胆囊收缩、胆汁排放。

案例 9-3

患者，女，46岁，因"阵发性右上腹痛1天"为主诉入院。1天前因进食油腻食物出现右上腹疼痛，疼痛呈阵发性，伴恶心、呕吐，呕吐为胃内容物，伴后背部放射痛，伴发热，体温最高达38.5℃，无腹泻，无尿色加深。查体：腹平软，右上腹压痛，余腹无压痛，无反跳痛、肌紧张，Murphy征（＋），肝肾区无叩击痛，双下肢不肿。腹部超声示：胆囊炎，胆囊多发性结石。给予抗炎解痉保守治疗2h后效果不佳，行胆囊切除术。

1. 问题与思考

（1）为什么进食油腻食物会诱发胆囊结石的急性发作？

（2）试分析胆结石形成的高危因素有哪些？

（3）试分析该患者胆囊切除后，对消化和吸收功能可能会有什么影响？

2. 提示　胆结石又称胆石症，是指胆道系统包括胆囊或胆管内发生结石的疾病。根据结石的成分可分为胆固醇结石、胆色素结石和混合性结石，根据部位则可分为胆囊结石、胆总管结石和肝胆管结石。胆囊结石的发病率随年龄的增长而明显升高，女性的发病率明显高于男性，此外喜静少动、体质肥胖、不吃早餐等均易导致胆结石的形成。

结石在胆囊形成后，可刺激胆囊黏膜，引起慢性炎症；当胆囊结石嵌顿在胆囊颈及胆囊管时，可引起急性炎症并造成胆囊膨胀、痉挛。临床主要表现为右上腹绞痛，并向右下背部或右肩部放射，常伴恶心、呕吐。如果症状继续加重可发展为急性胆囊炎，此时患者疼痛加剧，伴发热；查体：右上腹压痛、Murphy征（＋）；白细胞和中性粒细胞增多。通过腹部超声检查可确诊。

（三）小肠液的分泌及作用

1. 小肠液的成分和作用　小肠液由小肠黏膜中的小肠腺和十二指肠黏膜下层的十二指肠腺分泌，呈弱碱性（pH为7.5～8.0），每日分泌量为1.0～3.0L。弱碱性的黏液能保护肠黏膜免受食物的机械性损伤和胃酸的侵蚀；其中的免疫球蛋白能抵抗进入肠腔内的有害抗原物质；大量小肠液还可稀释小肠内容物，降低其渗透压，有利于吸收。小肠液分泌后又被小肠绒毛再吸收，这种液体的循环为小肠内营养物质的吸收提供了媒介。

小肠液的成分除水、电解质、黏液和免疫蛋白等外，还有小肠腺分泌的肠致活酶，后者能激活肠内的胰蛋白酶原，有助于蛋白质的消化。除此之外，在小肠黏膜上皮细胞内含有多种消化酶，如肽酶、双糖酶及脂肪酶等，它们在小肠上皮细胞纹状缘或上皮细胞内发挥作用，分别将寡肽和双糖进一步分解为氨基酸和单糖。但当这些消化酶随绒毛顶端上皮细胞脱落进入肠腔后，则对消化不再起作用。

化学性消化主要在小肠内进行。小肠内食糜中的糖类物质经胰淀粉酶和肠双糖酶分解成葡萄糖、果糖和半乳糖；脂肪经胆汁的乳化，在胰脂酶和肠脂酶的作用下，分解为甘油、一酰甘油和脂肪酸。蛋白质的消化是三大营养物质中最复杂的。蛋白质首先在胃酸的作用下变性，再经胃蛋白酶初步消化，随后在胰蛋白酶、糜蛋白酶及多种肽酶的作用下分解成氨基酸。由于蛋白质相对难以消化，故需要的消化酶种类和量较多。蛋白质的分解产物可作为一种刺激因素，引起多种胃肠激素的分泌，这些激素引起的消化液分泌又促进了蛋白质的进一步消化。三大营养物质在小肠内消化后，均分解成可被吸收的小分子物质。

2. 小肠液分泌的调节　食糜对肠黏膜局部的机械性和化学性刺激，引起肠壁内神经丛的局部反射，以调节小肠液的分泌。小肠黏膜对肠壁扩张刺激十分敏感，小肠内食糜量越多，小肠液的分泌量也就越多。迷走神经兴奋引起十二指肠腺分泌增加，交感神经兴奋则抑制十二指肠腺的分泌。交感神经长期兴奋还可削弱十二指肠上部（球部）的保护机制，这可能是十二指肠球部好发溃疡的原因之一。此外，促胃液素、促胰液素、缩胆囊素和血管活性肠肽等都能刺激小肠液的分泌。

第五节　肝脏的消化功能和其他生理作用

一、肝脏的功能特点

（一）肝脏血流的特点

肝脏的血流量很大，约占心输出量的 25%，每分钟为 1.5 ～ 2.0L。肝脏的血液供应有门静脉和肝动脉双重来源，均注入窦状隙内混合。门静脉收集来自腹腔内脏的血液，内含从消化道吸收入血的丰富营养物质，它们在肝内被加工、储存或转运；同时，门静脉血中的有害物质及微生物抗原性物质也将在肝内被解毒或清除。肝动脉是肝脏的营养血管，为肝细胞提供丰富的 O_2，并从其他器官运来各种代谢产物，在肝内进行生物转化反应。正常时肝内静脉窦可储存一定量的血液，在机体失血时，可从窦内排出较多的血液，补充循环血量的不足。流经肝脏的血液最后由肝静脉进入下腔静脉而回到心脏。

（二）肝脏代谢的特点

肝细胞内存在体内几乎所有的酶类，酶蛋白含量约占肝内总蛋白量的 2/3，加上肝脏丰富的血液供应和独特的形态结构，使得肝脏内的各种代谢活动十分活跃。三大营养物质的代谢，包括糖的分解和糖原合成、蛋白质及脂肪的分解与合成，以及多种维生素及激素的代谢等均在肝内进行。

（三）肝脏功能储备的特点

肝脏具有巨大的功能储备。当实验动物的肝脏被切除 70% ～ 80% 后，并不出现明显的生理功能紊乱，残余的肝脏可在 3 ～ 8 周内生长至原有大小，这称为肝脏的再生。由此可见，肝脏的功能储备和再生能力是相当惊人的。肝脏的再生能力实际上是一种代偿性增生，是肝脏对受到损伤的细胞的修复和代偿反应。

二、肝脏主要的生理功能

肝脏是人体内最大的消化腺，也是体内新陈代谢的中心站，具有分泌胆汁、吞噬和防御、制造凝血因子、调节血容量及水电解质平衡、产生热量等多种功能。在胚胎时期肝脏还有造血功能。

（一）肝脏的消化功能

肝脏通过合成和分泌胆汁，参与脂肪在小肠内的消化和吸收。胆汁由肝细胞持续地进行分泌，在非消化期，肝脏分泌的胆汁主要储存于胆囊内。进食后，食物及消化液可刺激胆囊收缩，将储存于胆囊内的胆汁连同新合成的肝胆汁排入十二指肠。胆汁中除水分外，含有胆盐、卵磷脂、胆固醇和胆色素等有机物和 Na^+、K^+、Ca^{2+}、HCO_3^- 等无机物。

1. 胆盐　即胆汁酸盐，是胆汁酸与甘氨酸或牛磺酸结合形成的钠盐或钾盐，占胆汁中固体成分的 50%，是胆汁参与消化的主要成分。胆汁酸（bile acid）由肝细胞以胆固醇为原料，经过复杂的酶促反应合成，是肝脏清除胆固醇的主要方式。

（1）初级胆汁酸的生成：由肝细胞合成的胆汁酸称为初级胆汁酸（primary bile acid），包括胆酸（cholic acid）、鹅脱氧胆酸（chenodeoxycholic acid）及其与甘氨酸和牛磺酸的结合产物。

（2）次级胆汁酸的生成：进入肠道的初级胆汁酸协助脂类物质的消化吸收后，在肠道细菌的作用下，分别生成脱氧胆酸和石胆酸，即游离型次级胆汁酸。这两种胆汁酸若经肠肝循环被重吸收进入肝，可与甘氨酸或牛磺酸结合而成为结合型次级胆汁酸。

（3）胆汁酸的肠肝循环及其生理意义：胆汁酸（包括初级、次级、游离型和结合型）随胆汁经胆总管排入十二指肠。在肠道内，约95%的胆汁酸可被重吸收入血，经门静脉入肝，被肝细胞摄取。在肝细胞内，游离型胆汁酸被重新合成结合型胆汁酸，并同肝内新合成的初级结合型胆汁酸一同再随胆汁排入肠道，这一过程称为胆汁酸的肠肝循环（enterohepatic circulation of bile acid）。肠肝循环可以弥补肝脏合成胆汁酸能力的不足，以满足机体对胆汁酸的生理需要。在肠肝循环中返回肝脏的胆汁酸，可负反馈调节肝脏合成胆汁酸的量：如果绝大部分的分泌量又返回肝脏，则肝细胞只需合成少量的胆汁酸以补充它在粪便中的损失；反之，若返回量减少，则合成量将增加。

未被重吸收的那一小部分胆汁酸在肠菌的作用下，衍生成多种胆烷酸的衍生物并由粪便排出。

2. 胆色素（bile pigment）　占胆汁固体成分的2%，包括胆红素（bilirubin）、胆绿素（biliverdin）和胆素原（bilinogen）等，胆汁的颜色主要取决于胆红素。胆红素主要来自于被单核巨噬细胞破坏的红细胞释放出的血红素，在血红素加氧酶的催化下生成。网状内皮系统中生成的胆红素（游离胆红素）难溶于水，透出细胞进入血液后，主要与血浆白蛋白结合而运输。游离胆红素运送至肝脏后，可在肝细胞内与配体蛋白结合并被转运至内质网，在此被转化成葡萄糖醛酸胆红素（结合胆红素）。结合胆红素随胆汁被排入小肠，在回肠下段或结肠内细菌作用下，进行水解和还原反应生成胆素原。大部分胆素原（80%～90%）随粪便排出体外；少量胆素原（10%～20%）被肠黏膜细胞重吸收，经门静脉入肝，随胆汁再次排入肠腔，形成胆素原的肠肝循环（bilinogen enterohepatic circulation）。

生理情况下，由于肝脏对胆红素强大的摄取、结合、转化与排泄作用，血浆中胆红素的含量甚微。凡使血浆胆红素含量升高的因素均可引起黄疸，临床上常见的有溶血性黄疸、肝细胞性黄疸和阻塞性黄疸。

3. 磷脂　主要是卵磷脂，占胆汁固体成分的30%～40%，也是双嗜性分子，参与脂肪的乳化和混合微胶粒的形成。磷脂可促进胆固醇溶解于微胶粒中。

4. 胆固醇　约占胆汁固体成分的4%，不溶于水，但可溶于微胶粒。当胆汁中胆固醇含量过高、超过微胶粒的溶解能力时，易形成胆固醇结晶，促进胆道或胆囊内胆固醇结石的形成。因而长期高脂肪饮食，可使胆汁中胆固醇含量增高，易诱发胆结石。

（二）肝脏的物质代谢功能

1. 肝脏与糖代谢　单糖经小肠黏膜吸收后，由门静脉到达肝脏，在肝内转变为肝糖原而储存起来。肝糖原在调节血糖浓度并维持其稳定中具有重要作用。当劳动、饥饿、发热时，血糖大量消耗，肝细胞又能把肝糖原分解为葡萄糖进入循环血液，供中枢神经系统和红细胞等利用。一般成年人肝内约含100g肝糖原，仅够禁食24h之用。若肝糖原被耗竭，肝脏可通过糖异生为机体供糖，以维持血糖稳态。所以肝脏疾病时血糖常有变化。

2. 肝脏与蛋白质代谢　由消化道吸收的氨基酸在肝脏内进行蛋白质合成、脱氨、转氨等过程，合成的蛋白质进入循环血液供全身器官组织需要。肝脏是合成血浆蛋白的主要场所，白蛋白、凝血酶原、纤维蛋白原及多种载脂蛋白和部分血浆球蛋白均来自肝脏。由于血浆蛋白在机体组织蛋白的更新、物质运输、胶体渗透压的形成和血液凝固功能等方面均具有重要作用，因而肝脏合成血浆蛋白的作用对维持机体蛋白质代谢具有重要意义。

肠道中氨基酸代谢产生的大量的氨，也在肝脏中通过鸟氨酸循环合成尿素，经肾脏排出体外。所以严重肝病患者，血浆蛋白减少，血氨升高。

3. 肝脏与脂肪代谢　肝脏除了通过分泌胆汁参与脂类物质的消化和吸收，在其合成、分解和运输中也具有重要作用。消化吸收后的一部分脂肪进入肝脏之后再转变为体脂而储存。饥饿时，储存的体脂可先被运送到肝脏，然后进行分解。在肝内，中性脂肪可水解为甘油和脂肪酸，此反应可被肝脂肪酶加速，甘油可通过糖代谢途径被利用，而脂肪酸则可被完全氧化为CO_2和水。肝脏还是体内脂肪酸、胆固醇、磷脂合成的主要器官之一，多余的胆固醇随胆汁排出。人体内血脂的各种成分是相对恒定的，其比例靠肝细胞调节。当脂肪代谢紊乱时，可使脂肪堆积于肝脏内形成脂肪肝。

4. 肝脏与维生素代谢　肝脏在机体维生素的吸收、储存、运输和转化等方面均具有重要作用。人体内的维生素A、E、K及B_{12}主要储存在肝脏中，肝中维生素A的含量占体内总量的95%。肝还可以合成维生素D结合球蛋白和视黄醇结合蛋白，通过血液循环运输维生素D与维生素A。肝脏通过分泌胆汁酸促进脂溶性维生素 A、D、E、K 的吸收。维生素 K 参与肝细胞中凝血酶原及凝血因子Ⅶ、Ⅸ、Ⅹ 的合成，故维生素 K 吸收障碍会出现凝血功能障碍。

（三）肝脏的解毒功能

在机体代谢过程中，体内各种生物活性物质（如激素、神经递质）、某些代谢产物（如氨、胺类、胆红素等）及一些外源性物质包括药物、毒物、食品添加剂、环境污染物、肠道中细菌作用的产物等，它们既不是构建组织细胞的成分，又不能氧化供能，而且其中一些对人体有一定的生物学效应或毒性作用。肝脏可通过各种化学作用、分泌作用、蓄积作用和吞噬作用，使其活性降低、毒性降低或水溶性增高，易于溶解在胆汁或尿液中排出体外，从而保护机体免受损害。

1. 化学作用　许多非营养物质通过氧化、还原和水解反应，从非极性 / 弱极性转变为有极性 / 强极性，即可大量排出体外。例如，氨是一种有毒的代谢产物，它可在肝内被合成尿素，随尿排出体外。但有些物质需要与某些极性更强的物质（如葡萄糖醛酸、硫酸、氨基酸等）结合，进一步增加水溶性才能排出体外。

2. 分泌作用　一些重金属如汞，以及来自肠道的细菌，可随胆汁分泌排出。

3. 蓄积作用　某些生物碱如士的宁、吗啡等可蓄积于肝脏，然后肝脏小量、逐渐释放这些物质，以降低中毒程度。

（四）肝脏的防御和免疫功能

肝脏是最大的网状内皮细胞吞噬系统。肝静脉窦内皮层含有大量的库普弗细胞（Kupffer cell），能吞噬血液中的异物、细菌、染料及其他颗粒物质。在肠黏膜因感染而受损伤等情况下，致病性抗原物质便可穿过肠黏膜（肠道免疫系统的第一道防线）而进入肠壁内的毛细血管和淋巴管，因此，肠系膜淋巴结和肝脏便成为肠道免疫系统的第二道防线。实验证明，来自肠道的大分子抗原可经淋巴结至肠系膜淋巴结，而小分子抗原则主要经过门脉微血管至肝脏。肝脏中的单核巨噬细胞可吞噬这些抗原物质，经过处理的抗原物质可刺激机体的免疫反应。因此，健康的肝脏可发挥其免疫调节作用。

（朱　亮　姚齐颖）

第六节　大肠的分泌作用及运动

人类的大肠没有重要的消化活动，其主要功能是吸收水和无机盐，同时还为食物残渣提供暂时的存储空间，并利用食物残渣构成粪便。

一、大肠液分泌

大肠液由大肠黏膜表面的柱状上皮细胞和杯状细胞分泌。食糜中的残渣对肠壁的机械刺激是引起大肠液分泌的主要因素。分泌物中有大量的黏液和碳酸氢盐，pH 为 8.3 ～ 8.4；还有少量的二肽酶和淀粉酶，但对物质的分解作用不大。大肠液的主要作用是其中的黏液蛋白能保护肠黏膜和润滑粪便，且黏性还有助于粪便成形。

二、大肠的运动和排便

（一）大肠的运动形式

大肠的主要功能是形成和储存粪便及吸收食糜残渣中的水和无机盐。大肠的运动通常缓慢而柔弱，其运动形式主要有混合运动和推进运动。

1. 袋状往返运动　类似小肠分节运动，结肠环行肌间断性增厚是袋状收缩的结构基础。其特点为：同时参与收缩的结肠段较长，收缩的环行肌较宽而有力，同时纵行肌（结肠带）也收缩，结果使邻近未收缩的结肠段形成许多袋状节段，故称为袋状收缩（haustral contractions）。一段结肠的袋状收缩消失后，邻近结肠段又出现袋状收缩，如此反复进行，形成袋状往返运动（haustral shuttling）。此运动多见于近端结肠，能使大肠内容物不断混合，又称混合运动（mixing movements）。袋状往返运动有利于肠内容物与肠黏膜充分接触，促进大肠内水和无机盐的吸收。

2. 蠕动和集团运动　短距离蠕动的传播速度很慢（约为 5cm/h），常见于远端结肠。大肠还有一种行进很快、向前推进距离很长的强烈蠕动，称为集团运动（mass movements），它能将肠内容物从横结肠推至乙状结肠或直肠。集团运动时，袋状收缩停止，结肠袋消失。集团运动后，袋状收缩又重新出现。集团运动发生频率为每日 1～3 次，常在进餐后发生，尤其是早餐后 1h 内，这可能与食物扩张刺激胃或十二指肠引起胃 - 结肠反射或十二指肠 - 结肠反射有关。阿片类药物可降低结肠集团运动频率，故可引起便秘；相反，结肠黏膜受到强烈刺激（如肠炎）时，常引起持续的集团运动，导致腹泻。

（二）粪便的形成及排便反射

1. 粪便的形成 食物残渣在大肠内停留的过程中，一部分水被吸收，同时经过大肠内细菌的发酵、腐败及大肠黏液的作用，最后形成粪便。正常粪便中水分占 75%，固体物占 25%。肠道内食物残渣中的纤维素不能被人体消化吸收，但肠内的纤维素可吸收水分，使粪便体积增大、变软，并刺激肠的运动，缩短粪便在大肠内停留的时间。此外，纤维素还可吸收胆汁酸，减少胆盐的肠肝循环。因此，增加饮食中纤维素的含量，可预防便秘并降低血浆胆固醇的水平。

2. 排便反射 排便（defecation）是受意识控制的脊髓反射活动。胃 - 结肠反射发动的集团运动将粪便推送入直肠，刺激直肠壁感受器，传入冲动经盆神经和腹下神经到达脊髓腰骶段的初级排便中枢。与此同时，来自直肠的传入冲动还上传至大脑皮层引起便意。若条件许可，皮质发出下行冲动到初级排便中枢，传出冲动经盆神经纤维（副交感纤维）传出，引起降结肠、乙状结肠和直肠收缩，肛门内括约肌舒张；同时阴部神经传出冲动减少，肛门外括约肌舒张，粪便被排出体外（图 9-14）。此外，腹肌和膈肌的收缩也能促进排便。若条件不许可，则大脑皮层发出冲动下行，抑制初级中枢的活动，腹下神经传出纤维（交感纤维）传出冲动受到抑制，阴部传出神经兴奋，肛门括约肌紧张性增加，乙状结肠舒张，从而抑制排便。排便反射消失后，需经过几小时或再有粪便入直肠时，才能再次发动排便反射。

排便反射若经常受到抑制，直肠感受器对粪便刺激的敏感性就会逐渐降低（阈值增高）。由于大肠中粪便停留时间过长，粪便中的水被过多吸收而变得干硬，可造成排便困难，引起便秘（constipation）。另外，进食过少或过于精细者，进入直肠的粪便过少，对直肠壁的刺激不足，也不易引起排便反射。直肠黏膜也可因炎症而敏感性增高，少量粪便或黏液即可刺激直肠感受器引起便意和排便反射，且便后总有未尽的感觉（里急后重）。

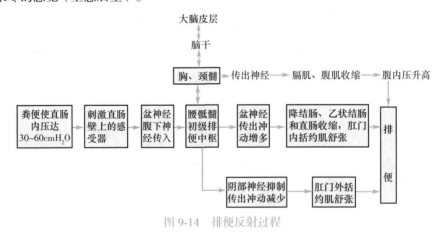

图 9-14 排便反射过程

三、肠道微生物

肠道微生物是寄居在人体肠道部位的庞大微生物群落，其更像是一个器官，具备代谢、免疫等多种生理功能。肠道微生物中不同种群及个体之间相互依存、相互制约，达到一种稳定的平衡状态。一旦该微生态系统失衡，则可能导致一系列的病理生理反应，引发疾病。

（一）肠道微生物在人体内的定植与稳定

不同年龄、不同地域、不同种族人群间的肠道微生物构成存在较大差异。伴随胎儿诞生，环境、空气及饮食中的微生物逐步进驻人体，正常成年人肠道微生物构成中以拟杆菌门（如大肠杆菌）和厚壁菌门（如葡萄球菌）为主，其次为放线菌门和变形菌门。老年人消化功能衰退、饮食及免疫状态等的改变致使肠道微生物的构成发生较大变化，双歧杆菌和厚壁菌门的构成比降低，拟杆菌门构成比升高。

（二）肠道微生物的正常生理功能

肠道内的正常菌群具有多种生理功能，主要如下。①影响物质代谢，合成对人体有益的维生素：正常菌群影响物质代谢与转化，如蛋白质、碳水化合物、脂肪的分解。对糖和脂肪的分解叫发酵，产物为乳酸、沼气、脂肪酸、甘油等。对蛋白质的分解叫腐败，产物有氨基酸、吲哚、H_2S 等。双歧杆菌、乳酸杆菌等能合成多种人体生长发育必需的维生素，如 B 族维生素、维生素 K、烟酸、泛酸等。②生物拮抗，提高机体防御能力：在人体生长发育的各阶段，不同种类和数量的正常菌群在肠道特定部位生长后，逐步形成动态的微生态平衡，该平衡能有效阻止致病细菌和病毒等外来微生物的入侵和繁殖。③刺激机体免疫系统发育成熟及维持免疫稳态：肠道内正常菌群数量庞大、结构复杂，而肠壁内存在为数众多、功能强大的淋巴细胞，在肠黏膜两侧，双方相互作用、相互制约，处于动态平衡状态。肠道正常菌群能增强宿主的黏膜应答，促进机体局部和全身免疫系统的发育、成熟及免疫稳态的维持，提高机体的特异性和非特异性免疫应答，活化巨噬细胞、增强细胞因子的分泌等。④抗衰老作用：肠道正常菌群中的双歧杆菌和乳酸杆菌可抗氧化和调节神经内分泌系统，发挥抗衰老作用。⑤调节肠腔 pH，防止肠道功能紊乱，抑制结肠炎症反应和抑制肿瘤细胞增殖。

> **知识链接**　　　　　　　　　　**粪菌移植**
>
> 　　粪菌移植（fecal microbiota transplantation，FMT）是将健康人粪便中的功能菌群，移植到患者胃肠道内，重建受体肠道微生物群落结构，实现肠道及肠道外疾病的治疗。人类利用人新鲜粪便或者发酵的粪水中的物质治病，至少有近 2000 年的历史，最早将粪便用于治疗的是中国，粪便入药从 1000 多年前的中药"黄龙汤"开始。1958 年，美国科罗拉多大学医学院外科医生 Eiseman 使用粪便灌肠剂治疗结肠炎，4 例严重的假膜性肠炎患者均痊愈，这是英文文献记载最早的案例。利用粪菌移植还可以治疗其他肠道疾病，如肠易激综合征、慢性便秘等，有的治愈、有的缓解，但也有些病例无反应。尽管初步研究已取得较好成果，然而受限于我们对人类微生态、微生物与宿主之间的相互作用不完全了解，这种粪菌移植治疗方法还存在很多挑战。通过肠道菌群治疗疾病的研究尚处于探索阶段，如何将动物实验所取得的成果转化到临床也是目前亟待解决的问题。

（王　伟　黄海霞）

第七节　营养物质的吸收

食物中的糖、脂肪和蛋白质等营养物质必须经过消化、分解才能被吸收，所以吸收是在消化的基础上进行的。食物在消化道不同部位的吸收能力和速率差异很大，这主要是各段消化道组织结构特点及食物在该段消化道内被消化的程度和停留时间不同所致。

一、吸收的部位

食物在各段消化道的吸收情况如图 9-15 所示。在口腔和食管食物几乎不被吸收，胃的吸收能力也很差，仅能吸收少量水分和高度脂溶性物质（如乙醇）。大肠可吸收的营养物质也很少，仅吸收部分水和无机盐，而小肠是营养物质的主要吸收场所。

小肠是各种营养物质吸收的主要场所，这是因为：①在小肠内，糖、蛋白质和脂类已被消化为可吸收的小分子形式。②食物在小肠停留的时间较长（3～8h）。③小肠的吸收面积大。小肠黏膜具有环状皱褶，并拥有大量绒毛，绒毛上皮细胞上还有许多微绒毛（每一上皮细胞顶端约有 1700 条微绒毛）。由于环状皱褶、绒毛和微绒毛的存在，最终使小肠的吸收面积比同样长短的简单圆筒的面积增加约 600 倍，达 $200m^2$ 左右（图 9-16）。

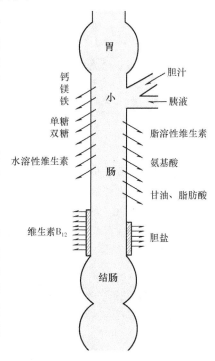

图 9-15　营养物质的吸收部位示意图

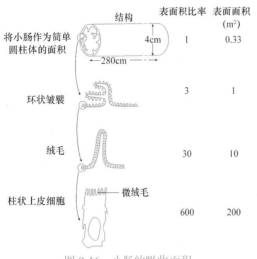

结构	表面积比率	表面面积（m²）
将小肠作为简单圆柱体的面积	1	0.33
环状皱襞	3	1
绒毛	30	10
柱状上皮细胞 微绒毛	600	200

图 9-16　小肠的吸收面积

④小肠绒毛内含有毛细血管、毛细淋巴管（乳糜管）和平滑肌纤维。在消化期间，绒毛节律性地伸缩与摆动，可促进绒毛内的血液和淋巴流动，有助于食物的吸收。

1. 途径　小肠内食物的吸收途径有跨细胞和细胞旁途径两种。

（1）跨细胞途径：肠腔内的营养物质通过小肠绒毛上皮细胞腔面膜进入细胞内，再经过基底侧膜进入细胞外间隙，最后进入血液或淋巴。

（2）细胞旁途径：通过小肠上皮细胞间的紧密连接进入细胞间隙，再进入血液或淋巴。

2. 吸收的机制　有被动转运、主动转运、入胞及出胞作用等。

（1）被动转运：单纯扩散、易化扩散和渗透。

（2）主动转运：原发性主动转运和继发性主动转运。

（3）入胞和出胞作用。

案例 9-4

患者，男，24 岁，因"腹痛、腹泻伴消瘦 6 个月"为主诉入院。6 个月前患者无明显诱因出现腹痛、腹泻、恶心、呕吐伴消瘦。曾按胃炎、肠炎治疗无效，后给予抗结核治疗 1 个多月，病情继续恶化。为进一步诊治来院。

体格检查：体温 36.5℃，脉搏 60 次 / 分，呼吸 15 次 / 分，血压 120/70mmHg。明显消瘦、贫血貌、皮肤粗糙。辅助检查：血常规红细胞计数减少，血红蛋白减少，血浆白蛋白和球蛋白减少，周围血象中红细胞大小不等。小肠造影显示不完全肠梗阻。胃肠镜检查发现：肠黏膜下血管显露、肠黏膜轻度炎症，黏膜轻度腺体增生及轻度炎症。骨髓涂片：巨幼细胞性贫血。诊断：小肠吸收不良综合征。

1. 问题与思考

（1）为何营养物质吸收的主要部位在小肠？

（2）主要营养物质在消化道是如何被吸收的？

（3）试分析肠内营养物质吸收障碍的可能原因及对身体的影响。

2. 提示　小肠吸收不良综合征是多种原因引起的小肠吸收功能障碍和继发性营养缺乏的临床综合征。病因：①原发性吸收不良综合征，其病因可能与遗传有关的代谢异常及免疫因素有关。②继发性吸收不良综合征，较原发性多见，多见于胃肠手术后，肠的炎症及肿瘤疾病、胆道及胰腺疾病等。

二、小肠内主要物质的吸收

小肠内被吸收的物质不仅包括由口腔摄入的物质，还有各种消化腺分泌入消化道内的水分、无机盐和有机成分等。正常情况下，小肠每天吸收数百克糖，100g 或更多的脂肪，50 ～ 100g 氨基酸和 50 ～ 100g 无机盐等。小肠的吸收功能有巨大的储备能力，吸收的营养物质可以远远超出这个数字。

案例 9-5

患者，男，26 岁，主诉"食用冰淇淋后腹痛、腹泻 6h"。6h 前患者食用冰淇淋后不久出现腹痛，腹胀并腹泻。无呕吐，无发热，无咳嗽、咳痰，无周身疼痛。否认近期内服用阿司匹林、芬必得等损伤胃肠道黏膜的非甾体抗炎药。腹痛、腹胀和腹泻的症状 1 天后自行缓解。并诉其父有类似经历。诊断：乳糖不耐症。

1. 问题与思考

（1）被吸收的碳水化合物的消化产物有哪些？

（2）被吸收的蛋白质的消化产物有哪些？

（3）被吸收的脂质的消化产物有哪些？

（4）试分析乳糖不耐症的原因。

2. 提示　乳糖不耐受是小肠中的刷状缘内的乳糖酶缺乏导致的疾病。该疾病可能是遗传获得性的（成人乳糖不耐症），也可能是继发于胃肠道急性感染或者非甾体抗炎药或其他药物导致的小肠黏膜损伤。

（一）糖的吸收

糖类一般须分解为单糖后才能被吸收，双糖吸收很少。各种单糖的吸收速率差异很大，己糖的吸收快，而戊糖吸收慢。在己糖中，又以半乳糖和葡萄糖的吸收为最快，果糖次之，甘露糖为最慢。形成这种差别的主要原因是转运单糖的载体种类和糖与载体的亲和力不同。葡萄糖是食物中最多的碳水化合物最终消化产物，约占总量的80%。其余的单糖几乎完全是半乳糖和果糖。

葡萄糖和半乳糖的吸收是伴随 Na^+ 同向转运的继发性主动转运过程（图9-17）。在肠绒毛上皮细胞的基底侧膜上有钠泵，它能将细胞内的 Na^+ 不断转运出细胞，从而降低细胞内的 Na^+ 浓度。在上皮细胞顶端膜上则有 Na^+-葡萄糖同向转运体和 Na^+-半乳糖同向转运体，葡萄糖和半乳糖能分别与 Na^+-葡萄糖同向转运体和 Na^+-半乳糖同向转运体结合，Na^+ 依靠细胞内外 Na^+ 的浓度差进入细胞，释放的势能将葡萄糖或半乳糖转运入细胞内，然后非钠依赖性转运蛋白和酶使葡萄糖与半乳糖从基底侧膜以易化扩散方式进入细胞间液，再进入血液。钠泵的抑制剂毒毛花苷 G（哇巴因，ouabain）等可抑制钠泵的活动，因而抑制葡萄糖及半乳糖的吸收。

果糖的转运不属于主动转运，而是通过载体介导的易化扩散进入肠绒毛上皮细胞。因此，果糖的吸收速率比葡萄糖和半乳糖低，仅为葡萄糖吸收速率的一半。转运入细胞内的果糖大部分被转化为葡萄糖后进入血液循环。

（二）蛋白质的吸收

蛋白质的消化分解产物有二肽、三肽及氨基酸。与单糖的吸收相似，氨基酸的吸收与钠的吸收相偶联，以继发性主动转运的方式进入小肠上皮细胞内。一旦钠泵活动被阻断，氨基酸的转运即随之停止。目前，在小肠壁上已确定出3种分别转运中性、酸性或碱性氨基酸的特殊运载系统。一般来讲，中性氨基酸的转运速度比酸性或碱性氨基酸要快。少数氨基酸的吸收不依赖于 Na^+，而是以易化扩散的方式进入肠上皮细胞。

蛋白质并非只有水解成氨基酸后才能被吸收。小肠纹状缘上还存在二肽和三肽的钠依赖性转运系统，如 H^+-肽转运系统，许多二肽和三肽也可完整地被小肠上皮细胞吸收。而且，肽的转运系统吸收效率可能比氨基酸还高。进入细胞内的二肽和三肽，可被细胞内二肽酶和三肽酶进一步分解为氨基酸，再经过氨基酸载体转运出细胞，进入血液循环。婴儿肠上皮细胞可吸收适量未经消化的蛋白质，如母体初乳中的免疫球蛋白 A（IgA）。但某些外来蛋白被直接吸收后，可作为抗原而引起过敏反应或中毒反应，对机体产生不利的影响。

（三）脂类的吸收

脂类消化后产生一酰甘油、游离脂肪酸、胆固醇和溶血卵磷脂等，这些产物与胆汁中的胆盐形成混合微胶粒，存在于肠腔内。由于胆盐具有双嗜性，它携带脂类消化产物通过覆盖于小肠黏膜上皮细胞表面的不流动水层而到达上皮细胞表面，释放出脂类消化产物。一酰甘油、脂肪酸和胆固醇等从混合胶粒中释出，顺浓度梯度扩散入细胞内。胆盐则留在肠腔内，重新形成混合微胶粒，反复转运脂类消化产物，最后在回肠被吸收。长链脂肪酸及一酰甘油被吸收后，在肠上皮细胞的内质网中大部分重新合成为三酰甘油，并与细胞中载脂蛋白合成乳糜微粒（chylomicron，CM）。乳糜微粒随即进入高尔基复合体，并被包裹在一个囊泡内。囊泡移行到细胞基底侧膜与细胞膜融合，释放出乳糜微粒进入细胞间隙，再扩散入淋巴（图9-17）。

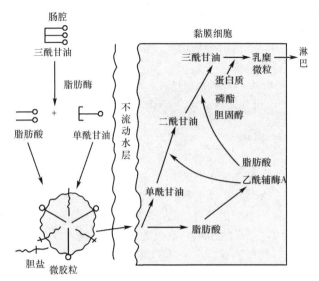

图 9-17 脂肪消化产物的吸收

少于 10 ～ 12 个碳原子的中、短链三酰甘油的水解产物是水溶性的，在小肠上皮细胞中不再转化，而是直接进入绒毛内毛细血管。但膳食的动、植物油中含有 15 个以上碳原子的长链脂肪酸很多，所以脂肪的吸收途径以淋巴途径为主。

胆固醇的吸收受多种因素影响。食物中的脂肪和脂肪酸能促进胆固醇吸收，而植物固醇（如豆固醇）抑制其吸收。胆盐与胆固醇形成混合微胶粒后，有助于胆固醇吸收。食物中纤维素和果胶等易与胆盐结合而阻碍微胶粒形成，从而减少胆固醇在肠道的吸收。

（四）水的吸收

消化道每天吸收水约 9L，其中摄入水 2L，消化液约 7L。各段消化道吸收水的量不等：十二指肠净吸收水很少，空肠吸收 5 ～ 6L，回肠吸收 2L，结肠吸收 0.4 ～ 1.0L。

水的吸收都是被动的，各种溶质特别是 NaCl 的主动吸收所产生的渗透压梯度是吸收水的主要动力。由于肠内营养物质及电解质的吸收，水顺渗透梯度从肠腔经跨细胞途径和细胞旁途径转移入血。任何原因使肠蠕动增强或肠内渗透压增高，均可使水的吸收减少而导致腹泻。如口服硫酸镁后，在肠内形成高渗透压以阻止水的吸收、刺激肠蠕动而引起腹泻。严重的腹泻会使体内水、电解质和营养物质大量丧失，导致水、电解质和酸碱失衡。

（五）无机盐的吸收

1. 钠的吸收 机体每天吸收钠 25 ～ 30g，约相当于体内总钠量的 14%。其中大部分为消化腺分泌，食物中的钠仅为 5 ～ 8g。肠道内钠的吸收率为 95% ～ 99%。Na^+ 的吸收为主动机制。肠黏膜上皮细胞基底侧膜上的钠泵将细胞内的 Na^+ 主动转运到细胞间隙，造成细胞内的 Na^+ 浓度降低和正电荷减少。管腔内的 Na^+ 通过细胞黏膜面上载体的帮助，以易化扩散的方式进入细胞。由于钠泵继续将细胞内的钠泵出到细胞外，管腔内的 Na^+ 源源不断地进入细胞内。与此同时，细胞间隙与组织间隙中 Na^+ 浓度和静水压不断增高，使得 Na^+ 和水进入毛细血管被吸收。钠的吸收往往还伴有水、葡萄糖、氨基酸和负离子等物质的吸收。Na^+ 经肠上皮细胞顶端膜进入细胞内的方式主要有 4 种：① Na^+-有机溶质（如葡萄糖、半乳糖、氨基酸、二肽、三肽等）同向转运；② Na^+-Cl^- 同向转运；③ Na^+-H^+ 与 Na^+-K^+ 逆向交换；④少量 Na^+ 经水相通道被动扩散。

霍乱弧菌在肠道大量繁殖并产生肠毒素，使小肠反而大量分泌 NaCl。此时，NaCl 吸收减少，大量水和电解质聚集在肠腔内，导致剧烈水样腹泻和迅速脱水。患者可因血容量严重减少，出现周围循环衰竭、低钠、低钾和代谢性酸中毒症状等。

2. Cl^- 和 HCO_3^- 的吸收 Cl^- 主要通过被动扩散而迅速吸收，Na^+ 的吸收导致肠腔内的电位相对为负，因而 Cl^- 顺电位差进入肠上皮细胞。HCO_3^- 的吸收通过 Na^+-H^+ 交换方式进行，以 CO_2 形式吸收。即进入肠腔内的 H^+ 与 HCO_3^- 结合形成 H_2CO_3，然后解离为 H_2O 和 CO_2，CO_2 则通过肠上皮细胞而被吸收入血。

3. 铁的吸收 主要发生在十二指肠和空肠。食物中的铁只有 5% ～ 10% 被吸收，每日吸收约 1mg

铁。铁的吸收与机体对铁的需要量有关，在相对缺铁的情况下，机体吸收铁的能力明显增强。食物中的铁绝大部分是 Fe^{3+}，不易被吸收，当 Fe^{3+} 被还原为 Fe^{2+} 时则较容易被吸收。Fe^{2+} 的吸收速度要比相同量的 Fe^{3+} 快 $2 \sim 15$ 倍。铁在酸性环境中易于溶解而便于被吸收，所以胃酸可促进铁的吸收。胃酸分泌缺乏时铁的吸收减少，可引起缺铁性贫血，胃大部切除的患者也可伴发缺铁性贫血。维生素 C 可与铁形成可溶性复合物，并能使 Fe^{3+} 还原为 Fe^{2+}，促进铁的吸收。

肠黏膜细胞吸收铁的过程分为上皮细胞对肠腔中铁的摄取和向血浆的转运，这两个过程都需要消耗能量。黏膜细胞顶端膜中存在的二价金属转运体（divalent metal transporter 1，DMT1）能将 Fe^{2+} 转运至细胞内，然后由黏膜细胞基底侧膜中存在的铁转运蛋白 1（ferroportin 1，FP1）将其转运出细胞，进入血液。肠黏膜吸收铁的能力主要与黏膜细胞内的铁含量。由肠腔吸收入黏膜细胞的 Fe^2，大部分被氧化成 Fe^{3+}，并与细胞内的脱铁铁蛋白（apoferritin）结合成铁蛋白，暂时储存在细胞内，缓慢向血液中释放。吸收入黏膜细胞的仅一小部分在尚未与脱铁铁蛋白结合前以主动吸收的方式转移到血浆中。

4. 钙的吸收 食物中的钙只有小部分被吸收，而且钙盐只有在水溶液状态下才能被吸收。钙的吸收率主要受维生素 D 和机体对钙的需求情况的影响。高活性的维生素 D[1,25（OH)$_2$D$_3$] 能促进小肠对 Ca^{2+} 的吸收；另一方面，机体缺钙或对钙的需要增加时（如儿童、哺乳期妇女），钙的吸收率也增加。相反，体内钙较多时则钙的吸收减少。葡萄糖可促进 Ca^{2+} 的吸收，但食物中的草酸、植酸和脂肪酸等则可与 Ca^{2+} 形成不溶性复合物，因而抑制 Ca^{2+} 的吸收。在酸性环境中 Ca^{2+} 易于被吸收，而在碱性环境中 Ca^{2+} 的吸收减少。

小肠黏膜对 Ca^{2+} 的吸收有跨上皮细胞途径和细胞旁途径两种形式。肠腔内的 Ca^{2+} 经上皮细胞顶端膜中的特异性通道顺电 - 化学梯度进入细胞，与胞质中的钙结合蛋白（calbindin）结合，然后通过基底侧膜上的钙泵及 Na^+-Ca^{2+} 交换体被转运出细胞，然后进入血液，这个过程是主动的。Ca^{2+} 还可以膜囊泡的形式存在于胞质中，通过基底侧膜以出胞方式被释放。1,25（OH)$_2$D$_3$ 可诱导小肠上皮细胞特异钙通道及钙泵的合成，所以 1,25（OH)$_2$D$_3$ 可以促进钙的吸收，还有部分钙可通过细胞旁途径而被吸收。

（六）维生素的吸收

维生素（vitamin）可分为水溶性维生素和脂溶性维生素两大类。大多数水溶性维生素（如维生素 B_1、B_2、B_6、PP、C 及生物素、叶酸）都是通过 Na^+ 同向转运体而被吸收。维生素主要在小肠上段被吸收，只有维生素 B_{12} 的吸收在回肠进行。维生素 B_{12} 需先与内因子结合成复合物后，才能被回肠主动吸收。脂溶性维生素（A、D、E、K）的吸收过程与脂类消化产物相同。脂类的消化吸收障碍将影响脂溶性维生素的吸收。

三、大肠的吸收功能

大肠可吸收部分水和电解质。消化道每日吸收水约 8L，其中大部分在小肠内完成，每日仅有 $500 \sim 1000ml$ 的液体量以乳糜形式进入大肠并进一步吸收。粪便中含水量很少，为 $100 \sim 150ml$。可见大肠具有较强的吸收水的能力。大肠内 Na^+ 的主动转运引起肠腔和肠壁组织之间的渗透梯度是吸收水的主要动力。各种溶质（尤其是 Na^+）的吸收使上皮细胞内渗透压增加，水随之而渗透入上皮细胞。与吸收过程相反，当肠腔内处于高渗状态时，水也可透过肠黏膜渗入肠腔内。

大肠也能吸收肠内细菌合成的维生素 B 复合物和维生素 K，以补充食物中维生素摄入的不足。此外，大肠也能吸收由细菌分解食物残渣而产生的短链脂肪酸。

（薛明明）

小 结

消化是指食物在消化道内被分解为小分子物质的过程，有机械消化和化学消化两种形式。吸收则指的是小分子营养物质透过消化道黏膜进入血液和淋巴液的过程。消化道平滑肌既有肌肉组织的共性，也有其自身的特点，以适应消化活动的需要。消化系统受自主神经的支配，并分布有内在神经丛，共同调节消化道的活动。一般而言，副交感神经兴奋可促进消化道的运动和消化腺的分泌，而交感神经活动则抑制消化活动。消化道黏膜下还分布有许多内分泌细胞，分泌多种肽类胃肠激素，参与调节消化道的运动和消化腺的分泌。

胃液的成分有盐酸、胃蛋白酶原、黏液及内因子等。盐酸可激活胃蛋白酶原和刺激促胰液素的分泌。胃蛋白酶对蛋白质具有初步消化作用。黏液和胃黏膜分泌的HCO_3^-构成对胃酸和胃蛋白酶的屏障作用，以保护胃黏膜免受损伤。内因子可保护及促进维生素B_{12}的吸收。消化期胃液的分泌可分为头期、胃期和肠期。头期和胃期分泌受神经 - 体液因素的调控，而肠期分泌的调节以体液因素为主。胃、肠腔内的盐酸、脂肪和高张溶液是抑制胃液分泌的主要因素。胃的特征性运动形式是容受性舒张。胃内容物进入十二指肠的过程称为胃排空。胃内容物和促胃液素促进胃排空，而肠 - 胃反射和十二指肠分泌的激素则抑制胃排空。

　　胰液是最重要的消化液，含有消化三大营养物质的消化酶。蛋白水解酶可将蛋白质分解为多肽和氨基酸；胰脂肪酶能水解中性脂肪为脂肪酸、单酰甘油和甘油；胰淀粉酶可将淀粉、糖原及大多数其他碳水化合物水解为二糖和少量三糖。胰液的分泌受神经 - 体液调节，其中以促胰液素和缩胆囊素的作用最重要。

　　胆汁不含消化酶，但所含的胆盐等对脂肪的消化和吸收具有重要作用。促胰液素、促胃液素、胆盐和高蛋白食物是促进胆汁分泌的重要因素，缩胆囊素促进胆囊收缩和胆汁的排出。

　　肝脏是人体内最大的消化腺，具有分泌胆汁的功能，在机体的物质代谢中也具有重要作用，此外还具有解毒、防御和免疫等功能。

　　小肠是营养物质吸收的主要场所。糖类主要是以单糖形式吸收，蛋白质主要以氨基酸形式吸收，属于继发性主动转运（与Na^+重吸收相伴随）。脂肪分解产物甘油和单糖一起被吸收，脂肪其他分解产物的吸收则需要胆盐帮助。

第十章　能量代谢和体温

机体进行各种功能活动所需要的能量来源于营养物质分子结构中所蕴藏的化学能。在机体内，营养物质被氧化分解时会释放出能量，其中大部分转化为热能，用于维持体温，并散发到体外。人体在正常情况下具有维持体温相对恒定的调节能力，为各种生理功能提供相对稳定的内环境。

第一节　能量代谢

机体生命活动的基本特征之一是新陈代谢，它包括物质代谢和与之相伴随的能量代谢（energy metabolism）。物质代谢包括合成代谢和分解代谢。合成代谢是指机体利用营养物质构筑和更新自身组织并储存能量的过程；分解代谢是指机体分解营养物质并释放能量的过程。通常将机体内物质代谢过程中所伴随的能量释放、转移、储存和利用称为能量代谢。

一、机体能量的来源、转化和利用

（一）机体能量的来源

机体生命活动所需能量最终来源于食物中的糖、脂肪和蛋白质，这些营养物质在消化道内被分解成小分子物质，由小肠黏膜上皮细胞吸收入血，经代谢过程参与机体组织细胞的成分构成，同时为生命活动提供必需的能量。在不同情况下，机体不同组织从三大营养物质所获取的能量不同。

1. 糖（carbohydrate）　是机体最重要的能源物质。一般情况下，人体生命活动所需能量的50%～70%由糖氧化分解提供。糖的消化产物葡萄糖（glucose）被吸收入血后，一部分可直接供全身细胞利用，另一部分以糖原形式储存在肝脏和肌肉内。此外，肝脏还能利用甘油和一些氨基酸等非糖物质来合成葡萄糖和糖原。糖原是机体的一种能源储备，肝糖原是血糖的重要来源，肌糖原则可为肌肉收缩提供急需能源。机体内糖类物质的主要供能形式是葡萄糖代谢，葡萄糖分解供能的途径可因供氧情况而有所不同。在供氧充足的情况下，葡萄糖可进行有氧氧化，生成CO_2和水。1mol葡萄糖完全氧化所释放的能量可合成30～32mol ATP；而在供氧不足时，葡萄糖则进行无氧氧化，生成乳酸，所释放的能量仅合成2mol ATP。

正常情况下，体内绝大多数组织器官供氧充足，糖可通过有氧氧化为组织器官活动提供能量，所以有氧氧化是糖分解供能的主要途径。脑组织消耗能量较多，其所需能量主要来源于糖的有氧氧化，而且脑组织储存的糖原少，其代谢消耗的糖主要由血糖直接供给，因此当机体缺氧或血糖浓度过低时，可引起脑功能异常，出现意识障碍或昏迷。糖通过无氧氧化释放的能量虽然很少，但在机体缺氧时极为重要，因为这是体内营养物质在缺氧时的唯一供能途径。当机体进行剧烈运动时，骨骼肌的耗氧量大幅增加，由于循环、呼吸等功能活动的增强需要一个适应过程，从而造成运动初期骨骼肌处于相对缺氧状态，即机体的摄氧量少于肌肉运动的耗氧量，通常将亏欠的这部分氧量称为氧债（oxygen debt）。此时机体可通过加强无氧氧化为骨骼肌活动迅速提供部分能量。另外，人体内某些代谢活跃的组织细胞（如神经、骨髓等）即使在供氧充足的情况下，也常由无氧氧化提供部分能量。红细胞由于缺乏糖有氧氧化的酶系，所以其供能途径主要是无氧氧化。

糖的主要功能是为机体活动提供能量。糖代谢的中间产物可转变成其他的含碳化合物，是机体重要的碳源；此外，糖也是人体组织结构的重要构成成分。因此，糖原储备和糖供应充足才能保证体内生理功能的正常进行。若机体摄取的糖量远远超过了消耗量，则糖可转变为脂肪在体内储存。

2. 脂肪（fat）　也称三酰甘油（triglyceride），在人体内的储存量较大，成年男性的脂肪储存量约占体重的20%，女性更多。一般情况下，人体所需能量的30%～50%来自于脂肪，因此，脂肪是机体内重要的能量储存库。脂肪主要来源于食物，也可在体内由糖或氨基酸转化而成。脂肪作为供能物质的特点是必须有氧参与。脂肪经脂肪动员分解为脂肪酸和甘油，脂肪酸在供氧充足的条件下，经β-氧化逐步分解为乙酰辅酶A，再通过三羧酸循环，彻底氧化释放能量供组织利用；脂肪酸也可在饥饿或糖尿病等情况下在肝内生成酮体再供其他组织利用。甘油可经磷酸化、脱氢后转变为糖酵解的中间产物，遵循糖代谢途径分解供能，或异生为葡萄糖。在体内，每克脂肪氧化所释放的能量约为糖的 2 倍，当糖供应不足（短期饥饿）时，机体主要靠分解脂肪供能。

3. 蛋白质（protein）　　基本组成单位是氨基酸。体内可利用的氨基酸来自于食物蛋白质的消化吸收及机体新陈代谢过程中组织蛋白质的分解。在生理状态下，氨基酸不是体内的供能物质，而是构成机体组成成分或合成生物活性物质的重要原料；只有在糖和脂肪供应严重不足，如长期不能进食或体力过度消耗（某些慢性消耗性疾病）的情况下，机体才分解组织蛋白质产生氨基酸，经脱氨基生成 α- 酮酸后进入糖代谢途径，为各种生命活动提供必需的能量。

在体内，糖、脂肪和蛋白质这三种营养物质的代谢相互联系、相互依存，构成统一的整体。一般情况下，人体主要依靠糖和脂肪代谢获取能量；当机体处于饥饿状态时，糖的储存和可利用量减少，脂肪和蛋白质将成为机体长期消耗的供能物质。

（二）机体能量的转化和利用

糖、脂肪和蛋白质这三种营养物质在体内氧化分解生成 CO_2 和 H_2O 的同时释放出能量，其中50% 以上直接转化为热能，其余部分则转化为化学能，以高能磷酸键的形式储存于体内的高能磷酸化合物中。体内最重要的高能磷酸化合物是三磷酸腺苷（adenosine triphosphate，ATP），ATP 既是机体能量的重要储存形式，又是直接的供能物质。机体可直接利用 ATP 释放的能量去完成各种生理功能，如肌肉收缩、合成各种细胞成分及生物活性物质、物质的跨膜主动转运、腺细胞的分泌、生物电的产生及传导等。这部分化学能，除骨骼肌运动完成一定的外功外，其余的能量最后都将转变为热能散发到体外。ATP 在体内能量转移、储存和利用中起着关键作用。当体内能量过剩时，ATP 可把它的高能磷酸键转移给肌酸，生成磷酸肌酸（creatine phosphate，CP），磷酸肌酸是机体能量的另一种储存形式。当机体消耗 ATP 过多引起二磷酸腺苷（adenosine diphosphate，ADP）含量高时，磷酸肌酸便将高能磷酸键转移给 ADP 生成 ATP，从而使 ATP 的含量满足机体生理活动的需求。机体能量的来源、释放、转移、储存和利用之间的关系如图 10-1。

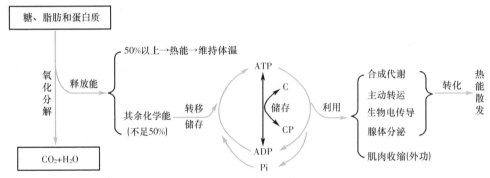

图 10-1　机体能量的来源和转化示意图

C：肌酸；CP：磷酸肌酸；Pi：无机磷酸

> **知识链接**　　　　　**能量平衡与肥胖**
>
> 能量平衡是指机体能量摄入与能量消耗之间的平衡。人体每天摄入的能量主要用于基础代谢、食物的特殊动力效应、机体运动及完成各种生理活动等所消耗的能量。一段时间内，如果能量摄入和能量消耗之间通过神经 - 体液调节机制达到精确平衡，则体重可在一定正常范围内保持基本不变；如果摄入的能量少于消耗的能量，则体重会因机体动用体内储存的能量物质而减轻，引起能量的负平衡；反之，任何使能量摄入增加和（或）能量消耗减少的因素均能引起能量的正平衡，过剩的能量则转化为脂肪逐渐积存于体内，导致肥胖，体重增加。由此可见，肥胖与心血管病、糖尿病和高血压等多种疾病的发生和发展密切相关。临床上常用体重指数（body mass index，BMI）、腰围和腰臀比作为检测肥胖的指标。体重指数等于体重（kg）除以身高（m）的平方，主要反映全身性肥胖和超重，体重指数 $24kg/m^2$ 为我国成人超重界限，$28kg/m^2$ 为肥胖界限。腰围和腰臀比反映的是脂肪总量和脂肪的分布情况。所以人们要根据自身实际状况调整能量的摄入和消耗量，以维持机体的能量平衡。

二、能量代谢的测定

综上所述，营养物质、气体和能量这三者之间存在着密切关系。当某种营养物质氧化分解时，

总会消耗一定量的 O_2，同时生成一定量的 CO_2，并释放出一定的能量，以下几个基本的生理学概念就反映了这三者之间的关系，可以用于能量代谢率的测定和计算。

（一）食物的热价和呼吸商

1. 食物的热价　1g 食物在体内氧化或在体外燃烧时所释放的热量，称为该种食物的热价（thermal equivalent of food）。食物的热价可分为生物热价（在体内氧化时所释放的热量）和物理热价（在体外燃烧时所释放的热量）。糖、脂肪在体内氧化或在体外燃烧时，能彻底氧化且产物完全相同，所以它们的生物热价和物理热价相等。而蛋白质的生物热价则小于物理热价，这是因为蛋白质在体内不能被彻底氧化，部分代谢产物以尿素、肌酐等形式排出体外。糖、脂肪和蛋白质的热价见表 10-1。

表 10-1　三种营养物质的热价、氧热价和呼吸商

营养物质	物理热价（kJ/g）	生物热价（kJ/g）	氧热价（kJ/L）	O_2 消耗量（L/g）	CO_2 产生量（L/g）	呼吸商
糖	17.15	17.15	20.66	0.83	0.83	1.00
脂肪	39.75	39.75	19.58	2.03	1.43	0.71
蛋白质	23.43	17.99	18.93	0.95	0.76	0.80

2. 食物的氧热价　食物氧化时要消耗 O_2，通常将某种食物氧化时消耗 1L O_2 所产生的热量，称为该种食物的氧热价（thermal equivalent of oxygen）。实验证实，糖、脂肪和蛋白质在体内氧化时，消耗等量的 O_2 产生的热量是不同的（表 10-1）。氧热价对机体的能量代谢测定具有重要意义，通过测定机体在一定时间内的 O_2 消耗量，再根据氧热价，就可以推算出机体在一定时间内消耗的能量，即能量代谢率。

3. 呼吸商　三种营养物质在体内氧化时，通过呼吸作用从外界摄取所需的 O_2，同时也将产生的 CO_2 排出体外。一定时间内机体呼出的 CO_2 量与吸入的 O_2 量之间的比值称为呼吸商（respiratory quotient，RQ）。能量物质在细胞内氧化供能属于细胞呼吸过程，因而可根据一定时间内各种供能物质氧化时的 CO_2 产生量与 O_2 消耗量计算出各自的呼吸商。由于在同一温度和气压条件下，容积相等的不同气体，其摩尔数都相等，所以通常用 CO_2 与 O_2 的容积（ml 或 L）之比来表示呼吸商。即：

$$呼吸商（RQ）= CO_2 产生量（ml）/O_2 消耗量（ml）$$

糖、脂肪和蛋白质氧化时，它们的 CO_2 产生量与 O_2 消耗量各不相同，所以三者的呼吸商也不一样（表 10-1）。因为营养物质在体内、外氧化时，它们的 CO_2 产生量与 O_2 消耗量都取决于该物质的化学组成。所以，在理论上任何一种营养物质的呼吸商都可以根据它氧化成终产物（CO_2 和 H_2O）的化学反应式计算出来。根据葡萄糖的氧化反应式（见后文），葡萄糖分解氧化时消耗的 O_2 和产生 CO_2 的量相等，均为 6mol，所以糖的呼吸商等于 1.00。脂肪的分子结构中，O_2 的含量远少于碳和氢。因此，另外提供的氧既要氧化脂肪分子中的碳，又要氧化其中的氢，可见脂肪氧化时消耗的氧量多于 CO_2 产生量，所以脂肪的呼吸商小于 1.00。蛋白质在体内不能完全氧化，其呼吸商只能通过间接方法计算。

一般认为，呼吸商能比较准确地反映出体内三种营养物质氧化分解的比例，从而推测出机体在特定时间内主要消耗哪种能量物质供能。若呼吸商接近 1.00，说明此人在该段时间内利用的能量主要来自糖代谢。糖尿病患者因糖的利用障碍，机体主要依靠脂肪代谢供能，所以其呼吸商低，接近于 0.70；长期饥饿时，能量主要来自体内蛋白质的分解，其呼吸商接近于 0.80。正常人摄入混合食物时，呼吸商一般在 0.85 左右。但实际上，根据 O_2 消耗量和 CO_2 产生量计算出的呼吸商并不一定与理论计算值精确吻合。这是由于机体组织细胞可同时氧化分解三种营养物质，而且这三种物质之间可以相互转变。如糖在转化为脂肪时，其呼吸商可能变大，甚至超过 1.0。这是因为当一部分糖转化为脂肪时，原来糖分子中的 O_2 即有剩余，这些 O_2 可以参加机体代谢过程中的氧化反应，相应地减少了从外界摄取的 O_2 量，因而呼吸商变大。反过来，如果脂肪转化为糖，呼吸商也可能低于 0.71。这是由于脂肪分子中含 O_2 比例小，当转化为糖时，需要更多的 O_2 进入分子结构，因而机体摄取和消耗外界的 O_2 量增多，使呼吸商变小。另外，还有其他一些代谢反应也能影响呼吸商。例如，肌肉剧烈活动时，由于 O_2 供不应求，糖酵解增多，将有大量乳酸进入血液。乳酸和体内碳酸盐相互作用，

产生大量 CO_2 并由肺排出，使呼吸商变大。在肺过度通气、酸中毒等情况下，机体中的 CO_2 大量排出，可使呼吸商大于 1.00。相反，肺通气不足、碱中毒等情况下，呼吸商则变小。

4. 非蛋白呼吸商　通常情况下，体内的能量主要来自糖和脂肪的氧化分解，蛋白质的分解供能量可忽略不计，故将糖和脂肪按不同比例氧化分解时，CO_2 产生量与 O_2 消耗量的比值称为非蛋白呼吸商（non-protein respiratory quotient，NPRQ）。非蛋白呼吸商可估算非蛋白代谢中糖和脂肪氧化的相对数量。研究者已从 0.71～1.00 范围内的非蛋白呼吸商，算出糖和脂肪两者氧化的各自百分比及氧热价（表 10-2）。当非蛋白呼吸商为 0.85 时，糖约占供能物质的 51%，脂肪约占 49%，此时的氧热价为 20.36kJ。

表 10-2　非蛋白呼吸商和氧热价（简化）

非蛋白呼吸商	氧化的百分比		氧热价（kJ）
	糖（%）	脂肪（%）	
0.71	1.10	98.90	19.64
0.72	4.75	95.20	19.69
0.74	12.00	88.00	19.79
0.76	19.20	80.80	19.89
0.78	26.30	73.70	19.99
0.80	33.40	66.60	20.10
0.82	40.30	59.70	20.20
0.84	47.20	52.80	20.31
0.85	50.70	49.30	20.36
0.86	54.10	45.90	20.41
0.88	60.80	39.20	20.51
0.90	67.50	32.50	20.61
0.92	74.10	25.90	20.71
0.94	80.70	19.30	20.82
0.96	87.20	12.80	20.93
0.98	93.60	6.37	21.03
1.00	100.00	0.00	21.13

（二）能量代谢的测定原理

体内能量物质在耗氧的条件下释放的能量和热量约各占 50%。机体利用 ATP 提供的能量进行各种生命活动时，除骨骼肌运动时完成的机械功外，其余的都转变为热能。根据热力学第一定律，即能量守恒定律，能量由一种形式转化为另一种形式的过程中，既不能增加，也不减少。机体的能量代谢也遵循这一规律，即在整个能量转化过程中，如果按能量来计算，机体利用的蕴藏于食物中的化学能就等于最终转化成的热能加上所做的外功。因此，测定机体在一定时间内所消耗的食物种类和量，或者测定机体所产生的热量与所做的外功，都可测算出整个机体的能量代谢率（energy metabolism rate），即单位时间内所消耗的能量。目前，国际通用的能量计量单位是焦耳（joules，J）或千焦耳（kilojoules，kJ）。与以前的能量单位卡（cal）或千卡（kcal）的换算关系为 1kcal=4.187kJ，即 1J=0.23885cal，1kJ=0.23885kcal。

（三）能量代谢的测定方法

在避免机体做外功情况下，测定整个机体在单位时间内发散的总热量，即为能量代谢率。测定方法通常包括下列两种。

1. 直接测热法（direct calorimetry）　是将受试者置于一特殊测热装置的环境中，不做外功。单位时间内受试者散发的热量使流过该装置内的水温升高，根据流过的水量和温度差，可计算出受试者在一定时间内所散发的总热量，即能量代谢率。直接测热法的原理虽简单但设备复杂，操作繁琐，因而能量代谢的测定一般都采用间接测热法。

2. 间接测热法（indirect calorimetry）　基本原理是根据化学反应中的定比定律，即反应物的量与产物量之间呈一定比例关系。测出一定时间内整个人体分别氧化分解的糖、脂肪及蛋白质的量，然后根据食物的热价算出该段时间内整个机体所释放出的热量。例如，氧化 1mol 葡萄糖，需要 6mol O_2，同时产生 6mol CO_2 和 6mol H_2O，并释放出一定能量（ΔH），如下列反应式所示：

$$C_6H_{12}O_6 + 6O_2 = 6CO_2 + 6H_2O + \Delta H$$

同一种化学反应，不论经过什么样的中间步骤，也不管反应条件差异多大，这种定比关系始终保持不变。人体内营养物质的氧化供能反应也是如此。

（1）间接测热法的主要步骤：①测定机体在一定时间内的 CO_2 产生量和 O_2 消耗量。②测出尿氮含量，尿中排出 1g 氮相当于体内氧化分解了 6.25g 的蛋白质。由此算出蛋白质的氧化量。再根据表 10-1 计算出蛋白质氧化时的产热量、CO_2 产生量和 O_2 消耗量。③计算非蛋白质（糖和脂肪）代谢时的 CO_2 产生量和 O_2 消耗量，即在机体总 CO_2 产生量和 O_2 消耗量中减去蛋白质氧化时的 CO_2 产生量和 O_2 消耗量，由此计算出非蛋白呼吸商。④计算非蛋白质代谢的产热量，可根据表 10-2 非蛋白呼吸商所对应的氧热价和非蛋白质代谢的 O_2 消耗量计算。⑤计算总产热量（能量代谢率），即蛋白质产热量与非蛋白质食物产热量之和。

（2）简化测定法：临床上多采用简化方法测定能量代谢，即用气体分析法测得机体在一定时间内的 O_2 消耗量与 CO_2 产生量，并计算出混合呼吸商（受试者在安静状态下混合食物代谢的呼吸商），忽略蛋白质代谢部分。一般认为混合呼吸商接近非蛋白呼吸商，由表 10-2 查出呼吸商的氧热价，即可计算出该时间内的总产热量。

另一种更简便的方法是利用肺量计测出受试者一定时间内（通常为 6min）的 O_2 消耗量。受试者一般摄入混合膳食，通常将非蛋白呼吸商定为 0.82，其氧热价即为 20.19kJ，根据 O_2 消耗量便可计算出总产热量（O_2 消耗量 ×20.19）。实验证明，简化测定法的数值与完整的间接法计算的数值接近。所以简化测定法在临床、劳动卫生和能量代谢的研究工作中得到了广泛应用。

3. O_2 消耗量和 CO_2 产生量的测定　包括下列两种测定方法。

（1）闭合式测定法：临床上常使用代谢率测定器（图 10-2）来测量受试者一定时间内的 O_2 消耗量和 CO_2 产生量。该装置的气体容器中充满 O_2，受试者通过呼吸口瓣吸入 O_2，此时气体容器的上盖随吸气而下降，并由连于上盖的描笔记录在记录纸上。根据记录纸上的方格还可读出潮气量值。受试者的呼出气则通过吸收容器（呼出气中的 CO_2 和水完全被吸收剂吸收）进入气体容器中。于是气体容器的上盖又升高，描笔也随之升高。由于受试者吸气时摄取了一定量的 O_2，而呼出气中的 CO_2 又被吸收，如此反复，使气体容器中的气量逐渐减少，描笔记录的曲线则逐渐下降。在一定时间内曲线下降的总高度，就是该段时间内的 O_2 消耗量。

（2）气体分析法：气体分析的方法有很多，简便而广泛应用的方法是机体在呼吸空气的条件下，采集受试者一定时间内的呼出气，通过气量计测出呼出的气体量，并用气体分析仪测出呼出气中 O_2 和 CO_2 的容积百分比。根据吸入气（空气）和呼出气中 O_2 和 CO_2 的容积百分比的差值，即可算出该时间内的 O_2 消耗量和 CO_2 排出量。

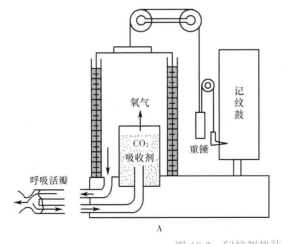
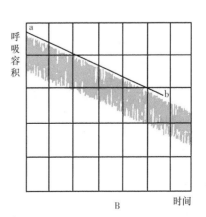

图 10-2　间接测热装置示意图

A. 代谢率测定器；B. 呼吸量曲线；ab 线表示单位时间内的耗氧速度

三、影响能量代谢的主要因素

影响能量代谢的主要因素有肌肉活动、精神活动、食物的特殊动力效应和环境温度等。

（一）肌肉活动

肌肉活动对能量代谢的影响最为显著，机体任何轻微的活动都可提高能量代谢率。在剧烈运动或劳动时，机体的产热量可比安静时增加几倍至数十倍。这是因为人在运动或劳动时，肌肉活动消耗的能量来自体内大量营养物质的氧化，在肌肉，参与氧化的物质主要是葡萄糖和游离脂肪酸，这必然导致机体 O_2 消耗量的显著增加，使能量代谢率大大提高。机体的 O_2 消耗量与肌肉活动的强度呈正比关系，O_2 消耗量最多可达安静时的 $10 \sim 20$ 倍。肌肉活动强度和形式不同，对能量代谢率的影响也不同（表 10-3）。

表 10-3　肌肉活动强度和形式不同时的产热量

肌肉活动强度和形式	平均产热量 [kJ/（$m^2 \cdot min$）]
静卧休息	2.73
参加会议	3.40
擦窗户	8.30
洗衣物	9.89
扫地	11.37
打排球	17.50
打篮球	24.22
踢足球	24.98

（二）精神活动

脑组织的代谢水平很高，据测定，在安静状态下，100g 脑组织的 O_2 消耗量约为 3.5ml/min，相当于安静肌肉组织 O_2 消耗量的 20 倍。但在睡眠中、精神活动活跃时，脑组织中葡萄糖的代谢率却几乎没有差异。人在平静思考问题时，能量代谢率增高也不大，产热量增加一般不超过 4%。但在精神处于紧张状态，如烦恼、恐惧或强烈情绪激动时，产热量可显著增加，能量代谢率增高。其原因是此时出现无意识的肌紧张加强及促进代谢（如甲状腺激素、肾上腺素等）的激素释放增多。

（三）食物的特殊动力效应

人在进食后的一段时间内（从食后 1h 左右开始，延续 $7 \sim 8h$），虽然同样处于安静状态，但机体所产生的热量却比未进食前增加。进食能使机体产生额外能量消耗的现象称为食物特殊动力作用（specific dynamic effect）。这种效应与进食的总热量无关，而与食物的种类有关。三种营养物质的特殊动力效应的数值不同，糖和脂肪分别为其产热量的 6% 和 4%，如摄入能产热 100kJ 的糖类食物后，人体实际产热量为 106kJ，额外多产生了 6kJ 的热量；而蛋白质的特殊动力效应为其产热量的 30%，表明进食蛋白质对能量代谢的影响较大，三种混合膳食可使产热量增加 10% 左右。因此，在计算能量供给时，应再加上这份额外消耗的能量。关于食物特殊动力作用的机制尚不清楚，目前认为，这些额外的能量消耗可能是由于肝脏进行蛋白质分解的脱氨基反应所致。当然，这额外的能量也来自于食物或体内其他能量储备物质的氧化。

（四）环境温度

人体（裸体或只着薄衣）安静时的能量代谢，在 $20 \sim 30℃$ 的环境中最为稳定。实验证明，当环境温度低于 20℃ 时，代谢率即开始增加，在 10℃ 以下，代谢率则显著增加。环境温度降低时代谢率增加，主要是由于寒冷刺激反射性地引起寒战、肌紧张增强所致。在 $20 \sim 30℃$ 时代谢稳定，主要是肌肉松弛的结果。当环境温度为 30℃ 时，代谢率又会逐渐增加。这可能是体内化学反应过程加速的缘故，另外还与发汗、循环及呼吸功能增强等因素有关。

（五）其他因素

年龄、性别和某些药物等因素也能影响能量代谢水平。儿童的能量代谢率较高，老年人相对较低；同年龄组男性的能量代谢率高于女性，平均增加 10% $\sim$ 15%。茶碱和咖啡因等药物也可提高能量代谢率。

四、基础代谢

（一）基础代谢与基础代谢率的概念

　　人在基础状态下的能量代谢称为基础代谢（basal metabolism）。基础状态是指人体处在清醒、安静（没有精神紧张）、空腹（食后 12 ~ 14h），无肌肉活动（肌肉松弛），环境温度保持在 20 ~ 25℃的状态。在这种状态下，人体各种生理活动都比较稳定，能量的消耗只用于维持基本的生命活动，能量代谢也比较稳定。所以把基础状态下单位时间内的能量代谢称为基础代谢率（basal metabolic rat，BMR），即单位时间内的基础代谢。

（二）基础代谢率的测定

　　测定基础代谢率要在基础状态下，即清晨醒来、未进餐前（食后 12 ~ 14h）、静卧，排除受试者肌肉活动、精神紧张和环境温度影响的情况下进行。测出的基础代谢率比一般安静时的代谢率要低些。人熟睡时的代谢率会更低，但做梦时会增高。

　　如何评价不同个体的代谢率？1894 年鲁布纳（Rubner）测定了不同体重的同一种动物和体积大小不等的几种哺乳类动物的产热量，发现若以每千克体重的产热量进行比较，小动物每千克体重的产热量要比大动物多；而若以每平方米体表面积的产热量进行比较，则体积不同的各种动物每平方米体表面积、每 24h 的产热量基本相同（约 4187kJ），人体的测定结果也类似。实验发现，机体某些生理指标与体表面积呈正比关系，如肺活量、心输出量、主动脉和气管的横截面积、肾小球滤过率等都与体表面积基本上成正比，而与体重不成比例关系。基础代谢率也是如此，所以用体表面积来衡量不同个体的代谢率是合适的。基础代谢率的单位通常用 $kJ/(m^2 \cdot h)$ 来表示。我国中等身材成人的体表面积为 1.6 ~ 1.7m^2。受试者的体表面积可根据下列 Stevenson 公式来计算：

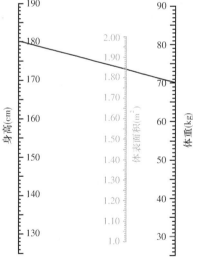

图 10-3 人体表面积测算图

$$体表面积（m^2）=0.0061 \times 身高（cm）+0.0128 \times 体重（kg）-0.1529$$

　　此外，体表面积还可根据图 10-3 直接求出。可将受试者的身高和体重在相应两线上的两点连一直线，此直线与中间的体表面积线的交点就是该人的体表面积。

　　实际测算 BMR 时，常采用前述的简化测定方法，即受试者一般吃混合食物，通常将基础状态下的非蛋白呼吸商定为 0.82，其对应的氧热价为 20.19kJ/L，只需测出受试者一定时间内（通常测 6min）的 O_2 消耗量和体表面积。便可计算出 BMR。即

$$BMR[kJ/(m^2 \cdot h)] = 20.19kJ/L \times O_2 消耗量（L/h）/ 体表面积（m^2）$$

（三）基础代谢率的正常值及临床意义

测定结果表明，BMR 可因性别、年龄等不同而有生理变动。当其他情况相同时，男子的 BMR 平均比女子高；成人比儿童低，并且年龄越大，代谢率越低。正常人的 BMR 是相当稳定的。因为在同一个体，只要测定时的条件完全符合基础状态的要求，则在不同时日中重复测定的 BMR 的结果基本相同。我国正常人男、女各年龄组 BMR 的平均值如表 10-4 所示。

表 10-4　我国正常人 BMR 的平均值 [kJ/（m² · h）]

性别	年龄（岁）						
	11～15	16～17	18～19	20～30	31～40	41～50	≥51
男性	195.5	193.4	166.2	157.8	158.6	154.1	149.1
女性	172.5	181.7	154.1	146.5	146.9	142.4	138.6

一般来说，BMR 的实测值与表 10-4 中的正常平均值相比较，通常用超过或低于正常平均值的百分数来表示，即（实测值 - 正常平均值）/ 正常平均值 ×100%。如相差 10%～15%，则无论较高或较低，都属正常范围；当相差超过 20% 时，才可能是病理性变化。在各种疾病中，甲状腺功能障碍总是伴有 BMR 的异常。甲状腺功能减退时，BMR 将比正常值低 20%～40%；甲状腺功能亢进时，BMR 可比正常值高 25%～80%。因此，BMR 的测定是临床诊断甲状腺疾病的重要方法之一。其他如肾上腺皮质或垂体的功能低下时，BMR 也降低。

当人体发热时，BMR 将升高。一般来说，体温每升高 1℃，BMR 约升高 13%。糖尿病、红细胞增多症、白血病及伴有呼吸困难的心脏病等，也伴有 BMR 的升高。当机体处于病理性饥饿时，BMR 将降低。其他如肾病综合征及垂体性肥胖症等也常伴有 BMR 降低。

第二节　体温及其调节

人和高等动物机体保持一定的温度，是机体进行新陈代谢和正常生命活动的必要条件。机体的新陈代谢过程，是以十分复杂的生物化学反应即酶促反应为基础的，而酶必须在适宜温度下才具备较高的活性。温度过高或过低，酶的活性都会下降。如果人的平均温度下降 10℃，代谢率便可降低 2 倍以上。当体温低于 34℃时，意识将丧失，低于 25℃则可使呼吸、心搏停止；反之，温度过高，酶的活性可因蛋白质变性而降低，造成机体功能的严重损害。当体温持续高于 41℃时，可出现神经系统功能障碍，甚至永久性脑损伤，超过 43℃则会有生命危险。

低等动物（如两栖类、爬虫类）的体温不能保持相对稳定，会随着环境温度的变化而变化，故称为变温动物（poikilotherm）。随着动物的进化，机体的体温调节机制越来越完善。人和高等动物能保持体温的相对稳定，故称为恒温动物（homeotherm）。

一、体　　温

（一）体温的概念及测量

机体各部位的温度并不相同，可分为表层温度（shell temperature）和深部温度（core temperature）。表层温度是指皮肤和皮下组织的温度，而深部温度是指机体深部组织器官的温度，如心、肺、腹腔脏器和脑等。机体表面散热较多较快，所以表层温度比深部温度低，且易受环境温度、血液供应量、衣着和散热量的影响。一般来说，手、足部的皮肤温度较低，额部较高，躯干居中，四肢末梢皮肤温度最低。深部组织的温度较高且相对稳定，但由于各器官的代谢水平不同，它们的温度也略有差异。安静时，肝代谢最活跃，温度最高，约为 38℃，脑温也接近此值；其次是心脏和消化腺；直肠温度更低些，但变动范围不超过 1℃。表层温度的分布与厚度取决于环境温度，当环境温度变化时，表层温度和深部温度分布区的比例有所变化。在冷环境（20℃）中，深部温度分布区主要集中于头部和胸腹内脏，并且表层和深部之间存在明显的温度梯度。在热环境（35℃）中，深部温度区扩大，可扩展到四肢（图 10-4）。由于深部温度相对稳定，所以一般所说的体温（body temperature）是指机体深部的平均温度。由于血液不断循环在体内传递热量，使机体深部各器官的温度会经常趋于一致。因此，血液温度可以代表体内深部各器官温度的平均水平。

机体深部温度尤其是血液温度不易测试，所以临床上通常用直肠、口腔和腋下等部位的温度来代表体温。直肠温度（rectal temperature）的正常值为36.9～37.9℃，测定时需将温度计插入直肠6cm以上。直肠温度比较接近机体的深部温度，但当下肢温度较低时，下肢静脉血流回髂静脉时的血温低，所以直肠温度易受下肢温度影响；口腔温度（oral temperature）的正常值为36.7～37.7℃，口腔温度测量方便，所测温度值较准确，但不适用于不配合的患者；腋下温度（axillary temperature）的正常值为36.0～37.4℃，由于腋窝不是密闭体腔，易受环境温度、出汗等因素影响，所以测定腋下温度时，需将上臂紧贴胸壁形成密闭体腔，使腋下温度升高接近机体深部温度，同时保持腋下干燥，而且测定时间要持续10min以上。

此外，还有常用于动物实验的食管温度和鼓膜温度。食管温度一般比直肠温度约低0.3℃。食管中央部分的温度与右心的温度大致相等，而且体温调节反应的时间过程与食管温度变化过程一致。所以，在动物实验中，食管温度可以作为深部温度的

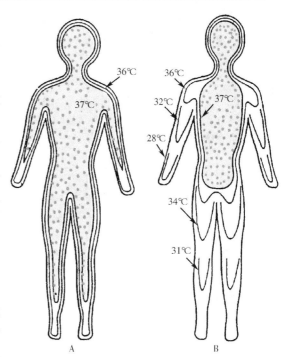

图 10-4　不同环境温度下人体体温的分布
A. 环境温度 35℃；B. 环境温度 20℃

一个指标。鼓膜温度大致与下丘脑温度接近。所以在研究体温调节的生理实验中，常采用鼓膜温度作为脑组织温度的指标。

（二）体温的生理变动

正常情况下，人体体温虽能保持相对稳定，但受下列因素影响而发生波动。

1. 昼夜变化　人体体温在一昼夜之中呈现周期性波动。清晨2～6时体温最低，午后1～6时体温最高，波动幅值一般不超过1℃。体温的这种昼夜周期性波动称为昼夜节律（circadian rhythm）或日节律。动物实验提示，体温的昼夜节律及体内多种生物节律现象可能受下丘脑视交叉上核的控制。

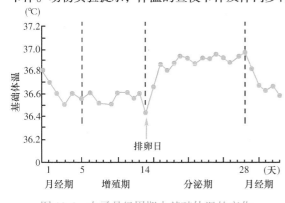

图 10-5　女子月经周期中基础体温的变化

2. 性别影响　虽然成年女性的代谢率比同年龄的男性低10%～15%，但女性的体温平均比男性高约0.3℃。这可能与女性的皮下脂肪较多、出汗少、散热能力差等因素有关；而且女子的基础体温可随月经周期而变动。在卵泡期较低，排卵日最低，排卵后体温升高约0.5℃，这种体温升高一直持续至下次月经开始（图10-5）。这种现象可能与血中孕激素及其代谢产物有关。妊娠期的体温稍高于正常。

3. 年龄影响　一般来说，儿童的体温较高，老年人的体温较青壮年人低。新生儿特别是早产儿，由于体温调节机制发育还不完善，调节体温的能力差，所以体温易受环境温度的影响而变动。故对新生儿应加强保温护理。

4. 肌肉活动　肌肉活动时代谢增强，产热量增加，可导致体温升高。在肌肉进行剧烈活动时，体温可升高1～2℃。所以，临床上测体温应让患者安静。测小儿体温时应防止哭闹。

5. 其他因素　进食、情绪激动、精神紧张和环境温度的变化等对体温也有影响，在测体温时，应考虑到这些情况。此外，麻醉药物也能降低体温，故应注意手术麻醉时和术后患者的保温。

二、机体的产热和散热

体内营养物质代谢所释放的能量，其中一部分以热能的形式用于维持体温；其余的化学能则储存在ATP中，经能量转化与利用，最终也变成热能（做外功除外）。这些热量由血液循环传导到机

体表层，通过辐射、传导、对流及蒸发等方式散发于体外。因此，正常体温的维持是机体在体温调节机构的控制下，使产热过程和散热过程处于动态平衡的结果。

（一）产热过程

1. 产热器官　机体的主要产热器官是内脏、脑和骨骼肌等，不同情况下各器官的产热量不同（表 10-5）。安静时以内脏产热为主，其中肝脏代谢最旺盛，安静时肝脏血液温度比主动脉的血温高 0.4 ～ 0.8℃。活动时以骨骼肌产热为主，肌紧张稍有增强，产热量就会明显增多，剧烈运动时可使产热量增加 40 倍之多。

表 10-5　机体在不同情况下几种器官组织的产热量

器官组织	占体重百分比（%）	产热量（%）	
		安静状态	劳动或运动时
脑	2.5	16	1
内脏	34	56	8
肌肉及皮肤	56	18	90
其他	7.5	10	1

2. 产热方式　机体的热量主要来源于基础代谢、肌肉活动、非寒战和食物特殊动力作用等。

（1）基础代谢产热：指机体在基础状态下的代谢产热，其中内脏器官和脑组织代谢的产热量占基础代谢产热量的 70% 左右。

（2）肌肉活动产热：骨骼肌的随意运动可产生巨大热量。骨骼肌运动时的产热是安静时的 10 ～ 20 倍。在寒冷环境中机体散热量增加，此时机体可通过肌肉寒战来增加产热量，以维持体热平衡。寒战（shivering）是指在寒冷环境中，骨骼肌发生的不随意的节律性收缩，其特点是屈肌和伸肌同时收缩，基本上不做功，但产热量很高。发生寒战时，产热量可增加 4 ～ 5 倍。

（3）非寒战产热：又可理解为基础代谢产热的增强过程，此种产热以褐色脂肪组织的产热量最大，约占非寒战产热总量的 70%。褐色脂肪细胞内含有丰富的线粒体和大量的中性脂肪小滴。当机体受寒冷、肌肉活动等因素刺激时，交感神经兴奋，可能通过 β 肾上腺素能受体介导，引起细胞内的脂肪小滴在线粒体中氧化而快速产热。新生儿的肩胛部、颈部大血管周围和胸骨背面等处有褐色脂肪组织，且新生儿不能发生寒战，故非寒战产热在新生儿体温调节中具有重要意义。

（4）食物特殊动力作用产热：见本章第一节。

3. 机体产热活动的调节　神经 - 体液因素参与机体产热活动的调节。当机体处于寒冷环境或应激状态时，交感神经兴奋，可引起肾上腺髓质活动增强，释放肾上腺素和去甲肾上腺素增多，可使机体产热量迅速增加，但维持时间较短；寒冷刺激也可作用于下丘脑，通过下丘脑 - 腺垂体 - 甲状腺轴的活动，使甲状腺激素合成释放增多，导致机体产热量明显增加。交感神经兴奋也可直接作用于甲状腺，促进甲状腺激素的分泌。甲状腺激素是体内调节产热活动的最重要的体液因素，其特点是持续时间长但作用缓慢。基础状态下的代谢产热主要是通过细胞代谢水平的调节实现的。

（二）散热过程

1. 散热部位　人体的主要散热部位是皮肤。当环境温度低于人体表层温度时，大部分的体热通过皮肤的辐射、传导和对流散热，另外，呼吸、排尿和排便也可散失一部分热量。

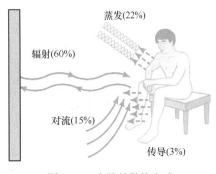

图 10-6　皮肤的散热方式

2. 散热方式　传递到皮肤的热量，通过辐射、传导、对流和蒸发等方式散发到外界环境（图 10-6）。

（1）辐射散热（thermal radiation）：是指机体以热射线的形式将体热传给外界的一种散热方式。机体在安静状态下，此种方式散发的热量所占比例较大，占总散热量的 60% 左右。辐射散热量受皮肤与环境间的温度差及机体有效辐射面积等因素的影响，外界气温与皮肤的温差越大，或是机体有效辐射面积越大，辐射散热量就越多。皮肤温度稍有变动，辐射散热量就会有很大变化。四肢的表面积较大，因此在辐射散热中具有重要作用。

（2）传导散热（thermal conduction）：是指机体的热量直接传给与其相接触的较冷物体的一种散热方式。机体深部的热量以传导方式传到机体表层的皮肤，再由皮肤直接传给与其相接触的物体，如衣服、床等。由于此类物体都是热的不良导体，所以体表因传导而散发的量不大。另外，人体脂肪的导热度也很低，所以，肥胖者或女性由机体深部向表层传导的热量要少些。皮肤涂油脂类物质，也可减少传导散热量。水的导热性能较好，所以穿潮湿的衣服不但失去保温作用，反而增加了机体的散热量。临床上对高热患者可利用冰袋、冰帽等进行物理降温。

（3）对流散热（thermal convection）：是指通过气体的流动来散发体热的一种方式。人体周围总是围绕一薄层与皮肤接触的空气，人体的热量传给这一层空气，由于空气不断流动（对流），便将体热不断地散发到空间。对流是传导散热的一种特殊形式。通过对流所散失热量的多少，受风速影响极大。风速越大，对流散热量越多。相反，风速越小，对流散热量也越少。皮肤表层被衣服覆盖，不易实现对流，棉毛纤维间的空气不易流动，因此都有保温作用。增加衣着以御寒，就是这个道理。

（4）蒸发散热：当外界气温等于皮肤温度时，机体以辐射、传导和对流方式散发的热量将等于零。而当外界气温高于皮肤温度时，机体不但不能以这些方式散热，反而以同样方式从外界吸收热量。此时，机体唯一有效的散热方式就是通过蒸发来散失体热。蒸发散热（evaporation）是指机体通过体表水分的蒸发而散失热量的一种形式。1g 水蒸发可使机体散失 2.43kJ 的热量，所以蒸发散热是环境温度升高或活动时的一种有效散热途径。人体蒸发散热可分为不感蒸发和发汗两种形式。

1）不感蒸发：人即使处在低温环境中，没有汗液分泌时，皮肤和呼吸道也不断有水分渗出而被蒸发掉，这种不为人所觉察的水分蒸发称为不感蒸发（insensible perspiration），这种蒸发与汗腺的活动无关，所以又称不显汗。在 30℃以下的环境中，不感蒸发的水分相当恒定，为 12 ～ 15g/（h·m²）。人体 24h 不感蒸发的水分约为 1000ml，其中由皮肤组织间隙直接渗出而蒸发的水分为 600 ～ 800ml，余者通过呼吸道蒸发。当环境温度升高、人体运动增强或发热时，不感蒸发的水分增多；当环境温度降低或患者休克时，不感蒸发则减少。婴幼儿不感蒸发的速率高于成人。因此，婴幼儿在缺水时更容易出现严重脱水。不感蒸发是一种很有效的散热途径，有些动物（如狗）虽有汗腺结构，但在高温环境下也不能分泌汗液，而必须通过热喘呼吸由呼吸道来增强蒸发散热。

2）发汗：汗腺分泌汗液的活动称为发汗（sweating）。发汗可以意识到有汗滴的形成，故又称为可感蒸发（sensible evaporation）。人在安静状态下，当环境温度达 30℃左右时便开始发汗。如果空气湿度大，而且穿衣较多时，气温达 25℃便可引起人体发汗。人进行劳动或运动使体温升高时，即使气温在 20℃以下，也可出现发汗，而且汗量往往较多，通过汗液的蒸发而散发大量体热，以防体内淤热。患先天性汗腺缺乏症及烧伤后大面积植皮的患者，汗腺分泌功能障碍，因此在炎热环境中，体温可升高到危险水平。发汗速度受环境温度、劳动或运动强度的影响。在一定范围内，发汗速度与环境温度呈正比关系。环境温度越高，发汗速度越快。但如果在高温环境中时间太长，发汗速度会因汗腺疲劳而明显减慢。劳动或运动强度加大时，产热量增多，发汗量显著增加。此外，空气湿度大，汗液不易蒸发，体热散失因而受阻，结果会导致大量出汗。但需指出，汗液只有蒸发时才有散热作用，所以蒸发散热量受温度、空气湿度和风速的影响。人在高温、空气湿度大且通风不良的环境中进行高强度运动或劳动时，可使机体产热大于散热或散热受阻，体热淤积，体温因而升高。高体温又可进一步加速体内的代谢过程，最终导致体温调节中枢功能障碍，汗腺功能衰竭和（或）水、电解质丢失过多，出现体温过高（38℃以上）、意识丧失、循环功能紊乱及组织损伤等中暑症状。除了高温环境、烈日暴晒外，空气湿度大且通风不良、劳动强度过大、工作时间过长、睡眠不足或身患其他疾病等均为中暑的诱因。中暑是一种可危及生命的急性疾病，因此，对中暑者应积极抢救治疗，也需加强预防。

案例 10-2

　　某日，某市最高气温为 38℃，相对湿度超过 70%。在下午 2 ～ 6 时，某建筑工地先后有 7 名建筑工人在工作中出现不同程度的头昏、头痛、四肢无力、胸闷、心悸、口渴、大量出汗、恶心、呕吐等症状。市急救中心医生赶到现场，经问诊和检查，立即进行了现场急救治疗。诊断：中暑。

　　1. 问题与思考

　　（1）中暑的原因是什么？哪些人群易中暑？

（2）中暑后应如何急救？预防中暑的措施有哪些？

2. 提示　中暑是高温环境下机体因热平衡和（或）水、钠、钾电解质代谢紊乱等引起的一种以中枢神经系统和（或）循环系统功能障碍为主要表现的急性疾病。中暑的救治措施包括物理降温、药物降温和对症疗法。

汗液中水分占99%以上，固体成分则不到1%，大部分为NaCl，也有少量KCl和尿素等。与血浆相比，NaCl的浓度低于血浆，乳酸高于血浆，蛋白质和葡萄糖的浓度几乎为零。可见发汗不是血浆简单的滤过，而是汗腺细胞主动分泌的过程。刚从汗腺细胞分泌出来的汗液，其渗透压与血浆相等，但在流经汗腺管腔时，在醛固酮的调节下，汗液中的Na^+和Cl^-被重吸收。因此，最后排出的汗液是低渗的。故机体因大量发汗造成脱水时，常表现为高渗性脱水。大量出汗的人，体内可丢失较多的水和NaCl（发汗速度快，NaCl吸收少），因此，在补充水的同时，也应注意补充NaCl。

> **知识链接**　　　　　　　**热　痉　挛**
>
> 热痉挛是高温中暑的一种情况，通常发生在剧烈活动后、大量出汗和饮用低张液体后，出现头痛、头晕和肢体、腹壁肌群痛性痉挛，肢体活动受限，有时腹痛与急腹症相似，数分钟缓解，无明显体温升高，无神志障碍。热痉挛的发生机制主要是高温大量出汗使机体的水、电解质丢失（NaCl减少，Ca^{2+}相对增多），导致神经、骨骼肌兴奋性增加，最终引起热痉挛伴头痛、恶心等。热痉挛的治疗包括远离高温环境、及时补充0.2%～0.3% NaCl的低盐防暑饮料等。

3. 散热活动的调节　机体通过神经-体液机制调节皮肤血流量和发汗活动，使机体的散热量适应机体功能状态和环境温度的变化，以维持体热平衡。

（1）皮肤血流量的调节：当外界环境温度低于机体表层温度时，大部分体热可以通过辐射、传导和对流的方式散发到外界，其散热量的多少取决于皮肤和环境之间的温度差，温度差大，散热量多；反之，散热量少。机体可通过交感神经系统的活动调节皮肤血管的口径，改变机体表层的血流量，进而改变皮肤温度，以增加或减少机体热量的散发。如在寒冷环境中，交感神经紧张性增强，皮肤血管收缩，皮肤血流量剧减，皮肤温度降低，散热量因而大大减少。此时机体表层宛如一个隔热器，起到了防止体热散失的作用。而在高温环境中，交感神经紧张性降低，皮肤小动脉舒张，动-静脉吻合支也开放，皮肤血流量增加，机体深部的热量被血流带到体表，皮肤温度升高，机体表层的散热作用明显增强，防止了体温升高。

（2）发汗活动的调节：发汗是一种反射活动。人体小汗腺主要接受交感胆碱能纤维支配，因此乙酰胆碱能促进汗腺分泌，而阿托品可阻断发汗。手掌、足底及前额等处的汗腺也有一部分受肾上腺素能纤维支配。发汗中枢分布于脊髓至大脑皮层的中枢神经系统中。在正常情况下，发汗的基本中枢可能位于下丘脑体温调节中枢之中或附近。温热性刺激引起全身各部位的汗腺分泌汗液称为温热性发汗（thermal sweating）。引起温热性发汗的机制：①温热性刺激作用于皮肤的温度感受器，通过交感神经系统反射性引起发汗；②机体运动或处于炎热环境，外周血液温度升高，被加温的血液作用于下丘脑发汗中枢引起发汗。温热性发汗的生理意义是散发体热，参与体温调节。而精神紧张或情绪激动引起的发汗称为精神性发汗（mental sweating），主要见于手掌、足底及前额等部位。精神性发汗在体温调节中的作用不大。上述两种类型的发汗并不是截然分开的，常以混合形式出现（如运动或劳动时的发汗）。

三、体 温 调 节

环境温度或机体功能状态发生变化时，都可引起体温波动。但人和高等动物能够在环境温度发生变化的情况下始终保持体温的相对稳定，这是由于机体内具有完善而精确的体温调节机制，包括自主性体温调节和行为性体温调节两种方式。两者相互配合，通过调节机体的产热和散热过程，维持体温的相对稳定，以确保生命活动的正常进行。

（一）行为性体温调节

行为性体温调节（behavioral thermoregulation）是指机体在环境温度改变时，通过行为活动而采取的保温或降温措施。例如，在炎热环境中，人可通过减少衣着、增强通风或启动空调冷气来增加散热；而寒冷时，人会增加衣着或启动取暖设备来减少散热，若严寒环境下衣着不暖，人还会采取拱肩缩背姿势或跑步等减少散热、增加产热的行为。行为性体温调节是大脑皮层参与下的有意识的活动，是对自主性体温调节的补充。

（二）自主性体温调节

自主性体温调节（autonomic thermoregulation）是指在体温调节中枢的控制下，机体通过增减皮肤血流量、发汗和寒战等散热和产热过程来维持体温相对稳定的过程。下面仅介绍自主性体温调节的有关机制。

自主性体温调节过程是由生物控制系统完成的，涉及感受温度变化的温度感受器，通过有关传入通路把温度变化信息传送到下丘脑体温调节中枢和调定点（控制系统），其传出信息控制着产热器官（如肝脏和骨骼肌）及散热装置（如皮肤和汗腺）等（受控系统）的活动，从而改变机体的产热量和散热量，使体温（受控对象）维持在一个相对稳定的水平。而体温总会受到体内外环境因素的干扰，如肌肉运动、气温、空气湿度、风速的变化等。这些干扰因素通过温度感受装置，即皮肤及机体深部的温度感受器，将干扰体温变化的信息反馈至体温调节中枢，经中枢的整合，再调整受控系统的活动，就可维持当时条件下的体热平衡和体温的相对稳定（图10-7）。

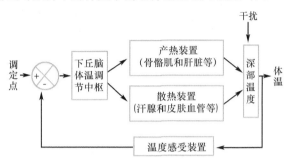

图 10-7　体温调节自动控制示意图

1. 温度感受器　是指对所在部位温度变化敏感的特殊装置。根据温度感受器的分布可分为外周温度感受器和中枢温度感受器。

（1）外周温度感受器（peripheral thermoreceptor）：是指存在于人体皮肤、黏膜和内脏中，对温度变化敏感的游离神经末梢。根据其功能特征可分为冷感受器和热感受器两种。这两种温度感受器可分别感受外周温度变化，并将温度变化信息传至体温调节中枢。当局部温度升高时，热感受器兴奋；反之，局部温度下降时，冷感受器兴奋。两种感受器各自对一定范围的温度敏感，在猫、狗和猴等动物实验中可看到，冷感受器在皮肤温度27℃时发放冲动的频率最高，而热感受器在皮肤温度47℃时发放冲动的频率最高。当皮肤温度偏离这两个温度值时，两种感受器发放冲动的频率都逐渐下降。此外，外周温度感受器对皮肤温度变化速率更敏感。一般来说，皮肤的冷感受器数量多于热感受器。在体温调节中，皮肤感受器主要感受外环境的冷刺激，以防止体温下降。一般在人体额部皮肤温度约30℃时引起冷觉，在35℃左右产生温觉。

内脏器官也有温度感受器。实验表明，内脏温度升高时可引起明显的散热反应。

（2）中枢温度感受器（central thermoreceptor）是指存在于中枢神经系统内对温度变化敏感的神经元。这些温度敏感神经元广泛分布于脊髓、延髓、脑干网状结构及下丘脑。对不麻醉或麻醉的兔、猫或狗等的下丘脑前部进行加温或冷却，用电生理的方法记录下丘脑温度敏感神经元的单位放电，发现一些神经元在局部脑组织温度升高时放电频率增加，称为热敏神经元（warm-sensitive neuron）；另一些神经元在局部脑组织温度降低时放电频率增加，称为冷敏神经元（cold-sensitive neuron）。冷敏神经元主要存在于脑干网状结构和下丘脑的弓状核中；在视前区 - 下丘脑前部（preoptic anterior hypothalamus，PO/AH）存在有热敏神经元和冷敏神经元，以前者居多。这两种温度敏感神经元对局部温度变化非常敏感。实验证明，局部脑组织温度仅变动0.1℃，神经元的放电频率就会发生变化，且不出现适应现象（图10-8）。PO/AH 中的温度敏感神经元除感受局部脑温变化外，还接受外周及中枢其他部位温度感受器的传入温度变化信息，经整合产生体温调节反应。

脊髓和延髓中均存在温度敏感神经元，皮肤、脊髓及中脑的温度传入信息都会聚于延髓温度敏感神经元，并与 PO/AH 有双向信息输送。脑干网状结构也有对局部温度变化发生反应的神经元，它接受来自皮肤、脊髓的温度信息，并向 PO/AH 传送温度信息。

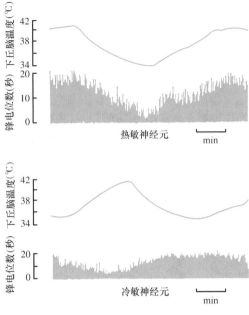

图 10-8　下丘脑温度敏感神经元的单位放电

2. 体温调节中枢　参与体温调节的神经元虽然分布于自脊髓到大脑皮层的中枢神经系统中,但根据多种恒温动物分段切除脑的实验观察到,只要保持下丘脑及其以下的神经结构完整,动物虽然在行为方面可能出现障碍,但动物的体温能保持正常。如破坏下丘脑,动物则不能维持相对恒定的体温。这说明调节体温的基本中枢位于下丘脑。体温调节是涉及多方输入温度信息和多系统的传出反应,因此是一种高级的中枢整合作用,而 PO/AH 在体温调节的中枢整合活动中居核心地位。其依据是:①广泛破坏 PO/AH 区后,与体温调节有关的产热和散热反应均明显减弱或消失。② PO/AH 区既能感受局部温度的变化,又是机体各部位温度传入信息会聚、整合的部位。③致热原等化学物质能直接作用于 PO/AH 区的温度敏感神经元,引起体温调节反应。④由 PO/AH 发出的整合性指令信息是广泛性的,可通过下述三条途径调节体温:一是通过交感神经系统的活动,调节皮肤血管的舒缩反应、发汗和非寒战产热;二是通过躯体神经引起行为性体温调节和骨骼肌紧张性的改变(如寒冷环境中的寒战等);三是通过甲状腺和肾上腺髓质激素的分泌来调节机体的代谢水平。

3. 体温调定点学说　体温调节中枢维持体温相对稳定的机制至今尚未阐明,目前用调定点学说加以解释。体温调定点学说认为,体温调节类似于恒温器的调节,PO/AH 的温度敏感神经元是起调定点作用的结构基础。由 PO/AH 温度敏感神经元的活动为维持体温相对恒定设定了一个规定的温度值(37℃),即体温调定点(set point)。调定点的温度值决定着体温水平的高低。下丘脑的体温调节中枢就是根据体温调定点的温度值来调节体温的。如果体温与调定点水平一致,机体的产热和散热活动达到平衡。当体温偏离调定点水平时,则由反馈系统将偏差信息输送到控制系统,然后通过对受控系统的产热和散热过程的调整来维持体温的相对恒定。如果体温高于调定点水平,体温调节中枢发出指令使机体产热减少、散热增强,体温回落到调定点水平;反之,当体温低于调定点水平时,中枢指令机体产热增强、散热减少,使体温回升到调定点水平。关于调定点的设置,目前有多种说法,尚无最后定论。神经元电生理特性学说认为,调定点的水平取决于冷敏和热敏两种神经元的温度反应曲线的斜率,热敏神经元温度反应曲线的斜率减小或冷敏神经元反应曲线的斜率增大时,调定点上移;反之,热敏神经元温度反应曲线的斜率增大或冷敏神经元反应曲线的斜率减小时,调定点下移(图 10-8)。综上归结一点,即调定点是由 PO/AH 温度敏感神经元的工作特性决定的。

　　调定点的水平可受某些因素影响而发生偏移,如某些蛋白质及其分解产物、细菌、病毒、真菌、螺旋体和抗原 - 抗体复合物等,均能引起调定点上移而使体温升高,具有这种作用的物质统称为致热原。例如,由细菌所致的发热是在致热原的作用下体温调定点被重新设置,称为重调定(resetting)。即热敏神经元的温度反应阈值因受到致热原的作用而升高,冷敏神经元的阈值则降低,调定点因而上移(如 39℃)(图 10-9)。此时体温低于调定点,体温调节中枢指令机体产热过程增强,散热减少。因此,发热开始时先出现畏寒、皮肤血管收缩、代谢增强和寒战等反应,之后体温升高至重调定的调定点水平并维持之。只要致热因素不消除,产热与散热两个过程就继续在此新的体温水平上保持着平衡。应该指出的是,发热时体温调节功能并无障碍,而只是由于调定

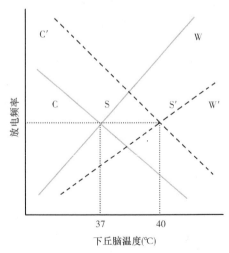

图 10-9　PO/AH 区温度敏感神经元的放电频率对局部脑温变化的半对数曲线

W、W′: 热敏神经元; C、C′: 冷敏神经元; S、S′: 调定点; 实线为正常时神经元放电; 虚线为致热原作用下的神经元放电

点上移，体温才被调节到发热水平。临床上，由于环境温度过高引起机体中暑时，体温也升高，但这不是因为体温调定点的上移，而是由于体温调节中枢的自身调节体温功能障碍所致。

案例 10-3

患者，男，46 岁，因"车祸导致左侧股骨干粉碎性骨折"入院，行切开复位钢板内固定术治疗。术后当夜，该患者出现畏寒、发冷，体温升至 38.9℃，经医生检查后，诊断发热原因为：术后吸收热。

1. 问题与思考

（1）临床上，发热的患者如何降低体温？

（2）在不同的冷、热环境下，人体如何维持体温相对稳定？

2. 提示

（1）临床上，发热的患者降低体温主要采用物理降温的方式，包括：①冰袋、冰帽：增强传导散热；②电扇、通风：增强对流散热；③降低室温、减衣：增强辐射散热；④酒精擦浴：增加蒸发散热。炎症引起的发热还可以通过服用阿司匹林等药物下调调定点，以及使用抗菌药物消除致热原等方法降温。

（2）在不同的冷、热环境下，人体主要通过自主性体温调节系统调整机体的产热和散热，使之处于动态平衡，以维持体温相对稳定。

（三）体温相对恒定的调节

在正常体温范围内，参与体内生化代谢所需酶的活性处于最佳状态，才能保证各种生理功能的正常进行。机体在寒冷和温热的环境中，尽管体温可发生波动，但在一定的时间内仍能保持在 36.0 ~ 37.4℃，这是机体的体温调节机制使产热和散热活动之间维持动态平衡的结果。

环境温度降低时，体热散失多；环境温度升高时，体热散失减少；由于原有的产热和散热之间的平衡被打破，故前者可引起体温降低，后者致体温升高。环境温度和体温降低或升高的变化，通过刺激外周和中枢不同的温度感受器，其传入冲动至大脑皮层和下丘脑的体温调节中枢，整合后的传出冲动调节体内的代谢水平和相应器官的活动，进而使机体的产热量和散热量达到新的动态平衡，使体温保持相对的恒定（图 10-10）。

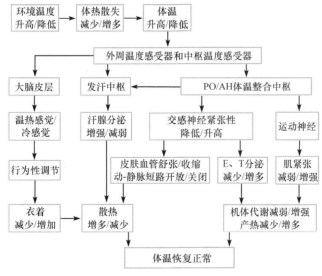

图 10-10　体温相对恒定的调节过程

E：肾上腺素；T：甲状腺素

四、体温的变化及其临床意义

机体感染病原体后释放的大量内源性致热原、体温调节中枢受损及自主神经系统功能紊乱等，都可导致机体的产热和散热过程失衡而出现发热。以腋窝温度为例，发热程度可分为低热（37.5 ~ 38℃）、中度发热（38.1 ~ 39℃）、高热（39.1 ~ 41℃）及超高热（41℃以上）。一定时间和一定范围内的体温升高，可调动机体抗感染的能力，激活免疫系统以消除有害致病因素。然而，发热也会给机体造成诸多不利影响。通常情况下，体温每升高1℃，物质代谢水平就提高13%。发热患者尤其是高热时，体内代谢活动明显增强，供氧不足，可出现代谢性酸中毒。高热患者还可伴有体液丢失，导致循环功能衰竭，肝、肾功能受损，神经功能失调而发生惊厥，重者可致意识丧失。因此，在临床，针对明确病因的发热，应及时采取正确的救治措施，降低患者的体温，以防止高热对机体功能造成进一步损害。

如果机体长时间处于寒冷环境中，而又不能及时补充消耗的能量，此时体内的能量物质必将逐渐减少，出现产热减少而散热增多，引起体温降低。一般情况下，体温每降低1℃，脑血流可减少7%，物质代谢水平降低约6%。所以进行全麻手术的患者，由于自主神经系统的调节功能无法实现，使体温易受环境温度的影响，在手术过程中如果不注意保暖，就可能导致体温降低。

临床工作中，为减轻高热（如小儿中毒性菌痢和脑炎等）对患者机体造成的不利影响，常常采用人工物理降温的方法或同某些药物（氯丙嗪等）配合应用来降低患者体温，称为人工低温（artificial hypothermia）。当体温维持在34～32℃时，除心、脑以外的其他组织细胞的代谢率降低，耗能和耗氧量均减少，从而保证了心、脑代谢的能量和氧的供应。此外，用低温的方法可对离体组织器官进行保护，这在心、肝和肾的移植术中得到广泛应用。科学研究中也常将细胞保持在-79℃的环境中，需要时再进行复苏和培养。

（王爱梅）

小　结

机体内物质代谢过程中所伴随的能量释放、转移、储存和利用称为能量代谢。生理状态下，人体主要从糖和脂肪的氧化分解中获取能量，而蛋白质则是人体细胞的组成成分或合成生物活性物质的原料，供能作用极小。体内能量物质在消耗O_2的条件下释放出的能量一是转化为热能用以维持体温，二是化学能储存在ATP中，ATP是机体完成各种生理功能的直接供能物质。能量代谢主要受肌肉运动、精神活动、非寒战食物特殊动力作用和环境温度的影响。根据能量守恒和化学定比定律原理，利用食物的热价、氧热价和呼吸商可以测定人在基础状态下单位时间内的能量代谢，即基础代谢率。

体温是指机体深部的平均温度，临床上通常用直肠温度（36.9～37.9℃）、口腔温度（36.7～37.7℃）或腋窝温度（36.0～37.4℃）来代表体温。正常体温有昼夜变化，并与性别、年龄和机体的功能状态有关。体温的相对恒定是机体产热和散热过程处于动态平衡的结果。安静时的主要产热器官是肝，而剧烈运动时的主要产热器官是骨骼肌。皮肤是人体的主要散热部位，其散热方式有辐射、传导、对流及蒸发散热四种。下丘脑体温调节中枢（PO/AH）整合温度感受器的传入信息后，根据体温调定点的温度值调节产热和散热过程，维持体温的相对恒定。

第十一章　尿的生成与排出

机体把物质代谢终产物、不需要或过剩的物质及进入机体的异物（如药物）等通过排泄器官排出体外的过程称排泄（excretion）。肾脏是机体最重要的排泄器官。肾脏通过尿的生成（urine formation）和排出实现排泄功能，同时，肾脏还具有调节水电解质和酸碱平衡、维持渗透压稳定、调节动脉血压等功能。因此，肾脏是机体维持内环境稳态的重要器官。此外，肾脏还可合成和分泌多种生物活性物质，如促红细胞生成素、肾素、1α-羟酶、前列腺素、激肽等。本章重点讨论肾脏尿的生成和排出。

人体有4条排泄途径：①皮肤，以不感蒸发和出汗的形式排出 H_2O、NaCl、KCl、尿素和乳酸。②呼吸器官，通过呼气运动排出 CO_2、少量水和挥发性药物。③消化器官，排出部分无机盐，如 Ca^{2+}、Mg^{2+}、Fe^{2+} 等，少量重金属如汞和铅等，部分胆色素等。④肾脏是机体最重要的排泄器官，肾脏排出的物质种类多，数量大，因此，当肾脏排泄功能受损害时，其他排泄途径不能代偿肾脏的排泄功能。

尿生成包括三个基本过程：①血浆在肾小球的滤过（filtration）；②肾小管和集合管的选择性重吸收（selective reabsorption）；③肾小管和集合管的分泌。

第一节　肾的功能解剖和肾血流量

一、肾的功能解剖

肾脏为实质性器官，分为皮质和髓质两部分。皮质位于髓质表层，富含血管，主要由肾小体和肾小管组成。髓质位于皮质深部，血管较少，由 15～25 个肾锥体（renal pyramid）构成。锥体的底部朝向皮髓质交界，而顶部伸向肾窦，终止于肾乳头（renal papilla）。在肾单位和集合管生成的尿液，经集合管进入肾小盏（minor calyx），再进入肾大盏（major calyx）和肾盂（pelvis），最后经输尿管进入膀胱。肾盏、肾盂和输尿管壁有平滑肌，当平滑肌收缩时可促进尿液送入膀胱。膀胱是暂时储存尿液的器官，当膀胱内的尿液达到一定容积后，通过排尿活动经尿道排出体外。

（一）肾单位

1. 肾单位的构成　肾单位（nephron）是尿生成的基本功能单位。正常人每个肾约有 100 万个肾单位，它与集合管（collecting duct）共同完成尿生成过程。肾单位由肾小体（renal corpuscle）和肾小管（renal tubule）构成。肾小体则包括肾小球（glomerulus）和肾小囊（Bowman's capsule）两部分。肾小球由入球小动脉（afferent arteriole）和出球小动脉（efferent arteriole）之间一团彼此吻合的毛细血管网盘曲而成。肾小囊有脏层和壁层两部分，脏层包绕在肾小球毛细血管外侧，与肾小球毛细血管共同构成滤过膜，壁层则与肾小管相连。肾小管可分为近端小管（proximal tubule）、髓袢细段（loop of Henle）和远端小管（distal tubule）。近端小管又分为近曲小管和近直小管（髓袢降支粗段），远端小管又可分为远直小管（髓袢升支粗段）和远曲小管。髓袢按其走行方向又分为降支（descending limb）和升支（ascending limb）。髓袢降支包括髓袢降支粗段和降支细段；髓袢升支包括髓袢升支细段和升支粗段。远端小管与集合管（collecting duct）相连接。集合管在结构上不属于肾单位，但在功能上和远端小管有许多相同之处，是远端小管功能的延续。集合管和远端小管在尿液的浓缩稀释过程中具有重要的作用。

肾单位构成的分支：

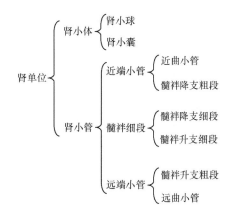

2. 皮质肾单位和近髓肾单位　肾单位按其所在部位不同，分为皮质肾单位（cortical nephron）和近髓肾单位（juxtamedullary nephron）。皮质肾单位的肾小体位于外皮质层和中皮质层，近髓肾单位的肾小体位于内皮质层，靠近髓质的位置。两种肾单位不仅在位置分布上有区别，在结构和功能上也有明显不同。两者结构和特点如表 11-1 和图 11-1 所示。

表 11-1　皮质肾单位和近髓肾单位结构和特点

指标	皮质肾单位	近髓肾单位
分布	外皮质层和中皮质层	内皮质层
数量	多，占 85%～90%	少，占 10%～15%
肾小球体积	体积小	体积大
血管口径	入球小动脉口径＞出球小动脉	入球小动脉口径＝出球小动脉
出球小动脉分支	分布在皮质的肾小管周围	形成肾小管周围毛细血管网和直小血管
髓袢	短，只达外髓质层	长，深到髓质层
球旁器	有	无
功能	排泄，调节血压	与尿的浓缩和稀释有关

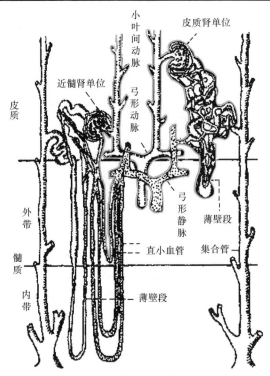

图 11-1　肾单位和肾血管的示意图

（二）球旁器

球旁器（juxtaglomerular apparatus）由球旁细胞（juxtaglomerular cell）、致密斑（macula densa）和球外系膜细胞（extraglomerular mesangial cell）三部分组成（图 11-2）。

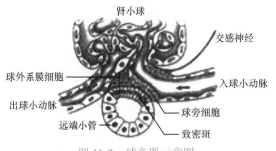

图 11-2　球旁器示意图

1. 球旁细胞 又称颗粒细胞，是入球小动脉中膜内的一群肌上皮样细胞，细胞呈球形或卵圆形。球旁细胞内含分泌颗粒，能合成、储存和分泌肾素。

2. 致密斑 位于入球小动脉和出球小动脉的夹角处，是同一肾单位远端小管起始部一群特化的高柱状上皮细胞。致密斑可感受小管液中 NaCl 含量的变化，并将信息传给入球小动脉和出球小动脉，调节其舒缩，还能影响球旁细胞肾素的释放。

3. 球外系膜细胞 是位于入球小动脉、出球小动脉和致密斑之间的一群间质细胞，球外系膜细胞不仅具有间质细胞的一般功能特征，还能在致密斑和球旁细胞之间传递信息。

（三）肾的血管分布

肾的血液供应来自腹主动脉分出的左、右肾动脉。肾动脉经肾门入肾后，分出数条肾间动脉，再依次分支形成叶间动脉、弓状动脉、小叶间动脉，然后沿途分出入球小动脉。入球小动脉分支形成肾小球毛细血管网，而后再汇集成出球小动脉。出球小动脉离开肾小体后，再次分支形成肾小管周围毛细血管网或直小血管，而后集合成小叶间静脉，经各级静脉最后汇成肾静脉离开肾脏，再汇入下腔静脉。

（四）肾脏的神经支配

肾交感神经节前神经元胞体位于第 12 胸椎至第 2 腰椎节段的脊髓侧角，其纤维到达腹腔神经节和位于主动脉、肾动脉部的神经节。换元后节后纤维与肾动脉伴行进入肾脏，支配肾动脉（尤其是入球小动脉和出球小动脉）、肾小管和球旁细胞等。肾交感神经节后纤维末梢释放去甲肾上腺素，调节肾血流量、肾小球滤过率、肾小管的重吸收和肾素分泌。一些资料显示，肾神经中有一些纤维能释放多巴胺，引起肾血管舒张。肾的各种感受器的感觉信息可经肾神经中的传入纤维进入脊髓及高位中枢，从而调节肾脏的功能。一般认为肾脏无副交感神经支配。

二、肾血流量的特点及其调节

（一）肾血流量的特点

肾脏的血流量（renal blood flow，RBF）十分丰富，按照单位组织重量的血供计算，肾脏是体内血供最丰富的器官。肾脏仅占体重的 0.5% 左右，但安静时正常成人每分钟的肾血流量约有 1200ml，相当于心输出量的 1/5～1/4。肾血液供应的另一特点是血液要流经两次毛细血管网，第一级毛细血管网——肾小球毛细血管网中的血压较高，为主动脉平均血压的 40%～60%，有利于肾小球的滤过；第二级毛细血管网——肾小管周围毛细血管网中的血压较低，且血浆渗透压较高，有利于肾小管的重吸收；另外，直小血管中的血液呈双向流动有利于肾髓质高渗透状态的维持。肾脏尿生成过程需要消耗大量能量，约占机体基础氧耗的 10%，但与肾脏的氧耗相比，血供远大于氧耗，可见肾血流量中有相对一部分是功能性而非营养性的。此外，肾脏的血流很不均匀，约 94% 的血流供应肾皮质，约 5% 供应外髓质，剩余不到 1% 供应内髓质。

（二）肾血流量的调节

1. 肾血流量的自身调节 是指动脉血压在一定范围（80～180mmHg）内变动时，即使没有神经-体液因素的调节，肾血流量仍能保持相对恒定（图 11-3）。

关于肾血流量自身调节的机制目前并不清楚，有多种学说试图解释这一现象。

（1）肌原性学说：该学说认为，当肾灌注压升高时，肾入球小动脉血管中的平滑肌因压力升高受到的牵张刺激增大，平滑肌细胞膜上的机械敏感性钙通道开放增加，Ca^{2+} 内流增加，使血管平滑肌的紧张性收缩加强，血管口径并不会因血压升高而增大，因而肾血流量变化不大；反之，当灌注压降低时，肾入球小动脉血管平滑肌受到牵张刺激降低，平滑肌紧张性降低，于是肾血流量保持相对恒定。当动脉血压低于 80mmHg，或高于 180mmHg 时，血管平滑肌调节能力已达到极限，因此，血压低于 80mmHg 或高于 180mmHg 时，肾血流量将随血压的变化而变化。

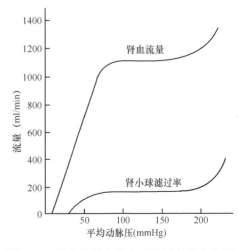

图 11-3 肾血流量和肾小球滤过率的自身调节示意图

用罂粟碱、水合氯醛或氰化钠等药物抑制血管平滑肌的活动后，肾脏的自身调节随即减弱或消失，表明自身调节的确与血管平滑肌的功能活动有关。

（2）管-球反馈学说：该学说认为，当血压升高时，肾血流量增大，引起肾小球滤过率增加，到达远端小管致密斑的小管液流量增多，致密斑发出信息至肾小球，使入球小动脉和出球小动脉收缩，使肾血流量及肾小球滤过率恢复到正常。相反，当肾血流量和肾小球滤过率下降时，流经致密斑小管液的流量减少，致密斑发出信息使入球小动脉和出球小动脉舒张，使肾血流量和肾小球滤过率增加至正常水平。这种由小管液流量变化而影响肾小球滤过率和肾血流量的现象称管-球反馈（tubuloglomerular feedback，TGF）。管-球反馈发生的具体机制并不清楚，可能与局部产生的腺苷，一氧化氮（NO）和前列腺素等有关，肾素-血管紧张素系统也可能参与管-球反馈的调节过程。

至今，还没有一种学说能很好地解释肾脏血流的自身调节现象，但肾血流量的稳定，保证了肾脏的尿生成在相当大范围内不受动脉血压变化的影响，这对保持机体正常的排泄功能，维持内环境稳态具有重要意义。

2. 肾血流量的神经和体液调节　入球小动脉和出球小动脉血管平滑肌受交感神经支配。安静时，肾交感神经的紧张性活动使肾血管平滑肌处于一定程度的收缩状态。肾交感神经兴奋时，其末梢释放去甲肾上腺素，作用于肾血管平滑肌上的 α 受体，使肾血管收缩加强，肾血流量减少。体液因素中，肾上腺髓质释放的肾上腺素和去甲肾上腺素、下丘脑释放的血管升压素、血管紧张素Ⅱ，以及内皮细胞分泌的内皮素等，均对肾血管有收缩作用，可引起肾血流量减少；而肾组织中生成的 PGF_2、PGI_2、NO 和缓激肽等，对肾血管有舒张作用，可使肾血流量增加；而腺苷则可引起入球小动脉收缩，肾血流量减少。

在通常情况下，动脉血压在一定范围内变动时，肾脏主要依靠自身调节来保持血流量的相对稳定，以维持正常的尿生成功能。肾血流量的神经和体液调节一般只在极端情况下影响肾脏血流，使肾脏血流与全身血液循环相配合，如在紧急情况下（大出血造成的血容量减少、伤害性刺激引起的交感强烈兴奋），此时通过交感神经及血液中肾上腺素的作用，使肾血管收缩，肾血流量减少，从而保证脑、心等器官的血液供应；反之，当血容量增加使容量感受器兴奋、动脉血压升高使压力感受器受兴奋时，可反射性抑制交感神经的活动，使肾血管舒张，肾血流量增加。

第二节　肾小球的滤过功能

肾小球滤过是尿生成的第一步。肾小球滤过是指当血液流经肾小球毛细血管网时血浆中的部分水和溶质经过滤过膜进入肾小球囊的过程。肾小球的滤过控制十分精细，是根据分子特性决定的，因此，也被称为超滤。经肾小球滤出进入肾小球囊的液体称为超滤液，也称为原尿。用微穿刺的方法（图 11-4）获取肾小囊内的液体进行分析，结果表明，液体中所含的各种晶体物质，如葡萄糖、氯化物、无机磷酸盐、尿素和肌酐等的浓度与血浆基本相同（表 11-2），晶体渗透压和酸碱度也与血浆相似，说明在肾小球发生的是滤过，而非分泌。

表 11-2　正常成人终尿和血浆中一些物质浓度的比较

成分	血浆（g/L）	原尿（g/L）	终尿（g/L）	终尿浓缩倍数
水	950	980	960	1.1
蛋白质	80	0.3	0	
葡萄糖	1	1	0	
Na^+	3.3	3.3	3.5	1.1
K^+	0.2	0.2	1.5	7.5
Cl^-	3.7	3.7	6.0	1.6
尿素	0.3	0.3	20.0	67.0
尿酸	0.02	0.02	0.5	25.0
肌酐	0.01	0.01	1.5	150.0
磷酸根	0.03	0.03	1.2	40.0
氨	0.001	0.001	0.4	400

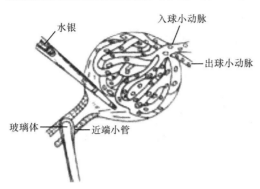

图 11-4 肾小囊微穿刺示意图

一、滤过膜及其通透性

肾小球毛细血管内的血浆成分到达肾小球囊所需要经过的屏障结构称为滤过膜（图 11-5）。

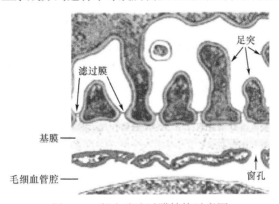

图 11-5 肾小球滤过膜结构示意图

（一）滤过膜的构成

滤过膜由外、中和内三层结构组成，内层是毛细血管内皮细胞，中层是基底膜，外层是足细胞（podocyte），三层结构上都有不同直径的微孔。电镜观察，毛细血管内皮细胞层有许多直径为 70 ～ 90nm 的小孔，称为窗孔（fenestration）。按照窗孔的大小，血浆中的水和绝大部分溶质，包括大部分蛋白质均可通过窗孔，只有血细胞不能通过；但由于内皮细胞表面富含带负电荷的唾液酸蛋白和糖蛋白，使带负电荷的血浆蛋白难以接近和通过窗孔。基底膜层为非细胞性结构，膜上有直径为 2 ～ 8nm 的多角形小孔，称为网孔，网孔的大小决定可通过基底膜的分子大小，膜上带负电荷的硫酸肝素和蛋白聚糖也是阻碍血浆蛋白滤过的一个重要屏障。滤过膜的外层是肾小囊脏层上皮细胞，也称足细胞。足细胞有很多突起，相互交错覆盖在毛细血管壁外侧，突起之间有裂隙（filtration slit），裂隙被一层蛋白质交织形成的膜性结构覆盖，这层膜性结构称作裂隙膜，膜上有直径 4 ～ 11nm 的小孔，是滤过膜的最后一道屏障。裂隙膜上的主要蛋白成分有裂隙素，足细胞素等，主要由足细胞合成，裂隙膜的结构或功能异常时会有大量血浆蛋白滤出，形成蛋白尿。

（二）滤过膜的通透性

人两肾脏肾小球滤过膜总面积约 1.5m²，正常情况下这一面积不会有明显改变，有利于稳定肾小球滤过。但急性肾小球肾炎时，由于大量肾小球毛细血管管腔变窄或阻塞，有滤过功能的肾小球数量减少，使有效滤过面积减小，导致肾小球滤过降低。

不同物质通过滤过膜的能力取决于该物质分子的大小及所带电荷性质。一般来说，物质通过滤过膜的能力与分子有效半径成反比。分子有效半径小于 2.0nm 的中性物质（如葡萄糖）可以自由通过滤过膜；分子有效半径大于 4.2nm 的物质则不能通过；分子有效半径在 2.0 ～ 4.2nm 时，分子有效半径越大，通过滤过膜的能力越低。然而，分子有效半径约 3.6nm 的血浆白蛋白（分子量为 69 000）却很难通过滤过膜，除了白蛋白分子有效半径较大外，还有一个重要的原因是白蛋白在血浆中带负电荷，与滤过膜上所带的负电荷相互排斥，阻碍了白蛋白接近和通过滤过膜。因此，内皮细胞、基底膜、裂隙膜等结构中所带的负电荷共同组成了滤过膜的电荷屏障，参与肾小球滤过功能的调节。

实验中，用带不同电荷的右旋糖酐进行实验时可观察到，即使有效半径相同，带负电荷的右旋糖酐也较难通过滤过膜，而带正电荷的右旋糖酐则较易通过。可见，滤过膜的通透性不仅取决于滤过膜上微孔的大小，还取决于滤过膜所带的电荷。在某些病理情况下，因滤过膜带负电荷的蛋白减少，电荷屏障效应下降，会导致带负电荷的血浆蛋白滤出增多，出现蛋白尿。

（三）肾小球滤过率及滤过分数

单位时间内（每分钟）两肾生成的超滤液量称为肾小球滤过率（glomerular filtration rate，GFR）。正常成年人肾小球滤过率约为125ml/min，因此，每天两肾滤出的滤液量达180L。肾小球滤过率与肾血浆流量的比值称为滤过分数（filtration fraction，FF）。利用血细胞比容，还可计算肾血浆流量（renal plasma flow，RPF）。当肾血流量为1200ml/min时，肾血浆流量约为660ml/min，如果肾小球滤过率为125ml/min，则滤过分数为125/660×100%=19%。此数值表明，当血液流经肾脏时，约1/5的血浆成分经滤过进入肾小囊腔，形成超滤液，其余约4/5通过出球小动脉流入肾小管周围毛细血管网。肾小球滤过率和肾小球的滤过分数是衡量肾功能的重要指标。临床上，急性肾小球肾炎患者肾血浆流量变化不大，但肾小球滤过率却明显下降，因此滤过分数是下降的；在急性失血性休克时，由于肾血流量明显下降，肾小球滤过率也是明显下降的，但此时的滤过分数并没有明显下降。

促使肾小球滤过发生的动力是有效滤过压（effective filtration pressure，EFP）。有效滤过压是各种促进滤过的动力与对抗滤过的阻力之间的差值。滤过的动力包括肾小球毛细血管血压和肾小囊内胶体渗透压；滤过的阻力包括肾小球毛细血管内的血浆胶体渗透压和肾小囊内的静水压（图11-6）。因此：

肾小球有效滤过压 ＝（肾小球毛细血管血压 ＋ 肾小囊内液胶体渗透压）－
（血浆胶体渗透压 ＋ 肾小囊内压）

正常情况下，肾小球毛细血管血压为45mmHg，肾小囊内胶体渗透压几乎为0mmHg，肾小球毛细血管入球端的血浆胶体渗透压约为25mmHg，出球端约为35mmHg，肾小囊内的静水压约为10mmHg。将上述数据代入公式可以看到：

肾小球入球小动脉端的有效滤过压 ＝（45+0）－（25+10）＝10mmHg
肾小球出球小动脉端的有效滤过压 ＝（45+0）－（35+10）＝0mmHg

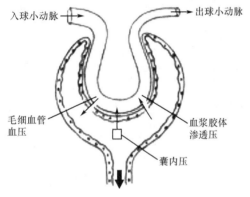

图11-6 肾小球有效滤过压示意图

可以看出，血浆在流经肾小球毛细血管网时，随着水分和小分子物质的滤出，血浆蛋白浓度不断升高，使得血浆胶体渗透压不断升高。当毛细血管中血浆胶体渗透压达到35mmHg时，有效滤过压为0mmHg，也就是说滤过动力与阻力相等，即达到滤过平衡（filtration equilibrium），此时滤过停止。必须指出的是，不是血浆到达毛细血管出球端时才达到滤过平衡，正常生理情况下，当血浆到达毛细血管全长约2/3时，已经达到滤过平衡。也就是说，不是肾小球毛细血管全段都有滤过作用，而剩余的部分则成为肾小球滤过膜的面积储备，当肾血流量增加，毛细血管内血流速度加快时，滤过平衡点向出球端移动，肾脏实际利用的滤过膜面积增大。

二、影响肾小球滤过的因素

血浆成分在肾小球毛细血管处的滤过受多种因素的影响。

（一）肾小球滤过膜的面积和通透性

正常情况下，肾小球滤过膜有一定的通透性，且较稳定。在病理情况下，滤过膜通透性会发生较大变化。如肾小球肾炎，由于肾小球滤过膜上所带的负电荷减少，造成原来不易滤出的带负电荷的血浆蛋白大量增加，以致形成蛋白尿。

生理情况下，肾血流量稳定，两肾所有肾小球处于活动状态，因而滤过膜的面积较为稳定。当滤过总面积减少，如急性肾小球肾炎时，肾小球毛细血管内皮细胞炎性增生，肿胀变狭窄或阻塞，引起有效滤过面积减少，于是引起肾小球滤过率降低。

（二）肾小球毛细血管血压

前已述及，当动脉血压在 80 ～ 180mmHg 范围内波动时，由于肾脏的自身调节，肾小球毛细血管血压可保持稳定，故肾小球滤过率基本不变。当血压波动超出肾脏自身调节范围时，肾小球毛细血管血压、有效滤过压和肾小球滤过率会发生相应的改变。如血容量急剧减少、剧烈运动、强烈的伤害性刺激或情绪激动等引起交感神经活动增强时，可引起入球小动脉强烈收缩，导致肾血流量下降，肾小球毛细血管血压下降，从而引起肾小球滤过率下降。

（三）囊内压

正常情况下，囊内压比较稳定。当发生尿路阻塞（肾盂或输尿管结石、肿瘤压迫或其他原因引起输尿管阻塞）时，尿液不能顺利排出，逆行性引起囊内压升高，使有效滤过压下降，肾小球滤过率下降。

（四）血浆胶体渗透压

正常情况下，血浆胶体渗透压不会有大幅度变动，因此对肾小球滤过影响不大。当静脉输入大量生理盐水或因肾脏急性受损时，大量蛋白随尿排出引起血浆蛋白浓度明显降低时，血浆胶体渗透压下降，使有效滤过压升高，肾小球滤过率增加。

（五）肾血浆流量

肾血浆流量对肾小球滤过率的影响并非通过改变有效滤过压，而是主要影响肾小球毛细血管滤过平衡点的位置从而影响肾小球滤过率。当肾血浆流量增多时，毛细血管内血流速度加快，肾小球毛细血管中血浆胶体渗透压上升的速度减慢，滤过平衡点向出球小动脉端移动，相当于滤过面积增加，肾小球滤过率随之增加；如果肾血浆流量进一步增加，肾小球毛细血管全长都达不到滤过平衡，于是全长都有滤过，肾小球滤过率增加更为明显。反之，当肾血浆流量减少时，毛细血管内血液流动速度减慢，肾小球毛细血管中血浆胶体渗透压上升的速度加快，滤过平衡位置向入球小动脉端靠近，相当于滤过面积减少，故肾小球滤过率下降。

与肾血流量一样，尽管肾小球滤过率会受许多因素的调节，但在安静时能够通过自身调节能维持相对稳定，只有在应急等极端状态下，肾小球滤过率才会受到神经和体液因素的调节，其调节机制与肾血流量的调节基本相同。

案例 11-1

患者，男，7 岁，以"发现近几日晨起双眼睑和下肢水肿，且逐渐加重，伴有食欲减退、恶心、呕吐和尿量减少，尿液色呈洗肉水样，活动后水肿减轻"为主诉入院。3 周前曾患上呼吸道感染，治疗后痊愈。检查发现：血压140/100mmHg，尿蛋白（++），肉眼血尿，血清抗链球菌溶血素"O"滴度升高。诊断：急性肾小球肾炎。

1. 问题与思考

（1）试述滤过膜的结构和通透性。

（2）根据临床检查分析患者出现蛋白尿和血尿的原因。

（3）为什么患者会出现水肿和少尿？

2. 提示

（1）急性肾小球肾炎是一类由于感染后变态反应引起的双肾弥漫性肾小球损害为主的疾病。可发生于任何年龄，以儿童多见，多数有溶血性链球菌感染史。以起病急，血尿、蛋白尿、水肿、高血压、少尿和无尿等为基本临床表现。主要病理改变为弥漫性肾小球毛细血管内皮增生及系膜增殖性改变，程度轻重不等，有炎症细胞浸润等渗出性改变，增殖的细胞及渗出物可引起肾小球毛细血管管腔狭窄，从而导致肾血流量及肾小球滤过率下降，出现少尿症状。

（2）因滤过膜的通透性增加或膜上带负电荷的蛋白减少，导致带负电荷的血浆蛋白滤出增多，出现蛋白尿。

（3）由于大量血浆蛋白从肾脏丢失，血浆胶体渗透压下降，组织液生成的有效滤过压增大，组织液生成增加，出现水肿，尤其以结构疏松组织眼睑、受重力影响较重的下肢明显。

第三节　肾小管与集合管的重吸收和分泌作用

重吸收和分泌是肾小管和集合管转运物质的两种基本形式。重吸收是指物质从肾小管液转运至血液的过程。分泌是指肾小管和集合小管上皮细胞将自身产生的物质或血液中的某些物质转运至小管液的过程。

血液流经肾小球时，约有19%的血浆成分通过肾小球的滤过膜进入肾小球囊腔中形成原尿。原尿从肾小球囊进入肾小管后即被称为小管液。小管液流经肾小管和集合管各节段后，经过肾小管和集合管的重吸收和分泌，最终形成终尿（end urine）。每昼夜的原尿量约为180L，而终尿量仅1.5L左右，表明终尿量只有原尿量的1%左右。原尿中约99%的水被肾小管和集合管重吸收，此外，原尿中的其他物质被选择性重吸收，同时某些物质被肾小管上皮细胞主动分泌进入小管液。例如，被肾小球滤过的葡萄糖和氨基酸被全部重吸收，Na^+、Ca^{2+}和尿素等则根据机体需要不同程度重吸收，而肌酐、H^+和K^+等则被分泌到小管液中。

一、肾小管与集合管重吸收的方式

肾小管和集合管对物质的重吸收可分为主动重吸收和被动重吸收。

（一）主动重吸收

主动重吸收是指肾小管上皮细胞的转运体逆浓度梯度或逆电位梯度，将小管液中的物质转运到管周组织间隙液，而后进入血液的过程。主动重吸收需要消耗能量，如离子泵、质子泵和钙泵等的转运。

（二）被动重吸收

被动重吸收是指肾小管液中的物质顺电化学梯度进入管周组织间隙液，而后回到血液的过程。此外，当水分子通过渗透作用被重吸收时，有些溶质可随水分子一起被携带转运，这一转运方式称为溶剂拖曳（solvent drag）。被动重吸收不消耗能量，其主要方式有单纯扩散、易化扩散和渗透作用等。

肾小管和集合管重吸收物质的途径分为两种，一种为跨细胞转运途径（transcellular pathway），另一途径为细胞旁途径（paracellular pathway）。跨细胞转运途径包括两个步骤，首先是肾小管上皮细胞将小管液中的溶质通过管腔膜转运进入细胞内，然后再跨过基底侧膜进入组织间液，最后回到毛细血管。各节段肾小管上皮细胞上分布的转运体不同，因此，各节段肾小管转运物质的种类不同。另外，在同一个肾小管上皮细胞上，管腔膜上分布的转运体与基底侧膜上的也不同，因此，管腔膜和基底侧膜对各种物质的转运方式亦不相同。细胞旁途径是小管液中的物质通过小管上皮细胞间隙进入组织间液的重吸收方式，小管液中的部分水分子、Cl^-、Na^+可通过这一方式被重吸收。

此外，肾小管上皮细胞还可通过入胞方式重吸收少量小管液中的蛋白质。

二、几种物质在肾小管与集合管的重吸收

肾小管各段物质重吸收的种类、方式和量均有很大差别。在近端小管可重吸收超滤液中约70%的Na^+、Cl^-和水；髓袢可重吸收超滤液中约20%的Na^+、Cl^-和15%的水；远端小管和集合管可重吸收超滤液中约12%的Na^+和Cl^-和不同量的水。以下按照物质的种类，重点介绍几种物质在肾小管和集合管的重吸收。

（一）Na^+、Cl^-和水的重吸收

1.近端小管 近端小管重吸收超滤液中约70%的Na^+、Cl^-和水。近端小管前半段和后半段重吸收Na^+、Cl^-和水的功能和机制有很大不同，约2/3在前半段以跨细胞转运途径重吸收，其余在后半段以细胞旁途径重吸收。

在近端小管的前半段，Na^+进入上皮细胞的过程与H^+的分泌、葡萄糖和氨基酸的重吸收相耦联。由于上皮细胞基底侧膜上钠泵的作用，将Na^+从细胞内泵至组织间液，使细胞内Na^+浓度显著低于小管液，于是小管液中的Na^+顺浓度梯度进入上皮细胞内，与此同时，细胞内的H^+经管腔膜的Na^+-H^+交换体逆向转运，被分泌到小管液中；小管液中葡萄糖和氨基酸分别通过管腔膜上的Na^+-葡萄糖同向转运体和Na^+-氨基酸同向转运体转运入细胞内。进入细胞内的Na^+经基底侧膜上的钠泵被泵出细胞，进入组织间液，而进入细胞内的葡萄糖和氨基酸则以易化扩散的方式通过基底侧膜进入组织间液。由于Na^+、葡萄糖和氨基酸等进入细胞间液，使细胞间液中的渗透压升高，通过渗透作用，水被动重吸收进入组织间液。由于肾小管上皮细胞间连接较为紧密，所以组织间液中静水压升高，促进Na^+和水、葡萄糖和氨基酸等从组织间液进入毛细血管。在近端小管前半段，Na^+-H^+交换使细胞内的H^+进入小管液，HCO_3^-则被重吸收，而Cl^-不被重吸收，结果使小管液中Cl^-浓度高于管周组织间液

中的 Cl^- 浓度。

在近端小管的后半段，NaCl 可通过细胞旁途径而被重吸收。当小管液进入近端小管后半段时，绝大多数的葡萄糖、氨基酸已被重吸收。前已述及，近端小管后半段的 Cl^- 浓度比管周组织间液中的高，Cl^- 可顺浓度梯度经细胞旁途径进入组织间液。由于 Cl^- 被动重吸收使小管液中正离子相对增多，造成管内外电位差，管腔内带正电荷，管外带负电荷，在这种电位差作用下，驱使小管液中的 Na^+ 顺电位梯度通过细胞旁途径进入组织间液。故这部分 Cl^- 通过细胞旁途径重吸收是顺浓度梯度进行的，而 Na^+ 通过细胞旁途径重吸收是顺电位梯度进行的，NaCl 的重吸收都是被动的（图 11-7）。随着 NaCl 等溶质从小管液进入组织间液，水也在渗透压的作用下被重吸收。在整个近端小管，小管液与血浆渗透压相同，属于等渗重吸收。

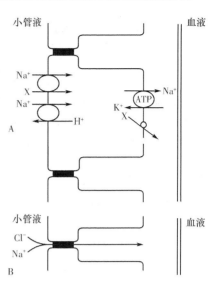

图 11-7　近端小管对物质重吸收示意图
A. 近端小管的前半段经跨细胞途径重吸收；X 代表葡萄糖、氨基酸、磷酸盐和 Cl^- 等；B. 近端小管后半段细胞旁途径重吸收

2. 髓袢　髓袢中约 20% 的 Na^+ 和 Cl^- 被进一步重吸收，约 15% 的水被重吸收。髓袢降支细段对 Na^+ 不易通透，但对水通透性较高。水在组织间液高渗作用下被重吸收。所以小管液流经髓袢降支细段时，渗透压逐渐升高。髓袢升支细段对水不通透，但对 Na^+ 和 Cl^- 易通透，当小管液流经髓袢升支细段时，NaCl 扩散进入组织间隙，渗透压逐渐下降。升支粗段是髓袢重吸收 NaCl 的主要部位，而且是逆电化学梯度重吸收的。微穿刺灌流实验发现，兔髓袢升支粗段管腔内为正电位（+2 ～ +10mV）。如果灌流液中不含 K^+，则管内的正电位基本消失，Cl^- 重吸收率很低，如果灌流液中不含 Cl^-，管内的正电位也消失。这说明管腔内正电位与 Cl^- 的重吸收和小管液中的 K^+ 有密切关系。在髓袢升支粗段管周液中加入钠泵抑制剂哇巴因（ouabain），则 Cl^- 的转运明显减少，说明钠泵是 Cl^- 重吸收的重要因素。升支粗段对 NaCl 的主动重吸收机制可用 Na^+-K^+-2Cl^- 同向转运模式来解释。①髓袢升支粗段上皮细胞基底侧膜上有钠泵，不断将胞内的 Na^+ 转运到细胞外的组织间液中，使细胞内 Na^+ 浓度下降，形成管腔与细胞之间的 Na^+ 浓度梯度。髓袢升支粗段上皮细胞的管腔膜上 Na^+-K^+-2Cl^- 同向转运体，该转运体可使小管液中 1 个 Na^+、1 个 K^+ 和 2 个 Cl^- 同向转运到上皮细胞内。③进入细胞内的 Na^+、2 个 Cl^- 和 K^+ 的去向各不相同，Na^+ 通过细胞基底侧膜的钠泵到达组织间液，2 个 Cl^- 顺浓度梯度经管周膜上氯通道进入组织间液，而 K^+ 则顺浓度梯度经管腔膜返回小管液。④由于 2 个 Cl^- 进入组织间液，K^+ 返回管腔内，使小管液呈正电位，这一电位差使小管液中的 Na^+、K^+ 和 Ca^{2+} 等正离子顺电位差从细胞旁途径被重吸收，这是不耗能的被动重吸收。呋塞米（furosemide）可抑制 Na^+-K^+-2Cl^- 同向转运体，因此能抑制 Na^+ 和 Cl^- 的重吸收，发挥利尿作用。

髓袢升支粗段对水的通透性很低，随着 NaCl 不断被重吸收，使小管液呈低渗，而组织间液呈高渗。这种水和盐分离性的重吸收，有利于髓质间质高渗环境的形成，有利于尿液的浓缩和稀释。

3. 远端小管和集合管　远端小管和集合管重吸收约 12% 的 Na^+ 和 Cl^-，同时重吸收一定量的水。此处对 Na^+、Cl^- 和水的重吸收可根据机体水、电解质平衡的状况进行调节。远端小管和集合管对水的重吸收主要受血管升压素调节，而 Na^+ 和 K^+ 的重吸收主要受醛固酮调节。

远端小管初始段，对水的通透性仍很低，随着对 NaCl 的主动重吸收，小管液渗透压进一步降低。远端小管和集合管对 Na^+ 的重吸收仍然是依赖基底侧膜上钠泵的作用，钠泵不断将细胞内的钠转运入组织间液，在浓度梯度的驱使下，小管液中的 Na^+ 和 Cl^- 经管腔膜上的 Na^+-Cl^- 同向转运体进入细胞内，Cl^- 经基底侧膜上氯通道扩散进入组织间液。噻嗪类（thiazide）利尿药可抑制 NaCl 同向转运体，抑制 NaCl 重吸收，产生利尿效应。

远端小管后段和集合管上皮细胞有两类，即主细胞（principal cell）和闰细胞（intercalated cell）。主细胞基底侧膜上的钠泵维持细胞内低 Na^+，使小管液中 Na^+ 顺浓度梯度经管腔膜上的钠通道进入细胞。随着 Na^+ 的重吸收造成小管液呈负电状态，在电场力的驱使下，小管液中的 Cl^- 经细胞旁途径被动重吸收，K^+ 从细胞内分泌入小管液。阿米洛利（amiloride）可抑制主细胞管腔膜的钠通道，减少 NaCl 重吸收。闰细胞的功能与分泌 H^+ 有关。

（二）HCO_3^- 的重吸收

在一般膳食情况下，机体代谢产生的可挥发酸（如 CO_2）主要由肺排出。肾脏则通过重吸收 HCO_3^- 及分泌 H^+ 和 NH_3 参与维持机体的酸碱平衡。

1. 近端小管 一般情况下，肾小球滤出的 HCO_3^- 几乎全部被肾小管和集合管重吸收。近端小管吸收超滤液中约 80%HCO_3^-。小管液中 HCO_3^- 的重吸收是借助小管上皮细胞管腔膜上的 Na^+-H^+ 交换体实现的。血液中的 HCO_3^- 以钠盐（$NaHCO_3$）的形式存在，HCO_3^- 不易透过管腔膜进入肾小管上皮细胞，滤液中的 $NaHCO_3$ 解离成 Na^+ 和 HCO_3^-。管腔膜通过 Na^+-H^+ 交换使 Na^+ 进入细胞，同时使细胞内 H^+ 进入小管液，分泌的 H^+ 与小管液 HCO_3^- 结合生成 H_2CO_3，H_2CO_3 迅速分解为 CO_2 和 H_2O。CO_2 是高度脂溶性物质，能通过管腔膜进入细胞内，而后在细胞内碳酸酐酶的催化下，与 H_2O 结合重新生成 H_2CO_3。H_2CO_3 又解离成 H^+ 和 HCO_3^-。H^+ 可再次进入小管液与 HCO_3^- 结合，而 HCO_3^- 与 Na^+ 一起被转运回血。

由此可见，近端小管重吸收 HCO_3^- 是与细胞分泌的 H^+ 结合后，以 CO_2 的形式进行的，而不是直接以 HCO_3^- 的形式重吸收。如果小管液中的 HCO_3^- 量超过了分泌的 H^+，HCO_3^- 就不能全部被重吸收，多余的 HCO_3^- 便随尿排出。小管上皮细胞分泌 1 个 H^+ 可以使 1 个 HCO_3^- 重吸收，因此，肾脏具有排酸保碱功能，通过排酸保碱作用，调节机体酸碱平衡。由于近端小管液中的 HCO_3^- 以 CO_2 形式被重吸收，CO_2 透过管腔膜的速度明显高于 Cl^- 的速度。因此，近端小管 HCO_3^- 的重吸收明显优于 Cl^- 的重吸收。

2. 髓袢 对 HCO_3^- 的重吸收主要发生在升支粗段，机制与近端小管相似。

3. 远端小管和集合管 对 HCO_3^- 的重吸收也与 H^+ 分泌有关。远端小管和集合管的闰细胞可主动分泌 H^+。进入小管液的 H^+ 与 HCO_3^- 结合生成 H_2CO_3，H_2CO_3 分解为 CO_2 和 H_2O，CO_2 通过管腔膜进入细胞内。因此，HCO_3^- 最后还是以 CO_2 的形式被重吸收。

（三）K^+ 的重吸收

正常膳食情况下，每天从肾小球滤出的 K^+ 约有 35g，2～4g 由尿排出。实验表明，肾小球滤出的 K^+，65%～70% 在近端小管重吸收，25%～30% 在髓袢重吸收，这些部位对 K^+ 的重吸收比例是固定的。远端小管和皮质集合管可重吸收 K^+，也可分泌 K^+，并受到多种因素的影响，是调节 K^+ 重吸收和排出的关键部位。K^+ 重吸收的动力除了受小管液中 K^+ 浓度影响外，还与小管液的电位水平有关。当小管液呈正电位时，可抑制 K^+ 的分泌，增加 K^+ 的重吸收，而小管液电位水平与 Na^+、Cl^- 重吸收有关，此外，K^+ 的分泌还与 H^+ 分泌有关。在近端小管，Na^+-H^+ 交换和 Na^+-K^+ 交换有竞争关系，当机体发生酸中毒时，肾脏排出 H^+ 增加，Na^+-H^+ 交换增多，Na^+-K^+ 交换被抑制，可造成血 K^+ 升高。

（四）葡萄糖和氨基酸的重吸收

原尿中葡萄糖浓度与血糖浓度相等，但终尿中几乎不含葡萄糖，全部被重吸收。肾组织微穿刺实验表明，重吸收葡萄糖的部位仅限于近端小管，尤其在近端小管前半段，其他各段肾小管均没有重吸收葡萄糖的能力。近端小管上皮细胞管腔膜上有 Na^+-葡萄糖同向转运体，小管液中的葡萄糖和 Na^+ 与同向转运体结合后，被转运到细胞内，在 Na^+ 顺浓度梯度进入细胞的同时，葡萄糖被逆浓度梯度转运进入细胞，属于继发性主动转运。进入细胞内的葡萄糖则由基底侧膜上的葡萄糖转运体 2（glucose transporter 2）转至细胞间液。

近端小管对葡萄糖的重吸收有一定限度。当血液中葡萄糖浓度超过（160～180mg/100ml）时，有一部分肾小管对葡萄糖的吸收已达极限，不能完全重吸收小管液中的葡萄糖，尿中开始出现葡萄糖，此时的血浆葡萄糖浓度称为肾糖阈（renal threshold for glucose）。不同肾单位的肾糖阈并不完全一样。当血糖浓度继续升高，越来越多的肾单位不能完全重吸收葡萄糖时，尿中葡萄糖含量也随之增加；当血糖浓度升至 300mg/100ml 后，全部肾单位对葡萄糖的吸收均已达极限，此时肾脏对葡萄糖的重吸收率为葡萄糖的最大转运率（maximal rate of transport of glucose），男性为 375mg/min，女性为 300mg/min。肾之所以有葡萄糖吸收极限量是由于同向转运体的数目有限，当所有同向转运体的转运量达到饱和，葡萄糖转运量将不再增加。

小管液中氨基酸重吸收机制与葡萄糖相同，与 Na^+ 同向转运，在近端小管重吸收，重吸收方式也是继发性主动转运，但氨基酸有多种转运体。

（五）钙的重吸收

约 50% 的血浆 Ca^{2+} 呈游离状态，这部分 Ca^{2+} 能够从肾小球滤出进入小管液，其余部分与血浆蛋白结合，不能滤出进入小管液。经肾小球滤出的 Ca^{2+} 约 70% 在近端小管重吸收，与 Na^+ 重吸收平行；20% 在髓袢重吸收，9% 在远端小管和集合管重吸收，少于 1% 的 Ca^{2+} 随尿排出。

近端小管对 Ca^{2+} 的重吸收约 80% 以溶剂拖曳的方式经细胞旁途径重吸收，约 20% 经跨细胞途径重吸收。上皮细胞内的 Ca^{2+} 浓度远低于小管液中的 Ca^{2+} 浓度，且细胞内电位相对小管液较负，此电化学梯度驱使 Ca^{2+} 从小管液扩散进入上皮细胞内，细胞内的 Ca^{2+} 则经基底侧膜上的 Ca^{2+}-ATP 酶或 Na^+-Ca^{2+} 交换机制逆电化学梯度转运出细胞。髓袢降支细段和升支细段对 Ca^{2+} 均不通透，仅髓袢升支粗段能重吸收 Ca^{2+}。升支粗段小管液为正电位，该段小管细胞膜对 Ca^{2+} 有通透性，故部分 Ca^{2+} 在此节段可经跨细胞途径被主动重吸收，还有一部分经细胞旁途径被动重吸收。在远端小管和集合管，Ca^{2+} 的重吸收是跨细胞途径的主动转运。

（六）其他物质的重吸收

正常情况下，小管液中的 HPO_4^{2-}、SO_4^{2-} 的重吸收也与 Na^+ 同向转运进行。进入小管液中的微量蛋白质可通过肾小管上皮细胞以吞饮方式被重吸收。

三、肾小管和集合管的分泌和排泄作用

在肾脏，分泌是指肾小管和集合管上皮细胞将自身产生的物质或血液中的物质转运至小管液的过程。排泄是肾脏将机体代谢产物，进入机体的异物以及过剩的物质排出体外的过程。肾小管和集合管的分泌作用是肾脏排泄的重要环节。

（一）H^+、K^+ 和 NH_3 的分泌

1. **H^+ 的分泌**　一般认为，肾小管分泌的 H^+ 是细胞的代谢产物。除髓袢细段外，各段小管都有分泌 H^+ 的作用，但 H^+ 的分泌主要在近端小管，H^+ 的分泌与 HCO_3^- 的重吸收偶联（分泌机制见 HCO_3^- 的重吸收）。远端小管和集合管的闰细胞也可分泌 H^+，此部位 H^+ 的分泌是逆电化学梯度进行的主动转运过程。闰细胞管腔膜上有两种质子泵，一种是 H^+-ATP 酶，另一种是 H^+-K^+-ATP 酶，均可将细胞内的 H^+ 泵入小管腔液中。泵入小管液中的 H^+ 与 HCO_3^- 结合，形成 CO_2 和 H_2O，还可与小管液中的 NH_3 反应生成 NH_4^+；也可与 HPO_4^{2-} 反应生成 $H_2PO_4^-$，从而使小管液中的 H^+ 浓度降低。肾小管和集合管 H^+ 的分泌量与小管液的酸碱度有关。小管液 pH 降低，H^+ 分泌减少。闰细胞的质子泵可逆 1000 倍左右的 H^+ 浓度主动转运 H^+，但当小管液 pH 降至 4.5 时，H^+ 分泌即停止（图 11-8）。

2. **K^+ 的分泌**　前文已述，原尿中的 K^+ 几乎全部在近端小管和髓袢被重吸收，尿中排出的 K^+ 主要是远端小管和集合管所分泌，其 K^+ 的分泌量取决于 K^+ 的摄入量。正常饮食（K^+ 的摄入量为 100mmol/d），K^+ 的摄入量增多时，远端小管和集合管分泌 K^+ 也增多；相反，摄入低 K^+ 饮食，K^+ 的分泌量可减少。

一般情况下，K^+ 分泌与 Na^+ 的重吸收有关。其机制为：①远端小管和集合管上皮细胞内的 K^+ 浓度较高，管腔膜对 K^+ 有通透性，K^+ 可顺电化学梯度通过管腔膜上的钾通道进入小管液。②在远端小管和集合管，由于 Na^+ 的主动重吸收，使小管液内带负电位，增加了管腔膜两侧的电位差，电位梯度促进 K^+ 从细胞内分泌至小管液。因此，K^+ 的分泌与 Na^+ 的主动重吸收密切相关，也被称为 K^+-Na^+ 交换。③ Na^+ 进入主细胞后，可刺激基底侧膜上的钠泵，使更多的 K^+ 从细胞外液泵入细胞内，提高细胞内 K^+ 浓度，增加细胞内和小管液之间的 K^+ 浓度梯度，从而促进 K^+ 顺浓差分泌（图 11-8）。

3. **NH_3 的分泌**　远端小管和集合管的上皮细胞在代谢过程中不断地生成 NH_3，这些 NH_3 主要由谷氨酰胺脱氨而来，NH_3 是脂溶性的，可通过远端小管和集合管顺浓度梯度向小管液自由扩散。分泌的 NH_3 与小管液中的 H^+ 结合生成 NH_4^+，NH_4^+ 与小管液中的强酸盐（如 NaCl 等）的负离子结合，生成酸性铵盐（如 NH_4Cl）并随尿排出，强酸盐中

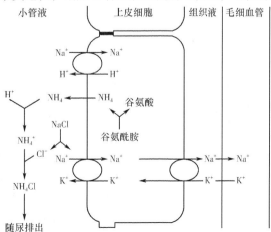

图 11-8　H^+、NH_3/NH_4^+ 和 K^+ 分泌关系示意图

的 Na$^+$ 则与 H$^+$ 交换进入肾小管上皮细胞，并与细胞内 HCO$_3^-$ 一起被转运回血。因此，远端小管和集合管分泌 NH$_3$ 一方面促进 H$^+$ 的排出，还促进了 NaHCO$_3$ 的重吸收，这对于保持机体酸碱平衡具有重要意义（图 11-8）。

（二）其他物质的分泌

肾小管可将代谢产生的某些物质，如肌酐、对氨马尿酸等排入小管液。体内还有一些物质，如青霉素、酚红等，由于与血浆蛋白结合不能从肾小球滤出，但可在近端小管被主动分泌到小管液中而排出体外。进入体内的酚红，94% 由近端小管主动分泌进入小管液，并随尿液排出。因此，检测尿中酚红的排泄量可粗略判断近端小管的排泄功能。

案例 11-2

患者，男，60 岁，因"主诉虚弱无力、头晕、恶心"来医院复诊。患者有心脏病史，3 周前，因充血性心力衰竭引起肺水肿及外周水肿住院。经服用利尿剂呋塞米后，症状得以改善，病情趋于稳定后，患者携带呋塞米和其他药物出院。电解质检查显示低血钾。诊断：低血钾。

1. 问题与思考

（1）髓袢利尿剂的作用原理是什么？

（2）髓袢利尿剂为什么会引起低钾血症？

（3）醛固酮对钠和钾的重吸收和分泌有何影响？

2. 提示　充血性心力衰竭患者因心脏泵血能力下降，导致静脉血压升高，逆行性引起毛细血管血压升高，有效滤过压增大，引起肺水肿或全身水肿。用利尿剂增加水、钠排出可降低循环血量和心脏负荷，缓解水肿症状。

髓袢升支粗段主动重吸收 NaCl，是形成髓质渗透浓度梯度的重要因素。临床上使用的髓袢强效利尿剂（呋塞米），能抑制 Na$^+$-K$^+$-2Cl$^-$ 同向转运体功能，抑制髓袢升支粗段对 Na$^+$、K$^+$ 和 Cl$^-$ 的吸收，导致外髓渗透浓度梯度形成障碍，内髓的渗透浓度梯度也无法形成，同时小管液渗透压较高，对水的重吸收量减少，排出增多，产生利尿作用。

呋塞米抑制 Na$^+$-K$^+$-2Cl$^-$ 同向转运体功能，因此也抑制髓袢升支粗段对 K$^+$ 重吸收，加之利尿引起的肾远端小管液的流速加快，导致 K$^+$ 排出增加，引起低钾血症。

利尿剂引起排尿增加后，血容量减少继发性引起醛固酮分泌增多，醛固酮在增加 Na$^+$ 重吸收的同时，可导致的 K$^+$ 排出增加，增加低钾血症出现的可能。

（陆利民）

第四节　尿液的浓缩和稀释

正常成年人终尿的排出量为 1.0 ～ 2.0L/d，其中 95% ～ 97% 为水，固体成分仅占 3% ～ 5%，尿液渗透压为 50 ～ 1200mOsm/（kg·H$_2$O），尿量和尿渗透压可受多种因素影响而发生很大的变化。若每 24h 尿量（urine volume）超过 2.5L，称为多尿（polyuria）；24h 尿量少于 400ml，称为少尿（oliguria）；24h 尿量少于 100ml，则称为无尿（anuria）。

正常人终尿渗透压可在 50 ～ 1200mOsm/（kg·H$_2$O）范围内变动。肾的浓缩和稀释功能，在维持体液平衡和渗透压恒定中具有重要的作用。尿液的浓缩和稀释是根据终尿渗透压与血浆渗透压相比较而确定的。体内缺水时，肾重吸收的水多于溶质，肾脏排出的尿液渗透压比血浆渗透压高，最高可达 1200mOsm/（kg·H$_2$O），称为高渗尿（hypersmotic urine），表明尿液被浓缩；体内水过剩时，肾重吸收的溶质多于水，肾脏排出的尿液渗透压低于血浆渗透压，最低可至 50mOsm/（kg·H$_2$O），称为低渗尿（hypoosmotic urine），表明尿液被稀释；终尿渗透压等于血浆渗透压，称为等渗尿（isotonic urine）。如果不论机体缺水或水过剩，终尿渗透压始终与血浆渗透压相等，表明肾脏尿液的浓缩和稀释功能丧失。临床上，可根据终尿的渗透压了解肾的浓缩和稀释能力。

肾脏对尿液的浓缩与稀释过程是三个因素共同作用的结果：①肾小管与集合管对水与溶质的选择性通透及转运；②血管升压素（vasopressin，VP）对远曲小管和集合管上皮细胞对水通透性的调节；③肾髓质渗透压梯度的存在。其中，肾髓质渗透压梯度是尿液浓缩的必备条件。

一、肾髓质间质渗透压梯度及其形成

（一）肾髓质间质渗透压梯度

1951 年 Wirz 等首次用冰点降低法测定鼠肾的渗透压，观察到肾皮质部组织间液（包括细胞内液和细胞外液）的渗透压与血浆的渗透压之比为 1.0，说明肾皮质部组织间液与血浆有相等的渗透压（即等渗）。而髓质部组织间液与血浆的渗透压之比由髓质外层向乳头部逐渐升高，为 2.0、3.0 和 4.0（图 11-9），这表明肾髓质的渗透压由外向内逐步升高，具有明确的渗透压梯度。髓袢是形成髓质渗透压梯度的重要结构，只有肾脏有髓袢结构的动物才能形成浓缩尿，髓袢愈长，所形成的髓质渗透压梯度就愈大。例如，沙鼠的肾髓质内层特别厚，它的肾乳头部侧髓质渗透压可达血浆渗透压的 20 倍；人的髓袢具有中等长度，肾乳头部侧髓质渗透压最多为血浆渗透压的 4～5 倍；猪的髓袢较短，肾乳头部侧髓质渗透压只有血浆渗透压的 1.5 倍。

（二）肾髓质间质渗透压梯度的形成

肾髓质渗透压梯度的形成与逆流系统的逆流倍增作用密切相关。物理学上的逆流系统（图 11-10）是指两管并列（降支和升支）且下端相连的 U 形管道，两管间以隔膜相通。隔膜对溶质具有通透性，允许溶质在逆流过程中，从升支进入降支，这样随着液体的流动，其结果是降支中的溶质浓度逐渐升高，而升支中的溶质浓度逐渐降低，导致两管从顶端至底端之间形成明显的浓度梯度，即为由逆流系统所产生的逆流倍增作用（counter-current multiplication）。肾小管髓袢的形状类似一个逆流系统，由于髓袢各段对水和 NaCl 的通透性不同（表 11-3），当小管液源源不断地流经髓袢时，髓袢的逆流倍增作用使进入组织间液的 NaCl 浓度呈现由外髓到内髓的梯度分布。同时，尿素在髓袢降支细段与集合管间不断的再循环使内髓部组织间液中的溶质浓度进一步增加。

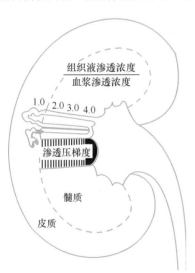

图 11-9　肾髓质渗透压梯度示意图
线条越密，表示渗透压越高

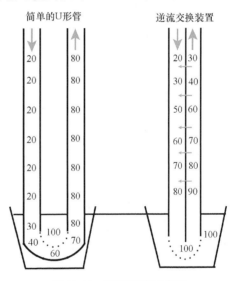

图 11-10　逆流系统示意图
图中数值表示某物质的相对浓度

表 11-3　兔肾小管不同部位的通透性

肾小管	水	Na+	尿素
髓袢降支细段	易通透	不易通透	中等通透
髓袢升支细段	不易通透	易通透	不易通透
髓袢升支粗段	不易通透	主动重吸收（Na+-K+-2Cl−）	不易通透
远曲小管	不易通透，存在 VP* 时易通透	主动重吸收	不易通透
集合管	不易通透，存在 VP* 时易通透	主动重吸收	皮质部与外髓部不易通透。内髓部易通透，存在 VP* 时通透性增加

*VP 为血管升压素

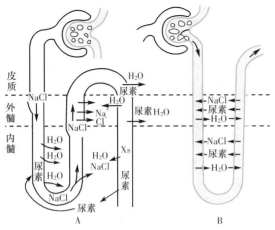

图 11-11　肾髓质渗透压梯度形成及维持示意图
A. 肾髓质渗透压梯度的形成；B. 直小血管在肾髓质渗透压梯度维持中的作用；Xs 表示未被重吸收的物质

1. 外髓部渗透压梯度形成　髓袢升支粗段位于外髓部，由于髓袢升支粗段能通过 Na^+-K^+-$2Cl^-$ 协同向转运体重吸收 NaCl（图 11-11），而对水不通透，故升支粗段内小管液向皮质方向流动时，管内 NaCl 浓度逐渐降低，小管液渗透压逐渐下降；而其外周组织间液 NaCl 的渗透压也呈类似的梯度分布。故外髓部的渗透压梯度主要是由升支粗段 Na^+ 和 Cl^- 的重吸收所形成。愈靠近皮质部，渗透压越低；愈靠近内髓部，渗透压越高。

2. 内髓部渗透压梯度形成　在内髓部，渗透压梯度的形成与髓袢升支细段对 NaCl 重吸收和尿素的再循环有密切关系。

髓袢降支细段和髓袢升支细段所构成的逆流倍增系统对 NaCl 的重吸收过程如下：①由于髓袢降支细段对水具有高度通透性，但对 NaCl 等溶质不易通透。降支细段进入内髓部，在渗透压梯度（由尿素重吸收形成）的作用下，小管液中的水不断向外渗透，小管液的 NaCl 浓度逐渐升高，渗透压也逐渐升高，到髓袢折返处达最大值。②当小管液流过髓袢底部折返而逆向流入髓袢升支细段后，与降支细段相反，升支细段对水不通透，而对 NaCl 有较大的通透性。小管液内的高浓度的 NaCl 顺着化学梯度不断透出管壁，水则留在管内。随着升支细段上行，小管液渗透压逐渐降低，产生逆流倍增现象，而扩散出来的 NaCl 则参与形成内髓部组织间液渗透压梯度。

集合管内髓部与髓袢降支细段的尿素再循环涉及三个环节。①尿素的浓缩：髓袢升支、远曲小管、皮质和外髓部集合管对尿素都不通透，在血管升压素参与下，皮质和外髓部集合管对水的通透性增加。在外髓高渗透压的作用下，小管液中的水不断被重吸收，致使小管液中的尿素浓度不断升高，当小管液流到内髓部集合管时，尿素浓度已达到很高水平。②尿素的扩散：内髓部集合管对尿素有高通透性，在血管升压素作用下，对尿素通透性增加，内髓部集合管的小管液中，高浓度尿素顺化学梯度从集合管内扩散到内髓部组织间液，与此处的高浓度 NaCl 一起形成内髓部高渗透压。③尿素的再循环：髓袢降支细段对尿素具有中等程度的通透，从内髓部集合管透出的部分尿素可以进入降支细段，随小管液流经升支、远曲小管和外髓部集合管，回到内髓部集合管时又重复上述过程，形成了尿素的再循环。因此，内髓部组织间液的渗透压，是由髓袢升支细段扩散出来的 NaCl 及内髓部集合管扩散出来的尿素两个因素形成的。

从髓质渗透压梯度形成的全过程来看，髓袢结构及其功能特性是形成肾髓质渗透压梯度的重要结构基础；髓袢升支粗段 Na^+、K^+ 和 $2Cl^-$ 的主动转运是肾髓质渗透压梯度建立的主要动力；NaCl 和尿素是建立肾髓质渗透压梯度的主要溶质。

二、肾髓质间质渗透压梯度的保持

通过小管的逆流倍增作用，不断有 NaCl 和尿素被重吸收进入肾髓质组织间液而形成高渗状态及渗透压梯度。因此，必须把组织间液中不断增多的 NaCl、尿素和水去除，才能一直保持肾髓质渗透压梯度处于相对稳定状态。肾髓质渗透压梯度的保持取决于直小血管的逆流交换作用。直小血管与髓袢相并行，为长而直的毛细血管袢，其降支和升支也构成一个逆流系统，且位于肾髓质的高渗透压梯度环境中。该系统逆流交换的过程：①当血液在降支中向下流动时，由于血液中的溶质浓度低于处于同一水平髓质组织间液的溶质浓度，组织液中 NaCl 和尿素等便顺着浓度梯度扩散到降支血管内，血液中的水则渗透到组织间液。降支血液的渗透压逐渐升高。②当血液折返逆流入升支时，血液内 NaCl 和尿素等溶质浓度及渗透压都比同一水平的髓质组织间液为高，于是血液中的 NaCl 和尿素扩散到组织间液，组织间液的水则渗透回血液中，使升支中血液的渗透压逐渐降低。通过升、降支不断地与肾髓质组织间液中的溶质和水交换，使 NaCl 和尿素在组织间液和直小血管的升、降支之间循环，从而保持肾髓质的高渗环境。

正常情况下，在血液离开直小血管升支时，只带走多余的水和溶质，使髓质的渗透压梯度得以保持。肾髓质血液的流动速度慢，将限制从直小血管血流中带走髓质的溶质，也有利于肾髓质高渗梯度的保持。当直小血管血流过快时，可从肾髓质组织间液中带走较多的溶质，高渗梯度因此而不易保持；反之，若血流过慢，则水分不能及时被血液带走，高渗梯度也不易保持。这两种情况均可使尿浓缩能力降低。

三、影响肾髓质渗透压梯度形成的因素

髓袢的正常结构是形成髓质渗透压梯度的结构基础。婴儿肾由于肾脏尚未发育成熟，髓袢很短，不能很好地形成髓质渗透压梯度，故浓缩尿液能力较弱。慢性肾盂肾炎致肾髓质纤维化或肾囊肿使肾髓质萎缩，都将使肾髓质渗透压梯度遭到破坏，从而使尿浓缩的能力降低。

髓袢升支粗段主动重吸收 NaCl 是形成肾髓质渗透压梯度的主要动力。临床上使用的强效利尿剂（呋塞米），能抑制 Na^+-K^+-2Cl^- 同向转运体功能，抑制髓袢升支粗段对 Na^+ 和 Cl^- 的重吸收，导致外髓渗透压梯度形成障碍，内髓的渗透压梯度也无法形成，对水的重吸收减少、排出增多，产生很强的利尿作用。另外，血液尿素浓度也可影响渗透压梯度的形成，尿素是蛋白质代谢分解产物。在低蛋白血症时，由于体内尿素生成减少，影响了肾髓质高渗梯度的建立，所以尿的浓缩能力减弱。

四、尿液稀释和浓缩功能的实现

正常人所排出的尿液的渗透压的高低与机体缺水或水过剩有关。当小管液流经远曲小管和集合管时，其中的水被重吸收量的多少决定尿液的浓缩和稀释程度。在此过程中，血管升压素的分泌量所决定的远曲小管和集合管上皮细胞对水的通透性起着关键的作用。

在体内水过剩时，血管升压素释放被抑制，血浆血管升压素降低，则远曲小管和集合管上皮细胞对水的通透性降低。因此，髓袢升支粗段末端的低渗小管液流经远曲小管和集合管时，NaCl 继续重吸收，而水不被重吸收，使小管液渗透压进一步下降，可降低至 50mOsm/（kg·H_2O），形成低渗尿，尿液被稀释（图 11-12）。血管升压素完全缺乏或远曲小管和集合管缺乏血管升压素受体时，可出现尿崩症（diabetes insipidus），每天可排出高达 20L 的低渗尿。

在血管升压素存在时，远曲小管和集合管上皮细胞对水通透性增加，小管液从外髓集合管向内髓集合管流动时，在髓质渗透压梯度的作用下，水不断进入高渗的组织间液，使小管液不断被浓缩而变成高渗液，最后生成的尿液渗透压可高达 1200mOsm/（kg·H_2O），形成浓缩尿（图 11-13）。显然，血管升压素量的多少决定着尿液被浓缩的程度。

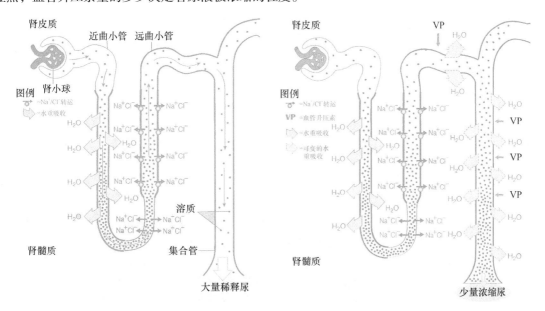

图 11-12　稀释尿的形成过程　　　　　　　　图 11-13　浓缩尿的形成过程

综上可见，肾脏对尿液的浓缩和稀释作用是与肾小管和集合管的重吸收作用紧密联系、同时进行的。终尿量的多少，则视体内的水不足或过多，由血管升压素的分泌量来进行调节。通过肾脏对

尿液的浓缩和稀释，可大幅改变体内水的排出量，当体内水缺乏或过多时，最大限度地保留或排出水，以维持体内的水平衡和体液渗透压的相对稳定。

案例 11-3

患者，女，27 岁，3 天前因"车祸造成头部外伤"入院，受伤严重，但生命体征稳定。脑部计算机断层扫描（CT）检查显示脑水肿，但无出血性脑疝表现，患者 24h 尿量为 3400ml，尿检显示为低渗尿，血清学检查显示血钠进行性升高。诊断：头部外伤引起的中枢性尿崩症。

1. 问题与思考

（1）在这种状况下，患者体内抗利尿激素水平发生怎样的改变？

（2）抗利尿激素对远端小管后半段和集合管的作用机制是什么？

（3）在抗利尿激素存在时自由水清除率如何变化？

2. 提示

（1）尿崩症是由于缺乏抗利尿激素引起，抗利尿激素也称为血管升压素，是下丘脑视上核和室旁核的神经元分泌的一种激素。它在神经元胞体中合成，经下丘脑 - 垂体束运输到神经垂体储存，受特异性刺激后释放。

（2）抗利尿激素与远曲小管和集合管上皮细胞顶端膜上的抗利尿激素受体（V_2 受体）结合后，通过 G 蛋白 - 腺苷酸环化酶 - 蛋白激酶 A 信号途径使细胞内包含有水通道（AQP2）的囊泡向小管上皮细胞顶端膜移动并嵌入顶端膜上，从而增加膜上的水通道数，增加膜对水的通透性。

（3）当外伤引起下丘脑 - 垂体受损时，抗利尿激素分泌减少甚至缺乏，小管上皮细胞顶端膜上的水通道（AQP2）可向内凹陷，形成吞饮小泡进入胞质，因此，顶端膜对水的通透性降低，小管液中水重吸收减少，排出大量的低渗尿。此时水清除率（C_{H_2O}）值可高达 14.3ml/min（20.9L/d）。

第五节　尿生成的调节

尿液的生成有赖于肾小球的滤过，肾小管、集合管的重吸收和分泌功能。机体通过对滤过、重吸收和分泌过程的调节，以改变尿液的成分和量，使内环境保持相对稳定。有关肾小球滤过的调节已如前述，本节着重讨论肾小管和集合管转运功能的调节，包括肾内自身调节和神经 - 体液调节。

一、肾内自身调节

（一）小管液中溶质浓度

小管液中溶质所呈现的渗透压，是对抗肾小管重吸收水分的力量。小管液中溶质浓度高时其渗透压增高，妨碍肾小管特别是近曲小管对水的重吸收，引起尿量增多，此现象称渗透性利尿（osmotic diuresis）。此时小管液中的 Na^+ 因水的重吸收减少而被稀释，使小管液中与细胞内的 Na^+ 浓度差变小，Na^+ 重吸收减少，故 NaCl 排出也增多。糖尿病或实验中静脉注射高浓度的葡萄糖，引起血糖增高，超过肾糖阈后，肾小管不能将葡萄糖完全重吸收回血，导致小管液溶质浓度增高，妨碍了水和 NaCl 的重吸收，产生渗透性利尿，出现多尿和尿糖等现象。临床上有时给患者使用可被肾小球滤过而又不被肾小管重吸收的物质（如甘露醇等），利用它来提高小管液中溶质的浓度，借以达到利尿和消除水肿的目的。

（二）球 - 管平衡

实验证明，当肾小球滤过率发生变化时，近端小管中 Na^+ 和水重吸收量占肾小球滤过量的百分比能够保持不变，这一现象称为定比重吸收（constant fraction reabsorption）。例如，若肾小球滤过量从 125ml/min 增加到 150ml/min，近端小管重吸收量也从大约 81ml/min（占肾小球滤过率的 65%）增加到大约 97.5ml/min，仍为肾小球滤过率的 65%。这种近端小管重吸收量的变化可以在肾小球滤过率发生改变之后的数秒内出现，即近端小管对 Na^+ 和水的重吸收量与肾小球滤过率之间能保持一定的平衡关系，因此也称为球 - 管平衡（glomerulotubular balance）。不论肾小球滤过率增大或减小，近端小管对溶质和水（Na^+ 和水）都是按固定比例重吸收的，重吸收率始终为肾小球滤过率的 65% ～ 67%。事实上，在肾小管其他节段也存在着球 - 管平衡现象，尤其是在髓袢中。

　　球-管平衡的机制尚未完全阐明，目前认为这一现象产生的原因主要与管周毛细血管压和血浆胶体渗透压改变有关。由于肾小球毛细血管基本不滤过血浆蛋白，在肾血流量不变的前提下，当肾小球滤过率增加时，进入近曲小管旁的管周毛细血管的血液量就会减少且血浆蛋白的浓度相对增高，引起毛细血管内血压下降，血浆胶体渗透压升高，小管旁组织间液加速进入毛细血管，结果组织间隙内静水压下降。组织间隙内静水压下降又使得小管细胞间隙内的 Na^+ 和水加速通过基底膜而进入小管旁的组织间隙；并且通过紧密连接回流至肾小管腔内的回漏量因此而减少，最后导致 Na^+ 和水重吸收量增加。这样，重吸收仍可达到肾小球滤过率的 65% ～ 67%。肾小球滤过率如果减少，便发生相反的变化，故重吸收百分率仍能保持不变。有实验证明，球-管平衡机制不依赖于神经-体液调节，在离体肾脏或离体近端小管都存在这一现象。

　　球-管平衡的生理意义在于避免尿量和尿钠排出量随肾小球滤过率的变化而出现大的变化。例如，若不存在球-管平衡机制，当肾小球滤过率从 125ml/min 增加到 126ml/min 时（仅增加0.8%），尿量则从 1ml/min 增加到 2ml/min，即增加了一倍。同时 Na^+ 的排出量也增加了一倍。但球-管平衡机制的存在避免了尿量和尿钠排出量发生明显改变。球-管平衡障碍与临床上某些水肿的形成有一定关系。如充血性心力衰竭时，肾灌注压和血流量降低，通过自身调节机制肾小球滤过率仍可保持稳定，因而使滤过分数增大。此时近端小管周围毛细血管血压下降而血浆胶体渗透压升高，导致 Na^+ 和水重吸收增加。当重吸收率超过 65% 时，导致体内水钠潴留而形成水肿。需要注意的是，在如渗透性利尿等情况下，球-管平衡状态会受到破坏而导致尿量和尿钠排出明显增加。

二、神经调节

　　肾脏主要接受交感神经支配，至今未发现副交感神经支配；肾交感神经分布于肾血管，主要是入球小动脉和出球小动脉，也支配肾小管和近球小体。动物实验证实，当肾交感神经兴奋时，肾排水和排钠活动会发生改变。

（一）肾交感神经对肾脏功能的调节作用

　　肾交感神经兴奋通过其末梢释放去甲肾上腺素影响尿液生成。①去甲肾上腺素与血管平滑肌 α 肾上腺素能受体结合，使入球小动脉和出球小动脉收缩（前者收缩更明显），使肾小球毛细血管的血浆流量减少，肾小球毛细血管压下降，肾小球有效滤过压下降，故肾小球滤过率减少，尿 Na^+ 和水排出减少。②去甲肾上腺素与肾小管上皮细胞 $α_1$ 肾上腺素能受体结合，增加近曲小管和髓袢上皮细胞重吸收 Na^+，减少尿 Na^+ 排出，此效应能够被 $α_1$ 肾上腺素能受体拮抗剂哌唑嗪（prazosin）所阻断。③去甲肾上腺素与球旁细胞上的 β 肾上腺素能受体结合，刺激球旁细胞释放肾素，导致循环中的血管紧张素 II 和醛固酮含量增加，增加肾小管对 Na^+ 的重吸收。抑制肾交感神经活动则有相反的作用，肾交感神经活动减弱，肾小球滤过率增加，肾小管重吸收 Na^+ 减少，尿 Na^+ 排出增多。

（二）肾交感神经参与的反射

　　肾交感神经活动对肾脏功能的调节是通过多种反射实现的。心肺感受器、动脉压力感受器和渗透压感受器受刺激时可引起肾交感神经活动的抑制，增加尿 Na^+ 的排出。①心肺感受器反射：循环血量增加，对容量感受器（心肺感受器）刺激增加，抑制肾交感神经活动。②动脉压力感受器反射：动脉血压升高，通过压力感受器反射性抑制肾交感神经活动。③渗透压感受器反射：细胞外液渗透压升高，对下丘脑第三脑室前部渗透压感受器的刺激增加，引起交感神经系统活动改变，抑制肾交感神经活动，增加尿 Na^+ 的排出，维持细胞外液 Na^+ 浓度的稳态。另外，在动物实验中发现，电刺激一侧肾神经的传入端，可引起对侧肾交感神经传出活动增强，降低对侧肾脏尿 Na^+ 和水排出。这种刺激一侧肾脏传入神经纤维，可反射性地改变对侧肾脏交感神经活动，从而改变肾脏功能的过程，称为肾-肾反射。

三、体液调节

　　肾的滤过、重吸收和分泌功能均受到体内多种体液因素的调节（表11-4）。各种体液因素并不是孤立地产生调节作用，而是相互联系和互相配合，并与神经调节相关联，这对保证体内水和电解质的动态平衡、血浆渗透压及细胞外液容量的相对稳定均有非常重要的意义。

表 11-4　各种体液因素对肾脏功能的影响

体液因素	引起合成或分泌的刺激	主要作用部位	主要效应
血管紧张素 II	肾素	小动脉、近端小管	小动脉收缩、Na^+、水重吸收增加
醛固酮	血管紧张素 II、血浆 K^+ 浓度升高	髓袢升支粗段、远端小管和集合管	Na^+ 重吸收、K^+ 分泌
血管升压素	血浆渗透压升高，血容量减少	远端小管、集合管	水重吸收增加
心房钠尿肽	血容量增多	小动脉、集合管	小动脉舒张、Na^+、水重吸收减少
去甲肾上腺素、肾上腺素	血容量减少、交感神经兴奋	近端小管、髓袢升支粗段	Na^+、水重吸收增加
前列腺素	交感神经兴奋、血管紧张素 II、缓激肽	小动脉、髓袢升支粗段、集合管	小动脉舒张、Na^+、水重吸收减少
缓激肽	激肽释放酶	小动脉、集合管	小动脉舒张、Na^+、水重吸收减少
尿舒张肽	血容量增多	集合管	Na^+、水重吸收减少
内皮素	血管内皮切应力、血管紧张素 II、缓激肽	小动脉、集合管	小动脉收缩、Na^+、水重吸收增加

（一）血管升压素

血管升压素又被称为抗利尿激素（antidiuretic hormone，ADH），它是下丘脑的视上核和室旁核的神经元分泌的一种九肽激素。它在细胞体中合成后，经下丘脑-垂体束运输到神经垂体储存，在受到特异性刺激后释放出来。血管升压素的受体有两类，即 V_1 受体和 V_2 受体。V_1 受体主要分布在血管平滑肌，被激活后使血管收缩。V_2 受体分布在远曲小管和集合管上皮细胞，被激活后，①提高远曲小管和集合管上皮细胞对水的通透性，从而增加水的重吸收，使尿液浓缩、尿量减少；②增加髓袢升支粗段对 NaCl 的主动重吸收和内髓部集合管对尿素的通透性，从而增加髓质组织间液的溶质浓度，提高髓质组织间液的渗透压，有利于尿液浓缩。

如前所述，远曲小管和集合管主细胞胞质囊泡中含有水孔蛋白（aquaporin，AQP），插入上皮细胞顶端侧膜 AQP2 数的多少决定了顶端膜对水通透性的高低。主细胞基侧膜胞质囊泡中分布有水孔蛋白 AQP3 和 AQP4，插入基侧膜 AQP3 和 AQP4 数的多少，决定基侧膜对水的通透性大小。

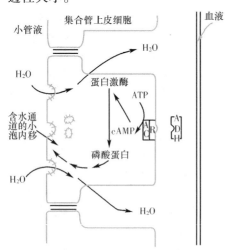

图 11-14　血管升压素的作用机制示意图

血管升压素的作用机制如图 11-14 所示。血管升压素与远曲小管和集合管上皮细胞顶端膜上的 V_2 受体结合后，激活膜内的腺苷酸环化酶，使上皮细胞中 cAMP 的生成增加；cAMP 生成增加激活上皮细胞中的蛋白激酶 A，蛋白激酶 A 使囊泡内 AQP 磷酸化，触发含有 AQP 的囊泡向顶端膜移动，并镶嵌在顶端膜上，顶端膜上的 AQP 含量增加，对水通透性增加，在髓质渗透压梯度的作用下，流经远曲小管和集合管的小管液中的水被大量重吸收，使小管液逐渐被浓缩，因而生成高渗尿。反之，血管升压素减少时，细胞内 cAMP 的浓度下降，顶端膜上含有 AQP 的胞膜向内凹陷，形成吞饮小泡进入胞质（称为内移）。因此，顶端膜对水的通透性降低，小管液中水被重吸收的量减少，尿被稀释。由于某种病理原因导致血管升压素不足或缺乏时，可因水重吸收严重减少而出现尿崩症，患者每天可排出高达 20L 的低渗尿。

血管升压素的释放受多种因素的调节和影响，其中最重要的是血浆晶体渗透压的改变、循环血量和动脉血压的改变。

1. 血浆晶体渗透压的改变　在正常生理状态下，血浆晶体渗透压的改变是调节血管升压素分泌最重要的因素。正常人血浆渗透压约为 300mOsm/（kg·H_2O），引起血管升压素分泌的血浆渗透压阈值为 280mOsm/（kg·H_2O），血浆中血管升压素浓度为 0～4pg/ml。血浆渗透压低于引起血管升压素分泌的渗透压阈值时，血管升压素分泌停止，血浆中血管升压素浓度可接近于零；当血浆渗透压升高达血管升压素释放的阈值后，血浆渗透压每升高 1%，血管升压素浓度可升高 1pg/ml。血浆渗透压升高还可引起渴觉，其阈值为 289～307mOsm/（kg·H₂O）。此外，血浆血管升压素浓度达 5pg/ml 时也可以引起渴觉。血浆渗透压改变对血管升压素分泌的影响是通过刺激下丘脑第三脑室前部渗透压感受器（osmoreceptor）的刺激而实现的，这是一种反射活动。渗透压感受器对不同溶质引起的血浆渗透压升高的敏感性是不同的。Na⁺ 和 Cl⁻ 形成的渗透压是引起血管升压素释放最有效的刺激；静脉注射甘露糖和蔗糖也能刺激血管升压素分泌，但葡萄糖和尿素则无作用。

　　临床上，大量发汗、严重呕吐或腹泻等情况使机体失水时，血浆渗透压升高（上升 1%～2%），可刺激下丘脑渗透压感受器（图 11-15），引起血管升压素分泌增多，通过上述机制促使肾远曲小管和集合管对水通透性增加，对小管液中水的重吸收增强，导致尿液浓缩和尿量减少；相反，大量饮清水后，血液被稀释，血浆渗透压降低，引起血管升压素分泌减少，远曲小管和集合对水通透性下降，对小管液中水的重吸收减弱，而溶质仍能继续被重吸收，则排出大量的低渗尿，从而使体内多余的水排出体外。例如，正常人一次性饮入 1000ml 清水约 30min 后，尿量就开始增加，到第 1h 末，尿量可达最高值；随后尿量减少，2～3h 后尿量恢复到原来水平。如果饮用等量的等渗盐水（0.9% NaCl 溶液），则排尿量不出现饮清水后那样的变化（图 11-16）。这种大量饮用清水后引起尿量增多的现象，称为水利尿（water diuresis），它是临床上用来检测肾稀释能力的一种常用的试验。

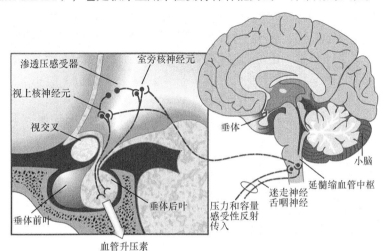

图 11-15　血管升压素释放的调节机制

　　2. 循环血量和动脉血压的改变　循环血量过多（增加 5%～10%）时，左心房被扩张，刺激了容量感受器（volume receptor），冲动经迷走神经传入中枢，抑制下丘脑 - 垂体后叶系统释放血管升压素，从而引起利尿。由于排出了过剩的水分，循环血量因而得以恢复正常；反之，循环血量减少时，则发生相反的变化。

　　动脉血压的改变也可通过压力感受器对血管升压素的释放进行调节。当动脉血压在正常范围时（平均压为 100mmHg），压力感受器传入冲动对血管升压素的释放起抑制作用，当动脉血压低于正常水平时，血管升压素释放增加。

　　容量感受器和压力感受器在调节血管升压素释放

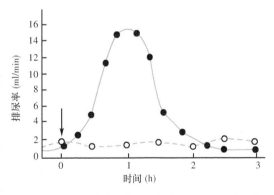

图 11-16　饮 1L 清水和饮 1L 等渗盐水的排尿率比较
实线：清水；虚线：盐水（0.9% NaCl 溶液）；箭头表示饮水时间

放时，其敏感性比渗透压感受器要低，一般需循环血量或动脉血压降低 5%～10% 时，才能刺激血管升压素释放。但循环血量或动脉血压降低时，可降低引起血管升压素释放的血浆渗透压阈值，即血管升压素释放的调定点下移；反之，当循环血量或动脉血压升高时，可使调定点上移。

　　3. 其他因素　恶心是引起血管升压素分泌的有效刺激；疼痛、应激刺激、血管紧张素Ⅱ和低血糖可刺激血管升压素分泌；某些药物，如尼古丁和吗啡，也可刺激血管升压素分泌；乙醇可抑制血管升压素分泌，故饮酒后尿量可增加。

（二）肾素 - 血管紧张素 - 醛固酮系统

除了在心血管活动调节中起重要作用外，肾素 - 血管紧张素系统还在肾脏功能的调节中发挥重要作用。该系统与肾上腺皮质球状带释放醛固酮的活动密切相关，故称为肾素 - 血管紧张素 - 醛固酮系统（renin-angiotensin-aldosterone system）。肾素（renin）主要是球旁细胞分泌的一种蛋白水解酶，能催化血浆中的血管紧张素原使之生成血管紧张素 Ⅰ（十肽）。血液和组织中，特别是肺组织中有血管紧张素转换酶，可使血管紧张素 Ⅰ 裂解，生成八肽的血管紧张素 Ⅱ（angiotensin Ⅱ）。血管紧张素 Ⅱ 可刺激肾上腺皮质球状带合成和分泌醛固酮。血管紧张素 Ⅱ 在血管紧张素酶 A 的作用下，再失去一个氨基酸，成为七肽的血管紧张素 Ⅲ，血管紧张素 Ⅲ 也能刺激肾上腺皮质合成和释放醛固酮。

1. 肾素分泌的调节 肾素的分泌受多方面因素的调节，包括肾内机制、神经机制和体液因素（图 11-17）。①肾内机制与肾内存在于入球小动脉处的牵张感受器和致密斑感受器功能密切相关。当动脉血压下降、循环血量减少时，肾内入球小动脉的压力也下降，血流量减少，于是对入球小动脉壁的牵张刺激减弱，引起肾素释放量增加；同时，由于入球小动脉的压力降低和血流量减少，肾小球滤过率将减少，滤过的 Na^+ 量也减少，到达致密斑的 Na^+ 流量也减少，激活了致密斑的 Na^+ 浓度感受器，引起肾素释放量的增加。②近球小体中的球旁细胞受交感神经支配，肾交感神经兴奋时，其末梢释放的去甲肾上腺素作用于球旁细胞上的 β 受体，引致肾素的释放量增加。③体液中的前列腺素、肾上腺素和去甲肾上腺素等也可直接刺激颗粒细胞，促使肾素释放增加。血管紧张素 Ⅱ、血管升压素和一氧化氮等可抑制肾素的释放。

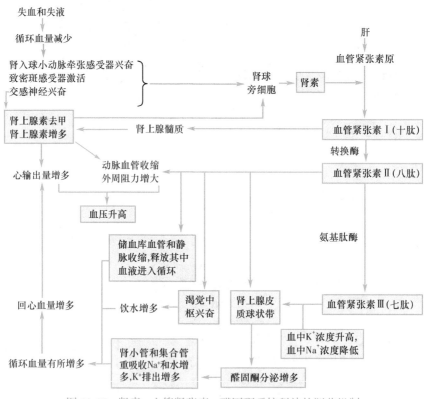

图 11-17 肾素 - 血管紧张素 - 醛固酮系统释放的调节机制

2. 血管紧张素 Ⅱ 调节尿生成的作用 血管紧张素 Ⅱ 对尿液生成的调节机制：①刺激醛固酮的合成和分泌。醛固酮可调节远曲小管和集合管上皮细胞 Na^+ 和 K^+ 的转运；②可直接刺激近曲小管对 NaCl 的重吸收，使尿中排出的 NaCl 减少；③刺激垂体后叶释放血管升压素增加远曲小管和集合管对水的重吸收，使尿量减少；④使出球小动脉和入球小动脉血管平滑肌收缩。入球小动脉收缩，肾血流量下降，肾小球滤过率下降；出球小动脉收缩，肾小球毛细血管压上升，有效滤过压增加，肾小球滤过率增加，低浓度血管紧张素 Ⅱ 对出球小动脉收缩作用大于入球小动脉收缩，因而对肾小球滤过率的影响不大。血管紧张素 Ⅱ 处于高浓度时，则入球小动脉收缩显著增强，肾血流量下降，肾小球滤过率降低；⑤作用于下丘脑引起渴觉和饮水行为。

3. 醛固酮的功能 醛固酮是肾上腺皮质球状带分泌的一种激素，可促进远曲小管和集合管主细胞对 Na^+ 重吸收，同时促进 K^+ 的分泌，所以醛固酮有保钠排钾作用，也能增加 Cl^- 和水的重吸收，促进 H^+ 的分泌。醛固酮进入远曲小管和集合管的上皮细胞后，与胞质受体结合形成激素-受体复合物；后者能通过核膜与核中的 DNA 特异性结合位点相互作用，调节特异性 mRNA 转录，最后合成多种醛固酮诱导蛋白。醛固酮诱导蛋白具有以下作用：①增加顶端膜钠通道蛋白的合成，增加钠通道数量，促进小管液中 Na^+ 进入细胞；Na^+ 重吸收增加使小管腔内负电位（绝对值）加大，间接促进 K^+ 的分泌和 Cl^- 重吸收。②增加基侧膜的钠泵的活性，促进细胞内的钠被泵出并将钾泵入细胞，降低胞内 Na^+ 浓度，提高胞内的 K^+ 浓度，有利于 Na^+ 的重吸收和 K^+ 分泌（图 11-18）。③促进顶端膜上钾通道开放，增强 K^+ 分泌。④增加线粒体中 ATP 的合成量，为基侧膜上钠泵转运功能提供更多的能量；也增加顶端膜 H^+-ATP 酶的活性，促进泌 H^+。

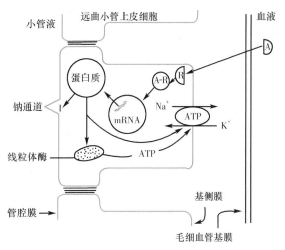

图 11-18　醛固酮作用机制示意图
A. 表示醛固酮；R. 表示受体；A-R. 醛固酮-受体复合物

醛固酮的分泌除了受血管紧张素 II 调节外，血 K^+ 浓度升高和血 Na^+ 浓度降低时，也可直接刺激肾上腺皮质球状带增加醛固酮的分泌，促进肾脏保钠排钾，从而维持血 K^+ 和血 Na^+ 浓度的平衡；反之，血 K^+ 浓度降低或血 Na^+ 浓度升高，则醛固酮分泌减少。醛固酮的分泌对血 K^+ 浓度升高十分敏感，血 K^+ 仅增加 0.5mmol/L 就能引起醛固酮分泌，而血 Na^+ 浓度必须降低很多才能引起同样的反应。

（三）心房钠尿肽

心房钠尿肽（atrial natriuretic peptide，ANP）是由心房肌细胞合成与释放的多肽类激素。循环中的 ANP 由 28 个氨基酸残基组成。血量过多和中心静脉压增高等可牵拉刺激心房壁，使心房释放 ANP；ACh、去甲肾上腺素、血管升压素和高 K^+ 等可刺激 ANP 释放。其他组织也可释放类似 ANP 的物质，如脑钠肽和 C 型钠尿肽，肾远曲小管和集合管可合成尿舒张肽，其作用与 ANP 相似。

ANP 有明显的促进 NaCl 和水排出的作用，其机制可能包括：① ANP 与集合管上皮细胞基侧膜上的 ANP 受体结合，激活鸟苷酸环化酶，造成细胞内 cGMP 含量增加，后者使顶端膜上的钠通道关闭，抑制 Na^+ 重吸收，增加 NaCl 的排出；②使出、入球小动脉尤其是入球小动脉舒张，增加肾血浆流量和肾小球滤过率；③抑制肾素、醛固酮和血管升压素的分泌。

（四）缓激肽

在肾脏中存在激肽释放酶-激肽系统，合成缓激肽（bradykinin）。缓激肽可使肾脏小动脉舒张，促进肾脏一氧化氮和前列腺素的合成，引起肾血流量和肾小球滤过率增加；抑制肾小管上皮细胞对 Na^+ 和水的重吸收，并对抗血管升压素的作用，产生利尿 Na⁺ 和利尿作用。肾素-血管紧张素系统与激肽释放酶-激肽系统在功能上互相制约、互相协调，两者之间有着密切关系。血管紧张素转换酶是使血管紧张素 I 转化成血管紧张素 II 的酶，同时也是降解缓激肽的酶。

（五）其他激素

内皮素 1（endothelin-1，ET-1）是由血管内皮细胞合成和释放的二十一肽，是已知的最强的缩血管物质之一，对肾脏的作用主要是使小动脉收缩，血管阻力增加，肾血流量减少，肾小球滤过率降低。ET-1 还能抑制集合管上皮细胞的 Na^+-K^+-ATP 酶活性，使 Na^+ 重吸收减少；也可刺激心房细胞分泌 ANP 和抑制球旁细胞释放肾素。因此，给予小剂量 ET-1，在对肾小球滤过率影响不大的情况下，可增加尿 Na⁺ 排出并产生利尿作用。

一氧化氮是由血管内皮细胞合成和释放的一种舒血管物质，在肾脏小动脉血管内皮细胞生成的一氧化氮可使入球小动脉舒张，肾小球毛细血管压升高，肾小球滤过率增大。

肾上腺素和去甲肾上腺素促进血管收缩，肾脏小动脉阻力增加，肾血流量减少，肾小球滤过率降低；促进近曲小管和髓襻升支粗段对 Na^+ 和水的重吸收，使尿 Na⁺ 和水排出减少。多巴胺抑制 Na^+-K^+-ATP 酶活性和 Na^+-H^+ 交换，减少肾小管对 Na^+ 和水的重吸收，增加尿 Na⁺ 排出并产生利尿作用。

前列腺素（prostaglandins，PG）是一类多不饱和脂肪酸衍生物，由细胞膜磷脂水解出的花生四烯酸经一系列酶作用下合成。在交感神经或肾素 - 血管紧张素系统活动增强时（如失血），去甲肾上腺素或血管紧张素 II 增多，进而刺激肾脏合成前列腺素。前列腺素在肾脏的作用是促进肾小动脉舒张，增加肾血流量，从而防止肾血流量过度减少。临床上患者服用非甾体抗炎药治疗关节炎类疾病时，因抑制前列腺素的合成导致患者的肾血流量显著下降和肾小球滤过率降低，甚至会导致肾脏缺血。因此，对服用这类药物的患者应给予加服前列腺素，以减少其对肾脏的不良反应。

第六节　肾功能评价

一、清除率的概念和计算方法

清除率（clearance，C）是指两肾在单位时间（每分钟）内能将多少毫升血浆中所含的某物质完全清除出去，这个被完全清除了某物质的血浆毫升数称为该物质的清除率（ml/min）。所谓每分钟被完全清除了某物质的血浆毫升数，仅是一个推算的数值。实际上，肾脏并不一定把某 1ml 血浆中的某物质完全清除掉，而可能仅仅清除其中的一部分。但是，肾清除该物质的量可以相当于多少毫升血浆中所含的该物质的量。因此，清除率所表示的血浆毫升数只是一个相当量。由清除率的定义可知计算某物质（X）的清除率，需要三个数值：①尿中该物质浓度 U_X（mg/100ml）；②每分钟尿量 V（ml/min）；③血浆中该物质浓度 P_X（mg/100ml）。因为尿中的物质均来自血浆，所以 $U_X \times V = P_X \times C$，亦即：

$$C_X = U_X \times V / P_X \tag{11-1}$$

二、测定清除率的意义

测定清除率不仅可以了解肾的功能，还可以测定肾小球滤过率、肾血流量和推测肾小管转运功能。

（一）测定肾小球滤过率

肾小球滤过率可通过测定菊粉清除率和内生肌酐清除率等方法来测定。从尿生成过程可知，肾每分钟排出某物质的量（尿中该物质的浓度 U_X 与尿量 V 的乘积）应等于肾小球滤过量与肾小管、集合管的重吸收量和分泌量的代数和。设肾小球滤过率为 GFR；肾小囊囊腔超滤液中能自由滤过的物质的浓度，应与其血浆中的浓度一致，假设为 P_X；重吸收量为 R_X；分泌量为 E_X。则：

$$U_X \times V = P_X \times GFR - R_X + E_X \tag{11-2}$$

如果某物质在肾小球可以自由滤过，而且在肾小管既不被重吸收（$R_X = 0$）也不被分泌（$E_X = 0$），其每分钟肾排出的量等于滤过量。则 $U_X \times V = P_X \times GFR$，那么该物质清除率与肾小球滤过率相等：

$$C_X = U_X \times V / P_X = GFR \tag{11-3}$$

菊粉（inulin，也称菊糖）是符合这个条件的物质，故菊粉清除率（C_{In}）就相当于肾小球滤过率（GFR）。前文已提出，肾小球滤过率约为 125ml/min，此数值就是根据菊粉清除率测得的。例如，静脉滴注一定量菊粉以保持血浆菊粉浓度（P_{In} 为 1mg/100ml）恒定，分别测得每分钟尿量（V）为 1ml/min，尿中菊粉浓度（U）为 125mg/100ml，菊粉清除率 C_{In} 可用下式计算：

$$C_{In} = \frac{U_{In} \times V}{P_{In}} = \frac{125mg/100ml \times 1ml/min}{1mg/100ml} = 125ml/min \tag{11-4}$$

由于菊粉清除率测定试验操作繁杂，临床上改用较为简便的内生肌酐（endogenous creatinine）清除率测定试验，也能较准确地测得肾小球滤过率。所谓内生肌酐是指体内组织代谢所产生的肌酐。试验前 2 ～ 3 日，受试者禁食肉类，以免从食物中摄入过多的外来肌酐。其他饮食照常，可从事一般工作，但要避免剧烈运动或体力劳动。在这种情况下，受试者血浆中的肌酐浓度及一昼夜尿中肌酐的排出总量都比较稳定（平均约为 1mg/L）。在进行肌酐清除率试验时，只需从第二天清晨起收集 24h 的尿量（L/24h），并测定混合尿中的肌酐浓度（mg/L）。抽取少量静脉血，测定血浆中的肌酐浓度（mg/L），按下式可算出 24h 的肌酐清除率（L/24h）：

$$内生肌酐清除率 = \frac{尿肌酐浓度(mg/L) \times 24小时尿量(L/24h)}{血浆肌酐浓度(mg/L)} \tag{11-5}$$

肌酐能自由通过肾小球滤过，在肾小管中很少被重吸收，但有少量是由近曲小管分泌的。由于内生肌酐在血浆中的浓度相当低（0.1mg/100ml），近曲小管分泌的肌酐量可忽略不计，因此内生肌酐清除率与菊粉清除率相近，可以代表肾小球滤过率。

（二）测定肾血流量

如果血浆中某一物质，经过肾循环一周后可以被完全清除掉（通过滤过和分泌），亦即在肾动脉中该物质有一定浓度，但在肾静脉中其浓度接近于 0，则该物质每分钟的尿中排出量（$U_X \times V$），应等于每分钟通过肾的血浆中所含该物质的量。设每分钟通过肾的血浆流量为 RPF，血浆中该物质浓度为 P_X，则该物质的清除率（C_X）即为每分钟通过肾的血浆流量。即：

$$U_X \times V = C_X \times P_X = RPF \times P_X \tag{11-6}$$

如果通过静脉滴注对氨基马尿酸（para-aminohippuric acid，PAH）的钠盐，把 PAH 的血浆浓度维持在较低水平（1～3mg/100ml），那么 PAH 经肾循环几乎全部被肾清除掉。肾静脉中的浓度将接近于 0。而实际不是 0，因为流经肾动脉血液只有供应肾的泌尿部分（肾单位）血液（约占 90%）中的 PAH 能被清除，而通过肾的非泌尿部分（如肾被膜、肾盂等）血液既不被肾小球滤过，也不被肾小管重吸收和分泌，其中的 PAH 则不能被清除。因此，PAH 的清除率只代表有效肾血浆流量（有效 RPF），即：

$$C_{PAH} = 有效\ RPF = U_{PAH} \times V / P_{PAH} \tag{11-7}$$

如测得有效 RPF=C_{PAH} 为 594ml/min，则：

$$RPF = 有效\ RPF/90\% = C_{PAH}/90\% = （594ml/min）/90\% = 660ml/min$$

前述滤过分数（FF）就是根据肾小球滤过率和肾血浆流量来推算的。已知 GFR 为 125ml/min，那么滤过分数为：

$$FF = GFR/RPF = （125ml/min）/（660ml/min）= 19\%$$

根据肾血浆流量和红细胞比容（45%），按下式推算出肾血流量（RBF）为 1200ml/min，占心输出量的 1/5～1/4。

$$RBF = RPF/（100\%-45\%）=（660ml/min）/55\% = 1200ml/min$$

（三）推测肾小管转运功能

通过肾小球滤过率及其他物质清除率的测定，可以推测出哪些物质能被肾小管重吸收，哪些物质能被肾小管分泌。以 C_{In} 值代表肾小球的滤过率，某一物质的清除率为 C_X，根据 C_X/C_{In} 值推测肾小管对该物质的转运过程。$C_X/C_{In}=1$，提示肾小管分泌和重吸收均为零；若 $C_X/C_{In} > 1$，则肾小管存在净分泌；$C_X/C_{In} < 1$，说明肾小管有净重吸收（图 11-19）。

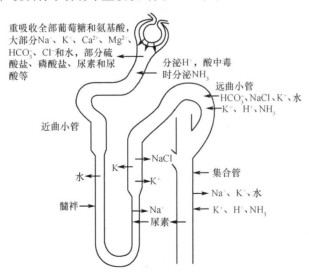

图 11-19 肾小管对不同物质的处理示意图

（四）自由水清除率

自由水清除率（free-water clearance，C_{H_2O}）是用清除率的方法对肾产生无溶质水（又称自由水）能力进行定量分析的一项指标。在肾脏生理学中，无溶质水（solute-free water）是指尿液在被浓缩的过程中肾小管每分钟从小管液中重吸收的纯水量；或指尿液在被稀释的过程中，体内有一定量的纯水被肾排出到尿液中去。在计算自由水清除率时，须先算出肾的血浆全部溶质清除率（clearance of total solute）。由于血浆中的全部溶质形成血浆的渗透压，故可用渗透单位清除率（osmolar clearance，C_{osm}）来反映血浆全部溶质清除率。C_{osm}可用一般的清除率测定方法测得，即分别测定血浆渗透压（P_{osm}）、尿液渗透压（U_{osm}）和单位时间内的尿量（V），然后用清除率的算式计算，即

$$C_{osm} = \frac{U_{osm} \times V}{P_{osm}} \tag{11-8}$$

单位时间内生成的尿量等于渗透单位清除率和自由水清除率之和，即

$$V = C_{osm} + C_{H_2O} \tag{11-9}$$

所以

$$C_{H_2O} = V - C_{osm} = V - \frac{U_{osm} \times V}{P_{osm}} = \left(1 - \frac{U_{osm}}{P_{osm}}\right) \times V \tag{11-10}$$

由上式可见，当$U_{osm}/P_{osm} < 1$，即稀释尿时，C_{H_2O}为正值；当$U_{osm}/P_{osm} = 1$，即等渗尿时，C_{H_2O}为0；当$U_{osm}/P_{osm} > 1$，即浓缩尿时，C_{H_2O}则为负值。当血管升压素发挥最大抗利尿作用时，C_{H_2O}值可降至 -1.3ml/min（-1.9L/d）；而在缺乏血管升压素时，C_{H_2O}值可高达 14.3ml/min（20.9L/d）。

案例 11-4

患者，男，45 岁，有慢性肾脏病史，因"主诉近期感乏力，食欲差，胸闷，少尿，轻度水肿症状"入院。实验室检查显示血浆肌酐 230μmol/L，eGFR 70ml/min。诊断：肾功能不全 Ⅱ 期。

1. 问题与思考

（1）血浆肌酐浓度升高说明什么？

（2）测量血浆肌酐浓度与该患者少尿和轻度水肿症状可能有何关联？

2. 提示

（1）肌酐是一种由肌肉产生的肌酸的代谢产物，分子量为 113，能自由通过肾小球滤过膜，在肾小管中很少被重吸收，在近曲小管有少量分泌。正常情况下，肌酐在血浆中的浓度较低（正常成年男性 44 ~ 133μmol/L），近曲小管分泌的肌酐量可忽略不计。因此，临床上用血浆（内生）肌酐清除率估算肾小球滤过。

由于近曲小管有少量肌酐分泌，因此用内生肌酐清除率估算 GFR 会略有偏高，略高于菊粉清除率，通常这一偏差可以忽略，但在患者血浆肌酐水平显著升高时，由于肾小管分泌肌酐量增加，偏差会增大。

（2）血浆肌酐浓度升高，反映该患者肾小球滤过率降低，血浆（内生）肌酐清除能力下降，出现尿量减少症状，由于体内水钠潴留增多，引起轻度水肿，同时心脏负荷增加，出现胸闷等不适症状。

第七节 尿的排放

尿的生成是个连续不断的过程。持续不断进入肾盂的尿液，由于压力差及肾盂的收缩而进入输尿管。输尿管中的尿液则通过输尿管的周期性蠕动（1 ~ 5 次 / 分）而被送入膀胱。膀胱的排尿是间歇性进行的，尿液在膀胱内储存达到一定量时，才能引起反射性排尿动作，将尿液经尿道排出体外。

一、膀胱与尿道的神经支配

膀胱逼尿肌（detrusor muscle）和尿道内括约肌（internal sphincter）受交感和副交感神经双重支配。由骶髓（$S_2 \sim S_4$）发出的盆神经中含副交感神经纤维，它的兴奋可使膀胱逼尿肌收缩及尿道内括约肌松弛，促进排尿。交感神经纤维由腰髓（$L_2 \sim L_5$）发出，经腹下神经到达膀胱。它的兴奋可使逼尿肌松弛和尿道内括约肌收缩，抑制尿的排放，但在排尿活动中交感神经的作用有限。尿道外括约肌（external sphincter）受由骶髓前角发出的躯体神经即阴部神经支配，它的兴奋可使尿道外括约肌收缩并受意识控制。至于尿道外括约肌的松弛，则是阴部神经活动的反射性抑制所造成的。上

述三种神经中也含有传入纤维。膀胱充胀感觉的传入纤维在盆神经中；传导膀胱痛觉的纤维在腹下神经中；而传导尿道感觉的传入纤维在阴部神经中（图 11-20）。

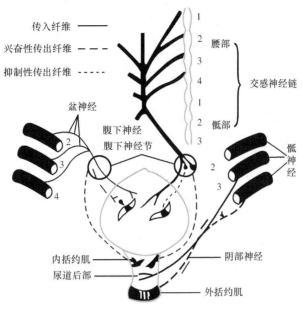

图 11-20　膀胱的神经支配

二、排尿反射

排尿反射（micturition reflex）是一种基本中枢位于脊髓的反射活动，正常情况下，受到高位中枢的控制，因此，可以由意识抑制或促进其反射过程。

在正常情况下，膀胱逼尿肌在副交感神经紧张性冲动的影响下，处于轻度收缩状态，使膀胱内压经常保持在 10cmH$_2$O 以下；由于膀胱具有较大伸展性，尿量增多可引起内压稍升高，而后很快回降。当尿量增加到 400 ～ 500ml 时膀胱内压才超过 10cmH$_2$O，随后，随尿量增加，压力升高明显，如果膀胱内尿量增加到 700ml，膀胱内压随之增加到 35cmH$_2$O 时，逼尿肌便出现节律性收缩，排尿欲也明显增强，但此时还可有意识地控制排尿。当膀胱内压达到 70cmH$_2$O 以上时，便出现明显的痛感以致不得不排尿。当膀胱尿量充盈到一定程度时（400 ～ 500ml），膀胱壁的牵张感受器受到刺激而兴奋，冲动沿盆神经传入，到达骶髓的排尿反射初级中枢；同时，冲动上传至脑桥和大脑皮层的排尿反射高位中枢，并产生尿意。脑桥可产生抑制和兴奋性冲动，大脑皮层中枢主要产生抑制性冲动，以调节排尿反射的进程。

如果条件允许，则启动排尿反射，冲动沿盆神经传出，引起膀胱逼尿肌收缩、尿道内括约肌松弛；同时阴部神经的传出活动抑制，尿道外括约肌舒张，产生排尿。进入后尿道的尿液还可以刺激尿道感受器，通过阴部神经，冲动再次传回到脊髓进一步兴奋排尿中枢，形成一个正反馈过程，可加强膀胱逼尿肌收缩和尿道外括约肌松弛，于是尿液被强大的膀胱内压驱出，正反馈过程反复进行，直至尿液排空。在排尿末期，残留于尿道的尿液，在男性通过尿道海绵体肌肉收缩将其排尽；在女性则依靠尿液的重力排尽。此外，在排尿时，腹肌和膈肌的强力收缩也产生较高的腹内压，协助克服排尿的阻力。

如果条件不允许，人可以有意识地通过高级中枢抑制排尿反射。随着膀胱的进一步充盈，引起排尿反射的信号越来越强，排尿反射就越来越频繁。小儿大脑发育未臻完善，对初级排尿中枢的控制能力较弱，所以小儿排尿次数多，且易发生夜间遗尿现象。排尿或储尿任何一个过程发生障碍，均可出现排尿异常（abnormality of micturition），临床上常见的有尿频、尿潴留和尿失禁。排尿次数过多者称为尿频，常由于尿道炎、膀胱炎或机械性刺激（如膀胱结石）而引起。膀胱中尿液充盈过多而不能排出者称为尿潴留。尿潴留多半是由于腰骶部脊髓损伤使排尿反射初级中枢的活动发生了障碍所致。但尿路受阻也能造成尿潴留。当腰骶部以上的脊髓受损导致初级中枢与大脑皮层失去功能联系时，排尿即失去意识控制而引起尿失禁。

笔记栏

案例 11-5

患者，男，20岁，主诉"尿频尿急，间歇性排尿困难，尿流中断，近期加重"入院。体格查体：膀胱区压痛，直肠指诊膀胱区可触及肿块。B超检查：膀胱区可见一约8.5cm弧形强回声光团，随体位改变。诊断：膀胱结石。

1. 问题与思考

（1）患者为何会出现间歇性排尿困难和尿频尿急？

（2）膀胱结石是如何形成的，它对尿的生成是否会造成影响？

2. 提示　膀胱结石为泌尿系统常见病，成因很多，如钙、磷排泄量增加时沉积而成；受损上皮脱落，尿酸尿盐过于饱和结晶析出而成；尿酸碱度改变，尿路阻塞，前列腺病变等均可成为诱因。膀胱结石的成分主要有草酸钙、磷酸钙、胱氨酸盐、尿酸盐和碳酸盐等。由草酸钙和磷酸钙构成的结石约占90%，密度高，本例患者即为此类结石。

结石在膀胱内可反复刺激膀胱壁感受器，不断引起尿意，造成尿频尿急等症状；也会引起局部炎症，使感受器的敏感性增加，进而极易触发排尿反射。若结石覆盖尿道内口，可引起短暂梗阻，从而出现间歇性排尿不畅，往往需改变体位才能完成排尿。

膀胱结石一般不会直接影响尿的生成，若结石太大，引起严重梗阻及尿潴留，进而逆行性导致输尿管和肾盂内压明显升高时，会影响尿的生成。

（盘强文）

小　结

肾是人体最重要的排泄器官，排泄的代谢废物种类多、数量大，在维持内环境稳态中起重要作用。肾单位由肾小体和肾小管两部分组成，是尿生成的基本结构和功能单位，按部位和功能分皮质肾单位和近髓肾单位。肾有两套毛细血管网，肾的血流量大，约为1200ml/min。肾血流量在自身调节、神经和体液调节作用下保持相对恒定，故维持了尿生成过程的稳定。

尿的生成过程包括肾小球的滤过、肾小管的重吸收和分泌三个环节。经肾小球滤出的超滤液称原尿，再经肾小管的重吸收和分泌形成终尿。

肾小球的滤过作用是肾小球滤过膜的通透性和有效滤过压决定的。肾小球的滤过作用是尿生成的关键步骤，临床上的少尿或无尿往往是由于肾小球的滤过功能发生障碍所致。影响肾小管重吸收与分泌的主要因素是小管液中溶质的浓度。利尿的主要机制是减少肾小管的重吸收。

近端小管是重吸收的主要部位。葡萄糖、氨基酸等营养物质在此部位全部被重吸收；近端小管重吸收约70%的Na^+、Cl^-和水。此段小管重吸收的特点是量大、面广，等渗性重吸收和定比重吸收。Na^+和K^+等阳离子是通过主动转运被重吸收，葡萄糖和氨基酸是通过继发性主动转运被重吸收。远端小管和集合管重吸收剩余部分的Na^+、K^+、Cl^-、HCO_3^-和水分，重吸收受激素的调节。肾小管细胞分泌K^+、H^+和NH_3，通过分泌H^+和NH_3促进了HCO_3^-的重吸收，这对于维持机体的酸碱平衡具有重要作用，对调节体内水和电解质平衡也具有重要意义。

肾对尿液具有较强的浓缩和稀释功能。髓袢升支粗段对Na^+和Cl^-的主动重吸收，髓袢升支细段对Na^+和Cl^-的被动重吸收是形成髓质高渗梯度的主要原因。尿素再循环在内髓质高渗梯度的建立中起到了重要作用。髓质高渗梯度的形成与维持，是通过髓袢的逆流倍增及直小血管的逆流交换作用完成的。

肾排泄功能主要受血管升压素和醛固酮的调节。血管升压素的作用是提高集合管上皮细胞对水的通透性，促进水的重吸收，从而控制尿液浓缩和稀释的程度，维持机体的水平衡。血管升压素分泌的有效刺激是血浆晶体渗透压的升高和循环血量的减少。醛固酮的作用是保钠排钾，同时促进水的重吸收，其分泌受肾素-血管紧张素-醛固酮系统和血K^+和血Na^+浓度的调节。

第十二章　生　殖

生物体生长发育到一定阶段后，能够产生与自己相似的子代个体，这种功能称为生殖（reproduction）。生殖对于种系的繁衍、遗传信息的传递、动物的进化都起着重要作用。高等动物的生殖是通过两性生殖器官的活动来实现的，包括生殖细胞（精子和卵子）的形成、交配与受精、着床、胚胎的发育和胎儿分娩等过程。生殖的全过程都是在以下丘脑-垂体-性腺轴系统为主的调节下完成的。

生殖器官又称性器官，包括主性器官和附性器官。主性器官就是性腺（gonad），男性为睾丸（testis），女性为卵巢（ovary），两者都具有产生生殖细胞和分泌性激素的双重作用。性激素不仅是青春期发育的动力来源，而且是导致两性差别的根本原因。附性器官参与性活动和生殖过程。男、女性出生时在生殖器官上的差异是人的第一性征（primary sexual characteristics），由于体内主要性激素的种类和生物学作用均有不同，致使男女青春期后在体征、外貌表现出明显的差异，称为第二性征（secondary sexual characteristics）或副性征，为区分性别的一般特征。

人类的生殖功能不但在个体的生活中发挥重要的作用，同时也具有较为特殊的社会效应。因此，人类的生殖研究不仅是人类生理学的基本课题，也涉及社会科学领域的许多方面。

本章主要阐述人类生殖的基本过程及其调节因素与性生理的基本理论。

第一节　男性生殖

一、男性生殖系统的构成

男性生殖系统由内生殖器和外生殖器两部分构成，内生殖器由生殖腺（睾丸）、输精管道（附睾、输精管、射精管、男性尿道）和附属腺（精囊、前列腺、尿道球腺）组成（图12-1）。精子在睾丸内形成后排到附睾中，附睾与输精管相连，输精管在进入前列腺处膨大形成输精管壶腹，输精管的末端变细，与精囊的排泄管汇合成射精管，射精管向前下穿前列腺实质，开口于尿道的前列腺部。精囊、前列腺和尿道球腺的分泌液参与精液的组成，并供给精子营养及有利于精子的活动。男性外生殖器为阴茎和阴囊。

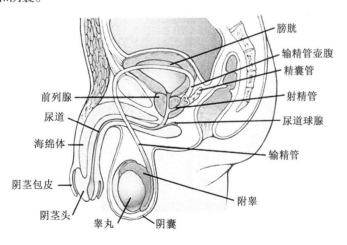

图 12-1　男性生殖系统结构

睾丸表面为鞘膜，是胎儿期随睾丸由腹腔下降进入阴囊的腹膜；内层为白膜。在睾丸后缘，白膜局部增厚，形成睾丸纵隔深入睾丸内部将睾丸实质分隔成100～200个锥体形小叶，每个小叶内为精曲小管（seminiferous tubule）和其间的间质组织。精曲小管由支持细胞（sustentacular cell）和镶嵌于支持细胞之间的不同发育阶段的生精细胞（spermatogenic cell）、基底膜和管周细胞构成。生精细胞发育成熟，即成为精子。支持细胞又称为 Sertoli 细胞，为精子生成提供营养和支持。睾丸中的

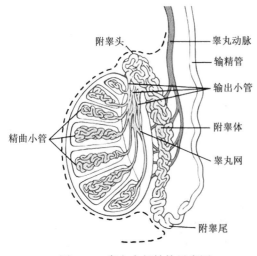

图 12-2　睾丸内部结构示意图

附睾头
睾丸动脉
输精管
输出小管
精曲小管
睾丸网
附睾体
附睾尾

间质细胞（interstitial cell）又称为 Leydig 细胞，散在分布于精曲小管之间，其主要功能是合成、分泌雄激素（图 12-2）。

二、男性各阶段的生殖生理特点

男性的一生可分为几个时期，其生殖功能经历从逐渐成熟再到逐渐衰退的变化过程。

（一）胎儿期

正常情况下，性别分化在胎儿期（fetal period）完成。男性性染色体为 XY，由 Y 染色体编码合成的一种 H-Y 抗原蛋白，促使原始性腺发育为睾丸。在睾丸分泌的中肾旁管抑制因子及睾酮（testosterone）作用下，中肾旁管退化，中肾管发育为男性生殖道，原始的外生殖器发育为男性外生殖器。在胎儿时期的最后一个月，睾丸经腹股沟管下降到阴囊，此处温度为 35～36℃，比腹腔温度低 1～2℃，这与相互盘曲的动、静脉间的热交换有关。相对低温的环境有利于睾丸发育及将来的生精活动。

（二）新生儿期

从出生到出生后 4 周这段时间称为新生儿期（neonatal period）。由于在子宫内受到母体卵巢及胎盘产生雌激素的影响，男婴乳腺处可摸到结节，但 2～3 周可消退。此时睾丸多已入阴囊。

（三）儿童期

从出生 4 周到 12 岁左右为儿童期（childhood）。此期男孩的内、外生殖器为幼稚型。整个儿童时期，男孩与女孩在生理特点上没有太大的区别。

（四）青春期

男性青春期（adolescence）一般始于 10～11 岁，终止于 15～17 岁。此期由于睾丸开始分泌雄激素而出现男性最具特征的变化。①内、外生殖器进一步发育，睾丸、精囊腺、前列腺及外生殖器阴囊、阴茎逐渐增大，睾丸开始产生精子。②由于此时期生长激素分泌也增加，故身高迅速增长，平均身高可增加 28cm，骨骼及肌肉更加发达，但身体的脂肪却比女孩少。③男性第二性征（即除生殖器官以外男性所特有的征象）出现，声音因声带长度及厚度变化而变得低沉，喉结出现并表现出男性特有的毛发分布等。

（五）成年及中年期

青春期后的整个成年期（adulthood），男性的生殖功能一直处于相对稳定状态。至中年，也就是 45～60 岁，身体各部的功能不知不觉地发生着变化，性功能也开始有所减退。

（六）老年期

男性一般在 60 岁以后开始进入老年阶段，此时血中睾酮水平逐渐下降，可导致伴随衰老而出现的生殖功能及其他多种生理功能减退，如骨质疏松和关节退行性变、肌肉的体积缩小和收缩力减弱、性欲减退、红细胞生成减少等。同时，也出现了下丘脑 - 垂体的功能减退。尽管如此，男性直到老年，睾丸仍可有精子生成，并具有一定生育力，但生育力维持的时间长短则因人而异。

三、睾丸的功能

男性的生殖功能主要包括：①生成精子（sperm）；②合成和分泌性激素；③进行性行为。睾丸主要具有生精和分泌激素的功能，睾丸中精曲小管是生成精子的部位，间质细胞具有合成和分泌雄激素的功能。

（一）睾丸的生精作用

1.精子的生成过程　睾丸的生精作用是指精原细胞发育为外形成熟的精子的过程，简称为生精。睾丸生精自青春期开始启动，是一个连续过程，包括以下三个阶段。

（1）精原细胞通过有丝分裂生成子代细胞：在胚胎形成期间，原始生殖细胞迁移到睾丸中成为精原细胞，位于生精小管内表面 2～3 层。当青春期开始的时候，精原细胞进行有丝分裂，一个细胞分裂成两个子细胞，其中一个作为干细胞继续保持增殖活性，另一个通过多次有丝分裂，产生多个精原细胞。

（2）精母细胞减数分裂形成精子细胞：精原细胞在支持细胞之间向精曲小管中心腔迁移，某些精原细胞生长为较大的细胞，称为初级精母细胞。青春期后，在卵泡刺激素和雄激素影响下，初级精母细胞完成第一次减数分裂，形成两个只有23条染色体的单倍体细胞，称为次级精母细胞。两个次级精母细胞继续进行第二次减数分裂，形成四个单倍体的圆形精子细胞。

（3）精子的形成：精子细胞经过一系列形态的变化成为精子。每个精子由头部和尾部组成，头部包括浓缩细胞核，其周围有薄的细胞质和细胞膜。头部前2/3的外侧有呈厚帽状的顶体，主要由高尔基体形成，内含多种酶类，包括透明质酸酶（可以消化组织的蛋白聚糖丝）和蛋白水解酶（可以消化蛋白质）。这些酶在允许精子进入卵子并受精的过程中起着重要的作用。精子的尾部是由11个微管构成的中心骨架，称为轴丝，微管之间有节奏地纵向滑动（鞭毛运动）为精子提供运动能力。

从精原细胞发育成为精子的整个过程称为一个生精周期，人类的生精周期需64～74天。在一个生精周期中，每个精原细胞经过数次分裂可生成64个精子，睾丸组织一天可产生约一亿个精子。由于每次分裂子代细胞都借助于胞质桥的结构相连接，使来源于同一个精母细胞的同族细胞连成一个群体，达到同步发育、同步成熟、同步释放的目的。

在精曲小管管壁中，各种不同发育阶段的生精细胞是顺次排列的，即由基底膜至管腔，分别为精原细胞、初级精母细胞、次级精母细胞、精子细胞、分化中的精子，直至成熟精子脱离支持细胞进入管腔（图12-3），新生成的精子缺乏运动能力，必须依靠精曲小管管壁上肌样细胞的收缩和管腔液的移动运送至附睾内。精子在附睾内进一步成熟，停留18～24h后才获得运动能力。附睾内可储存少量的精子，大量的精子则储存在输精管及其壶腹部。在性活动中，通过输精管的蠕动将精子运送至尿道。精子与附睾、精囊、前列腺和尿道球腺的分泌物混合形成精液，在性高潮时射出体外。正常男子每次射出精液3～6ml，每毫升精液含0.2亿～4亿个精子，少于0.2亿精子，则不易使卵子受精。

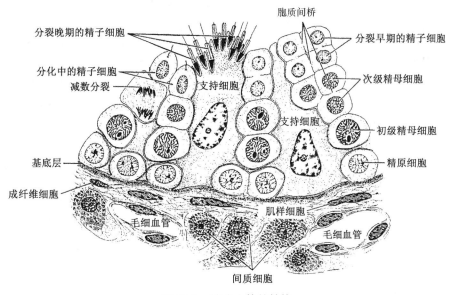

图 12-3　精曲小管的结构

2. 精子生成的影响因素

（1）温度：正常情况下，阴囊内温度较腹腔内低，一般保持在约32℃，是精子生成的最适温度环境。隐睾症患者因睾丸滞留在腹腔内或腹股沟内，睾丸周围温度升高，影响精子生成，是男性不育症的原因之一。若对发育成熟的动物睾丸进行加温处理，或施行实验性隐睾术，则可观察到生精细胞退化萎缩。

（2）年龄：从青春期到老年，睾丸都有生精能力。男性到15岁左右，睾丸的生精功能和内分泌功能已达到成人水平。45岁之后，生精能力逐渐减退。

（3）其他因素：环境污染、接触放射性物质、某些药物、吸烟、酗酒等可致少精、无精、精子活力降低或畸形率增加。

3. 支持细胞在生精中的作用 在生精过程中，支持细胞构成的特殊的"微环境"，可发挥以下重要作用。

（1）支持、保护和营养作用：支持细胞胞质内含有糖原和脂肪，体积较大，从精曲小管的基底膜一直延伸到管腔面，并伸出长的突起包围着各级生精细胞，与生精细胞之间形成缝隙连接和其他连接复合体，为各发育阶段的生精细胞提供营养、支持和保护作用。

（2）参与形成血-睾屏障：相邻的支持细胞之间紧密连接是构成血-睾屏障（blood-testis barrier）的主要结构基础，既可以选择性地通透某些物质如间质细胞分泌的睾酮，进入精曲小管内，又可以防止生精细胞的抗原物质进入血液循环、有害因子进入精曲小管而引起自身免疫反应，为生精细胞的分化、成熟提供合适的微环境。

（3）分泌及内分泌功能：分泌多种生物活性物质，如抑制素（inhibin）、雄激素结合蛋白（androgen-binding protein，ABP）及 GnRH 等。抑制素可抑制 FSH 的分泌，ABP 与雄激素结合能提高精曲小管内雄激素的浓度，均参与男性生殖过程的调节。

（4）吞噬功能：支持细胞可以吞噬和消化生精过程中脱落于管腔内的残余胞质和退化的生精细胞。

（二）睾丸的内分泌作用

睾丸的间质细胞分泌雄激素，主要有睾酮（testosterone，T）、双氢睾酮（dihydrotestosterone，DHT）、脱氢表雄酮（dehydroepiandrosterone，DHEA）和雄烯二酮（androstenedione）等（图 12-4）。其中睾酮的量多且作用较强，是男性激素的重要来源。机体中大约有 95% 血清睾酮是睾丸间质细胞合成的，其余由肾上腺产生。

1. 睾酮的合成与代谢 睾酮是以胆固醇为原料合成的含 19 个碳原子的类固醇激素。睾酮的合成依赖于黄体生成素（luteinizing hormone，LH）对间质细胞的调控作用。LH 结合间质细胞表面的 LH 受体，激活腺苷酸环化酶，产生 cAMP。快速调节机制导致胆固醇迅速地被转运入线粒体内膜，这种转运受胆固醇脂蛋白结合受体（scavenger receptor class B member1，SR-BI）和类固醇生成急性调节蛋白（steroidogenic acute regulatory protein，StAR）的调控。在线粒体内膜上胆固醇侧链裂解酶将胆固醇催化成孕烯醇酮，孕烯醇酮进入内质网，经 3β-羟脱氢酶催化生成孕酮，孕酮由 17α-羟化酶催化转变成 17α-羟基睾酮或雄烯二酮，雄烯二酮最后由 17β-羟脱氢酶催化生成睾酮（图 12-5）。睾酮在附睾、前列腺、皮肤内被 5α-还原酶还原为作用更强的双氢睾酮，再与靶细胞内的受体结合而发挥作用。双氢睾酮与青春期男性外生殖器、前列腺和皮肤毛发的生长关系密切，而睾酮则与肌肉的发育和性欲的维持关系密切。

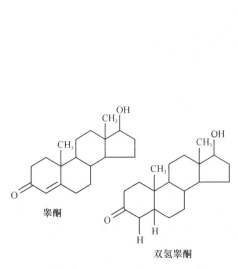

图 12-4 睾酮结构

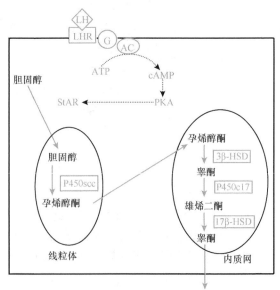

图 12-5 睾酮合成过程

20～50 岁的正常男性，睾丸每日约分泌睾酮 4mg，其血浆浓度为 19～24nmol/L。50 岁以上男性随年龄增长，分泌量逐渐减少。血液中 98% 的睾酮与血浆蛋白结合，其中 65% 与性激素结合球蛋白结合，33% 与白蛋白或其他血浆蛋白结合。游离型睾酮只占 2%，而游离型睾酮才具有生物活性，结合型睾酮可作为血浆中睾酮的储存库。血中少量的睾酮可在芳香化酶作用下转变为雌二醇，大部分的睾酮主要在肝中被灭活，形成 17- 酮基类固醇的代谢物由尿排出，少量经粪便排出。

2. 睾酮的生理作用

（1）影响胚胎的性分化：胎儿时期由睾丸的胚胎型间质细胞分泌的睾酮诱导男性内、外生殖器的发育，促使男性第一性征形成。在胚胎期，如果胚胎睾丸间质细胞发育不良，则胚胎性分化异常，导致男性假两性畸形。如果雄激素过多，男胎可引起巨大生殖器畸形，女胎可导致女性假两性畸形。

（2）促进男性第二性征发育：在青春期后，睾酮刺激男性附性器官的生长发育。男性特有的体征主要表现在：长出胡须、喉结突出、嗓音低沉、毛发呈男性型分布、外生殖器增大、骨骼粗壮、肌肉发达等。睾酮还刺激并维持正常的性欲。

（3）维持生精作用：睾酮自间质细胞分泌后，可经支持细胞进入精曲小管。在支持细胞中，睾酮可直接或转变为活性更强的双氢睾酮，与生精细胞的雄激素受体结合，促进精子的生成。支持细胞在卵泡刺激素的作用下，产生雄激素结合蛋白，雄激素结合蛋白与睾酮或双氢睾酮结合后，转运至精曲小管，提高雄激素在精曲小管的局部浓度，有利于生精过程。

（4）对代谢的影响：总的趋势是促进合成代谢。如促进蛋白质合成，特别是肌肉和生殖器官的蛋白质合成；影响水、盐代谢，有利于水、钠在体内的保留；促进骨蛋白质合成，使骨中钙、磷沉积增加。男性在青春期，由于睾酮和生长激素的协同作用，可使身体出现一次显著的生长过程。因睾酮对蛋白质的合成有同化作用，临床上常用于治疗营养不良、消耗性疾病及促进骨折和伤口的愈合等疾病。

（5）刺激红细胞的生成：通过增加促红细胞生成素的生成，或直接作用于骨髓使造血功能加强，使体内红细胞增多。

四、睾丸功能的调节

睾丸的生精功能和内分泌功能均受下丘脑 - 腺垂体的调节。下丘脑、腺垂体、睾丸在功能上密切联系、互相影响，构成下丘脑 - 垂体 - 睾丸轴调节系统。睾丸分泌的激素又可反馈调节下丘脑和腺垂体相关激素的分泌，从而维持生精过程和各种激素水平的稳态。此外，睾丸内的支持细胞与生精细胞、间质细胞与支持细胞、支持细胞与管周细胞之间存在着极其密切的局部反馈调节机制。

（一）下丘脑 - 腺垂体对睾丸活动的影响

下丘脑弓状核等部位的肽能神经元分泌的促性腺激素释放激素（GnRH）经垂体门脉系统到达腺垂体，GnRH 与促性腺激素细胞膜上的 GnRH 受体结合，促进腺垂体合成和分泌卵泡刺激素（follicle-stimulating hormone，FSH）和 LH，FSH 和 LH 分别对睾丸的生精作用及支持细胞和间质细胞活动进行调节。

1. 腺垂体对生精功能的调节 FSH 与 LH 对生精过程都有调节作用，LH 的作用是通过刺激间质细胞分泌睾酮而实现间接的调控。生精过程受 FSH 与睾酮的双重控制。

生精细胞上没有 FSH 和睾酮的受体，两者的受体主要存在于支持细胞。睾丸支持细胞的活动与调控是影响精子发育的中心环节，来自腺垂体与睾丸局部的信息都是通过支持细胞传递给生精细胞，实现对生精过程的调控。研究发现，FSH 与支持细胞上的 FSH 受体结合后，通过 cAMP- 蛋白激酶 A 信号传导系统，促进生精细胞完成第一次减数分裂，并促进支持细胞内的蛋白质合成，特别是促进支持细胞形成雄激素结合蛋白，睾酮与雄激素结合蛋白结合后，被转运至精曲小管内，提高睾酮在精曲小管的局部浓度，有利于生精过程。FSH 对生精过程有启动作用，而睾酮则有维持生精过程的作用。

实验证明，FSH 能刺激支持细胞产生抑制素，抑制素只对腺垂体 FSH 的分泌具有负反馈抑制作用，从而使 FSH 的分泌稳定在一定水平，保证睾丸生精功能的正常进行。故一方面抑制素可以成为干扰精子生成而不影响性欲的男性避孕药；另一方面，若能降低抑制素水平，则在治疗男性不育中可有一定的突破。

2. 腺垂体对睾酮分泌的调节 睾丸的内分泌功能直接受 LH 的调节。LH 经血液循环到达睾丸后，与间质细胞膜上的 LH 受体结合，通过 G 蛋白介导，使细胞内 cAMP 生成增加，加速细胞内功能蛋白质的磷酸化过程，导致胆固醇酯水解增强，并促进胆固醇进入线粒体，从而促进间质细胞分

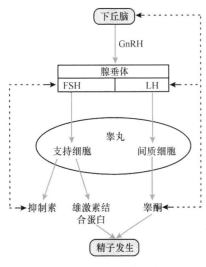

图 12-6　下丘脑 - 垂体 - 睾丸轴功能活动的调节

泌睾酮。同时，LH 还可通过增强间质细胞线粒体和滑面内质网中与睾酮合成有关酶系的活性来加速睾酮合成。LH 还通过增高细胞内的 Ca^{2+} 浓度来促进睾酮分泌。

腺垂体分泌的 FSH 具有增强 LH 刺激睾酮分泌的作用。其机制可能是 FSH 可使 LH 受体的数量增加，受体对 LH 的亲和力增高（图 12-6）。

（二）睾丸激素对下丘脑 - 腺垂体的反馈调节

睾丸分泌的雄激素与抑制素对下丘脑 GnRH 和腺垂体 FSH、LH 的分泌有负反馈的调节作用。FSH 主要受抑制素调节，LH 主要受雄激素的负反馈调节。

1. 雄激素　当血中睾酮达到一定浓度后，可作用于下丘脑和腺垂体，通过负反馈机制抑制 GnRH 和 LH 的分泌。整体和离体实验证明：切除动物的睾丸，垂体门脉血中的 GnRH 含量增加；给切除生殖腺的动物注射睾酮，只能引起血中 LH 水平明显下降，而对 FSH 的影响不大。这表明：睾酮对腺垂体促性腺激素具有选择性的负反馈调节作用，即只限于 LH 的合成与分泌，而对 FSH 的分泌无影响。另有实验证明，睾酮可降低大鼠腺垂体对 GnRH 的反应性。

2. 抑制素　FSH 可促进抑制素的分泌，而抑制素又可选择性抑制腺垂体合成和分泌 FSH。机体通过这一负反馈环路来调节 FSH 的分泌。

（三）睾丸内的局部调节

FSH 激活存在于睾丸支持细胞内的芳香化酶，能将从间质细胞扩散到支持细胞的睾酮转化为雌二醇，雌二醇可与间质细胞中的雌二醇受体结合，抑制 DNA 的合成，使睾酮的合成降低。同时，雌二醇可降低腺垂体对 GnRH 的反应性。睾丸间质细胞还产生多种肽类物质，如 GnRH、胰岛素样生长因子 1、转化生长因子、肿瘤坏死因子、成纤维细胞生长因子等，虽然它们对生精细胞的作用尚无定论，但近年在间质细胞中还发现了多种生长因子或细胞因子的受体，如胰岛素样生长因子 1、转化生长因子、肿瘤坏死因子及白细胞介素的受体，这些生长因子或细胞因子可能以旁分泌或自分泌的方式参与睾丸功能的局部调节。

案例 12-1

患者，男，40 岁，主诉婚后 12 年未避孕不育。患者自幼发现左侧阴囊内空虚无睾丸，未给予诊治。婚后性生活正常，未采取任何避孕措施，但妻子一直未孕，女方妇科检查正常，排除女性不孕的可能。体格检查：体温 36.7℃，脉搏 82 次 / 分，呼吸 20 次 / 分，血压 126/82mmHg。神志清楚，心肺听诊（-），腹软，无压痛。第二性征无明显异常，左侧阴囊空虚，左侧腹股沟区可触及一包块，右侧阴囊睾丸、附睾正常。B 超检查：右侧睾丸大小、形态正常，被膜光滑完整，实质回声均匀，未见明显异常回声。左侧阴囊空虚，左侧腹股沟靠近阴囊根部，可探及一椭圆形均匀低回声结节，边缘清晰，大小约 41mm×23mm×15mm。精液检查：量 3.5ml，精子密度 600 万 /ml，精子存活率 30%，前向运动 35%。初步诊断为左侧隐睾。拟行睾丸松解固定术或睾丸切除术，术中睾丸周围有明显的粘连，可见附睾，睾丸无法松解牵入阴囊。与患者及家属沟通后行左侧睾丸切除术。术后病理未见明显睾丸组织（考虑睾丸退化），可见附睾。

1. 问题与思考

（1）睾丸有什么功能？

（2）隐睾导致不育的原因？

（3）如何预防隐睾导致的不育？

（4）术中为何切除隐睾？

2. 提示

（1）睾丸主要具有生精和分泌激素的功能，睾丸中精曲小管是生成精子的部位，间质细胞具有合成和分泌雄激素的功能。

（2）隐睾症患者的睾丸常有不同程度的发育不全，导致生殖细胞发育障碍，睾酮分泌峰受挫，生殖母细胞不能转化成精原细胞，严重影响精子的生成。

（3）隐睾一旦诊断明确就应尽早治疗。一般进行激素治疗和手术治疗。目前多认为在 2 岁以前做睾丸固定手术较好。对于低位隐睾也可在 6 岁以前做手术。

（4）该患者术中探查睾丸周围有明显的粘连，睾丸无法松解牵入阴囊，对侧睾丸下降正常，且隐睾的严重后果有不育、恶变、伴发疝气和睾丸扭转，隐睾与睾丸癌的发生关系密切，隐睾恶变的年龄多在 40 岁以后。综上，应切除隐睾。

（李　丽）

第二节　女性生殖

一、女性一生各阶段的生殖生理特点

女性从胎儿形成到衰老是渐进的生理过程，也是下丘脑 - 垂体 - 卵巢调节轴功能发育、成熟和衰退的过程。女性一生经历胎儿期、新生儿期、儿童期、青春期、生育期、绝经过渡期和绝经后期 7 个阶段，不同阶段的划分受到遗传、发育情况、营养和环境等因素影响而具有个体差异，每个阶段生殖系统的功能都会发生特征性的变化。

（一）胎儿期

性染色体 XX 决定原始性腺发育为卵巢（ovary）。胚胎形成 6 周后原始性腺开始分化，至胚胎 8～10 周才出现卵巢结构，原始生殖细胞分化为初级卵母细胞，性索皮质的扁平细胞围绕卵母细胞构成原始卵泡。卵巢形成后，因不能合成睾酮及副中肾管抑制因子，导致中肾管退化，两条副中肾管逐渐发育成为女性内生殖道，包括输卵管、子宫和阴道的上 1/3，而原始的外生殖器则发育为阴蒂、阴唇和阴道的下 1/3。如果在外生殖器分化时期，女性胎儿在宫腔内受到过量雄激素的作用，可能导致外生殖器男性化。

（二）新生儿期

出生后 0～4 周这段时期称为新生儿期。由于在子宫内受到母体卵巢及胎盘产生的雌激素的影响，女婴出生时外阴较丰满，乳房轻微发育甚至少许泌乳。另外，由于出生后脱离了母体高雌激素水平的影响，女婴可因子宫黏膜脱落出现少量的阴道出血，一般持续 2～3 周可自然消退。

（三）儿童期

女性的儿童期也是在出生后 4 周～12 岁。约 8 岁之前，下丘脑 - 垂体 - 卵巢调节轴的功能处于抑制状态，卵泡仅发育到初级卵泡或早期窦状卵泡阶段即发生萎缩，无雌激素分泌，生殖器呈幼稚状态，子宫、输卵管及卵巢还位于腹腔中。约 8 岁之后，下丘脑 - 垂体 - 卵巢调节轴的功能逐步建立，卵巢内的卵泡受促性腺激素的影响，有一定发育并分泌少量雌激素，但达不到成熟阶段，卵巢形态逐步变为扁卵圆形，子宫、输卵管及卵巢由腹腔逐渐向盆腔内下降，皮下脂肪开始在胸、髋、肩部及耻骨前堆积。此时开始逐渐向青春期过渡。如果此期下丘脑 - 垂体 - 卵巢调节轴因病理原因提前发动或摄入过多外源性雌激素，可能导致女孩性早熟。

（四）青春期

从乳房发育等第二性征出现至生殖器官逐渐发育成熟，获得性生殖能力的一段生长发育期，称为青春期（adolescence），是儿童到成人的转变期。世界卫生组织将青春期规定为 10～19 岁。这一时期下丘脑 - 垂体 - 卵巢调节轴被充分激活，首先是 GnRH 呈现脉冲式释放，导致腺垂体促性腺激素 FSH、LH 也表现为脉冲式释放。FSH 与 LH 直接控制卵巢的周期性活动，卵泡进一步发育并分泌雌激素。当卵泡发育到成熟，GnRH 诱发的 LH 高峰导致排卵。雌激素的作用导致青春期女性产生一系列的生理变化。

1. 生殖器官的发育　垂体的促性腺激素分泌增加，可以直接促进性腺的成熟。青春期女性卵巢增大，卵巢内有处于不同发育阶段的卵泡，卵泡细胞反应性提高，并产生雌激素，使内、外生殖器官进一步发育，从幼稚型变为成人型。此时虽已初步具有生育能力，但整个生殖系统的功能尚未完善。

2. 女性第二性征出现 音调变高，乳房丰满而隆起，出现阴毛及腋毛，骨盆横径的发育大于前后径，胸、肩、髋部皮下脂肪增多，形成女性特有的体态。其中乳房发育是第二性征的最初特征，为女性青春期发动的标志。

3. 生长加速 青春期少女身体迅速发育，身高增加，机体各器官的生理功能也趋于成熟，月经初潮后增长速度减慢。

4. 月经来潮 青春期阶段下丘脑 - 垂体 - 卵巢调节轴功能活跃，卵巢功能呈现周期性，雌激素达到一定水平且有明显波动时，引起子宫内膜也出现周期性的增殖、脱落，子宫内膜脱落引起的规律性出血称为月经（menstruation）。第一次月经称为月经初潮（menarche），发生在 13 ～ 14 岁，为青春期的重要标志。受到遗传因素、营养状况等多种因素的影响，初潮年龄具有个体差异。初潮后一般要隔数个月或更长时间再来月经，多数在 2 年左右才逐渐变规则，这是由于高位中枢对雌激素的正反馈调节机制尚未成熟，有时即使卵泡发育成熟却不能排卵，发生无排卵性功能失调性子宫出血，此时月经周期常不规则。随着下丘脑 - 垂体 - 卵巢调节轴功能的不断完善，月经周期会趋于正常。

（五）生育期

女性经过青春期的生长和发育，下丘脑 - 垂体 - 卵巢调节轴功能完善稳定，进入性成熟阶段且具有生育能力，称为生育期（fertility period），又称性成熟期（sexual maturity period），一般自 18 岁左右开始，历时约 30 年。此期是卵巢生殖功能与内分泌功能最旺盛的时期，卵巢功能成熟产生有规律的排卵及月经，女性身体各部分发育成熟，特别是生殖器官各部及乳房在卵巢分泌的性激素作用下也发生周期性变化，成为健康生育的基础。

（六）绝经过渡期

女性大约从 40 岁起，卵巢功能开始衰退，直到功能衰竭，历时短则 1 ～ 2 年，长至 10 余年，是女性从生育能力与性活动正常时期转入老年期的过渡时期，称为绝经过渡期。这一时期的基本生理变化是与卵巢功能衰退密切相关的，虽然剩余的卵泡尚可发育，但由于其对垂体促性腺激素的敏感性降低，卵泡不能成熟及排卵，常出现无排卵性"月经"。最后卵巢功能完全丧失，卵泡用尽或剩余卵泡不再发育及分泌雌激素，子宫内膜周期性活动消失，月经永久性停止，称为绝经（menopause），一般 40 岁以上女性、末次月经后 12 个月仍未出现月经，排除妊娠后则可临床诊断为绝经。此期雌激素水平降低，出现血管舒缩障碍和神经精神症状，表现为潮热、出汗、情绪不稳定、抑郁或烦躁、失眠等，称为绝经综合征。世界卫生组织将绝经过渡期及绝经后 1 年内的时期定为女性的围绝经期（perimenopausal period）。

（七）绝经后期

继绝经过渡期后的时期称为绝经后期（postmenopausal period）。此期初期卵巢内卵泡耗竭，雌激素水平低下，卵巢间质有分泌雄激素功能，雄激素在外周组织转化为雌酮，成为绝经后期血液循环中的主要雌激素，主要表现为性活动力下降，生殖器官进行性萎缩。妇女 60 岁以后又称为老年期（senility period），此期卵巢间质的内分泌功能逐渐衰退，体内雌激素明显下降，机体所有内分泌功能普遍低落，机体发生衰老改变，生殖器官进一步萎缩，易发生老年性阴道炎；骨代谢失常引起骨质疏松，易发生骨折。

二、卵巢的功能及其调控

女性生殖功能包括卵巢的生卵功能和产生女性激素的内分泌功能及妊娠、分娩等，其建立和完善主要在生育期。女性生殖功能以卵巢功能为中心，通过下丘脑、腺垂体对卵巢的调控引起卵泡发育、排卵、受精、妊娠等。在下丘脑 - 腺垂体系统的调控下，卵巢活动呈现周期性变化，称为卵巢周期（ovarian cycle）。

（一）卵巢的生卵作用和卵巢周期

卵巢的生卵功能是指卵原细胞发育成能受精的卵子的过程。卵巢在腺垂体促性腺激素的作用下，其生卵功能呈周期性的变化，一般分为三个阶段，即卵泡期（排卵前期）、排卵和黄体期（排卵后期）。

1. 卵泡期（follicular phase） 是指从每次月经的第 1 日至卵泡生长、发育直至成熟的阶段，一般需 10 ～ 14 日。

（1）卵子的发生：在胚胎早期，原始生殖细胞从卵黄囊迁移到生殖嵴成为卵原细胞。卵原细胞迅速大量增殖，到胚胎 20 周，其数量可达 600 万～ 700 万个，而后卵原细胞陆续进入第一次减数分裂成为初级卵母细胞，大约至胚胎 24 周全部卵原细胞分裂完成，但所有初级卵母细胞会长期停滞于第一次减数分裂的前期。出生时，分裂前期的初级卵母细胞大部分退化。女性青春期前由于下丘脑 - 垂体 - 性腺调节轴未发育成熟，初级卵母细胞仍不能进行成熟分裂，直到青春期后，随着月经周期的出现，在排卵前 LH 峰的触发下，初级卵母细胞完成第一次减数分裂，染色体减半，排出第一极体形成次级卵母细胞。次级卵母细胞形成后，随即开始第二次减数分裂并再次停滞在分裂中期。如果没有受精，卵子死亡、溶解，被母体吸收；一旦受精，次级卵母细胞受到精子的激活，才能继续完成第二次减数分裂，排出第二极体，最终形成含有 23 条染色体的成熟卵子，与精子结合形成受精卵。

青春期前初级卵母细胞均长期停滞在第一次减数分裂前期的机制尚未完全阐明，可能与颗粒细胞合成和分泌的卵母细胞成熟抑制因子（oocyte maturation inhibitor，OMI）有关。此外，多种细胞周期蛋白及其调节因子也参与上述过程的调节。第二次减数分裂的停滞主要是由细胞内原癌基因 *c-mos* 表达的 pp39-mos 蛋白引起的。卵细胞中进行的减数分裂适当地停滞在特定时相，是为了与整个卵泡的发育同步，如果相应的调控机制发生异常，卵泡中的卵细胞发育过快，最终死亡，则可能导致卵巢囊肿的发生。

（2）卵泡发育：卵泡是卵巢的基本功能单位，卵子（卵细胞）是卵泡中生长发育成的。卵泡的生长发育从原始卵泡开始，经过初级卵泡、次级卵泡最终发育为成熟卵泡。初级卵泡和次级卵泡属于生长卵泡。各类卵泡的特点如下。

1）原始卵泡：又称始基卵泡，即未生长和分化的卵泡，是由一个初级卵母细胞及其周围单层的前颗粒细胞组成，处于生长静止状态。

2）初级卵泡：随着卵泡的发育，卵泡细胞由梭形或扁平的单层前颗粒细胞变为单层柱状颗粒细胞，初级卵母细胞体积增大并分泌糖蛋白，包绕在卵母细胞周围形成透明带。紧靠透明带的一层颗粒细胞发育呈柱状并作辐射状排列，形成放射冠。此时卵泡为初级卵泡，因尚无窦腔形成，又称为窦前卵泡。

3）次级卵泡：颗粒细胞进一步增殖变为多层，中间出现卵泡腔，颗粒细胞合成分泌的黏多糖及血浆成分进入卵泡形成卵泡液，此时的卵泡又称为窦状卵泡。同时，颗粒细胞层与卵泡膜层之间出现基底膜，卵泡周围基底膜外的间质细胞分化增殖形成卵泡膜的内膜、外膜细胞层。处于生长卵泡阶段的卵泡有两个重要特征：一是细胞膜上相继生成了与卵泡发育密切相关的多种激素的受体，如 FSH、雌激素、雄激素、前列腺素和催乳素（prolactin，PRL）等受体，通过这些受体，卵泡可以直接接受机体内分泌系统的调控。在初级卵泡中的颗粒细胞只有 FSH 受体，随着卵泡的生长，FSH 诱导 LH 受体的生成。卵泡内膜细胞上也出现了 LH 受体。因此，卵泡能和两种促性腺激素结合，与雌激素共同刺激卵母细胞的发育及卵子发生。二是颗粒细胞和内膜细胞逐渐成熟并具备了内分泌功能，两者协作产生雌激素。先是卵泡内膜细胞在 LH 作用下合成雄激素，而后雄激素经扩散进入颗粒细胞内，当 FSH 与颗粒细胞上的 FSH 受体结合，可激活芳香化酶，将雄激素转化为雌激素。故窦状卵泡的雌激素数量较窦前卵泡明显增加。

4）成熟卵泡（排卵前卵泡）：是卵泡发育的最后阶段，颗粒细胞进一步增生，卵泡液增多，卵泡腔增大，将覆盖有多层颗粒细胞的卵细胞移向一侧而形成突向卵泡腔的隆起即卵丘。卵泡体积显著增大，突出于卵巢表面，成熟卵泡的结构包括卵泡外膜、卵泡内膜、颗粒细胞、卵泡腔、卵丘、透明带、放射冠。卵泡腔内雌激素分泌达高峰（图 12-7）。

（3）卵泡发育的调控：原始生殖细胞（卵原细胞）于胚胎期 6 周开始形成，而后陆续进入第一次减数分裂成为初级卵母细胞，外覆单层前颗粒卵泡细胞形成原始卵泡。原始卵泡形成后，逐渐向卵巢皮质聚集，形成原始卵泡池，胚胎 20 周时，原始卵泡数量最多约 700 万个，是女性一生原始卵泡数量的顶峰，以后发生退化闭锁，原始卵泡逐渐减少。卵泡池中的原始卵泡数量称为卵巢储备（ovarian reserve）。新生儿出生时原始卵泡总数降至 200 万个，到青春期进一步减少到 30 万～ 40 万个，卵泡生长速度缓慢，不依赖于促性腺激素的刺激，原始卵泡不会发育为初级卵泡。青春期后，卵巢中的卵泡开始进入周期性活动阶段。通常每月只有 15 ～ 20 个原始卵泡能够继续生长发育成为初级卵泡，这个过程不依赖促性腺激素的作用，目前认为主要与卵细胞和卵泡颗粒细胞之间的信息传递及卵泡所处的局部微环境中的一些生长因子，如胰岛素样生长因子（insulin-like growth factor，IGF）、表皮生长因子（epidermal growth factor，EGF）、转移生长因子 α（transforming growth factor-α，TGF-α）、

笔记栏

成纤维细胞生长因子（fibroblast growth factor，FGF）等有关。在每个月形成的 15 ～ 20 个初级卵泡中，一般只有 1 个被选择为优势卵泡（dominant follicle）并得以完全成熟并排出卵子，其余的卵泡在发育不同阶段通过细胞凋亡机制而自行退化，称为卵泡闭锁（follicular atresia）。女性一生中一般只有 400 ～ 500 个卵泡发育成熟并排卵。

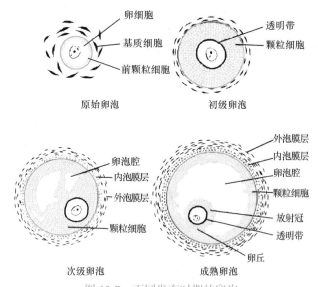

图 12-7　不同发育时期的卵泡

初级卵泡后期至成熟卵泡的发育阶段与排卵过程受到促性腺激素和卵巢激素调控。关于卵泡生长、发育及成熟的机制目前未完全阐明，一般认为卵泡成熟必经历募集、选择和优势化三个过程，主要受 FSH 的调控。①募集（recruitment）：指卵泡脱离静止的卵泡池，进入快速发育轨道的过程。当这些卵泡对促性腺激素敏感后，卵泡的生长、发育即开始依赖于促性腺激素，但每个卵泡对 FSH 刺激的反应性取决于其阈值的高低。那些能够对当时的 FSH 水平做出反应的卵泡便开始生长和发育，其机制可能与卵泡的 FSH 受体数量或局部微环境的状态等因素有关。另外，抑制素及卵巢的旁分泌或自分泌激素也可能参与了这一过程。每个月经周期被募集形成的 15 ～ 20 个初级卵泡来自双侧卵巢。②选择：是指在被募集的卵泡簇中，通常只有一个卵泡被定向地发育为优势卵泡并具有排卵能力的过程。被选择的卵泡颗粒细胞有丝分裂指数很高，FSH 阈值（FSH threshold）最低，其芳香化雄激素的能力最强，生成的分泌液更多，生长迅速。③优势化：被选择的卵泡经优势化成为优势卵泡，并在发育过程中出现了 LH、PRL 受体，其颗粒细胞对 FSH 的敏感性更强，FSH 能使优势卵泡的 LH 受体数目增加，从而对 LH 和 FSH 均能发生反应，而其他初级卵泡仅对 FSH 产生反应。当排卵前雌激素水平上升，负反馈抑制垂体导致 FSH 下降时，其他初级卵泡失去唯一的支持而不再发育，而优势卵泡即使在 FSH 下降时也能对 LH 和 FSH 发生反应，从而进一步发育成熟。除了腺垂体促性腺激素对卵泡发育的主导作用外，卵巢分泌的雌激素及一些肽类激素也可通过自分泌或旁分泌的形式对卵泡的生长发育产生一定的协同作用。

2. 排卵　成熟卵泡在 LH 峰作用下，向卵巢表面移动、凸起，卵泡壁破裂，卵细胞、透明带与放射冠随同卵泡液排出的过程称为排卵（ovulation）。排出的卵子随即被输卵管伞捕获，并送入输卵管内。排卵前，在 FSH 的作用下，颗粒细胞芳香化酶活性增强，雌激素分泌逐渐增多，形成卵巢周期中的第一个雌激素高峰，高水平的雌激素主要有两方面的效应，一方面增加颗粒细胞 FSH 受体的数量，在 FSH 作用下，进一步促进颗粒细胞和内膜细胞合成雌激素，这是局部的正反馈作用；另一方面对下丘脑中分泌 GnRH 的神经元产生正反馈作用，使 GnRH 分泌增加，刺激 LH 大量释放，在排卵前 16 ～ 24h 形成一个 LH 峰（LH surge），LH 峰可能通过以下方面触发排卵：①抵消了卵母细胞成熟抑制因子（OMI）的抑制作用，使初级卵母细胞恢复、完成第一次减数分裂；②刺激孕酮的生成，孕酮可促进卵泡壁纤溶酶、胶原酶等溶解酶的活性，导致卵泡壁溶化和松懈；③促进卵泡颗粒细胞合成前列腺素，前列腺素促使卵泡壁的肌样细胞收缩，使卵泡壁破裂排卵。排卵多发生在下次月经来潮前 14 天左右，在 LH 峰值后 12 ～ 30h。

3. 黄体期　排卵日至下次月经来潮为黄体期（luteal phase），一般为 14 天左右。排卵后残余的卵泡壁内陷，血管破裂，血液进入腔内凝固，形成血体。血被吸收后，基底膜外的毛细血管迅速增殖，残存卵泡内的颗粒细胞与内膜细胞在 LH 峰作用下进一步黄素化（luteinization），分别转化为颗粒黄体细胞与卵泡膜黄体细胞，形成一个临时性的内分泌结构。因胞质中积聚黄褐色脂肪颗粒，外观呈黄色，故称黄体（corpus luteum）。排卵后 7～8 天（相当于月经周期第 22 天左右），黄体发育达高峰，在 LH 的影响下，通过 cAMP- 蛋白激酶系统，黄体细胞具有强大的合成和分泌孕激素和雌激素的功能，并形成雌激素的第二个高峰，使子宫内膜保持分泌期变化。如卵子受精成功，胎盘分泌人绒毛膜促性腺激素（human chorionic gonadotropin，hCG），使黄体继续发育为妊娠黄体，一直维持其功能到妊娠 3～4 个月后，自动退化为白体（corpus albicans）。若卵子未受精，黄体细胞分泌的孕激素和雌激素对腺垂体发生负反馈作用，LH 分泌减少，失去 LH 支持的黄体在排卵后第 9～10 天开始变性退化，逐渐被结缔组织取代，成为白体。黄体功能衰退后月经来潮，此时卵巢中又有新的卵泡发育，开始新的周期。

（二）卵巢的内分泌功能

卵巢合成及分泌的类固醇激素有雌激素（estrogen）、孕激素（progestin）和少量雄激素，此外，卵巢还分泌抑制素、多种肽类激素。卵泡期主要由颗粒细胞和内膜细胞分泌雌激素，黄体期主要由颗粒黄体细胞分泌孕激素、卵泡膜黄体细胞产生雌激素。

1. 雌激素和孕激素的合成与代谢 雌激素的合成是由卵泡内膜细胞和颗粒细胞共同完成的。随着卵泡的生长发育，卵泡内膜细胞在 LH 的作用下，通过 cAMP- 蛋白激酶系统，以血中胆固醇为原料，合成孕激素，再由孕激素转化为雄激素（雄烯二酮和睾酮），这一过程在不同大小的卵泡中均能进行，而后雄激素扩散进入颗粒细胞内。当 FSH 与颗粒细胞的 FSH 受体结合后，颗粒细胞中的芳香化酶被激活，将雄烯二酮转变为雌酮、睾酮转变为雌二醇，随后雌激素进入血液循环或卵泡液中。这一由内膜细胞产生雄激素，而在颗粒细胞转变为雌激素的理论，称为雌激素合成的双重细胞学说（图 12-8）。

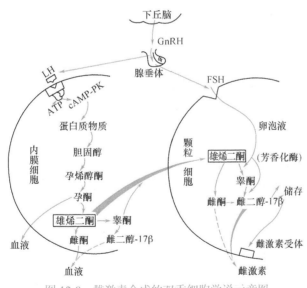

图 12-8 雌激素合成的双重细胞学说示意图

人类的雌激素有三种，它们是雌二醇（estradiol，E2）、雌酮（estrone）和雌三醇（estriol，E3），其中 E2 的活性最强，雌酮的活性仅为 E2 的 10%，E3 的活性最低。由于芳香化酶主要在近成熟的卵泡颗粒细胞中存在，故只有当卵泡发育到一定程度、生长加快后，合成雌激素的量才会增加，于排卵前达到第一次高峰，黄体细胞也会产生大量雌激素，于排卵后 7～8 天达到第二次高峰。

孕激素主要有孕酮（progesterone，P）、20α- 羟孕酮和 17α- 羟孕酮，以孕酮的活性最强。排卵前，颗粒细胞和卵泡膜即可分泌少量孕酮；排卵后，黄体细胞在分泌雌激素的同时还大量合成孕激素，并在排卵后 7～8 天达到高峰，以后分泌量逐渐减少。妊娠 2 个月左右，胎盘开始合成大量孕酮。

雌激素和孕激素分泌入血后均以结合型和游离型形式存在于血浆中。70% 的雌二醇与性激素结合球蛋白（SHBG）结合，25% 的雌二醇与血浆白蛋白结合，其余为游离型；约有 48% 的孕酮与皮质类固醇结合球蛋白（CBG）结合，50% 的孕酮与白蛋白结合，其余为游离型。雌激素和孕激素主要在肝脏降解，通过羟化、氧化、还原、甲基化和结合等方式灭活，其中羟化反应是最主要的降解反应。雌三醇是雌二醇在肝脏降解的主要代谢产物，分别与葡萄糖醛酸或硫酸结合，随尿液排出体外。因此，肝功能障碍可导致体内雌激素过多。孕酮主要在肝脏降解，也可在外周组织被灭活。孕酮的降解产物是孕二醇，它与葡萄糖醛酸结合，随尿液排出体外，部分经胆汁排出。

2. 雌激素的作用 主要对生殖系统的发育和功能进行调节。此外，对全身其他系统功能也有广泛的影响。

（1）促进女性生殖器官的发育：雌激素与卵巢、输卵管、子宫及阴道黏膜细胞内的受体结合，引起细胞蛋白质的合成和细胞的分裂与生长，从而促进这些靶器官的生长发育，并维持其正常功能。女性在青春期前如果雌激素分泌过少，则生殖器官不能正常发育；分泌过多，会出现性早熟现象。①通过反馈调节影响卵巢活动，同时对卵巢也有直接作用。雌激素可以通过自分泌及旁分泌的方式，与 FSH 协同直接促进卵泡的发育，并可通过对腺垂体分泌 LH 的正反馈作用，诱导排卵前 LH 峰的出现，协同 FSH 使卵泡上的 LH 受体不断增加并诱发排卵。雌激素是 LH 诱发排卵不可缺少的调节因素，间接促进排卵。②促进输卵管上皮细胞增生，特别是增强纤毛细胞增生，促进纤毛向子宫方向的摆动，促进输卵管的分泌与运动，均有利于精子与卵子的运行。③促进子宫发育，使子宫内膜增生、肥厚、血管增殖，为受精卵着床做准备；子宫颈口松弛并分泌大量清亮、稀薄的黏液，有利于精子穿行。在分娩前，雌激素能增强子宫平滑肌的兴奋性，提高子宫平滑肌对缩宫素的敏感性，有利于孕妇生产。④使阴道上皮细胞增生，表浅细胞角化，细胞内糖原含量增加并加速分解，使阴道分泌物呈酸性，利于阴道乳酸菌的生长，有利于维持阴道的自净作用，增强阴道的抵抗力。绝经后妇女由于雌激素的减少，易患老年性阴道炎。⑤增强女性的性欲。

（2）促进女性副性征的出现：促使乳腺导管和结缔组织增生，促进脂肪组织在乳房聚集，乳头、乳晕着色，是青春期促进乳腺发育的主要激素。青壮年女性常见的乳腺增生与雌激素有一定的关系。青春期后，可激发与维持女性其他第二性征的发育，如女性体态、毛发分布及音调等。

（3）对腺垂体促性腺激素分泌的调节：排卵前的雌激素高峰能通过正反馈调节机制促进下丘脑 GnRH 和腺垂体 FSH、LH 的分泌，并形成 LH 高峰，诱发排卵。黄体期出现的雌激素高峰可通过负反馈调节机制抑制腺垂体 FSH、LH 的分泌。

（4）对骨骼生长发育的影响：刺激成骨细胞的活动，抑制破骨细胞的活动，加速骨的生长，促进钙盐沉积，促进骨的成熟及长骨骨骺愈合。因此，青春期早期雌激素不足时，女性骨骺愈合延缓，在生长激素（growth hormone, GH）作用下，长骨继续生长，使身材细长。如果青春期早期雌激素过多时，骨骺愈合较早，长骨发育受限，会造成女性身材矮小。女性在绝经后由于雌激素水平降低，易发生骨质脱钙、骨质疏松，出现脊柱弯曲或骨折。

（5）对心血管系统的影响：研究表明雌激素对女性心血管系统具有保护作用。雌激素可以促进血管内皮细胞一氧化氮合成酶的活性，增加内皮源性 NO 的生成，从而降低血管阻力和血压，这也是雌激素降低女性动脉粥样硬化发生的重要非脂质因素。另外，雌激素可以通过降低血浆胆固醇水平和 β- 脂蛋白含量，抑制动脉粥样硬化斑块的形成。绝经期妇女冠心病的发病率较高，而育龄妇女发病率较低的原因与雌激素减少有关。

（6）对中枢神经系统的影响：近年的研究发现，中枢神经系统有雌激素受体分布，雌激素可以促进神经细胞的生长、分化与再生，促进神经胶质细胞的发育及突触的形成，促进 ACh、5- 羟色胺、多巴胺等神经递质的合成。雌激素作用于下丘脑体温调节中枢，引起基础体温的降低。还影响下丘脑血管运动中枢的紧张性。女性绝经期前后，因雌激素的减少，血管运动中枢不稳定，部分人可出现潮热、出汗等症状。

（7）其他作用：雌激素可以促使体液向组织间隙转移，由于血容量减少而引起醛固酮分泌，导致女性月经前的水、钠潴留和体重增加。

3. 孕激素的作用 主要是使子宫内膜和子宫平滑肌为孕卵着床作准备和维持妊娠。由于雌激素可调节孕酮受体的数量，因此孕酮的大部分作用是以雌激素的作用为基础的。

（1）影响女性生殖器官的生长发育和功能活动：①在雌激素作用下，促使增生期子宫内膜进一步增厚，并发生分泌期的变化，有利于孕卵着床。着床后，促进子宫基质细胞转化为蜕膜细胞，其胞质含有较多的糖原颗粒、肽类与脂类，可为胚泡提供丰富的营养和促进胚泡生长的活性物质。孕激素还能使异位的内膜转变为分泌期，类似蜕膜改变，最后促使其萎缩、退化，因此可用于治疗子宫内膜异位症。②在妊娠期，降低子宫平滑肌细胞膜的兴奋性及其对缩宫素的敏感性，抑制子宫收缩，保持胚胎适宜的生长环境，并可抑制母体对胎儿的排斥反应，因而有安胎作用。妊娠早期，孕激素不足者可能引起流产。③使宫颈口闭合，宫颈黏液减少且变稠，阻碍精子的通过。④抑制输卵管平滑肌节律性收缩的频率和振幅。⑤抑制阴道上皮细胞增殖，加快阴道上皮细胞脱落。

（2）对乳腺的作用：在雌激素作用的基础上，进一步促进乳腺导管的分化，促进乳腺小叶和腺泡的发育，并与缩宫素等激素一起，为分娩后泌乳做准备。

（3）对腺垂体促性腺激素分泌的调节：排卵前可协同雌激素诱发 LH 分泌出现高峰，在排卵后则对腺垂体激素的分泌起负反馈调节作用。

（4）产热作用：女性的基础体温在卵泡期较低，排卵日最低，排卵后可升高 0.5℃左右，并在黄体期一直维持此水平。临床上常将这一基础体温的双相变化作为判定排卵的标志之一，也是实行安全期避孕的参考。女性在绝经或卵巢摘除后，这种双相体温变化消失。如果注射孕酮则可引起基础体温升高，因此认为基础体温的升高与孕酮作用与下丘脑体温调节中枢有关。

（5）其他作用：可促进水钠排泄。孕激素不仅能松弛子宫平滑肌，也可降低血管和消化道平滑肌的张力。因此，孕妇较易出现静脉曲张、便秘和痔疮。

4. 雄激素　女性体内有少量的雄激素，主要由肾上腺皮质网状带细胞所产生，少量来源于卵巢，包括睾酮和雄烯二酮，由卵泡内膜细胞和卵巢间质合成。排卵前血液中雄激素升高，一方面促进非优势卵泡闭锁，另一方面提高性欲。适量的雄激素可刺激女性阴毛、腋毛的生长。雄激素过早出现会造成女性生殖器官发育异常。女性体内雄激素分泌过多，可对抗雌激素的作用，降低子宫及其内膜的增殖，抑制阴道上皮的增生与角化，还可出现阴蒂肥大、多毛症等男性化特征。

5. 抑制素及其他生物活性物质　抑制素是卵泡的颗粒细胞分泌的一种糖蛋白激素。在卵泡期，其抑制 FSH 合成和释放的作用不如雌二醇强。在黄体期，可以明显抑制 FSH 的合成。在妊娠期，它主要来源于胎盘。抑制素可通过诱导 FSH 受体的表达，促进卵泡内膜细胞分泌雄激素，抑制颗粒细胞分泌孕激素等方法，调控卵泡的生长发育。卵巢中还有多种蛋白类物质、小分子肽类激素和脂肪酸衍生物类激素，如卵泡调节蛋白、神经垂体激素载运蛋白、松弛素、激活素、血管升压素、卵泡刺激素、前列腺素释放蛋白、黄体化抑制因子、细胞因子、生长因子等。这表明卵泡的生长发育及卵巢的周期性活动是受到多种激素调节的复杂过程。

三、月经及月经周期的调节

女性在青春期前，卵巢激素的分泌量虽然不大，但由于下丘脑 GnRH 神经元对卵巢激素反馈抑制作用的敏感性较高，且 GnRH 神经元尚未发育成熟，所以 GnRH 的分泌很少，腺垂体 FSH 与 LH 的分泌及卵巢的功能都处于低水平状态。至青春期，下丘脑 GnRH 神经元已经发育成熟，对卵巢激素反馈抑制作用的敏感性也明显降低，GnRH 的脉冲式释放增加，刺激腺垂体 FSH 和 LH 的分泌也随之增加，卵巢功能开始活跃，其活动及分泌均呈现周期性变化，表现为卵泡的生长发育、排卵与黄体形成及卵巢激素水平的变化，周而复始。

（一）月经及月经周期

女性青春期阶段，在卵巢激素周期性分泌的影响下，子宫内膜发生周期性的剥落，产生流血的现象称为月经，是女性开始具有生育能力的显著标志，女性的生殖功能也因此具有明显的周期性，这种性周期称为月经周期（menstrual cycle）。非灵长类哺乳动物也有类似周期，主要是某些行为的改变，称为动情周期。健康成年女性的月经周期一般在 20～40 天变动，平均为 28 天。为计算方便，一般以出血的第一天作为一次月经周期的开始。

（二）月经周期中卵巢和子宫内膜的变化

在正常月经周期中，根据子宫内膜的周期性变化可将月经周期分为三期：月经期、增生期、分泌期。排卵一般发生在月经周期的第 14 天。相应地，卵巢的周期性活动包括卵泡期、排卵和黄体期，月经周期的前两期处于卵巢周期的卵泡期，而分泌期则与黄体期相对应。

1. 月经期　月经开始至月经停止，即月经周期的第 1～5 天，一般持续 2～7 天均为正常。此期与增生期相连续，相当于卵巢周期的卵泡期早期。如果排出的卵子未受精，黄体于排卵后 9～10 天开始萎缩、退化，孕激素、雌激素分泌迅速减少。子宫内膜由于突然失去这两种激素的支持，使子宫释放前列腺素增多，使螺旋小动脉痉挛性收缩，导致增生的子宫内膜缺血、缺氧，内膜的功能层失去营养而剥离、出血，即月经来潮。月经期出血量为 50 ～ 100ml，脱落的子宫内膜混于月经血中，与血液一起排出。由于子宫内膜组织中含有较丰富的纤溶酶原激活物，将月经血中的纤溶酶原激活为纤溶酶，故月经血不凝固。子宫内膜脱落形成的创面易感染，应注意保持外阴清洁和避免剧烈运动。

2. 增生期 从月经停止到排卵完成，即月经周期的第 6 ～ 14 天，历时约 10 天，相当于卵巢周期的卵泡期晚期。此期内，卵巢中的卵泡处于发育和成熟阶段，并不断分泌雌激素。雌激素促使子宫内膜基底层细胞开始增生，先是修复剥脱处创面，随后因快速增生而变厚，子宫腺体随之增多变长，呈弯曲状，但尚不分泌。螺旋动脉也增长并弯曲。此期末，卵泡发育成熟并排卵。

3. 分泌期 从排卵完成到下次月经前，即月经周期的第 15 ～ 28 天，历时约 14 天，相当于黄体期。此期内，排卵后的残余卵泡形成黄体，继续分泌雌激素和大量孕激素。这两种激素，特别是孕激素能促使子宫内膜进一步增生变厚，腺体变得迂曲并开始分泌大量含糖原的清亮黏液。螺旋小动脉进一步增生、也更弯曲，血液供应更加丰富。这样，子宫内膜变得松软并富含营养物质，子宫平滑肌相对较静止，为胚泡着床和发育做好充分准备。如果排出的卵子受精，黄体则继续生长发育形成妊娠黄体，并继续分泌孕激素和雌激素，从而使子宫内膜不但不脱落，而且继续增厚形成蜕膜，故妊娠期间没有月经。

（三）卵巢周期与子宫周期的激素调节

卵巢的周期性活动是受下丘脑 - 腺垂体的调控，而卵巢分泌的激素使子宫内膜发生周期性变化，形成月经周期，又称子宫周期。卵巢激素对下丘脑 - 腺垂体又可进行反馈调节。因此，卵巢与子宫的周期性活动受到下丘脑 - 垂体 - 卵巢内分泌调节轴的调控（图 12-9）。

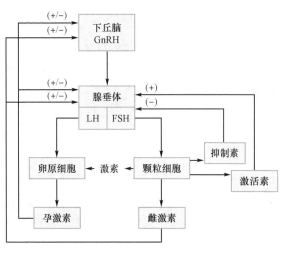

图 12-9　下丘脑 - 垂体 - 卵巢调节轴的功能联系

1. 卵泡期激素调节 卵泡期指月经开始至排卵的阶段，约 14 天，子宫内膜处于增生期。原始卵泡发育到初级卵泡的早期，不受腺垂体促性腺激素的控制，其发育取决于卵泡本身的内在因素。到初级卵泡发育晚期，颗粒细胞上出现了 FSH 受体，内膜细胞上出现了 LH 受体。到次级卵泡期，颗粒细胞上的 FSH 受体数量进一步增加，FSH 在雌激素的协同作用下，诱导颗粒细胞出现 LH 受体，并随着卵泡发育成熟，颗粒细胞与内膜细胞上的 LH 受体不断增加。从初级卵泡发育阶段开始，卵泡接受腺垂体促性腺激素的控制，促使其发育成熟。卵泡期的早期，卵泡分泌能力较低，血中雌激素与孕激素分泌量少，对腺垂体 FSH 及 LH 分泌的负反馈抑制作用较弱，FSH 的分泌呈现逐渐增高的趋势。在 FSH 的作用下，卵泡开始生长发育，雌激素分泌增加，子宫内膜进入增生期。当雌激素分泌到一定程度时，其与颗粒细胞产生的抑制素一起，反馈性抑制腺垂体促性腺细胞，使 FSH 分泌减少。由于抑制素可选择性抑制 FSH，而不抑制 LH，血中 FSH 有所下降，致使多数卵泡停止发育。卵泡期的晚期，FSH 阈值低的优势卵泡对低水平的 FSH 更加敏感，可以继续发育形成成熟卵泡，并分泌雌激素，促进子宫内膜细胞分裂和生长，同时还能使受体数量增加，加速雄激素的合成及转化为雌激素的过程，致使血中雌激素的浓度持续增加。排卵前一天，血中雌激素浓度达到顶峰，形成第一个雌激素高峰。高浓度的雌激素可正反馈作用于下丘脑 GnRH 神经元，使 GnRH 分泌增多，后者刺激腺垂体分泌释放 LH 及 FSH，以 LH 的分泌增加最为明显，形成 LH 峰，诱发排卵。

2. 排卵 LH 峰是引起排卵的关键因素。在 LH 峰出现前，卵泡中的初级卵母细胞停滞于第一次减数分裂的前期，仍不能进行成熟分裂。当 LH 峰出现时，高浓度的 LH 可抵消卵母细胞成熟抑制因子的抑制作用，促使初级卵母细胞恢复并完成第一次减数分裂成为次级卵母细胞，随即开始第二次减数分裂并再次停滞于分裂中期。最终 LH 在孕激素、前列腺素的配合下触发排卵，卵子从成熟卵泡中排出。破裂的卵泡在 LH 的作用下形成黄体，同时开始分泌孕激素、雌激素。

3. 黄体期激素调节 黄体期指排卵开始至下次月经出现的阶段，子宫内膜处于分泌期。成熟卵

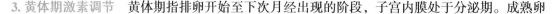

泡排出卵子后，在 LH 作用下，黄体逐渐发育，孕激素分泌量显著增加，雌激素分泌量也随之增加。在排卵后 7～8 天，孕激素分泌达高峰，同时出现第二个雌激素峰。在月经周期中，雌激素第二次升高的程度稍低于发生在卵泡期的第一次升高。较高水平的雌激素有增加黄体细胞上 LH 受体的作用，故有利于 LH 促进孕酮合成，使孕酮维持于高水平。孕酮和雌激素浓度增加，对下丘脑与腺垂体产生负反馈抑制作用，使 GnRH 分泌量减少，FSH 与 LH 在血中的浓度也相应下降。此时，子宫内膜在孕激素和雌激素的作用下进入分泌期，内膜细胞体积增大，分泌腺由直变弯，分泌含糖原的黏液，为接受受精卵和妊娠做准备。如怀孕，胎盘分泌 hCG，使黄体功能继续维持一定时间，适应妊娠需要。若不受孕，则在排卵后 9～10 天，黄体开始退化，孕激素和雌激素的分泌量逐渐减少，当血中雌、孕激素达最低水平后，子宫内膜发生脱落出血，进入月经期。月经期与卵泡期早期重叠，血中雌、孕激素浓度的降低，对腺垂体的抑制作用解除，FSH 和 LH 的分泌逐渐增多，15～20 个原始卵泡被募集，进入发育轨道，又重新开始新的卵巢周期。

综上所述，在一个子宫周期中，血中 GnRH、FSH、LH 及卵巢激素的水平均发生周期性的变化（图 12-10）。

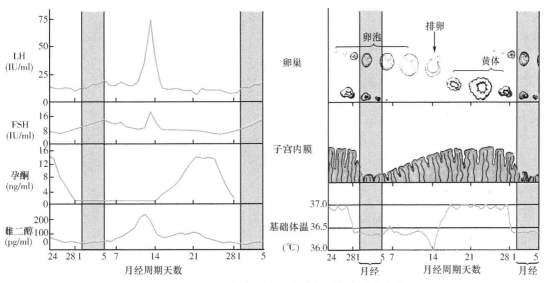

图 12-10　月经周期中激素、卵巢和子宫内膜的变化

4. 其他内分泌激素或内分泌腺对月经周期的影响　月经周期中下丘脑 - 垂体 - 卵巢调节轴的功能还受到其他一些内分泌激素或内分泌腺的调节。①催乳素（PRL）：生理剂量或小剂量的催乳素可刺激卵泡 LH 受体的生成，使 LH 能发挥促排卵、促黄体生成及促雌激素和孕激素分泌的作用。但高浓度的催乳素可通过负反馈的作用抑制下丘脑 GnRH 的分泌，使腺垂体分泌 FSH、LH 减少而抑制上述作用。因此，患高催乳素血症的患者可能表现为无排卵及雌激素水平低下。②甲状腺激素对维持正常月经与生殖功能也起着重要作用。甲状腺功能减退如发生在青春期前，可能导致性发育障碍，青春期延迟；如发生在青春期，可使月经过少，周期延长，甚至导致闭经或不孕。甲状腺功能亢进的患者，早期可能导致月经过多、过频甚至发生功能性子宫出血；晚期可能表现为月经过少，周期延长，甚至闭经。③胰岛素对维持正常的卵巢功能也起着重要作用。胰岛素依赖型糖尿病患者常伴有卵巢功能低下。高胰岛素血症患者可能因胰岛素过多使卵巢产生雄激素增加，从而发生高雄激素血症，导致月经失调，甚至闭经。④肾上腺可合成、分泌少量雄激素和极微量雌、孕激素。肾上腺皮质是女性雄激素的主要来源。雄激素过多，可抑制下丘脑分泌 GnRH，并对抗雌激素，使卵巢功能受抑制而出现闭经，甚至男性化表现。多囊卵巢综合征的病因之一就是肾上腺来源的雄激素过多。

案例 12-2

患者，女，38 岁，主诉"月经不规律、停经 3 个月来院"就诊。患者 1 年前出现月经周期不规则，由原来的 28 天延长至 45～90 天，并伴经期延长，由原来的 5 天延长至 10～15 天，3 个月前出现停经，查妊娠试验为阴性。患有糖尿病 6 年，通过服用降糖药血糖控制正常。近 1 年来体重增加了 11kg。体格检查：体温 37.0℃，脉搏 90 次 / 分，呼吸 20 次 / 分，血压 130/85mmHg。神志清楚，面部见痤疮，有明显的多毛症。心肺（－），双乳无触发泌乳。腹平软，无压痛。空腹血糖为7.8mmol/L（正常为3.6～5.8mmol/L）。B超检查：提示"双侧卵巢呈多囊性回声改变"。查血：睾酮水平升高，睾酮结合球蛋白水平降低，LH升高。诊断：多囊卵巢综合征。

　　1. 问题与思考

　　（1）多囊卵巢综合征的患者为什么会出现闭经和不孕？

　　（2）如何解释患者多囊卵巢和多毛的体征？

　　2. 提示　　多囊卵巢综合征常表现为月经失调、闭经、排卵障碍，可导致不孕。主要的原因：①体内过高的雄激素水平可以对抗雌、孕激素，使卵巢及子宫周期紊乱，子宫内膜不能周期性增生发育，可出现月经不规则及闭经。②糖尿病患者血中胰岛素水平升高，使卵巢和肾上腺皮质的雄激素生成增加，表现为卵巢局部和循环中雄激素长期处于高水平状态，过高的雄激素则会抑制卵泡成熟，引起卵泡闭锁，最终导致不能形成优势卵泡，造成无排卵或稀发排卵而导致不孕。

　　由于卵泡不能发育成熟，故子宫分泌期缺少足够的雌激素对LH的反馈抑制作用，因而LH水平升高，导致对卵泡膜细胞过度的刺激，进一步生成过多的雄激素，结果是卵泡闭锁，无排卵，形成多囊卵巢。血中高水平的胰岛素使肝脏睾酮结合球蛋白的合成减少，游离雄激素增多，因而雄激素效应加强出现多毛征。

第三节　妊娠、分娩与泌乳

一、妊　　娠

　　妊娠（pregnancy）是指子代新个体产生和孕育的过程，包括受精、着床、妊娠的维持及胎儿的生长发育。卵子受精是妊娠的开始，胎儿及其附属物自母体排出是妊娠的终止，全过程约40周。妊娠是一个非常复杂而又极其协调的生理过程。

（一）受精

　　受精（fertilization）是指成熟的精子和卵子的结合过程。精卵融合作为新个体发育的起点，具有非常重要的生物学意义。

　　精子在女性生殖道内运行的过程较为复杂，需要穿过子宫颈、子宫腔，并沿输卵管运行相当长的一段距离才能到达受精部位，受精通常发生在输卵管壶腹部。精子运行的动力，一方面依靠其尾部鞭毛的摆动，另一方面借助于女性生殖道平滑肌的运动和输卵管纤毛的摆动。一次射出的精液中含有数亿个精子，但最后能到达受精部位的只有数百个或更少。因为精子在运行过程中，要受到多种因素的影响，如阴道内酶的作用、子宫颈黏液的黏度等，都会影响精子的运动。排卵前期的雌激素、精液中的前列腺素有利于精子的运行，黄体期的孕酮阻止精子的运行。精子在女性的阴道内可存活24～72h。虽然精子经过在附睾中的发育已经具备了受精能力，但在附睾和精浆中存在一种叫"去获能因子"的物质，它使精子的受精能力受到抑制。在人类和大多数哺乳动物，精子进入阴道时并不具备受精能力，必须在女性生殖道停留一段时间才能获得穿过透明带使卵子受精的能力，这一过程称为获能（capacitation）。因为在子宫腔和输卵管产生的β淀粉酶、β葡萄糖苷酸酶、胰蛋白酶等均可解除"去获能因子"。精子获能的主要部位是子宫和输卵管，获能的本质是暴露出精子表面识别卵子的位点，增加精子细胞膜对Ca^{2+}的通透性，增强精子的活力，解除对顶体反应的抑制。

　　在排卵时处于第二次减数分裂中期的次级卵母细胞连同周围的透明带和放射冠从卵巢排出，经输卵管伞端的"拾卵"作用迅速通过腹腔进入输卵管内，由于输卵管上皮细胞纤毛的摆动和肌层的收缩，卵子运行至输卵管壶腹部并停留在壶腹部与峡部连接处等待受精。如果卵细胞未能与精子相遇，一般在12～24h内开始变性死亡。

　　受精发生在排卵后12h内，整个过程约需24h。它包括精卵识别、精子发生顶体反应、精子穿过卵丘和透明带、精卵质膜融合环节。①精子、卵子相遇后，精子质膜上的透明带结合蛋白与卵子透明带上的精子受体ZP3结合，形成配体 - 受体复合物。②精子顶体外膜与精子头部细胞膜融合、破裂，形成小孔，释放出含有多种蛋白水解酶的顶体酶，以溶解卵子外围的放射冠和透明带，称为顶体反应（reaction of acrosome）。放射冠穿透酶可使放射冠的颗粒细胞松解、脱落；透明质酸酶能使放射冠基质分解，暴露出透明带；顶体素使透明带发生局部水解，允许精子突破透明带，穿入卵细胞内。③精子头部与卵子表面接触时，卵细胞内的皮质颗粒向卵周隙释放内容物，其中的溶酶体酶可灭活精子受体 ZP3，使透明带变硬，还能使透明带对顶体素的反应减弱，阻止其他精子穿越透明带，保证了单精受精的生物学特性，这个过程称为透明带反应（zona reaction）。④穿过透明带的精子外膜与卵子胞膜接触并融合，精子进入卵子内。随后，卵子迅速完成第二次减数分裂，放出第二极体。卵细胞核形成雌性原核。进入卵细胞的精子尾部迅速退化，细胞核膨大形成雄性原核。两个原核逐渐靠拢，核膜消失，染色体融合，形成一个具有 23 对染色体的受精卵，又称合子（zygote）。

人们已能将未获能的精子放在人工配制的培养液中孵育，使之体外获能，然后再将精子注入女性阴道或子宫腔，施行人工授精；或者将体外获能的精子与取出的卵子在试管中实行体外授精，然后把受精卵移到与卵龄发育同步的母体子宫中去，使其发育成胎儿，即试管婴儿。

（二）着床

着床（implantation）是指胚泡经过与子宫内膜相互作用最终在子宫内膜植入的过程。一般在受精后约 30h，受精卵借助输卵管的蠕动和输卵管上皮纤毛推动，继续向宫腔方向移动。同时受精卵开始进行有丝分裂，称为卵裂。卵裂过程中细胞数量增加，但细胞体积不变。在受精后第 3 天形成含有 16 个细胞的实心细胞团，称为桑葚胚，也称早期囊胚。受精后第 4 天早期囊胚进入宫腔，停留 2～3 天，继续分裂发育成晚期囊胚或胚泡。在受精后第 6～7 天，胚泡外面的透明带逐渐变薄直至消失，使胚泡可直接从子宫内膜分泌的液体中吸取营养。生育期妇女的月经周期一般为 28～30 天，子宫内膜只在月经周期的第 20～24 天才具备对胚胎的接受能力，这个时期称为子宫内膜着床窗。超过了该时期，着床窗闭合，将拒绝胚胎的植入。子宫内膜对胚泡的接受能力称为子宫内膜容受性。现有的研究表明，在子宫内膜容受性建立过程中，子宫内膜的组织形态发生了特异性变化，其中胞饮突已被认为是子宫内膜容受性的形态学标志。也有许多分子变化调节内膜着床窗的开放、闭合。特异性表达分子包括细胞因子、生长因子、黏附分子、糖复合物等。其中，白细胞介素 -1、白血病抑制因子、整合素 $\alpha_v\beta_3$ 等分子已经被认为是子宫内膜容受性的重要标志分子。

着床的过程一般经过定位、黏着和穿透三个阶段。①定位是指着床前透明带消失，晚期囊胚以其内细胞团端接触子宫内膜，着床部位多在子宫上部后壁或前壁，缺口多在受精的第 11～12 天修复。②黏着是指晚期囊胚黏附在子宫内膜后，滋养层细胞分化为内层的细胞滋养层细胞和外层的合体滋养层细胞。这个过程主要是通过胚泡和内膜表面表达的多种黏附分子及其配体结合介导的。③穿透是指完全埋入子宫内膜中且被内膜覆盖，包括滋养细胞与细胞外基质的黏附、基质降解、内膜蜕膜化、细胞滋养层细胞移行等变化。

着床的必要条件：①透明带必须消失。②胚泡的滋养层细胞迅速增殖分化，形成合体滋养层细胞。③胚泡与子宫内膜的同步发育并相互配合。④母体体内有足够的孕激素，并在雌激素的配合下使子宫出现一个极短的敏感期，才能接受胚泡着床。成功着床的关键在于胚泡与子宫内膜的同步发育。

（三）妊娠的维持和激素的调节

着床一旦发生，来自囊胚的滋养层细胞和母体的蜕膜细胞迅速增生形成胎盘。胎盘功能极复杂，具有气体交换、营养物质供应、排泄胎儿代谢产物、防御屏障等功能，胎盘是胎儿在子宫内生长发育、母体与胎儿联系的重要器官，也是妊娠期重要的内分泌器官。它主要分泌大量的蛋白类激素、肽类激素和类固醇激素及缩宫素酶、耐热性碱性磷酸酶，还有前列腺素、多种神经递质和多种细胞因子与生长因子，对维持妊娠和促进胎儿生长发育、调节母体与胎儿的代谢活动都发挥着不可替代的重要作用。

1. 人绒毛膜促性腺激素（hCG） 由胎盘绒毛组织的合体滋养层细胞分泌的一种糖蛋白激素，分子量约为 46 000，其中糖分子量占 30%，与 FSH、LH、TSH 一样，均由 α、β 亚基组成。它们 α 亚基的氨基酸数量及其排列顺序几乎相同，但 hCGβ- 亚基羧基端最后的 30 个氨基酸片段为其所特有而不受 LH 干扰，故 hCG 与 LH 的生物学作用和免疫学特性基本相似。

在受精后第 6 天左右，囊胚滋养层细胞开始分泌 hCG，随后其分泌量以指数的速度增长，至妊娠 8～10 周达到高峰，然后又迅速下降，于妊娠 20 周左右降至较低水平，并持续至分娩。hCG 在妊娠早期即可出现在母体血中，并由尿排出。故测定血或尿中的 hCG，可作为诊断早孕的准确指标。在妊娠早期，hCG 可防止黄体的退化，刺激母体卵巢中的黄体发育为妊娠黄体，使其继续分泌雌激素和孕激素，以维持妊娠；可促进雄激素转化为雌激素，同时能刺激孕酮形成；可降低母体淋巴细胞的活力，防止对胎儿的排斥反应，达到安胎作用；还可刺激男性胎儿睾丸间质细胞分泌睾酮，促进男性性分化。

2. 类固醇激素 在妊娠第 8 周后，随着 hCG 分泌的减少，妊娠黄体逐渐萎缩退化，胎盘分泌雌激素和孕激素逐渐增加，妊娠 3 个月后，胎盘可接替妊娠黄体的功能以维持妊娠，直到分娩。胎盘本身不能独立产生类固醇激素，需要从母体或胎儿得到前体物质。血中雌激素、孕激素在整个妊娠期间都保持高水平，对下丘脑 - 腺垂体反馈抑制很强，致使卵泡不发育，卵巢不排卵。故妊娠期间既不来月经，也不再受孕。

（1）孕激素：由胎盘合体滋养层细胞分泌。由于胎盘 3β- 羟甾体脱氢酶活性很强，能将来自胎儿和母体的孕烯醇酮转变成孕酮。

（2）雌激素：胎盘分泌的雌激素主要是雌三醇，其前体主要来自胎儿。合成过程首先是母体胆固醇在胎盘内转变为孕烯醇酮后，由胎儿肾上腺形成脱氢表雄酮硫酸盐，在胎儿肝脏羟化为 16α- 羟脱氢表雄酮硫酸盐，随血液运输至胎盘并脱去硫酸根，再经胎盘芳香化酶的作用最终转变为雌三醇。可见，雌三醇是胎儿和胎盘共同参与合成的，即由胎儿 - 胎盘单位完成。如果在妊娠期间胎死宫内，孕妇的血和尿中雌三醇会突然减少，因此，检验孕妇血或尿中雌三醇的水平，有助于判断是否发生死胎。

3. 人绒毛膜促生长催乳素（human chorionic somato-mammotropin，hCS） 是合体滋养层细胞分泌的单链多肽激素。最初的动物实验表明，它具有催乳作用，所以曾被称为人胎盘催乳素（human placental lactogen，hPL）。191 个氨基酸残基中 96% 与人生长激素相同，因此具有生长素的作用。可调节母体与胎儿的糖、脂肪及蛋白质代谢，促进胎儿生长。还可促进母体乳腺腺泡发育，为泌乳做好准备。

案例 12-3

患者，女，30 岁，主诉"结婚 7 年"未孕来院就诊。患者婚后性生活正常，未避孕，一直未怀孕。月经史：13，4 ～ 5/22 ～ 36。无生育史，无手术外伤史，否认有高血压、糖尿病等家族史。医院检查患者丈夫精子数量、活力和形态均正常。体格检查：体温 36.7℃，脉搏 86 次 / 分，呼吸 20 次 / 分，血压 124/80mmHg。神志清楚，心肺听诊（－），腹软，无压痛。盆腔 B 超检查：女性外生殖器形态、子宫和卵巢大小均正常。初步诊断：不孕症。

1. 问题与思考　从生理角度考虑，该妇女不孕的可能原因有哪些？

2. 提示　该患者 7 年未孕且月经周期不规则，可检查基础体温、卵巢激素水平及 B 超监测卵泡以确定女性患者有无排卵。此外，从生理角度考虑，以下原因也可导致患者不孕：患者丈夫的精子在阴道中不能完成获能过程；受精过程中精子可能被卵细胞排斥（如存在抗精子抗体）；患者卵巢中卵泡不能正常发育形成一个优势卵泡；优势卵泡无法接收信号以完成排卵；输卵管有堵塞使得卵子和精子无法会合完成受精过程，精子不能上行或者受精卵无法下行；闭锁黄体功能失调；子宫局部异常导致受精卵不能牢固着床等。

二、分　　娩

28 周以后，胎儿及其附属物由母体子宫经产道娩出的过程，称为分娩（parturition）。一般发生在妊娠的 40 周左右，WHO 将妊娠满 28 周至 37 周间分娩的定为早产。分娩是一个正反馈过程，总产程分三个阶段：第一阶段从规律的子宫收缩开始直至子宫颈完全扩张（10cm），初产妇需要 11 ～ 12h，经产妇需要 6 ～ 8h。第二阶段从宫口完全扩张到胎儿娩出的过程，初产妇需要 1 ～ 2h，经产妇不超过 1h。第三阶段从胎儿娩出后到胎盘胎膜娩出的过程，不超过 30min。在此过程中，子宫蜕膜与胎盘产生的一种松弛素（relaxin）使产妇骨盆韧带松弛，子宫颈松软，也有利于胎儿娩出。分娩发动的确切原因至今尚不清楚，公认是以下多因素综合作用的结果。

（一）机械性因素

随妊娠进展，子宫容积、张力不断增加，妊娠末期胎儿生长迅速，子宫腔内压力升高，子宫肌壁和蜕膜明显受压，肌壁的机械感受器受到刺激。胎先露部下降，压迫子宫下段及宫颈口，发生扩张的机械作用，通过交感神经传至下丘脑，使神经垂体释放缩宫素，引起子宫收缩。因发现孕妇血中缩宫素增高是在分娩发动之后，故认为该理论非分娩发动的始发原因。

（二）内分泌控制因素

1. 孕妇方面

（1）前列腺素（PG）：已确认 PG 不仅能促宫颈成熟，还能诱发宫缩，但其合成及调节步骤还不确切了解。孕妇的子宫平滑肌、蜕膜、绒毛膜、羊膜、脐带、胎盘等处均能合成 PG，因 PG 进入血液循环中迅即灭活，只能在合成组织及其附近发挥作用。所以，能够引起宫缩的 PG 必定产生于子宫本身。临产前，蜕膜、羊膜中 PG 的前身物质花生四烯酸显著增多，在前列腺素合成酶的作用下合成 PG，而且分娩前的子宫对前列腺素尤为敏感，PG 直接作用于子宫平滑肌细胞内的受体诱导子宫收缩，导致分娩发动。有实验证实分娩发动前，母血中 PG 无显著增高。

（2）缩宫素：妊娠过程中胎先露下降，宫颈受压，通过神经反射使垂体后叶释放缩宫素。临产前缩宫素受体显著增多，增强子宫对缩宫素的敏感性，但此时血中缩宫素值并未升高，因而其主要在分娩启动后维持子宫的收缩状态。缩宫素在临床上常被用作催产药物。

（3）雌激素与孕激素：妊娠末期雌激素/孕激素比例增加，提高了子宫对收缩刺激的敏感性。但无足够证据证实雌激素能发动分娩，雌激素对分娩发动的影响可能与 PG 增多有关。近年观察发现分娩时检测产妇血中孕酮值未见显著下降。

（4）内皮素（ET）：通过自分泌、旁分泌形式，在产生 ET 的子宫局部直接对平滑肌产生明显收缩作用，还通过刺激妊娠子宫和胎儿-胎盘单位，合成和释放 PG，间接诱发宫缩。

2. 胎儿方面 最近研究发现成熟胎儿有通过羊水、羊膜向子宫传递信号的机制。胎儿随妊娠进展需氧和营养物质不断增加，胎盘供应相对不足，胎儿腺垂体分泌 ACTH，刺激肾上腺皮质产生皮质醇，再经胎儿-胎盘单位合成雌激素，从而激发宫缩。但给未足月孕妇注射皮质醇并不导致早产。

（三）神经介质因素

子宫主要受自主神经支配，交感神经能兴奋子宫肌层的 α 肾上腺素能受体，促使子宫收缩。ACh 能使子宫肌细胞膜对 Na^+ 的通透性增加而加强子宫收缩。因分娩前测定上述物质值并无明显改变，至今无法肯定自主神经在分娩发动中起何作用。总之，妊娠末期的机械性刺激、内分泌变化、神经介质的释放等使妊娠稳态失衡，均能促使子宫下段形成和宫颈逐渐软化成熟，子宫下段及成熟宫颈受宫腔内压力而被动扩张，继发 PG 及缩宫素释放，子宫肌细胞内钙离子浓度增加和子宫肌细胞间缝隙连接的形成，使子宫由妊娠期的稳定状态转变为分娩时的兴奋状态，子宫肌出现规律收缩，导致分娩发动。分娩发动后，子宫及腹肌、膈肌和肛提肌的收缩力是完成分娩的动力，骨产道及子宫下段、宫颈、阴道和骨盆底软组织形成的分娩通道、胎儿大小及胎位及产妇的精神心理因素等情况也是影响分娩进程的重要因素。

三、泌 乳

在青春期，雌激素刺激乳腺导管和结缔组织增生，乳房增大。妊娠期，在胎盘分泌的大量雌激素、孕激素、人胎盘催乳素和腺垂体分泌的催乳素作用下，乳腺管及乳腺腺泡进一步发育，但此时血中雌激素和孕激素浓度很高，可抑制催乳素的泌乳作用。分娩后，血中雌激素和孕激素水平大大降低，这种抑制被解除，乳腺开始泌乳，产妇进入哺乳期（lactation）。当婴儿吸吮乳头时，反射性引起催乳素和缩宫素分泌增加，催乳素可促进乳腺腺泡继续分泌乳汁，缩宫素可使乳腺腺泡周围的肌上皮细胞收缩，使乳汁流出，引起射乳反射。催乳素有始动和维持乳腺泌乳的作用，缩宫素有排乳作用。

产后最初乳房分泌的是富含蛋白质的"初乳"，初乳中含有大量的免疫球蛋白，可增强婴儿的免疫力。哺乳时婴儿吸吮乳头可刺激缩宫素的分泌，使子宫更快地恢复到常态。通过哺乳可有助于在母亲与婴儿之间建立和沟通感情，有利于婴儿的生长发育。由哺乳引起的高浓度催乳素，可抑制下丘脑、腺垂体的功能，导致哺乳期月经暂停和排卵停止，具有一定的避孕作用，但是依靠哺乳避孕的可靠性不高。

（张 玲）

第四节 性兴奋与性行为

性兴奋（sexual excitation）是指当人体受到有关性刺激时，性器官和其他一些脏器所出现的一系列生理变化。性行为（sexual behavior）是指在性兴奋基础上，男女两性性器官的接触或交媾，即性交的过程。性行为是人类的一种本能，可实现生育后代的目的，也可满足生理与心理的需要。人类性行为受中枢神经系统与内分泌激素的调节，也受环境及心理等因素的影响。不能进行正常的性行为或在正常性行为中不能得到性满足，称为性功能障碍。

一、男性的性兴奋与性行为

男性的性兴奋与性行为除心理活动外，主要表现为阴茎勃起和射精。

阴茎的勃起（erection）是指受到性刺激时阴茎迅速膨大、变硬并挺伸的现象。这是心理活动和外生殖器局部受到机械刺激时引起的反射活动，其传出神经主要是副交感神经的舒血管纤维，通过释放 ACh、血管活性肽及一氧化氮（NO），使阴茎内的动脉舒张，血流量明显增加，导致阴茎勃起。由于血流量增加，阴茎海绵体的压力增加，使阴茎的静脉回流受阻以维持阴茎的勃起，阴茎勃起后才能完成性交活动。不能勃起或勃起不全以致不能完成性交活动，称为勃起功能障碍（erectile dysfunction，ED），俗称"阳痿"，是男性性功能障碍中最常见的一种疾病。

射精（ejaculation）是男性性高潮时精液经尿道射出体外的过程，分为移精、排精两个阶段。腹下神经兴奋使附睾、输精管平滑肌按一定的顺序收缩，将精子输送至尿道，并与前列腺、精囊的分泌物混合，组成精液，这个过程称为移精。然后，阴部神经兴奋，使环绕阴茎基底部的尿道海绵体肌节律性收缩，压迫尿道，迫使精液射出。射精是一种反射活动，阴茎的勃起和射精的基本中枢都在脊髓的腰骶段，但高位中枢可对脊髓的活动进行激活或抑制。射精的同时伴有强烈快感，即性兴奋达到性高潮。男性射精后有不应期，即射精后的一段时间内，一般不能再次发生勃起和射精。不应期的长短与年龄和身体状况等多种因素有关。

二、女性的性兴奋与性行为

女性的性兴奋与性行为主要包括阴道的润滑、阴蒂的勃起及性高潮。

女性在受到性刺激后，阴道壁的血管充血，由血管滤出一种黏性液体，以润滑阴道和外阴，有利于性交的进行。此外，由于阴道下 1/3 部分充血，使阴道口狭窄，对插入的阴茎有"紧握"作用。同时，阴道上 2/3 部分扩张，宫颈及宫体抬高，使阴道上段宽松，利于性交及容纳精液。

阴蒂有丰富的神经末梢，是女性性器官中最敏感的部位。性兴奋时，阴蒂充血、膨胀，对刺激的敏感性提高，促使获得性快感并达到性高潮。

当外阴及阴道所受到的刺激达到一定程度时，子宫、阴道、会阴及盆腔底部肌肉出现自主的节律性收缩，并伴有呼吸、循环功能改变等全身性反应，即女性性高潮。女性性高潮是否出现受多种因素影响，女性性高潮后没有明显的不应期。

（舒安利）

小 结

生殖过程包括两性生殖细胞（精子和卵子）的生成、交配与受精、着床与胚胎的发育及胎儿分娩等重要环节。

睾丸具有生成精子和内分泌功能。睾丸精曲小管生成精子，精子在附睾内成熟。睾丸间质细胞分泌雄激素，雄激素主要维持、促进生精作用，促进机体生长发育和男性副性征的出现。支持细胞除支持、营养生精细胞外，还分泌抑制素。

卵巢具有生卵和内分泌功能。卵泡是卵巢的功能单位。成熟卵子由卵泡中的卵原细胞经过原始、生长和成熟卵泡发育而成。卵巢的颗粒细胞主要分泌雌激素和少量雄激素。黄体细胞分泌孕激素和雌激素。雌激素主要促进女性附性器官的生长发育、促进副性征的出现，并可影响代谢。孕激素的主要作用是使子宫内膜出现分泌期的改变，为胚泡着床做准备和维持妊娠，但需在雌激素作用的基础上发挥作用。性腺活动受下丘脑 - 垂体 - 性腺轴的调控，同时也存在反馈调节。

笔记栏

月经周期是女性生殖功能正常的特征性表现。一次月经周期通常提供一个成熟卵子。胎盘能分泌大量类固醇激素、肽类激素和蛋白质激素，其重要作用是维持妊娠和促进胎儿生长发育。

正常妊娠的维持有赖于垂体、卵巢和胎盘的各种激素。主要激素是孕激素。着床前，孕激素来自月经黄体，着床后早期来自由 hCG 刺激的妊娠黄体，着床中后期来自胎盘。妊娠包括受精、着床、妊娠的维持及分娩。受精是精子和卵子相互融合的过程，发生在输卵管壶腹部。精子获能后即暴露精子表面与卵子识别的结构，解除对顶体反应的抑制，才能使卵子受精。顶体反应是精子与卵子接触瞬间，精子释放顶体酶以溶解卵子外围的放射冠、透明带的过程。于此过程，卵母细胞完成第二次减数分裂，随即形成雄、雌性原核，并融合形成受精卵。

第十三章　衰　老

衰老是生命的基本现象。随着社会经济和医药卫生事业的持续发展，人类平均寿命日益延长，老年人所占人口比例逐年增大。

现阶段我国年龄分期的标准采用 1982 年 WHO 的老年人年龄划分标准，60 岁及以上即为老年人，80 岁以上称高龄老人，90 岁以上称长寿老人。当一个国家或地区的人口中，老年人口比例达到总人口的 10%，该国家或地区即成为老龄化国家或地区。按照该标准，我国已于 2000 年进入老龄化社会。

老年人群的健康状况个体差异极大，衰老的速度和程度因人而异。因此，在老年医学中，通常采用两种方法来表示年龄：一个是时序年龄即实际年龄，取决于出生日期；另一个是生物年龄即生理年龄，取决于组织器官结构功能的老化程度。用生物年龄来评价衰老的程度显然是更合适的，但因目前尚无统一的生物年龄评价方法，本章所述的衰老仍基于时序年龄。

面对世界范围内的人口老龄化趋势，国际社会先后提出了"健康老龄化"和"积极老龄化"的理念。健康老龄化指个人在进入老年期时，躯体、心理、智力、社会、经济五个方面的功能仍能保持良好状态。目标在于整体提高老年群体的生命长度和生活质量，关注"健康预期寿命"。积极老龄化比健康老龄化更全面，是以"独立、参与、尊严、照料和自我实现"原则为理论基础概括而来，指人到老年依然拥有获得健康、参与和保障的最佳机会，可以实现提高生活质量的目标。

本章就衰老的概念、表现和机制，衰老的人体变化和延缓衰老的方式展开介绍。

第一节　衰老的概念、表现和机制

一、衰老的概念

衰老（aging，senescence）是指生物体整个生命周期中的一个随时间进展而表现出的形态和功能不断衰退、恶化直至死亡的过程。衰老属于自然生命现象，不是疾病，但衰老是老年病发生与发展的最危险因素。衰老的原因来自人体内部，并受环境因素影响。

二、衰老的表现

人类个体的衰老是缓慢、渐进、不可逆的过程。机体衰老是以细胞总体衰老为基础的，细胞衰老（cellular senescence）与机体衰老密切相关。老年时各器官细胞的衰老又导致了整体的衰老和功能衰退。

（一）细胞衰老

细胞衰老是指细胞停止分裂，体积变大，扁平铺展，染色质出现点状凝集，颗粒物增加的状态。人体的细胞不断衰老与死亡，同时又有细胞增殖来补充，呈现出一种动态平衡的过程。对多细胞生物而言，细胞衰老与机体衰老是不同的概念。个别细胞，甚至是某些组织中的许多细胞衰老，只要不发生在重要器官，只要存在细胞增殖和干细胞分化补充，并不影响机体的生命。各种细胞的寿命差异巨大。能够保持持续分裂能力的细胞不易衰老，如各类干细胞；分化程度高而又不分裂的细胞则容易发生衰老，如成熟红细胞。

细胞衰老主要表现为对环境变化适应能力和维持细胞内环境稳态能力的下降。在结构上，表现为退行性变化，包括细胞数量减少，体积缩小，胞内水分减少，核固缩，染色质加深，核质比减小，胞内出现脂褐素沉积。胞内大分子组成发生改变，蛋白质合成减少，稳定性降低，酶活性下降，端粒（telomere）缩短，膜流动性降低。对于出生后不分裂的细胞（如心肌细胞、神经细胞）而言，衰老变化更多地表现在自噬功能和线粒体功能的失调等。

（二）器官和整体衰老

人体结构成分在衰老过程中表现为机体水分减少、细胞数量减少和脂肪增多。机体水分减少主要表现在细胞内含水量下降，可从年轻时的 42% 降为年老时的 35%。老年时各器官细胞萎缩、死亡，总的细胞数量减少，最终导致器官重量和全身体重减轻，器官功能衰退。衰老时伴随新陈代谢率降低，摄入的多余能量转化为脂肪进行储存。

器官结构的衰老性改变可导致器官功能的减退。老年人毛囊下端毛乳头萎缩、毛母合成黑色素的能力减弱，毛发稀疏变白。皮肤成纤维细胞老化，皮下脂肪减少，真皮层弹性蛋白变性使弹性纤维失去弹性，表现为皮肤松弛变皱。皮肤毛细血管密度降低，小动脉硬化使外周循环受阻，皮肤的体温调节能力下降。老年人视力和听力减退，因牙齿松动脱落导致咀嚼能力下降。骨髓造血能力随年龄增长而减退，脂肪和结缔组织逐渐取代了有功能的造血组织，红细胞计数减少。循环、呼吸、泌尿、感官、神经、生殖系统等均呈现老年性改变。

器官功能的减退可继而损害机体维持内环境稳态和适应外界变化的能力。组织细胞对胰岛素敏感性降低，糖耐量下降；蛋白质代谢以分解代谢为主；脂质的合成和分解代谢功能减退。血钠浓度逐渐增高，骨钙丢失。老年白细胞功能降低，淋巴组织重量减轻，淋巴细胞数量减少，抗感染能力减退。

三、衰老的机制

衰老的机制复杂，是多种因素综合作用的结果。细胞总体的衰老是整体衰老的基础。自由基致衰老和端粒缩短致衰老是两大公认的衰老机制。衰老有九大共同特性：基因组不稳定性、端粒损耗（telomere attrition）、表观遗传学改变、蛋白质稳态丧失、营养物质感知失衡、线粒体功能障碍、细胞衰老、干细胞枯竭和细胞间通讯异常。

衰老级联变化可从宏观到微观分为四个层次：整体功能衰退和疾病易感性增高；器官系统水平的免疫、代谢和内分泌功能障碍；细胞功能紊乱；生物分子稳态的丧失。每个层次内部的功能紊乱及不同层次之间联系的异常可导致衰老表型（aged phenotype）和疾病易感。

（一）整体功能衰退和疾病易感性增高

老年阶段，各器官均出现退行性变化，与组织水平的细胞数量和组成改变有关。整体衰老是生理功能的减退和疾病易感性的升高，是众多人类疾病的主要危险因素。心血管疾病、神经退行性疾病、肿瘤、肌肉减少和骨质疏松症、代谢综合征等均与生理功能减退有关。生理性衰老表现为如下几个方面：①机体维持内环境稳态的功能减退；②机体储备功能减退；③机体抵抗力减弱；④机体活动及适应能力下降；⑤发生老年人心理变化。

（二）器官系统水平的功能障碍

器官系统水平的功能障碍根源于细胞水平的生理活动失调，如细胞因子分泌失调，又与各类整体水平的衰老表型有联系。慢性炎症（chronic inflammation）、营养感知失衡导致的代谢异常（metabolic deregulation）、内分泌功能障碍（endocrine dysfunction）是器官系统水平功能障碍的典型代表。

免疫系统功能健全时，炎症有助于清除病原微生物、修复受损组织。衰老时发生慢性、低度炎症反应，与老年病的发生发展有关。阻断慢性炎症可减轻老年性疾病。炎症和衰老的联系密切，可用炎性衰老（inflammaging）来描述老年人的低度炎症反应状态。

慢性炎症与代谢异常可互相影响。慢性炎症可降低胰岛素敏感性，减少外周组织对营养物质的利用。过多的营养物质堆积又可反过来促进低度炎症。

（三）细胞功能紊乱

细胞衰老包括三种类型：复制性衰老（replicative senescence）、早熟性衰老（premature senescence）和发育性衰老（developmental senescence）。

复制性衰老是指细胞分裂达到一定的代数后出现的衰老现象。该类细胞衰老可检测到端粒的明显缩短。端粒是位于染色质末端的特殊结构，可保护末端染色体，使其在 DNA 复制过程中不被降解。端粒长度随增龄而缩短，当端粒缩短到一定程度时，染色体变得不稳定，细胞发生死亡。有些细胞，如干细胞，终身有自我复制的能力。这种能力依赖于端粒酶（telomerase），可在端粒末端增加碱基对。端粒酶活性在大多数体细胞都是很低的，经历反复增殖的细胞可能继承了缺陷染色体，从而发生细胞衰老，停止分裂。

早熟性衰老又称为应激性衰老，是指细胞经过诱导物处理后在很短的时间内出现的衰老现象。过氧化氢、射线、毒物等均可作为诱导物。此类细胞衰老不出现端粒缩短。

发育性衰老是指在胚胎发育过程中检测到的衰老细胞，该机制参与器官重塑。

衰老的细胞伴随功能紊乱（表 13-1），表现在以下四个方面。

（1）随着器官的老化，体内衰老细胞的数量增多。衰老细胞呈现衰老相关的分泌表型（senescence-associated secretory phenotype，SASP），即分泌一系列细胞因子、趋化因子、生长因子和蛋白酶，此种分泌表型有利于招募免疫细胞来清除衰老细胞，修复受损组织。但是 SASP 诱导的慢性、持续炎症可损害正常生理功能。

（2）渐进性的、增龄相关的线粒体呼吸链功能衰退可导致电子漏和胞内活性氧（reactive oxygen species，ROS）生成增加。虽然适度的线粒体应激，如线粒体未折叠蛋白反应（unfolded protein response，UPR）可通过重建稳态而有助于长寿，过度的线粒体应激所导致的功能异常则会造成增龄性损害。

（3）蛋白质折叠受损或代谢失调，如能量或营养物质耗竭、胞内钙水平异常、氧化还原失衡等，可激活健康细胞中的内质网未折叠蛋白反应。老化细胞中此类问题加剧，而内质网未折叠蛋白反应能力却降低。适度的内质网应激有助于重建稳态，过度且持续的内质网应激则促成不良炎症反应和细胞凋亡。

（4）增龄伴随着细胞降解蛋白质的能力降低，尤其是细胞自噬 - 溶酶体系统和泛素 - 蛋白酶体系统功能缺陷，与多种老年病密切相关。上调这两个系统的功能有助于延长实验动物的寿命。

表 13-1　衰老在细胞层面的表现

	年轻细胞	老年细胞
细胞周期	正常	阻滞
线粒体呼吸链	有效的氧化磷酸化	功能衰退导致胞内活性氧生成过度
生物合成	有序	低效，内质网应激过度
自噬 - 溶酶体系统	功能正常	功能发生缺陷，导致异常蛋白质堆积
细胞分泌	适当	衰老相关的分泌表型

（四）生物分子稳态的丧失

老年机体无法完全修复源于环境危害和细胞稳态失衡造成的危害，从而导致生物大分子功能异常。在分子层面即表现为生物分子稳态的丧失。

在 DNA 水平，衰老时 DNA 损伤积聚，发生基因组插入突变。体细胞的染色体结构因端粒损耗而发生改变。基因突变和染色体结构异常可互相影响。表观遗传学修饰，包括 DNA 甲基化、组蛋白甲基化和乙酰化，在衰老时发生显著改变。在增殖细胞中，染色体分离误差也对衰老有影响。有些基因控制着机体的衰老进程，这些基因被称为衰老相关基因（senescence-associated gene）。如 Klotho基因是在哺乳动物体内第一个发现的衰老相关基因，过表达该基因可延长生命、低表达该基因可加速衰老。基因异常则可导致早衰，如 Werner 早老综合征就是一种第 8 号染色体短臂基因突变导致的隐性遗传病。

在蛋白质水平，分子伴侣的功能和受调控的蛋白水解随增龄而减退。蛋白质组发生广泛的重构。

第二节　衰老的人体变化

一、心血管系统衰老

老年心血管系统发生形态学改变，进而引起功能学变化。

（一）老年心脏的形态学改变

老年心肌细胞数量减少、体积增大。心肌细胞数量从 30～40 岁开始，即随着年龄的增长而进行性减少。同时，心肌细胞的体积增大，发生心室肥厚，尤以左心室明显，室间隔厚度增加。伴随心肌肥厚而发生神经末梢与毛细血管分布相对不足。

老年心肌细胞呈现老化改变。老化心肌细胞核内染色质聚集、核内包涵体增多，核仁变大，线粒体数目减少。脂褐素沉积于细胞核的两极，可引起细胞内蛋白质合成障碍。

老年心肌间质结缔组织增生、发生脂肪浸润和淀粉样变。心脏顺应性明显下降。

老年心脏传导系统细胞成分减少、纤维组织增多、发生脂肪浸润。老年左心室和室间隔增厚，左室腔容积无明显变化，左心房轻度扩大。

老年冠状动脉扭曲和扩张，发生退行性钙化。

（二）老年心脏的电生理改变

窦房结自律性降低。最大心率和固有心率增龄性降低。老年人交感和副交感神经的敏感性随增龄而降低，对窦性心律的调节能力下降，窦性心动过缓多于窦性心动过速。静息心率轻度降低，心率储备明显下降。窦房结自律性降低削弱了对心脏潜在起搏点的控制，容易发生心律失常。

神经冲动传导速度减慢，房室延搁时间延长，心电图呈现老年化改变。传导系统组织的钙化和纤维化可引起传导阻滞。老年人的心电图 P 波和 QRS 波群振幅降低，T 波低平。P-R 间期、QRS 时程和 Q-T 间期轻度延长。

（三）老年心脏的泵血功能改变

心肌收缩力下降，等容收缩期延长，心输出量下降。等容收缩期室内压上升速度变慢，从而使等容收缩期延长，血流速度减慢。心输出量随增龄而逐渐下降。静息心指数降低。

心力储备降低。心肌收缩力随增龄而渐进性下降，最大心率降低。这些改变对于静息状态下的泵血功能影响较小，却降低了心力储备。70 岁老年人的心力储备只相当于 40 岁时的 50%。心力储备降低与心肌肥大、冠脉供氧降低、心肌细胞线粒体老化等有关。

心肌顺应性降低，舒张和收缩功能下降，首先出现舒张功能下降。老年人心肌的收缩和舒张时间延长。当心肌间质结缔组织增生导致心肌细胞被胶原包裹与分隔，心肌的兴奋 - 收缩耦联和兴奋在心肌细胞间的传导将受影响。

（四）老年血管的改变

主动脉周径随增龄而增大，弹性及伸展性随增龄而降低。动脉硬化导致内壁所承受的负荷增加，易诱发内膜损伤，可呈现粥样变性。老年人脉压增高，收缩压升高明显。小动脉硬化和内皮细胞功能紊乱可造成年龄依赖性的外周阻力增加，舒张压常有增高，所以平均动脉压一般也增高。

静脉内膜增厚，弹性减退，管腔扩大，可容纳更多的血液，造成外周静脉压降低。静脉瓣萎缩易引起静脉曲张。

许多组织的毛细血管密度降低。部分毛细血管完全闭塞。毛细血管脆性增加，通透性降低，血流缓慢，导致组织供氧不足。

（五）老年心血管活动调节的改变

老年血管对压力变化的反应性降低。动脉硬化可导致压力感受器传入冲动减少。心肌交感神经末梢所含的去甲肾上腺素总量下降，且心肌对儿茶酚胺的反应能力减退，导致压力感受性反射的传出效应亦受损。这些变化使老年人易发生直立性低血压，运动时的收缩压和平均动脉压又明显高于年轻人。肾素 - 血管紧张素 - 醛固酮系统活性降低，血浆血管升压素水平升高，心房钠尿肽水平增高。

（六）冠脉循环呈现增龄性变化

冠脉血流量减少，老年心脏舒张功能障碍导致舒张期血供受损，心肌供血不足。心肌内冠脉血管床减少，冠脉储备能力降低，应激时会产生明显的缺血缺氧。

二、呼吸系统衰老

（一）老年呼吸系统的形态学改变

老年人气管和支气管黏膜上皮纤毛变稀，出现倒伏，摆动频率和力度降低。小气道杯状细胞增加，黏液分泌亢进且易潴留。上呼吸道防御功能降低而易发生感染。气道缩小，与肺组织的弹力纤维减少和胶原纤维增多有关。

肺泡壁弹力纤维减少，胶原纤维增加，肺泡回缩力减弱。肺泡数目减少，剩余肺泡代偿性扩张，形成老年性肺气肿。肺泡壁变薄，肺泡总面积减小。

老年呼吸肌纤维减少，肌肉萎缩，脂肪组织增多。膈肌变薄，肌力下降。

老年胸廓常呈"桶状"，胸腔前后径变大而横径变小，与脊柱退行性改变和骨质疏松导致的椎骨前端压缩大于后部，形成胸椎后凸有关。肋软骨钙化和关节硬化可引起肋骨活动度减少，使整个胸廓的活动受限。

（二）老年肺通气功能的改变

老年人胸壁硬度增加、肺弹性回缩力下降、呼吸肌萎缩，导致肺活量呈进行性减退。补呼气量和补吸气量也显著下降。肺组织的弹性回缩力减小和呼吸肌的收缩力减弱，导致残气量随着年龄增大而增加，呼吸频率增高。呼吸肌收缩力减弱、收缩速度减慢和关节僵硬可导致最大通气量呈现增龄性减小，60岁时降至年轻时期水平的50%。用力肺活量、第一秒用力呼气量也明显下降。胸廓顺应性显著下降。

小气道管腔狭窄可导致气流阻力增大。老年人由于外周化学感受器敏感性降低，导致运动时代偿性通气量增加的能力减退。

Ⅱ型上皮细胞萎缩导致肺表面活性物质产生减少，易发生肺萎陷和肺水肿。

（三）老年肺换气和气体运输功能的改变

肺通气-血流比例失调、肺泡壁胶原纤维成分增多、呼吸膜有效面积减少、呼吸膜气体扩散距离增大等可使肺换气功能在老年人发生降低，从而使肺泡气与动脉血之间的氧分压差加大。老年人动脉血氧分压总体上维持在80mmHg左右。老年时血红蛋白与氧的亲和力减弱，增加了组织缺氧的可能。

二氧化碳由于扩散速度很快，老年人即使在运动时也一般不会引起二氧化碳潴留。

（四）老年呼吸运动的中枢调节

老年人的中枢和外周化学感受器对动脉血氧分压降低和二氧化碳分压升高的敏感性下降，化学感受性反射调节能力减退。

三、泌尿系统衰老

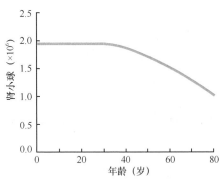

图 13-1 年龄对功能性肾小球数量的影响

老年肾脏的形态学改变导致肾功能发生对应的增龄性变化。人类每侧肾脏含有80万～100万个肾单位。出生后不能形成新的肾单位。40岁后，大约每10年减少10%的有功能的肾单位（图13-1）。

（一）老年肾脏的形态学改变

40岁后，肾脏重量逐渐减轻，体积缩小，这种改变主要发生在肾皮质，与皮质进行性萎缩、瘢痕形成和间质纤维化等有关。

肾小球数量减少，肾小球毛细血管丛分支减少，系膜细胞数增加，肾小囊脏层上皮细胞数减少，肾小球毛细血管滤过膜面积显著减少。肾皮质区，部分肾小球毛细血管丛因玻璃样变而发生萎缩甚至完全闭塞。近髓区，部分肾小球发生硬化，入球小动脉直接连通出球小动脉，造成血液从肾皮质向肾髓质的分流。

肾小管数量也随增龄而减少。从40岁开始到80岁，功能性肾小管减少近40%。近端肾小管上皮细胞萎缩、数目减少、脂肪变性，胞内线粒体数目减少。远端肾小管憩室数量增加，可形成肾囊肿。许多憩室内含有管型、上皮碎屑和细菌。

（二）老年肾脏的功能学改变

老年肾功能呈现进行性下降，肾功能可衰减30%，包括肾血流量、肾小球滤过率、肾小管的重吸收和分泌、尿液的浓缩和稀释功能均呈现增龄性下降。

肾血流量逐渐减少，大约每年减少1%，主要发生在肾皮质，继而导致肾小球滤过率发生增龄性递减。

肾小管功能减退较肾小球功能降低出现得早而明显。近端肾小管上皮细胞的衰老导致近端肾小管功能逐渐减退，肾糖阈下降，与肾小管上皮细胞线粒体数目减少、功能减退、钠泵活力下降有关。肾小管排酸能力显著降低，易发生酸碱平衡紊乱。

肾单位减少和髓袢变短导致尿浓缩和稀释功能降低，表现为昼夜尿量比例失调、夜尿增多，自由水清除率明显降低。

老年肾脏的内分泌功能也发生退变。α-羟化酶活性下降导致1,25-二羟维生素D_3生成明显减少，钙吸收不足而丢失增加。肾素水平及活性也低于年轻人。

（三）输尿管和膀胱

老年人输尿管肌层变薄。膀胱肌肉萎缩，结缔组织增生，使膀胱容量减小。尿道括约肌萎缩，自主神经功能降低，导致排尿反射减弱，常出现尿频、尿意延迟甚至尿失禁。

四、特殊感觉系统衰老

（一）视觉

增龄可使视力发生减退。正视眼在60岁后的视力可降至1.0以下。视野在40岁后也会缩小。暗适应能力减退。

1. 老年眼部的形态学改变 老年人泪腺结缔组织增生，泪液分泌减少，泪液中所含的溶菌酶量和活性均下降，导致角膜和结膜易干燥，发生感染的风险增高。晶状体的非水溶性蛋白质比例增高，透明度减弱，易发白内障。晶状体体积增大，前房角变窄，房水由后房流向前房的阻力增加，易发青光眼。

视网膜血管管壁硬化、管腔变窄。色素上皮细胞中黑色素减少，视网膜变薄。眼底视网膜黄斑部呈现衰老性改变，称为老年性黄斑变性。

2. 老年视觉的功能学改变 随着年龄增长，晶状体弹性逐渐减退，从而引起眼的调节能力逐渐下降。40～45岁及以后，阅读等近距离工作困难，近点逐渐后退，从10岁时的9cm增长到60岁时的大约83cm，发生老视（presbyopia）。可通过佩戴老视眼镜（凸透镜）或者渐进多焦镜片来进行矫正。

老年性黄斑变性可引起中心视力的急剧下降。发病机制可能与视网膜色素上皮的代谢功能衰退有很大关系。

（二）听觉

老年人外耳道的皮肤毛囊、皮脂腺和耵聍腺逐渐变扁平，耵聍腺管扩张呈囊状，加之老年人牙齿脱落、颞颌关节功能减退，致使耵聍排除困难而形成耵聍栓，甚至引起外耳道感染。

老年人脂肪尤其是胆固醇代谢障碍，鼓膜固有层脂肪沉积，使鼓膜增厚、弹性降低，鼓膜的活动度受限，鼓膜的正常生理功能减弱。老年人的听小骨多发生退行性变化，致使听骨韧带松弛，听骨链关节出现纤维素样渗出、空泡样变、关节囊透明样变等，使关节腔变狭窄，听骨链活动度下降。老年人鼓室肌萎缩，对内耳的保护作用减弱。

老年人的内耳毛细胞、血管纹、螺旋神经节细胞发生退变。毛细胞数量减少。过氧化脂质的增多可直接造成内耳组织细胞膜损伤和亚细胞结构损伤，造成听觉障碍。

老年人耳的生理性老化会引起老年性耳聋和老年性耳鸣等疾病。老年性耳聋（presbycusis）指随增龄而出现的双耳对称性、缓慢进行性听力减退，在75岁以上老年人中的发生率超过1/3。听力减退逐渐发生，进行性加重，高频听力减退比低频听力减退更为显著。老年性耳聋与渐进性毛细胞和神经元丢失有关。

（三）平衡觉

老年人前庭器官的毛细胞减少，前庭神经退行性变，耳石数量减少、发生脱钙和形态异常。使老年人的前庭功能发生紊乱，导致平衡障碍。

（王铭洁）

五、神经系统衰老

神经系统在机体对外界环境的适应与保持机体内环境的稳定等方面起着重要作用。人类的神经系统自成熟期（20～30岁）以后，生理功能即开始逐渐衰退，但一般非常缓慢。进入老年以后，衰退速度明显增快。在衰老的过程中，神经系统的神经元、神经胶质细胞及小胶质细胞的形态、结构、组成和功能均发生改变，出现记忆力衰退、运动和认知能力下降等一系列症状。

（一）神经元

研究表明，脑的重量成熟时的最高水平约1400g，40岁后随年龄增长而减轻。脑的增龄性萎缩主要表现为脑的体积缩小，脑室扩大，脑重量缓慢减轻。大脑皮层逐渐变薄、脑沟变宽、脑回缩小。脑的萎缩主要是神经元减少所致，但这种减少并非是均一性的。脑的内部结构也发生明显变化，脑细胞中会出现一种代谢产物蓄积，称为脂褐素（lipofuscin）。脂褐素的沉着可谓是脑组织老化最一般的指征，脂褐素的堆积将破坏磷脂膜结构，损伤脑线粒体，从而导致脑细胞能量代谢障碍，其数量累积到一定程度时导致脑细胞萎缩与死亡，引起近期记忆力下降。正常神经细胞内的神经原纤维起着支持、传递的作用，在年龄增长以后，神经原纤维表现为发生融合、增粗、扭曲、断裂或形成特征性的缠结，称为神经原纤维缠结（neurofibrillary tangles，NFT）。大量变性的神经元突起形成的嗜银性斑块，称为老年斑（senile plagues，SP），周边常有不同程度的胶质细胞反应。脑的衰老可能与这些病理改变相关，而在阿尔茨海默病（Alzheimer's disease，AD）患者，脑中所见的 NFT 和 SP，不但数量多，而且分布也更广泛。

（二）神经递质

神经递质随年龄增加也发生改变，特别是胆碱能和多巴胺系统。研究发现脚桥核中胆碱乙酰转移酶（acetyltransferase，ChAT）活性在正常人青年时达到峰值，以后随年龄增长而下降。而脑内乙酰胆碱（ACh）不足则与老年人学习记忆能力减退有关。老年人纹状体系统多巴胺能纤维普遍退化，多巴胺等儿茶酚胺类递质在老年人的某些脑区含量亦下降。γ- 氨基丁酸（GABA）和谷氨酸（Glu）是脑内重要神经递质，GABA 可调节 Glu、多巴胺、去甲肾上腺素和 5- 羟色胺等递质的释放，而 Glu 可抑制过氧化物的过度生成。在正常脑老化过程中 GABA 递质系统变化较小，但 Glu 释放量随年龄变化有不同程度的下降。

（三）脑血管

老年人脑血管常见的改变是脑动脉硬化与血 - 脑屏障退化。脑动脉硬化随着年龄增长而加重，脑的小动脉发生硬化将导致血液循环阻力增大、脑的血流量减少、耗氧量降低、脑细胞的功能会逐渐丧失，可出现头晕、头痛、记忆力减退，尤其是近期记忆力减退等现象。严重时导致血栓形成、脑梗死或者血管破裂出血。由于老年人的血 - 脑屏障功能减弱，因此更易发生中枢神经系统感染性疾病。

（四）功能变化

随着年龄增长，由于神经和精神损害增多，健康和疾病的界限变得越来越模糊。老年人神经系统的功能变化主要表现在步态和平衡的改变、记忆力减退、睡眠经常中断等方面。

六、内分泌系统衰老

内分泌系统是由众多组织、器官构成的复杂反馈系统，参与机体的众多生理过程。随着机体的老化，内分泌腺的形态及功能会发生相应的变化，许多变化互相关联、互相制约。

（一）下丘脑

下丘脑是体内最重要的神经内分泌组织，是接受内外信息的自主神经中枢。一些学者认为"老化钟"位于下丘脑，其功能衰退，使各种促激素释放激素分泌减少或作用减弱，接受下丘脑调节的垂体及下属靶腺的功能也随之发生全面减退，从而引起衰老的发生与发展。随着增龄，下丘脑 - 垂体 - 性腺轴的变化表现明显。女性到 50 岁左右进入更年期，卵巢功能开始衰退，绝经后外周的雌激素水平显著降低，对下丘脑和垂体的负反馈减弱，导致血清中 FSH 和 LH 水平升高，此后 2 ～ 3 年它们的浓度维持相对稳定。而下丘脑内 GnRH 的活性随增龄而降低。男性性腺轴各层次腺体的功能亦随增龄而出现减退的现象。对于下丘脑 - 垂体 - 甲状腺轴，临床研究显示垂体对外源性促甲状腺素释放素的刺激反应随增龄而降低。另外，增龄后甲状腺的摄碘能力及合成 T_3、T_4 的能力均降低。老年人的生物节律，尤其是昼夜节律都有改变，突出表现为神经内分泌系统对环境周期变化的反应能力下降，对光刺激和非光照性刺激的反应性减弱。老年人的视上核神经元数目减少，产生昼夜节律冲动的振幅和数目也减少。下丘脑昼夜节律的调节障碍与老年人失眠、智力下降、抑郁等密切相关。

（二）垂体

绝经后女性卵巢分泌雌激素和雄激素迅速下降，而垂体释放的 FSH 和 LH 升高，至 75 岁后 FSH 和 LH 才开始下降。老年人 LH 的分泌频率没有变化，但脉冲分泌的幅度减少，夜间分泌高峰下降。生长激素分泌量减少。生长激素由垂体前叶分泌，刺激肝脏产生胰岛素样生长因子 1，胰岛素样生长因子 1 可以促进肌肉和骨骼的生长。老年人基础或激发后的生长激素、胰岛素样生长因子 1 水平都以每 10 年 14% 的速度逐渐下降。生长激素分泌减少与 GHRH 下降、垂体对 GHRH 的反应降低、内源性生长激素释放肽的降低有关。老年人高浓度代谢产物如精氨酸刺激的生长激素分泌较中青年减少，生长激素对机体影响亦减弱。老年人血清抗利尿激素浓度低于青年人，且老年人肾小管对抗利尿激素的敏感性降低，尿浓缩功能减退，这是老年人夜尿增多的原因之一。老年人血中促肾上腺皮质激素浓度、昼夜节律变化仍维持正常，但肾上腺皮质对促肾上腺皮质激素的反应性下降。促甲状腺激素水平无年龄差异，老年男性腺垂体促甲状腺激素储备及应激能力降低，老年女性则无年龄差别。

（三）肾上腺

老年人肾上腺皮质分泌的皮质醇昼夜节律维持正常，皮质醇分泌速率和排泄率均下降，导致老年人应付突发事件的应激能力下降。皮质醇节律的改变：基础血皮质醇及 ACTH 水平不变，皮质醇脉冲分泌的幅度下降，夜间皮质醇浓度最低点提前，皮质醇水平较年轻人高。肾上腺皮质的雄激素分泌随年龄增长呈直线下降，尿中 17- 酮类固醇排出量减少。肾素和醛固酮随增龄而降低，老年人对低盐饮食和利尿剂反应降低。去甲肾上腺素在老年人中水平升高，肾上腺素基本不变或轻度降低。

（四）胰岛

老年人的胰岛素分泌功能改变，表现为老年人在空腹及人为的高血糖状态下，胰岛素快速脉冲分泌幅度减小，慢速脉冲分泌的频率下降。葡萄糖耐量试验显示在同样的胰岛素敏感性下，老年人的胰岛素分泌速率较年轻人慢。老年人更易患 2 型糖尿病，患病率随年龄增长而增加，且在危重病等应激状态下，较易诱发高糖血症及其他急性并发症。

（五）松果体

随着年龄增长，松果体分泌的松果体素逐渐减少，60 岁时松果体素的分泌水平已仅为青春期的 1/5 或更少。由于松果体素具有调节人体生物钟的功能，因此老年人易出现睡眠障碍。松果体素还可以增强免疫系统功能，人体老化会导致免疫力低下。松果体素尚有抗氧化、清除自由基、稳定机体内外环境作用，保护人体细胞及组织器官免遭自由基的破坏而导致的衰老及多种常见老年性疾病的发生，松果体素水平的下降与衰老和老年性疾病的发生密切相关。

七、生殖系统衰老

（一）男性

男性的性功能受机体雄激素水平和神经系统的调节，并与性器官的血供等有关。雄激素包括睾酮、脱氢表雄酮和雄烯二酮，其中以睾酮为主，对激发和维持男性性欲具有决定性的作用。老年男性的性激素水平下降，性功能明显减退，如性欲降低、对性刺激的敏感性减弱、阴茎勃起障碍、射精无力等。

男性血清睾酮的 95% 由睾丸分泌。50 岁以后，男性血中睾酮水平开始下降，游离型睾酮的浓度下降时间较结合型出现更早且更为明显，性激素结合蛋白随年龄增长而增高，血清 LH 水平有轻微增高。神经内分泌学说认为下丘脑 - 垂体 - 性腺功能的衰退是人类老化的主要环节，睾丸的分泌受腺垂体远侧部嗜碱性粒细胞分泌的 LH 的调节，而 LH 又受下丘脑分泌的促性腺激素释放激素的调节，所以血清睾酮含量可反映下丘脑 - 垂体 - 性腺功能状态。到老年时，机体内雄激素对一系列酶的诱导作用衰退，影响机体的抗氧化系统。老年男性血清睾酮水平下降，雌二醇水平增高，睾酮 / 雌二醇下降，睾酮与过氧化脂质之间呈显著的负相关，与超氧化物歧化酶则呈正相关。睾丸内的脂肪、蛋白质和核酸的氧化损伤增加等因素均可导致生精细胞凋亡增多。

男性 50 岁以后，随年龄的增长及睾丸结构和功能的衰退型改变等，机体可出现一系列的症状，如疲劳乏力、体力不济、前列腺肥大、阴茎勃起障碍、性欲下降、注意力难于集中、记忆力下降、情绪易激动、乳房肥大等，称为男性更年期综合征。但是男性更年期的发生是一个比较缓慢的发展过程，大多数男性并不存在明显的不适。

（二）女性

老年女性因性腺退化等导致性功能逐渐衰退，通常将性成熟期与老年期之间的过渡阶段称围绝经期，即更年期。女性进入更年期后，随着卵巢的老化，卵泡对促性腺激素反应能力下降，卵泡发育不良，排卵周期减少，黄体功能不全，继而出现无排卵月经。当雌激素水平下降至不能刺激子宫内膜增生时，月经即终止。绝大多数女性从 40 岁开始排卵频率逐渐减少，在此后 15 年间生育性的卵巢功能逐渐停止，血清雌激素水平降低，FSH 浓度增高，LH 尚无明显变化，FSH 和 LH 升高至绝经前水平之上，机体出现血管舒缩功能不稳定、精神症状、雌激素靶器官组织萎缩、骨骼肌衰减及心血管疾病危险性增加等症状，即更年期症候群（menopausal syndrome）。另外，由于膀胱和尿道属于雌激素敏感性组织，雌激素的减少会导致排尿困难、尿频和（或）尿失禁等，全身和局部激素替代疗法可减轻其发生。

绝经期的骨丢失与雌激素撤退有关，骨丢失也可在老龄化背景下发生，后者一般从 40 岁就开始发生，两者很难区分。在围绝经期，女性丢失 5%～15% 的骨量，骨小梁代谢较骨皮质活跃，骨丢失主要发生在骨小梁，此时血清甲状旁腺激素（PTH）、25- 羟维生素 D_3（25-OH VitD）和 1,25- 二羟维生素 D_3[1,25-(OH)$_2$ VitD$_3$] 并未改变。然而在这一时期骨的重吸收速度是增加的，由于骨重吸收与骨形成密切相关，因此骨的形成也是增加的，但最终结果是骨丢失、骨量减少。

女性绝经前心血管疾病风险比男性低，高密度脂蛋白浓度较同年龄的男性高，总胆固醇和低密度脂蛋白浓度较同年龄男性低。绝经期后的雌激素水平降低使血脂水平发生变化而与男性的血脂水平相同，心血管疾病风险增加而与男性相当，激素替代疗法可以减少这种风险。

（向秋玲）

第三节 延缓衰老的方式

机体在成熟期之后，必然会发生普遍的退行性改变，即衰老。正常的衰老属于生理性改变，在正常衰老的状态下，人们才能够活到应有的自然寿命。延缓衰老是指基于衰老机制，采用科学方法和手段减慢衰老进程的有效干预策略，与抗衰老（antiaging）具有相同的含义。人体衰老是导致老年病的最大危险因素，抗衰老是预防疾病、延长寿命的最佳选择。抗衰老的目标就是要实现健康老龄化，尤其是通过自我健康管理，低成本地维护健康，实现整个老年期基本生活自理。可以说，抗衰老是保持老年健康的最大公约数，也是实现世界卫生组织 2002 年提出的"积极老龄化"目标的具体途径。目前的科学研究显示，热量限制和适量运动均可以延缓衰老的进程和延长人类寿命。随着生物医药技术的快速发展，也诞生了包括干细胞治疗在内的多种抗衰老方式。这都将使人类过上青春延长和健康状态相对较好的老龄生活。

一、热量限制

热量限制（caloric restriction，CR）指在提供生物体充分的营养成分如必需氨基酸、维生素等，保证生物体不发生营养不良的情况下，限制每日摄取的总热量，又称为饮食限制（dietary restriction，DR）。McCay 等于 1935 年首次报道 CR 延长大鼠寿限（图 13-2），迄今 70 余年来，大量实验已表明 CR 是除遗传操作以外最强有力的延缓衰老方法，被称为衰老研究领域最重大的发现。无论是对酵母、线虫、果蝇、大鼠，还是小鼠，热量限制均表现出延长寿命、改善健康的作用。同时 CR 还推迟和降低多种老龄相关疾病如肿瘤、心血管疾病、2 型糖尿病等发病。目前研究表明，CR 具有降低氧化应激，提高机体对不良应激的适应能力，以及激活 SIRT 信号通路和降低 IGF-1 信号通路活性的作用。这些作用主要直接或间接调控细胞生长、线粒体功能和自噬，从而产生抗衰老效应。

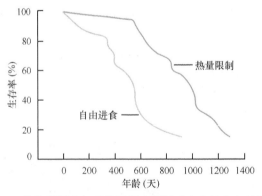

图 13-2 限制 40% 的热量摄入与无热量摄入限制（自由饮食）的雄性大鼠的寿命

热量限制的策略已在很多动物实验中证明了其抗衰老效果，但是对于人类而言，热量限制是一个相当严格的长期干预过程，需要坚定的决心和较强的自我控制能力，初步的临床试验也报告了骨质疏松、性欲减退和丧失体力及耐力等副作用，这一矛盾也导致了热量限制类似物的出现。这类化合物可以在实际上没有降低热量摄入的情况下，使体内产生类似于能量限制的效果，从而有利于个体的健康和长寿。

二、适量运动

合理的运动可以改善人体各器官系统功能，增强人体健康，延缓衰老，对于个体的健康多有裨益。运动引起机体组织、呼吸、循环和神经内分泌等系统的功能改变，通过长期合理的运动训练，可以使机体的功能维持在较好的功能状态，延缓衰老的过程，提高老年人的认知能力、活动能力和日常生活自理能力。与年龄接近的久坐个体相比，定期参加有氧运动的各年龄段的成年人心率和血压相对较低，血液中三酰甘油和低密度脂蛋白的水平偏低，而高密度脂蛋白水平则较高。通过有氧运动引起体内脂肪的减少能够显著降低 2 型糖尿病和某些癌症的患病风险。此外，研究表明，终身进行有规律的体力活动可能与阿尔茨海默病和帕金森病发病率的降低有关。规律性的体力活动能够降低年龄相关性疾病的患病风险，从而使人群的平均寿命增加。另外，人群研究发现生育后寿命的长短可能与有规律的体力活动量成正相关。

体育锻炼延缓衰老的原因：体育锻炼可以增加肌肉的需氧量，细胞氧化途径的适度过载使 ATP 合成能力增强，预防细胞能量储备能力的下降。进行适度体育锻炼时，机体为响应肌肉活动量而增加血流量，从而增加氧气的输送量。氧供的增加活化了氧化磷酸化途径，减少了对糖酵解的依赖，并增加了脂肪作为能量底物的使用量，能够减缓衰老速率。

三、天然抗氧化剂

早在 1955 年 Dr Harman 提出"衰老的自由基理论"，提出衰老是由自由基对细胞成分的有害进攻造成的，维持体内适当水平的抗氧化剂和自由基清除剂水平可以延长寿命和推迟衰老。进一步研究表明，自由基清除剂——小分子多酚物质，可以启动长寿基因 *SIRT1*，抑制癌基因 *p53*，阻断细胞凋亡，延缓衰老和延长寿命。这些小分子多酚物质是葡萄汁、红葡萄酒、橄榄油和其他食物的重要成分。研究人员继续寻找启动 *SIRT1* 基因的分子，发现了槲皮素和紫杉醇及其他 15 个结构类似的小分子。其中最有效的是葡萄汁和红葡萄酒中的白藜芦醇。其他的抗氧化剂包括茶多酚、维生素 C、维生素 E、谷胱甘肽、尿酸、胡萝卜素等，可以防止有害自由基对机体的伤害，维持体内自由基产生和清除的平衡，起到延缓衰老的作用。

四、其他抗衰老途径

抗衰老方式一直被人们关注，多种抗衰老途径仍在探索之中。科学家发现衰老的细胞在器官中累积，而清除它们可以延缓及预防某些疾病。迄今为止，共发现了达沙替尼和槲皮素等 14 种靶向清除衰老细胞的"长寿药"（senolytics），对延缓衰老具有一定作用。利用干细胞或干细胞来源的活性因子延缓衰老也是研究的热点之一。另外，雷帕霉素靶蛋白（mammalian target of rapamycin，mTOR）信号通路、磷酸腺苷活化的蛋白激酶（adenosine monophosphate-activated protein kinase，AMPK）信号通路、端粒酶、氧化应激、质膜氧化还原系统（plasma membrane redox system，PMRS）及表观遗传学等都在衰老发生发展的演变过程中发挥着重要的作用，也将成为未来延缓衰老、改善和预防老年性疾病的重要药物靶点，有待进一步的研究。

案例 13-1

患者，女，14 岁，因"出现进行性衰老 12 年"入院。患者出生时表现正常，2 岁开始出现衰老表现。查体：患者面容苍老、头小、眼球内陷、身材矮小、手足大，听力完全丧失。诊断：科凯恩综合征（早衰症）。经讨论后决定给予患者干细胞治疗，患者所移植的干细胞来自患者母亲新生健康弟弟的胎盘。

1. 问题与思考

（1）结合该案例，阐述衰老的概念、表现和机制。

（2）请结合案例简述衰老在心血管系统的主要表现。

（3）衰老在神经系统的表现和机制如何？

（4）抗衰老的途径包括哪些方面？

2. 提示

（1）衰老是指生物体整个生命周期中的一个随时间进展而表现出的形态和功能不断衰退、

恶化直至死亡的过程。机体的衰老是以细胞总体的衰老为基础的，细胞衰老与机体衰老密切相关。老年时各器官细胞的衰老又导致了整体的衰老和功能衰退。衰老的表现涉及全身各个系统，包括神经系统、感觉器官、心血管系统等各方面。衰老的机制包括整体功能衰退和疾病易感性增高、器官系统水平的功能障碍、细胞功能紊乱和生物分子稳态的丧失四个方面。

（2）衰老导致心血管系统发生形态学改变，进而引起功能学变化。老年心肌细胞数量减少、体积增大，呈现老化改变，心肌间质结缔组织增生、发生脂肪浸润和淀粉样变，心脏传导系统细胞成分减少、纤维组织增多、发生脂肪浸润。心脏的电生理改变包括窦房结自律性降低，神经冲动传导速度减慢，房室延搁时间延长。心脏的泵血功能改变包括心肌收缩力下降，心输出量下降，心力储备降低，心肌顺应性降低。血管弹性及延展性随着年龄下降，容易出现动脉硬化。

（3）在衰老的过程中，神经系统的神经元、神经胶质细胞及小胶质细胞的形态、结构、组成和功能均发生改变，同时伴有老年斑的形成、记忆力衰退、运动和认知能力下降等一系列症状。

（4）目前的科学研究显示，热量限制和适量运动均可以延缓衰老的进程和延长人类寿命。随着生物医药技术的快速发展，也诞生了包括干细胞治疗在内的多种抗衰老疗法。这都将使人类过上青春延长和健康状态相对较好的老龄生活。

（向秋玲）

小　结

衰老是生命的基本现象，是生物体整个生命周期中的一个随时间进展而表现出的形态和功能不断衰退、恶化直至死亡的过程。个体的衰老是缓慢、渐进、不可逆的过程。机体的衰老以细胞总体的衰老为基础。

衰老的机制复杂，是多种因素综合作用的结果。自由基致衰老和端粒缩短致衰老是两大被公认的衰老机制，除此之外，基因组不稳定、表观遗传学改变、干细胞耗竭等均对衰老进程有重要影响。衰老级联变化可从宏观到微观分为四个层次：整体功能衰退和疾病易感性增高；器官系统水平的免疫、代谢和内分泌功能障碍；细胞功能紊乱；生物分子稳态的丧失。

心血管系统衰老的生理表现包括窦房结自律性降低、神经冲动传导速度减慢、心肌收缩力下降、顺应性降低、心力储备降低等。呼吸系统衰老的生理表现包括肺通气和肺换气功能下降、化学感受器敏感性降低等。泌尿系统衰老的生理表现包括肾功能进行性下降。特殊感觉系统衰老的生理表现包括视力和听力减退，并发生老视等。神经系统衰老过程中神经元的变化首当其冲，除数量减少外，脑细胞产生脂褐素，发生神经原纤维缠绕，产生老年斑，导致记忆力衰退、运动和认知能力下降等一系列症状；神经递质随增龄也发生改变，特别是胆碱能和多巴胺系统；脑血管随着年龄增长发生硬化，血-脑屏障退化；老年人神经和精神损害也日益增多。内分泌系统的衰老包括下丘脑-垂体-性腺、肾上腺及甲状腺轴的变化，以及胰腺、松果体等腺体的退化。生殖系统衰老在女性较男性表现得更为明显，女性出现更年期症候群，卵巢、生殖管道和外生殖器出现退行性改变；男性更年期则是一个比较缓慢的发展过程，大多数男性并不存在明显的不适。

最后，本章介绍了延缓衰老的方式。热量限制是目前公认的除遗传操作外最强有力的延缓衰老的方法，改良后的间歇性进食抗衰老研究也在进展之中。适量运动能够改善人体各器官系统功能，延缓衰老。天然抗氧化剂通常存在食品和饮品中，越来越受到人们的青睐。抗衰老药物的研究不断推陈出新，干细胞和活性因子也越来越被大众接受。以上延缓衰老的方式将不断提高老年人的生活质量，为人类实现健康老龄化。

参 考 文 献

成蓓，曾尔亢，2018. 老年病学 . 第 3 版 . 北京：科学出版社 .

冯志强，盘强文，2011. 生理学 . 北京：人民卫生出版社 .

管怀进，2013. 眼科学（案例版）. 第 2 版 . 北京：科学出版社 .

管又飞，2014. 医学生理学 . 第 3 版 . 北京：北京大学医学出版社 .

李法琦，司良毅，2017. 老年医学 . 第 3 版 . 北京：科学出版社 .

李力，乔杰，2012. 实用生殖医学 . 北京：人民卫生出版社 .

梅岩艾，王建军，王世强，2011. 生理学原理 . 北京：高等教育出版社 .

孙红，彭聿平，2016. 人体生理学 . 第 3 版 . 北京：高等教育出版社 .

王庭槐，2018. 生理学 . 第 9 版 . 北京：人民卫生出版社 .

谢培豪，倪进东，2018. 老年学 . 北京：科学出版社 .

姚泰，赵志奇，朱大年，等，2015. 人体生理学 . 第 4 版 . 北京：人民卫生出版社 .

郑煜，2010. 生理学 . 北京：高等教育出版社 .

朱大年，王庭槐，2013. 生理学 . 第 8 版 . 北京：人民卫生出版社 .

朱启文，高东明，2012. 生理学（案例版）. 第 2 版 . 北京：科学出版社 .

Arnal JF, Fontaine C, Billon-Galés A, et al, 2010. Estrogen receptors and endothelium. Arterioscler Thromb Vasc Biol. 30(8): 1506-1512.

Barrett KE, Barman SM, 2010. Ganong's Review of Medical Physiology. 23rd edition. New York: McGraw-Hill.

David E. Mohrman, Lois Jane Heller, 2014. Cardiovascular Physiology. 8th edition. New York: McGraw-Hill Education.

Hall JE, 2015. Guyton and Hall Textbook of Medical Physiology, 13th Edition. Philadephia: WB Saunders.

Kim E. Barrett, Susan M. Barman, Scott Boitano, et al, 2016. Ganong's Review of Medical Physiology. 25th edition. New York: McGraw-Hill Education.

Muka T, Vargas KG, Jaspers L, et al, 2016. Estrogen receptor β actions in the female cardiovascular system: A systematic review of animal and human studies. Maturitas. 86: 28-43.

Noda Y, 2012. Aquaporin complex regulating urine concentration. Folia Pharmacologica Japonica. 139(2): 66-69.

P Singh, M Singh, G Cugati, et al, 2011. Hyperprolactinemia: An often missed cause of male infertility. Journal of Human Reproductive Sciences. 4(2): 102.

Ran Zhang, Hou-Zao Chen, De-Pei Liu, 2015. The Four Layers of Aging. Cell Syst. 1(3): 180-186.

笔
记
栏